Michael Dürrwächter
Mühlenstraße 7
25436 Uetersen
Tel. 04122/4 70 37

12. 5. 1999

Nolte · Asthma

Dietrich Nolte

Asthma

Das Krankheitsbild
Der Asthmapatient
Die Therapie

7., neubearbeitete und erweiterte Auflage
75 Abbildungen und 41 Tabellen

Urban & Schwarzenberg
München – Wien – Baltimore

Verfasser:
Professor Dr. med. Dietrich Nolte
Städtisches Krankenhaus Bad Reichenhall

Die Deutsche Bibliothek – CIP-Einheitsaufnahme

Nolte, Dietrich:
Asthma : das Krankheitsbild, der Asthmapatient, die Therapie ; 41 Tabellen / Dietrich Nolte. – 7., neubearb. und erw. Aufl. – München ; Wien ; Baltimore : Urban & Schwarzenberg, 1998

ISBN 3-541-09357-9

---

1. Auflage: ISBN 3-541-09351-X, 1980
2. Auflage: ISBN 3-541-09352-8, 1984
3. Auflage: ISBN 3-541-09353-6, 1987
4. Auflage: ISBN 3-541-09354-4, 1989
5. Auflage: ISBN 3-541-09355-2, 1991
6. Auflage: ISBN 3-541-09356-0, 1995
7. Auflage: ISBN 3-541-09357-9, 1998

Planung: Dr. med. Thomas Hopfe, München
Lektorat: Petra Münzel-Kaiser M.A., München
Herstellung: Renate Hausdorf, München

Gebrauchsnamen, Handelsnamen, Warenbezeichnungen und dergleichen, die in diesem Buch ohne besondere Kennzeichnung aufgeführt sind, berechtigen nicht zu der Annahme, daß solche Namen ohne weiteres von jedem benützt werden dürfen. Vielmehr kann es sich auch dann um gesetzlich geschützte Warenzeichen handeln.
Alle Rechte, auch die des Nachdruckes, der Wiedergabe in jeder Form und der Übersetzung in andere Sprachen, behalten sich Urheber und Verleger vor. Es ist ohne schriftliche Genehmigung des Verlages nicht erlaubt, das Buch oder Teile daraus auf photomechanischem Weg (Photokopie, Mikrokopie) zu vervielfältigen oder unter Verwendung elektronischer bzw. mechanischer Systeme zu speichern, systematisch auszuwerten oder zu verbreiten (mit Ausnahme der in den §§ 53, 54 URG ausdrücklich genannten Sonderfälle).

Druck: Ebner, Ulm
© Urban & Schwarzenberg 1998

ISBN 3-541-09357-9

Vorwort zur 7. Auflage

„Lakòl semân"
„Ein jegliches hat seine Zeit."
PRED. SALOMO 3, 1

Sieben ist eine biblische Zahl – daher das vorangestellte Bibelwort. Das Buch erreicht zwar mit 18 Jahren noch keineswegs ein biblisches Alter, die gegenwärtige Generation ist aber schnellebig und hat jetzt schon mehr zum Verständnis der Asthmakrankheit beigetragen als 100 Generationen vor ihr. Dies zeigt das neu eingefügte Kapitel über die wechselvolle Geschichte einer rätselhaften Krankheit und ihrer Definition – vom viel zu weit gefaßten Asthmabegriff der Antike als „Atemnot" über die mystischen und philosophischen Vorstellungen der Scholastik bis zur Entwicklung einer wissenschaftlichen Betrachtungsweise und zu einer mehr zellbiologisch als klinisch orientierten Asthmaforschung der Gegenwart.

Im Pathophysiologie- wie im Therapieteil mußten alle Kapitel überarbeitet und eine Reihe von Abbildungen erneuert werden, weil sich innerhalb weniger Jahre vieles verändert hat. Der plättchenaktivierende Faktor PAF hatte seine Zeit, er ist in der 4. Auflage noch als „Mediator des Jahres" gefeiert worden. Inzwischen sind PAF-Antagonisten „out" und Leukotrien-Antagonisten „in". Was werden sie für die Asthmatherapie bringen?

Viele Zellen hatten schon ihre Zeit – die Mastzellen, die Eosinophilen, die T-Lymphozyten. Gegenwärtig stehen die Bronchialepithelzellen im Mittelpunkt, weil sie für Allergene, für Viren, für Luftschadstoffe, aber auch für inhalierte Arzneimittel am leichtesten erreichbar sind. Die Zeit der FCKW neigt sich dem Ende zu, es kommt die Zeit der HFKW- und der Pulveraerosole. Die Entwicklung der zellbiologischen Forschung ist so rasant, daß für eine Ordnung der Ergebnisse oder auch nur für eine Systematik der Nomenklatur kaum Zeit bleibt. Historische Namen wie NF-κB (= nuklearer Faktor für κ-Leichtketten-bildende B-Lymphozyten), RANTES (= regulated on activation normal T-cell expressed and secreted), GM-CSF, TNF-α, TGF-β, VCAM-1, VLA-4 etc. sollten vereinfacht werden, dann würde in Büchern und Zeitschriften mehr Platz und in Kongreßreferaten mehr Zeit gewonnen. Auf dem Gebiet der Zellrezeptoren herrscht eine babylonische Sprachverwirrung: Einer der wichtigsten Rezeptoren für Eosinophile und Makrophagen ist das Heterodimer CD11b/CD18; es kann aber auch αM/β2 genannt werden, weil es zur Integrinfamilie gehört oder auch Mac-1, weil es zuerst als Makrophagenrezeptor entdeckt wurde oder auch Mo-1 (= Monozytenrezeptor), vielleicht sogar CR3 (= Rezeptor für Komplementfragment C3bi). Ähnliche Beispiele ließen sich fortsetzen.

Das Schlußkapitel „Blick in die Zukunft" mußte erheblich geändert werden, weil einige Prognosen in der letzten Auflage schon Vergangenheit waren, bevor sie Zukunft werden konnten. Für die praktische Asthmatherapie der Gegenwart finden sich in dieser Auflage eine Reihe von neuen „Guidelines". Die Vision von einer weltweit einheitlichen Asthmatherapie ist in greifbare Nähe gerückt. Alles aber hat seine Zeit: *lakòl semân.*

Bad Reichenhall, im Januar 1998   Dietrich Nolte

Vorwort zur 6. Auflage

„Von allen Körpern in der Natur wirkt auf den Menschen am wirksamsten der Mensch selbst."
FRANZ ANTON MESMER, 1734–1815

Während Asthma in allen Teilen der Welt immer häufiger wird und dieses Buch Auflage für Auflage an Inhalt zunimmt, hat sich der Asthma-Begriff immer mehr auf die drei Merkmale variable Atemwegsobstruktion, chronische Entzündung und bronchiale Hyperreaktivität verengt. Nachdem in der 1. Auflage noch das vegetative Nervensystem mit den Irritant receptors und der vagalen Reflexbronchokonstriktion als Dreh- und Angelpunkt der bronchialen Hyperreaktivität einen Brückenschlag zum „Asthma nervosum" und zu einer ganzheitlichen Betrachtungsweise der Krankheit ermöglichte, hat die Grundlagenforschung der letzten Jahre zu einem überwiegend morphologisch und zellbiologisch orientierten Pathogenesekonzept geführt. Die Möglichkeit der broncho-alveolären Lavage und der Bronchialschleimhautbiopsie hat die verschiedensten Entzündungszellen mit ihren Rezeptoren und Mediatoren und ihren Trigger-, Effektor- und Regulationsfunktionen in den Mittelpunkt des Interesses gerückt. Das Pathophysiologie-Kapitel mußte daher erheblich überarbeitet werden, und im Therapieteil mußten die Möglichkeiten der Beeinflussung der asthmatischen Entzündung noch ausführlicher dargestellt werden als bisher. Dennoch wird in diesem Buch Asthma nach wie vor nicht als Strömungsbehinderung in einer Röhre oder als Störung der TH2-Lymphozyten-Subpopulation verstanden, sondern als Erkrankung des ganzen Menschen, auf dessen aktive Mitarbeit und therapeutische Treue wir angewiesen sind, wenn wir die vielfältigen verhaltensmedizinischen, psychosozialen, arbeits- und umweltmedizinischen Probleme dieser Volkskrankheit bewältigen wollen.

Neu ist ein Kapitel über alternative „Heilmethoden" aufgenommen worden, weil wir Ärzte die überwiegend unwissenschaftlichen und teilweise metaphysischen Methoden zumindest kennen sollten, wenn wir unsere Patienten nicht an Geisterheiler, Parapsychologen, Biokybernetiker oder Neomesmeristen verlieren wollen. Franz Anton Mesmer wollte vor 200 Jahren mit seinen Pariser Magnetzubern („baquets magnétiques") einen „Biomagnetismus" von Mensch zu Mensch übertragen; er gilt als Wegbereiter von Suggestion und Hypnose und nicht zuletzt auch der heute weit verbreiteten Magnet- und Bioresonanztherapie.

Die moderne Asthmaforschung hält zu Recht nichts von Magnetzubern; sie stürzt sich mit allen zur Verfügung stehenden In-vitro-Methoden auf den Zell- und Mediatorenzuber der broncho-alveolären Lavage, deren Ergebnisse das Buch in ganz anderem Umfang verändert haben, als dies ein paar Zeilen über den auferstandenen Mesmerismus tun können.

Wir sollten aber das eingangs erwähnte Zitat Mesmers in anderem Sinne verstehen, als es ursprünglich gemeint war: Mehr als alle Körper in der Natur wirkt ein Mensch auf den anderen Menschen. Einer von beiden sollte der Arzt sein.

Bad Reichenhall, im Januar 1995   Dietrich Nolte

Vorwort zur 5. Auflage

„Nichts ist mehr zu fürchten als die Furcht."
LUDWIG BÖRNE, 1786–1837

Seit der ersten Auflage dieses Buches haben Asthmamorbidität und Asthmamortalität zwar langsam, aber stetig zugenommen. Ernsthafte Stimmen meinen, das liege nicht an der Krankheit selbst, sondern an ihrer unzureichenden Therapie. Nach meinen Erfahrungen haben viele Patienten mehr Furcht vor potentiellen Arzneimittelnebenwirkungen als vor einer möglichen Verschlimmerung ihrer Krankheit; besonders gegenüber dem Kortison herrscht nach wie vor eine geradezu irrationale Furcht bis hin zur emotionalen Ablehnung. Dabei verfügen wir dank der modernen inhalativen Glukokortikoide durchaus über die Möglichkeit einer Kortisontherapie ohne die gefürchteten Nebenwirkungen. In der konsequenten antiinflammatorischen Therapie besteht eine berechtigte Chance, den Verlauf der Asthmakrankheit zu beeinflussen und die Prognosen des Patienten zu verbessern.

Um dieses Ziel zu erreichen, müssen wir die Asthmatikerschulung wichtiger nehmen als bisher. Nur der über seine Krankheit aufgeklärte und in der Arzneimittelanwendung geschulte Patient kann seine vielfältigen Ängste überwinden lernen – von der Bedrohung durch unsere zivilisierte Umwelt über die Hilflosigkeit bei einem plötzlichen Asthmaanfall bis zur Furcht vor vermeintlichen Therapieschäden; auch wir Ärzte sind hier nicht immer frei von Furcht (Untertherapie bei Gravidität, Übertherapie bei Status asthmaticus).

Selbst für Grundlagenforscher scheint Asthma eine so furchterregende Krankheit zu sein, daß sie sich militärischer Vokabeln wie „priming", „trigger" oder „targeting" bedienen – ein Prozeß, den bereits Paul Ehrlich mit seinen „magic bullets" eingeleitet hat.

Tatsächlich nimmt die experimentelle Asthmaforschung eine so „explosive" Entwicklung, daß im Pathophysiologieteil dieses Buches ganze Abschnitte grundlegend zu überarbeiten waren. Neu ist das Kapitel über Asthma und Umweltbelastung. Im Klinikteil mußten mehrere Kapitel, im Therapieteil insbesondere die Kapitel über Kortikosteroide und Status asthmaticus neu bearbeitet werden. Auch der „Blick in die Zukunft" war angesichts einiger Fehlprognosen zu korrigieren. Ob er zu kurz- oder zu weitsichtig ist, wird sich erst in einigen Jahren beurteilen lassen.

Bad Reichenhall, im Januar 1991   Dietrich Nolte

Vorwort zur 4. Auflage

"Tempera tempora tempore!"
Zügle die Zeiten durch die Zeit!
Wappenspruch der Pucci in Florenz

Zwei Jahre zwischen zwei Auflagen – was ist das, verglichen mit der Geschichte der Asthmakrankheit und der Asthmatherapie? Wahrscheinlich nahm schon der Steinzeitmensch Theophyllin in Form von Tee zu sich, und die Ägypter kannten laut Papyrus Ebers bereits die Khella-Pflanze Ammi visnaga, das Ausgangsprodukt der Cromoglicinsäure. Im alten China waren Sympathomimetika in Form von Ma-Huang (Ephedra sinensis) in Gebrauch, und seit dem Mittelalter wurden in Indien als Anticholinergika Dämpfe von getrocknetem Bilsenkraut (Hyoscyamus niger) inhaliert. All das ist bereits seit langem in die moderne Asthmatherapie umgesetzt worden und hätte die letzten zwei Jahre wenig berührt, gäbe es nicht die Allgegenwart des plättchenaktivierenden Faktors (PAF) und die überraschende Entdeckung, daß der Ginkgo-Baum, eine jahrtausendalte Quelle der chinesischen Volksmedizin, über PAF-hemmende Substanzen in seinen Blättern verfügt.

Was waren in zwei Jahren Asthmaforschung die „moments in time"? Der plättchenaktivierende Faktor war der Mediator des Jahres, der IgE-Bindungsfaktor CD 23 das Oberflächenantigen des Jahres. Der Eosinophile war die Entzündungszelle des Jahres und hat damit die Mastzelle abgelöst. Diese und andere neue Entwicklungen auf dem Gebiet der Immunologie, der Entzündung und der Hyperreaktivität haben dazu geführt, daß der Pathophysiologieteil des Buches völlig überarbeitet werden mußte. Das Therapiekapitel beginnt jetzt zur besseren Orientierung mit einem systematischen Überblick. Die prophylaktisch wirkenden Substanzen einschließlich der Mediatorantagonisten sind ausführlicher dargestellt als bisher. Auch das Steroidkapitel ist neu bearbeitet worden.

Wie kurzlebig die Zeit ist, zeigt der Kursverlust, den die jahrzehntealte Hyposensibilisierungsbehandlung in nur zwei Jahren erlebt hat. Dafür nimmt der Aufwärtstrend bei den inhalativen Steroiden weiter zu und bestätigt den Positionswechsel in Richtung antiinflammatorischer Therapie, der sich zum Zeitpunkt der letzten Auflage erst angedeutet, nun aber auf die gesamte Konzeption des Buches ausgewirkt hat.

„Tempera tempora tempore" läßt sich für den Arzt und Kollegen auch anders übersetzen: Mildere die Zeiten mit der Zeit, mache sie allmählich erträglicher.

Ich hoffe, dieser Satz gilt auch für den Asthmapatienten, dem dieses Buch letztlich dienen soll.

Bad Reichenhall, im Juni 1989   Dietrich Nolte

Vorwort zur 3. Auflage

„Den besseren Gründen müssen gute weichen."
SHAKESPEARE: Julius Caesar, IV/3

In den drei Jahren seit der letzten Auflage dieses Buches hat sich auf dem Asthmagebiet eine Fülle neuer experimenteller und klinischer Befunde ergeben, die für die praktische Asthmatherapie von unmittelbarer Bedeutung sind. Ein wichtiger Fortschritt ist die Erkenntnis, daß Asthma morphologisch eine Entzündung darstellt, die durch immunologische wie nicht-immunologische Mechanismen ausgelöst werden kann.

In direktem Zusammenhang damit ist der Wandel in der Bedeutung der immunologischen Reaktionstypen zu sehen. Jahrzehntelang hat die IgE-vermittelte Sofortreaktion als asthmatypisches Merkmal gegolten, und sie gilt es zu Recht auch heute noch. Neu ist aber die Erkenntnis, daß es sich eben nur um ein Merkmal handelt. Eine weit größere pathogenetische Bedeutung als die Sofortreaktion hat offensichtlich die bisher viel zuwenig beachtete bronchiale Spätreaktion: Sie führt über eine Entzündung zur bronchialen Hyperreaktivität und verursacht oder unterhält damit die klinische Asthmasymptomatik.

Vor diesem neuen pathophysiologischen Hintergrund muß sich zwangsläufig auch auf dem Therapiebereich ein Positionswechsel vollziehen. Aus guten Gründen haben wir bisher in den Bronchospasmolytika unsere wichtigsten Antiasthmatika gesehen, weil sie den vermeintlichen Hauptmechanismus, die Bronchokonstriktion, beeinflussen. Bessere Gründe sprechen heute dafür, primär etwas gegen die Entzündung zu tun und damit eine Bronchokonstriktion gar nicht erst entstehen zu lassen. Den besseren Gründen müssen gute weichen ...

Nicht zuletzt auch durch diese Erkenntnis ist es notwendig geworden, mehrere Kapitel des Pathophysiologie- und des Therapieteils neu zu schreiben und den übrigen Text völlig zu überarbeiten. Außerdem mußte das Literaturverzeichnis durch zahlreiche neue Arbeiten ergänzt werden. Nach wie vor soll sich das Buch aber weniger an den Wissenschaftler als an den klinisch und praktisch tätigen Kollegen wenden – in der Hoffnung, ihm bei der Behandlung seiner Asthmapatienten helfen zu können.

Bad Reichenhall, im Juni 1987   Dietrich Nolte

Vorwort zur 2. Auflage

„Der Mensch ist das Maß aller Dinge."
PROTAGORAS, 481–411 v. Chr.

In den vergangenen Jahren hat es in der Asthmaforschung so viele Fortschritte gegeben, daß eine völlige Überarbeitung des Buches notwendig geworden ist. Dies betrifft ganz besonders die Immunologie des Extrinsic-Asthmas, die Biochemie und Wirkungsweise der Mastzellmediatoren, die Pathophysiologie des hyperreaktiven Bronchialsystems und nicht zuletzt auch die spezifische Hyposensibilisierungstherapie. Auf die psychischen Faktoren bin ich diesmal ausführlicher eingegangen. Zwar nehme ich von meiner Auffassung, daß das Asthma eine primär somatische Krankheit ist, nichts zurück. Für den Patienten, der unter Asthma leidet, ist es aber gleichgültig, ob psychische Faktoren seine Krankheitssymptome verursachen oder nur auslösen. Für ihn ist die Krankheit das Maß aller Dinge. Er beurteilt die Fähigkeiten seines Arztes danach, ob er ihm helfen kann oder nicht. Gehört dazu auch, daß wir künftig mehr auf seine seelischen Probleme einzugehen lernen als bisher? Der Mensch ist das Maß aller Dinge.

Nach Newton sollte, was meßbar ist, auch gemessen werden, und was nicht meßbar ist, sollte möglichst meßbar gemacht werden. Es gibt aber im Therapieteil auch in dieser 2. Auflage immer wieder ein größeres oder kleineres Fragezeichen hinter der Wirkung dieses oder jenes tagtäglich von uns verordneten Arzneimittels. Prospektive und kontrollierte Studien mit Verum- und Placebogruppe sind mühsam, aber dringend notwendig, wenn wir wissen wollen, was wir objektiv mit unserer antiasthmatischen Therapie erreichen – auch wenn einzig und allein der Doppelblindversuch natürlich nicht das Maß aller Dinge sein kann.

Ich habe mich während einer Fortbildungsveranstaltung durch Fragebögen danach erkundigt, welche Idealvorstellungen niedergelassene Ärzte von einem solchen Buch haben könnten. Sie wollen wenig Wissenschaft und wenig Theorie, nicht einmal Literaturangaben, zu denen sie vermutlich selten Zugang haben. Sie wollen, daß das Buch lesbar ist, daß der Autor nicht fremde, sondern eigene Erfahrungen mitteilt, daß er konkrete Empfehlungen für den Alltag gibt – kurzum ein Buch im „Ich"-Stil. Ich habe versucht, all diese Wünsche nach Möglichkeit zu berücksichtigen; denn das Buch soll sich nach wie vor in erster Linie an die Kollegen wenden, die Tag für Tag Asthmapatienten zu behandeln haben. Ob mir dies gelungen ist, kann wie bei jedem anderen Buch nur einer entscheiden: Der Leser ist das Maß aller Dinge.

Bad Reichenhall, im Januar 1984   Dietrich Nolte

Vorwort zur 1. Auflage

*„Der Atem sollte in uns eindringen wie edle Perlen,
dann gibt es keine Stelle, die er nicht erreichen könnte."*

WANG CHUNG-YÜ, 1568–1644

Es war einmal ein Asthmatiker, der suchte nach einem „Spezialisten" für seine Krankheit. Der Pneumologe, den er konsultierte, glaubte an eine Allergie und schickte ihn weiter zu einem Dermatologen, der an der großen Fläche seines Rückens zahllose Einstiche vornahm und aufgrund der Ergebnisse eine Hyposensibilisierungstherapie empfahl. Als die jahrelange Spritzenbehandlung wenig geholfen hatte, kam er in die Hände eines Hals-Nasen-Ohren-Arztes, der ihm sogleich vorschlug, seine Kieferhöhlen zu operieren. Als die Asthmasymptome danach eher noch schlimmer wurden, ging er zu einem Chirurgen und ließ sich das Glomus caroticum entfernen. Nach einer kurzen Zeit weitgehender Beschwerdefreiheit stellten sich ohne ersichtlichen Grund die alten Asthmaanfälle bald wieder ein. Jetzt zweifelte er völlig an sich, überwand seine letzte Scheu und ging zu einem Psychotherapeuten, wo er heute noch behandelt würde, wäre er nicht inzwischen hochbetagt gestorben.
Dieses moderne Asthmamärchen enthält sowohl Wahrheiten wie Vorurteile; nur wird sie nicht jeder Leser immer an der gleichen Stelle suchen. Wahr ist, daß Asthmapatienten im Laufe ihrer Krankheit oft eine Odyssee quer durch die Disziplinen der Medizin (und manchmal auch der Paramedizin) durchlaufen. Wahr ist auch, daß sie trotzdem quoad vitam keine schlechte Prognose haben.
Auf dem Asthmagebiet gibt es heute eine Fülle gegensätzlicher Auffassungen. Um das Buch lesbar zu machen, blieb mir keine andere Wahl, als mich für die eine oder andere Richtung zu entscheiden. Ich habe versucht, dies nicht mit einer vorgefaßten Meinung, sondern in ausgewogener Weise zu tun. Wenn ich mit meinen Ansichten hier und da außerhalb des Stromes schwimme, dann habe ich das jeweils deutlich gemacht. Die Verschmelzung einer allgemein-internen Abteilung mit einer pneumologischen Spezialabteilung am Städtischen Krankenhaus eines vielbesuchten Asthmakurorts bringt natürlicherweise einen außergewöhnlich großen Durchgang an Asthmapatienten mit sich. Ich muß gestehen, daß mir die tagtäglichen Erfahrungen mit klinischen und ambulanten Patienten im Zweifelsfall sicherer schienen als noch so gut fundierte theoretische Überlegungen.

Bad Reichenhall, im Januar 1980   Dietrich Nolte

Inhalt

Vorwort V

1	**Asthma – eine unendliche Geschichte**	1
1.1	Bedeutungswandel einer Krankheit	1
1.2	Heutige Asthmadefinition	4
2	**Pathophysiologie**	8
2.1	Morphologische Befunde, „Remodelling"	8
2.2	Mechanismus der Bronchialobstruktion	11
2.3	Auswirkungen der Bronchialobstruktion auf Lunge und kleinen Kreislauf	14
2.4	Bronchialsekretion und Mukostase	19
2.5	Bronchialmuskeltonus	22
2.5.1	Transmembranöse Signalübertragung in die Muskelzelle	23
2.5.2	Biochemie der Muskelkontraktion	24
2.6	Autonomes Nervensystem	27
2.6.1	Afferente und efferente Terminals	27
2.6.2	Bedeutung von Neuropeptiden	30
2.6.3	Reflexbronchokonstriktion	31
2.7	Mediatoren und Entzündungszellen	35
2.7.1	Mastzellen	36
2.7.2	Eosinophile, Makrophagen, Langerhans-Zellen	38
2.7.3	Priming, Zellinteraktion, Adhäsionsrezeptoren	43
2.7.4	Bronchiale Sofortreaktion und Spätreaktion	45
2.8	Hyperreaktives Bronchialsystem	48
2.8.1	Allergie, Virusinfekt, chemisch-irritative Genese	49
2.8.2	Epithelzellen – Täter und Opfer zugleich	52
2.8.3	Interaktionen zwischen Zellen, Nerven und Mediatoren	54
2.9	Immunologie und Allergie	57
2.9.1	Antikörper, B- und T-Lymphozyten	57
2.9.2	Oberflächenantigene, Interleukine	59
2.9.3	IgE-Switch, TH1-TH2-Dualismus	61

2.9.4	Atopiebegriff	64
2.10	Asthma und Psyche	66
2.10.1	Persönlichkeitsprofil des Asthmapatienten	67
2.10.2	Klassische Konditionierung	68
2.10.3	Operante Konditionierung	71
2.11	Asthma und Umweltbelastung	72
3	**Diagnostik**	**75**
3.1	Erhebung der Anamnese	75
3.2	Untersuchungsbefund	76
3.3	Lungenfunktionsdiagnostik	78
3.3.1	Fluß- oder Volumenmessung bei forcierter Exspiration	78
3.3.2	Messung des Atemwiderstandes bei Ruheatmung	84
3.3.2.1	Bodyplethysmographie	84
3.3.2.2	Unterbrechermethode	87
3.3.2.3	Oszillationsmethode	88
3.3.3	Blutgasanalyse und Pulmonalarteriendruckmessung	90
3.4	Röntgenbefund	91
3.5	Elektrokardiogramm und Echokardiographie	94
3.6	Einfache Laboruntersuchungen	95
3.7	Sputumdiagnostik	96
3.8	Unspezifische bronchiale Provokationsteste	97
3.9	Allergiediagnostik	102
3.9.1	Hautteste	102
3.9.2	In-vitro-Teste	106
3.9.3	Allergenprovokationsteste	108
3.9.3.1	Nasale und konjunktivale Provokation	109
3.9.3.2	Bronchiale Provokation	110
3.9.3.3	Enterale Provokation	112
3.10	Differentialdiagnose	113
4	**Klinik**	**120**
4.1	Zunahme der Asthmaprävalenz	120
4.2	Erbliche Belastung	123
4.3	Klinische Asthmaformen, Intrinsic-Asthma	124
4.4	Asthma im Erwachsenenalter	129
4.5	Asthma im Kindesalter	131
4.6	Asthmasyndrome	133

4.6.1	Rhino-sinu-bronchiales Syndrom	134
4.6.2	Analgetikaasthma (Azetylsalizylsäure-Asthma, ASA)	136
4.6.3	Anstrengungsasthma (exercise-induced Asthma, EIA)	138
4.7	Berufsbedingtes Asthma	141
4.8	Nächtliches Asthma	145
4.9	Status asthmaticus	147
4.10	Dauerasthma	152
4.11	Asthmaspätfolgen	153
4.11.1	Obstruktives Emphysem	153
4.11.2	Chronisches Cor pulmonale	155
4.11.3	Pulmonale Kachexie	155
4.12	Prognose und Mortalität	156
5	**Therapie**	**161**
5.1	Überblick	161
5.1.1	Therapeutisches Stufenprogramm	162
5.1.2	Systematik der therapeutischen Einflußmöglichkeiten	167
5.1.3	Monitoring der asthmatischen Entzündung	170
5.2	Expositionsprophylaxe und Antigenkarenz	171
5.3	Beeinflussung des Atopiesyndroms und der IgE-Synthese	176
5.4	Spezifische Hyposensibilisierung (Immuntherapie)	178
5.4.1	Allergenextrakte und ihre Anwendung	182
5.4.2	Nebenreaktionen und Kontraindikationen	186
5.5	Prophylaktika	187
5.5.1	Zellprotektiva (DNCG, Nedocromil, Ketotifen)	189
5.5.2	Mediatorantagonisten: Antihistaminika, Antileukotriene, PAF-Antagonisten	191
5.6	Bronchospasmolytika	193
5.6.1	Beta-Adrenergika	196
5.6.1.1	Wirkungsmechanismus	196
5.6.1.2	Applikationsformen	198
5.6.2	Anticholinergika (Antimuskarinika)	205
5.6.3	Theophyllin und andere Methylxanthine	208
5.7	Chronobiologische Kombinationstherapie mit Bronchospasmolytika	213
5.8	Inhalative und systemische Kortikosteroide	215
5.8.1	Wirkungsweise der Kortikosteroide beim Asthma	216
5.8.2	Inhalative Kortikosteroidtherapie	223

5.8.3	Systemische Kortikosteroidtherapie	226
5.8.4	Nebenwirkungen der systemischen Kortikosteroidtherapie	231
5.8.5	Steroidalternativen: Depot-ACTH, Immunsuppressiva, Cyclosporin	236
5.9	Therapie des Bronchialinfekts	239
5.9.1	Antibakterielle Chemotherapie	239
5.9.2	Infektprophylaxe, Schutzimpfungen, adjuvante Therapie	242
5.10	Therapie der Mukostase	243
5.11	Physikalische Therapie	247
5.11.1	Atemgymnastik und Flutter-Ventil	248
5.11.2	Aerosoltherapie	251
5.11.3	Respiratortherapie	253
5.11.4	Sauerstofftherapie	255
5.12	Behandlung psychischer Faktoren	256
5.13	Kurort- und Klimabehandlung	260
5.14	Patientenschulung	261
5.15	Therapie des Status asthmaticus	262
5.15.1	Medikamentöse Therapie	263
5.15.2	Patientenüberwachung und unterstützende Maßnahmen	268
5.15.3	Kontrollierte Beatmung und endoskopische Absaugung	270
5.16	Dauerasthma und Asthmafolgen	272
5.17	Asthma und Gravidität	274
5.18	Asthma und Operationen	277
5.18.1	Operabilität von Asthmapatienten	277
5.18.2	Operationen zur Asthmabehandlung	279
5.19	Nase und Nasennebenhöhlen	281
5.20	Alternative „Heilmethoden"	283
5.21	Häufige Fehler in der Asthmatherapie	285
5.21.1	Fehler des Arztes	285
5.21.2	Fehler des Patienten oder seiner Angehörigen	289
6	**Blick in die Zukunft**	292
Literatur		297
Sachverzeichnis		239

1 Asthma – eine unendliche Geschichte

1.1 Bedeutungswandel einer Krankheit

Asthma ist so alt wie die Menschheitsgeschichte. Wahrscheinlich litt schon der Steinzeitmensch auf der Flucht vor wilden Tieren unter „exercise-induced Asthma", und die Rauchpartikel seines wärmenden Feuers brannten nicht nur in den Augen, sondern lösten auch Husten und Atembeklemmung aus.

In dem vor über 3500 Jahren geschriebenen *Papyrus Ebers* findet sich in der 53. Kolumne die Schilderung einer *„sri-t'-Krankheit"*, bei der es sich um Asthma gehandelt haben könnte, denn zur Behandlung wird die Inhalation von anticholinergisch und damit bronchodilatierend wirkendem Hyoscyamus-Dampf empfohlen.

Nach der *Genesis* des Alten Testaments hat der Mensch erst durch den Atem eine lebendige Seele erhalten. „*Nefésh*" ist das hebräische Wort für Seele, aber auch für Rachen, Schlund, Luftröhre, Lunge, Atmung („Pikúach nefésh" heißt Reanimation). Das Wort „nefésh" findet sich in der Bibel 755mal, 600mal davon ist es in der griechischen Bibelübersetzung Septuaginta als „Psyche" (= Seele) übersetzt worden. Mit dem letzten Atemzug schien der Mensch auch seine Seele auszuhauchen: Nach dem terminalen Exspirationsvorgang wurde für immer der Ruhezustand der funktionellen Residualkapazität erreicht, und das menschliche Leben war erloschen.

Das Wort „*Asthma*" kommt erstmals in der *Ilias des Homer* vor, beschreibt aber keine Krankheit, sondern das ganz physiologische Keuchen der Helden im Kampf um Troja (ἄημι = wehen, ἀίσθω = keuchen, το ἄσθμα = Atemnot).

Zu einem Krankheitsbegriff wird „Asthma" erst durch *Hippokrates von Kos* (460–375 v. Chr.). An zehn verschiedenen Stellen des Corpus hippocraticum wird die Krankheit als erschwerte, schnelle Atmung beschrieben und auf Schleim zurückgeführt, der aus dem Gehirn in die Atemwege läuft und dort die Lichtungen verstopft. Trotz dieser dubiosen Vorstellung über die Natur der Krankheit hatten Hippokrates und seine Schüler bereits therapeutische Erfolge: Die Jahr für Jahr zur Insel Kos pilgernden Kranken wurden im berühmten „Asklepieion" allein durch Meditation und Heilschlaf gebessert – Behandlungsmethoden, die in der Alternativmedizin heute wieder eine Rolle spielen (s. S. 283 ff.).

Im Rom der Zeitenwende wird Asthma durch *Celsus* (25 v. Chr. – 25 n. Chr.) zur Steigerungsform von Atemnot („Dyspnoe – Asthma – Orthopnoe") und damit zu einem differentialdiagnostisch weiter abzuklärenden pulmonalen (und kardialen) Krankheitssymptom. Erst zwei in Rom lebende „Gastärzte" aus Kleinasien – *Aretaios* aus Kapadokien (81–138 n. Chr.) und *Galen* aus Pergamon (129–199 n. Chr.) – geben

1

dem Asthmabegriff die Bedeutung einer Atemwegserkrankung.
Um 1000 n. Chr. vergleicht der persische Arzt *Avicenna* alias Abu Ali Ibn Sina (980–1037) den Asthmaanfall mit der Epilepsie („Caducus pulmonum"). Der in der Kreuzritterzeit lebende jüdische Arzt Maimonides alias Moses Ben Maimon (1135 bis 1204) beobachtet an einem hochgestellten Verwandten Saladins des Großen (= Sala ad-Din) eine Symptomatik, die wir heute als ein typisches Bronchialasthma ansehen würden. Die in dem Buch „Tractatus contra passionem asthmatis" niedergelegten Behandlungsvorschläge umfassen Bestandteile der Phytotherapie, die bis heute aktuell sind.

Während der Zeit der *Scholastik* hat das christliche Europa noch die Vorstellung von Krankheit als Strafe für Sünden, Besessenheit durch den Teufel oder die Folge von Hexerei. Die therapeutischen Methoden sind folgerichtig Gebet, Buße, Beistand der Heiligen.

Erst die Eroberung Konstantinopels im Jahre 1453 durch die Türken und die Flucht vieler oströmischer Ärzte in den Westen bringt einen Hauch wissenschaftlicher Medizin nach Europa. *Felix Platter* (1536–1614) führt in Basel die ersten Sektionen von Asthmatikern durch, findet aber kein typisches morphologisches Substrat.

Vom 16. Jahrhundert an wird Asthma endlich als eigenständige Krankheit von anderen zu Atemnot führenden Erkrankungen abgegrenzt. Pioniere dieser Zeit sind *Helmond, Willis, Floyer, Trousseau* und *Salter*. Allen fünf ist gemeinsam, daß sie selbst Asthmatiker waren und daher die Symptome und Launen dieser Krankheit am eigenen Leibe ein Leben lang studieren konnten (s. Tab. 1). In Anbetracht des damals sehr geringen Wissensstands über die Pathophysiologie der Krankheit überrascht es nicht, wenn die innerhalb kürzester Zeit wechselnde Krankheitssymptomatik den davon Betroffenen so narren konnte, daß er früher oder später in der Beurteilung seiner eigenen Krankheit unsicher wurde und ganz allgemein das Asthma für eine neurologisch, psychogen, neurotisch oder gar hysterisch bedingte Krankheit hielt.

Helmond (1578–1644) unterscheidet zwischen „feuchtem" und „trokkenem" Asthma, *Willis* (1621–1675) zwischen „Asthma pneumonicum" und „Asthma convulsivum", *Floyer* (1649–1734) zwischen „Asthma verum" und „Asthma hystericum". Letzterer entdeckt auch das „Nachtasthma" und schreibt kurz vor Beginn des 17. Jahrhunderts das erste zusammenhängende Buch über Asthma.

Die berühmteste Asthmamonographie folgt erst $1^1/_2$ Jahrhunderte später durch *Salter* (1823–1871). Er beschreibt 1860 in der ersten Auflage neben seinen eigenen Symptomen den Krankheitsverlauf von 44 Patienten; vier Jahre später sind es in der zweiten Auflage bereits 153 Patienten. Salter grenzt klar zwischen „Asthma bronchiale" und „Asthma cardiale" ab, empfiehlt bereits Kaffee für die Therapie und ist von der „nervösen Genese" der Krankheit fest überzeugt. Auch *Trousseau* (1801 bis 1867) hält im Erleben seiner eigenen Krankheit das Asthma für eine „Neurose".

Die nicht selbst an Asthma leidenden Asthmaforscher des 16.–19. Jahrhunderts, *Cardano, Cullen, Laennec, Wintrich* und *Biermer* sehen in der Asthmapathogenese demgegenüber eindeutig somatische Faktoren im Vordergrund. So kann *Cardano* (1501–1576) die offenbar allergische Asthmaform des Erzbischofs von Edinburgh, John Hamilton, auf einfache Weise heilen, indem er das Federbett durch Stroh ersetzt. Auch *Cullen* (1710–1790) beschreibt bereits die allergische Asthmaform und nennt sie „Asthma exanthematicum". *Laennec* (1781–1826) muß mit Hilfe des von ihm entdeckten Stethoskops fast zwangsläufig zu dem Eindruck kommen, daß die „Rhonchi sonores et sibilantes" auf einem „Catarrh sec" und auf einer „nervalen Bronchokonstriktion" beruhen. *Wintrich* (1812–1882) geht auf seiner Suche nach der Asthmaursache den Irrweg des „Zwerchfellkrampfes" – eine Vorstellung, die sich dank der Unterstützung durch die beiden Kliniker Bamberger (Wien) und Riegel (Gießen) bis weit in das 19. Jahrhundert halten konnte.

Biermer (1827–1892) erkennt zum ersten Mal, daß das Volumen pulmonum auctum die Folge eines „Bronchospasmus" mit überwiegend exspiratorischer Strömungsbehinderung darstellt – im Gegensatz zum diphtherischen Krupp, bei dem die inspiratorische Strömung behindert ist.

Tabelle 1 stellt die Lebenszeiten bekannter Asthmaforscher des 16. bis 19. Jahrhunderts *mit* und *ohne* Asthma gegenüber. Für einen statistischen Vergleich sind die Zahlen natürlich zu klein, die Auswahl zu willkürlich, und die Studie kann zwangsläufig nicht prospektiv sein. Es fällt aber auf, daß die von Asthma betroffenen Forscher mit im Mittel 64 Jahren (im Falle von Floyer sogar mit 85 Jahren) trotz weitgehend fehlender therapeutischer Möglichkeiten ein für die damalige Zeit hohes Lebensalter erreichten und Zeit genug hatten, über ihre rätselhafte Krankheit zu philosophieren.

Unsere heutigen Vorstellungen von Asthma als einer *Entzündung,* in der *Mastzellen* und *Eosinophile* eine besondere Rolle spielen, wurde

Tabelle 1   Lebenszeiten bekannter Asthmaforscher des 16.–19. Jahrhunderts mit und ohne Asthma.

Mit Asthma		Ohne Asthma	
Jean Helmond	1578–1644	Gerolamo Cardano	1501–1576
Thomas Willis	1621–1675	William Cullen	1710–1790
John Floyer	1649–1734	Theophile Laennec	1781–1826
Armand Trousseau	1801–1867	Anton Wintrich	1812–1882
Henry Salter	1823–1871	Anton Biermer	1827–1892
$\bar{x}$ = 64 Jahre		$\bar{x}$ = 67 Jahre	

durch *Ernst von Leyden* (1832–1910) mit der Beschreibung der Charcot-Leydenschen Kristalle 1872 und durch *Heinrich Curschmann* (1846 bis 1910) begründet, der auf dem 1. Deutschen Internistenkongreß in Wiesbaden im Jahre 1882 über die nach ihm benannten Spiralen im Sputum von Asthmapatienten berichtete. *Paul Ehrlich* (1854–1915) entdeckte 1877 die Mastzellen und 1879 die Eosinophilen. Weitere Meilensteine waren die Entdeckung der Anaphylaxie durch *Charles Richet* (1850–1935) und *Paul Portier* (1866–1962) im Jahre 1902, die Entdeckung des Arthus-Phänomens durch *Nicolas Maurice Arthus* (1862–1945) im Jahre 1903, die Einführung des Allergiebegriffs durch *Clemens Freiherr Pirquet von Cesenatico* (1874–1929) im Jahre 1906 und die Übertragung der „eigenen" Anaphylaxie durch den fischallergischen *Karl Prausnitz* (1876–1963) in die Bauchhaut seines Breslauer Kollegen *Heinz Küstner* im Jahre 1921. Zwei Jahre später entdeckte *Willem Storm van Leeuwen* (1882 bis 1933) die „Klimaallergene" und konnte durch allergenfreie Klimakammern bei Patienten mit allergischem Asthma deutliche Besserungen erzielen. Schon 1922 hatte *Coca* (1875–1959) den Atopiebegriff eingeführt. Aber erst die Entdeckung des Immunglobulins E durch das Ehepaar *Kimishige* und *Teruko Ishizaka* sowie durch *S. G. O. Johansson* im Jahre 1967 – kurz vor der Eroberung des Mondes – ermöglichte die stürmische Entwicklung der zell- und molekularbiologischen Asthmaforschung der jüngsten drei Jahrzehnte.

Wenn etwa 30 Jahre einer Generation entsprechen, dann haben sich in der langen Asthmageschichte *über 100 Generationen* um die Aufklärung dieser rätselhaften Krankheit bemüht. Die ersten 70 Generationen haben mehr philosophiert als geforscht, die nächsten 20 Generationen sind sehr zögerlich und mit wiederholten Rückfällen von der geisteswissenschaftlichen zur naturwissenschaftlichen Betrachtungsweise übergegangen, den großen Durchbruch in der Grundlagenforschung, Klinik und Therapie hat aber erst die jüngste Generation vollbracht.

1.2 Heutige Asthmadefinition

Wie eben gezeigt wurde, hat sich der weitgefaßte Asthmabegriff der Antike im Laufe von über 3000 Jahren immer mehr verengt. Asthma hat heute mit der ursprünglichen griechischen Bedeutung „Atemnot" nichts mehr zu tun: Auch wenn der Patient keine Atemnot verspürt, kann ein behandlungsbedürftiges „Asthma" vorliegen.

Einigkeit herrscht darüber, daß der alte Begriff des „Herzasthmas" oder „Asthma cardiale" mit „Asthma" nichts zu tun hat und daher auch nicht mehr gebraucht werden sollte: Asthma bedeutet heute ohne zusätzlichen Kommentar in jedem Fall „Bronchialasthma". Weniger einmütig sind dagegen immer noch die Meinungen, wie dieses Bronchialasthma definiert werden soll. Hier haben die an der Asthmaforschung beteiligten Disziplinen jeweils ihren eigenen Blickwinkel: Der Pathologe denkt anders über die Krankheit als der Psychosomatiker, dieser anders als der Funktionsanalytiker, der Epidemiologe anders als der Zellbiologe, und der wiederum anders als der Kliniker. Grundsätzlich sind vier Definitionen möglich:

▶ eine ätiologische Definition
▶ eine pathogenetische Definition
▶ eine klinische Definition
▶ eine funktionsanalytische Definition

Zusätzlich ist natürlich auch noch eine pathologisch-anatomische Definition denkbar, wie sie etwa für das Lungenemphysem seit Jahren verbindlich ist. Grundsätzlich ist es möglich, mit Hilfe der flexiblen Bronchoskopie aus den großen Atemwegen *Bronchialschleimhautbiopsien* zu entnehmen. Asthmatypisch ist der Befund einer eosinophilen Entzündung der Bronchialschleimhaut. Eine Definition des Asthma bronchiale als „*eosinophile Bronchitis*" [48] würde aber eine unberechtigte Verengung des Asthmabegriffs auf rein morphologische Befunde bedeuten.

Eine *ätiologische Definition* ist möglichst für jede Krankheit anzustreben. Beim Asthma ergibt sich aber die Schwierigkeit, daß die Ursache der Krankheit nur in einem kleinen Teil der Fälle feststellbar ist (Beispiel: exogen-allergisches Asthma). Von seiten der Allergologen ist gelegentlich der Nachweis einer Allergie als Voraussetzung für die Asthmadiagnose gefordert worden. Dies ist ebenfalls eine unberechtigte Einschränkung des Asthmabegriffes – es sei denn, man würde behaupten, jedes Asthma sei grundsätzlich immer allergischer Genese, selbst wenn sich ein solcher Zusammenhang im Einzelfall nicht durch Fakten belegen ließe. Dies ist ein Vorgriff auf mögliche Ergebnisse künftiger Forschungen. Nach unserem gegenwärtigen Wissensstand ist jedenfalls eine Asthmadefinition, die allein die allergische Genese zur Grundlage hat, unrichtig und unvollständig.

Die *pathogenetische Definition* bezieht sich auf die Beobachtung der Hyperreaktivität des Bronchialsystems gegenüber einer Fülle unspezifischer Umweltreize physikalischer oder chemischer Art, auf die der Gesunde zwar ebenfalls, aber doch sehr viel schwächer reagiert. Tatsächlich findet man ein hyperreaktives Bronchialsystem bei jedem Asthmapatienten, gleichgültig, ob er ein exogen-allergisches Asthma, ein Intrinsic-Asthma, ein Analgetikaasthma, ein Anstrengungsasthma, ein chemisch-irritatives Asthma oder irgendeine andere Asthmaform hat. Eine pathogenetisch orientierte Definition mit dem *hyperreaktiven Bronchialsystem* als Grundlage wäre somit umfassend und zutreffend zugleich, weshalb ein Standardisierungskomitee der „American Thoracic Society" eine solche Definition vor über drei Jahrzehnten [22] auch vorgeschlagen hat.

Dennoch hat sich diese Definition ebenfalls bis heute nicht durchsetzen können – und zwar aus zwei Gründen:

▶ Das hyperreaktive Bronchialsystem ist nicht absolut asthmaspezifisch; es findet sich gelegentlich auch bei anderen Atemwegs-

krankheiten (Beispiele: akuter Atemwegsinfekt, allergische Rhinitis, chronische Bronchitis).
▶ Die Definition ist schlecht praktikabel, weil der Nachweis eines hyperreaktiven Bronchialsystems eine mehrtägige Peak-flow-Messung und/oder die Durchführung bronchialer Provokationstests erfordert.

Asthma ist eine *Entzündung der Atemwege*, in der eosinophile Granulozyten als Effektorzellen eine dominierende Rolle spielen. Der Nachweis von Mediatoren aus eosinophilen Granulozyten, z.B. von eosinophilem kationischem Protein (ECP) im Serum, in der broncho-alveolären Lavage (BAL) oder im Exhalat, kann über die Aktivität der Krankheit etwas aussagen, ist aber nicht zur Krankheitsdefinition geeignet – ebensowenig die Bestimmung der Stickoxid-(NO-)Konzentration in der Atemluft.

Die besten Aussichten, allgemein akzeptiert zu werden, haben naturgemäß klinische Definitionen, weil eine Krankheit damit für jeden Arzt ohne zusätzliche Hilfsmittel diagnostizierbar wird.

Die *klinische Definition* des Asthmas war tatsächlich der bislang erfolgreichste Versuch, ein Mindestmaß an internationaler Übereinstimmung zu erreichen. Es handelt sich um einen Definitionsvorschlag des „Ciba Foundation Guest Symposium" aus dem Jahre 1959 [136], in dem der Anfallscharakter und die spontane Rückbildungsfähigkeit („*Reversibilität*") der klinischen Symptomatik in den Mittelpunkt gestellt werden. Die alte Bezeichnung „Asthma cardiale" wird darin noch einmal ausdrücklich vom Asthmabegriff abgetrennt. Diese Definition ist für die klinische Anwendung gut brauchbar, weil ihr vorwiegend die vom Patienten angegebenen Symptome wie „anfallsweise auftretende und spontan abklingende Atemnot" zugrunde liegen. Dadurch wird aber noch keine Krankheit, sondern lediglich ein Syndrom charakterisiert.

Die augenblicklichen Bestrebungen laufen darauf hinaus, die variable und reversible Strömungsbehinderung im Bronchialsystem zusammen mit dem morphologischen Befund der Entzündung zur Grundlage einer weltweit verbindlichen Asthmadefinition zu machen, die man als *„funktionsanalytische Definition"* bezeichnen könnte, weil sie ein Grundprogramm an funktionsanalytischer Diagnostik voraussetzt, um den Zustand einer „Atemwegsobstruktion" zu beweisen. Sie hat außerdem den Vorteil, daß die vom Patienten „empfundene" Atemnot auch objektiv mit Maß und Zahl erfaßt und die „Reversibilität" der Atemwegsobstruktion exakt nachgewiesen werden kann.

> Definition:
> „Asthma ist eine variable und reversible Atemwegsobstruktion infolge Entzündung und Hyperreaktivität der Atemwege."

Variabel bedeutet in dieser Definition, daß der Obstruktionsgrad der Atemwege starke spontane Schwankungen zeigt, die man am einfachsten mit Hilfe eines Peak-Flow-Protokolls erfassen kann (s. S. 78 ff.). Ist

1.2 Heutige Asthmadefinition

die spontane Variabilität nicht vorhanden, so ist es zumindest auf pharmakodynamischem Wege möglich, die Atemwegsobstruktion zu beeinflussen, und der *Bronchospasmolysetest* fällt positiv aus. Das zentrale Symptom der Asthmakrankheit ist die *Hyperreaktivität* der Atemwege, von der wir heute wissen, daß sie meist, aber nicht immer, mit einer morphologisch nachweisbaren *Entzündung* der Atemwege einhergeht (s. S. 48 ff.).

Die *Deutsche Atemwegsliga* hat sich dieser Definition angeschlossen und sie um einige charakteristische, aber nicht ganz asthmaspezifische Symptome erweitert: „Asthma ist eine entzündliche Erkrankung der Atemwege mit bronchialer Hyperreaktivität und variabler Atemwegsobstruktion. Typische Symptome sind Husten und anfallsartige Atemnot, insbesondere nachts und am frühen Morgen, Giemen und glasigzähes Sputum" [914a].

Im *„Internationalen Konsensus-Report"* vom März 1992 [364a], an dem 18 Ärzte und Wissenschaftler aus elf Ländern beteiligt waren und der von zwölf Experten aus acht Ländern kritisch überprüft wurde, findet sich eine Asthmadefinition, die in folgender Weise in die deutsche Fassung übersetzt worden ist: „Das Asthma ist eine chronisch-entzündliche Erkrankung der Atemwege, in der zahlreiche Zellen – einschließlich Mastzellen und eosinophilen Granulozyten – eine Rolle spielen. Bei prädisponierten Personen führt diese Entzündung zu Symptomen, die in der Regel mit einer verbreiteten, aber variablen Verengung der Atemwege einhergehen. Die Atemwegsobstruktion ist häufig reversibel, entweder spontan oder nach Behandlung, und verursacht die damit verknüpfte Zunahme der Empfindlichkeit der Atemwege gegenüber einer Vielzahl von Stimuli" [364b].

2 Pathophysiologie

In diesem Kapitel soll darauf eingegangen werden, wie *asthmatische Entzündung* und *Bronchialobstruktion* zustande kommen, welche Faktoren bei der *Bronchialsekretion* und beim Tonus der *glatten Bronchialmuskulatur* eine Rolle spielen, auf welche Weise das *autonome Nervensystem* daran beteiligt ist, wie sich die Freisetzung von *Mediatoren* aus Mastzellen und anderen Entzündungszellen auswirkt, worauf das *hyperreaktive Bronchialsystem* des Asthmapatienten beruht, welche Bedeutung *Inhalationsallergene* haben und welchen Stellenwert *psychische Faktoren* für die Entstehung der Asthmasymptomatik besitzen.

2.1 Morphologische Befunde, „Remodelling"

Die pathologische Anatomie vermag zur Asthmadefinition wenig beizutragen, da es *keine* für Asthma wirklich spezifischen morphologischen Befunde gibt (Übersichten bei [198, 549, 550, 560, 638]). Für die klinische Asthmasymptomatik sind zahlreiche Strukturen der Atemwege verantwortlich: Drüsenzellen, Flimmerepithelzellen, Basalmembran, nervale Rezeptoren, intramurale Ganglien des autonomen Nervensystems und ganz besonders die glatten Bronchialmuskelzellen.

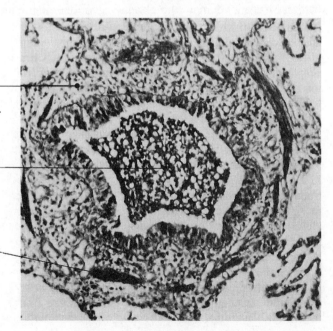

Abbildung 1
Morphologie der Bronchialobstruktion beim Asthma.

Hyperämie, Ödem und entzündliche Infiltration mit eosinophilen Granulozyten

Verstopfung der Lichtung durch Schleim und abgelöste Epithelzellen

Hypertrophie der glatten Bronchialmuskulatur

Die Obstruktion der Atemwege kommt durch drei morphologische Mechanismen zustande (s. Abb. 1):

▶ Hyperämie, Ödem und entzündliche Infiltration der Schleimhaut
▶ Verstopfung der Lichtungen durch Schleim und abgelöste Bronchialepithelzellen
▶ Hypertrophie der glatten Bronchialmuskulatur

Die in der Wand der Atemwege wie im sezernierten Bronchialsekret vorkommenden *eosinophilen Granulozyten* unterscheiden das Asthma von der chronischen Bronchitis, bei der die *neutrophilen Granulozyten* im Vordergrund stehen. Typisch sind für die Asthmamorphologie weiterhin die Destruktion und Abschilferung von respiratorischen Epithelien sowie die Verdickung und teilweise Fragmentierung der *Basalmembran* [341].

In *Bronchialschleimhautbiopsien* von Asthmapatienten mit geringer klinischer Symptomatik findet man mit konventionellen lichtmikroskopischen Methoden kaum irgendwelche Veränderungen [371]. Mit Hilfe moderner *immunzytochemischer Methoden* unter Verwendung monoklonaler Antikörper gegen die Membranantigene CD 45 (auf allen Leukozyten), CD 3 (auf allen T-Lymphozyten), CD 4 und CD 8 (Helfer- und Suppressor-T-Lymphozyten), CD 25 (Interleukin-2-Rezeptor) und EG 2 (sezernierte Form von kationischem Protein aus Eosinophilen) sowie AA 1 (Mastzellentryptase) ist es jedoch möglich, in der Bronchialschleimhaut eine eindeutige Zunahme von *Entzündungszellen* im allgemeinen und von einer Aktivierung des T-Zell-Lymphozyten-Systems im besonderen nachzuweisen. Dabei scheint die Zunahme und Aktivierung von Mastzellen und von Eosinophilen sowohl in der Submukosa wie auch innerhalb der Bronchialepithellage von besonderer Bedeutung zu sein [108, 184]. Es gibt somit heute keine Zweifel mehr daran, daß das morphologische Substrat der Asthmakrankheit in einer *Entzündung der Bronchialschleimhaut* besteht.

Schwelt diese Entzündung jahrelang vor sich hin, so entstehen an den Atemwegen bleibende pathologisch-anatomische Veränderungen, die als „Remodelling" bezeichnet werden [107b]. Die an der asthmatischen Entzündung beteiligten Zellen und ihre freigesetzten Mediatoren bewirken im Laufe der Zeit fibrosierende Veränderungen innerhalb und vor allem *unterhalb der Basalmembran*. Die Basalmembran selbst nimmt zwar nicht an Dicke zu, unmittelbar unter ihr wird aber mehr und mehr *Kollagen I, III* und *V* abgelagert. Auch andere fibröse Proteine wie *Laminin, Fibronektin, Vitronektin, Elastin* und *Tenascin* sind um so stärker vermehrt, je länger die asthmatische Entzündung besteht.

Wie in Abbildung 2 dargestellt, kann der Prozeß des Remodelling durch die aus *Epithelzellen* freigesetzten *Interleukine, Chemotaxine, Wachstumsfaktoren* und Adhäsionsmoleküle (Integrine) initiiert werden. Darüber hinaus scheint aber auch die Interaktion zwischen *Mastzellen* und *Myofibroblasten* von zentraler Bedeutung zu sein: Tryptase und Chymase aus Mastzellen wirken als

2 Pathophysiologie

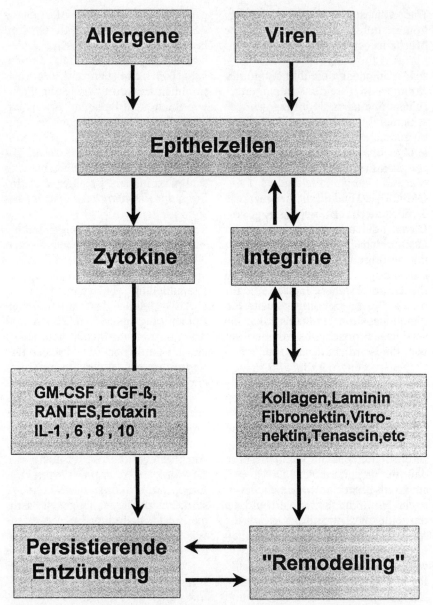

Abbildung 2 Pathophysiologie der persistierenden Entzündung und des Umbaus der Bronchialwand („Remodelling"). Erste Kontaktstation für Allergene oder Viren sind die Bronchialepithelzellen, die über Zytokine und chemotaktische Faktoren in der Bronchialschleimhaut eine eosinophile Entzündung auslösen. Gleichzeitig kommt es über die Expression von Adhäsionsmolekülen (Integrinen) zu engen Wechselwirkungen zwischen Epithelzellen und Myofibroblasten der subepithelialen Matrix, die zu fibrosierenden Veränderungen in der Bronchialwand und zur Hypertrophie der glatten Bronchialmuskulatur führen.

Wachstumsfaktoren auf Fibroblasten und beeinflussen die *extrazelluläre Matrix* im Sinne einer Zunahme von fibrösen Proteinen. Mastzellen setzen selbst ein niedermolekulares *Kollagen VIII* frei, das in der extrazellulären Matrix zu einer Art Leitschiene werden kann. Darüber hinaus gehen auch von *Eosinophilen, Lymphozyten* und *Makrophagen* fibrosierende Effekte aus, überwiegend durch Freisetzung von GM-CSF, TGFβ und die Interleukine 3–5 (Übersicht bei [370a]).

Die fibrosierenden Veränderungen in der Brochialwand führen zusammen mit der schon erwähnten *Hypertrophie der glatten Brochialmuskulatur* und der *Hyperplasie der Schleimdrüsen* zum pathophysiologischen Phänomen einer nur noch partiell reversiblen Bronchialobstruktion und zum klinischen Bild des *„inveterierten Asthma"* (s. S. 152).

Am ausgeprägtesten sind die morphologischen Veränderungen im *Status asthmaticus* [550, 560, 638]: Die Lichtungen der Bronchien sind durch zähe Schleimpfropfen ausgefüllt („mucoid impaction"). Die dahinter gelegenen Alveolarbezirke sind teils überbläht, teils atelektatisch. Die Schleimpfropfen enthalten eine PAS-positive Grundsubstanz, Granulozyten, Eosinophile und Charcot-Leydensche Kristalle – wetzsteinförmige Körperchen, die Reaktionsprodukte der eosinophilen Granula darstellen. Im Schleim finden sich weiterhin spiralige Gebilde mit einem dichten Achsenfaden, die Curschmannschen Spiralen. Sie werden wahrscheinlich durch spastische Kontraktionen der Bronchialmuskulatur aus dem zähen Schleim geformt. Häufig sind ausgedehnte Mukosabezirke ohne intaktes Flimmerepithel nachweisbar. Im Bronchiallumen bzw. im ausgehusteten Sputum ist Zelldetritus in Form von Flimmerzellklumpen („Creola-Körperchen") vorhanden oder in Form von *Charcot-Leydenschen Kristallen* (s. S. 96), die überwiegend aus dem Lysolezithin der abgeschilferten Bronchialepithelzellen bestehen.

Die *submukösen Drüsen* sind nicht so stark hypertrophiert, wie es bei der chronischen Bronchitis der Fall ist. Typische Befunde sind aber die muköse Transformation der peribronchialen Drüsen in den großen Bronchien und die Becherzellenmetaplasie in den kleinen Bronchien. Der für die akute Asthmasymptomatik verantwortliche Bronchialmuskelspasmus findet in einer *Hypertrophie der glatten Muskulatur* sein morphologisches Äquivalent. Ein indirektes histologisches Zeichen des erhöhten Bronchialmuskeltonus ist in der Faltung der Epitheloberfläche und in der Bildung der Curschmannschen Spiralen zu sehen. Alle diese morphologischen Veränderungen führen gemeinsam zur Bronchialobstruktion, die funktionsanalytisch als Erhöhung des bronchialen Strömungswiderstandes nachweisbar ist.

2.2 Mechanismus der Bronchialobstruktion

Der Bronchialbaum des gesunden Menschen entspricht einem weitverzweigten Röhrensystem, das die Aufgabe hat, die eingeatmete Luft möglichst gleichmäßig auf die dahinterliegenden 300 Millionen Alveolen zu verteilen. Dies geht theoretisch am einfachsten auf die Weise, daß aus einer Atemwegs-„Generation" jeweils zwei Röhren hervorgehen, die sich wiederum in vier Röhren, dann in acht Röhren, in sechzehn Röhren und so fort aufteilen. Tatsächlich ist ein derartiges System der *dichotomen Teilung* im Bronchialsystem auch weitgehend verwirklicht. Nach den Untersuchungen von Weibel gibt es insgesamt 22–23 Atemwegsgenerationen [902].

Wie Abbildung 3 zeigt, wird der Strömungswiderstand des bronchialen Röhrensystems von einer Generation zur anderen immer *kleiner*. Dadurch verfügt der Bronchialbaum über eine große funktionelle Reserve: Ein Prozeß, der die Atemwege jenseits der 5. Generation – das sind etwa die Subsegmentbronchien – betrifft, muß schon zu einer prozentual hochgradigen Einengung der Lichtungen führen oder ziemlich diffus den gesamten Atemwegsquerschnitt erfassen, bevor der Strömungswiderstand des Gesamtsystems meßbar ansteigt (s. Abb. 4). Die Atemwege jenseits der 8. Generation, die einen Durchmesser von weniger als 2 mm haben und als *„Small airways"* [490] bezeichnet werden, müssen in ihrer Lichtung um mindestens 90% eingeengt sein, um den Widerstand des Gesamtsystems so stark ansteigen zu lassen, daß der Kranke Atemnot empfindet.

In der Regel befällt die Asthmakrankheit zwar diffus das gesamte

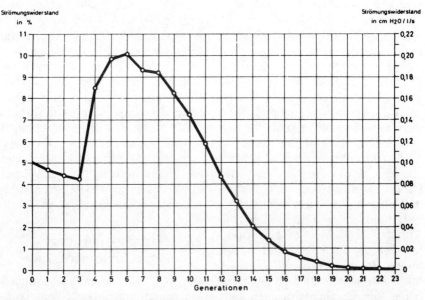

Abbildung 3   „Längsprofil" des Strömungswiderstandes in den einzelnen Abschnitten („Generationen") des Tracheobronchialbaumes des Lungengesunden. Der Strömungswiderstand ist im Bereich der 4. bis 11. Generation am höchsten und nimmt dann zur Peripherie hin kontinuierlich ab. Die 5. Generation entspricht etwa den Subsegmentbronchien.

2.2 Mechanismus der Bronchialobstruktion

Bronchialsystem, hinsichtlich der Lokalisation der schwersten Veränderungen gibt es aber große individuelle Unterschiede. Je mehr die *großen (= „zentralen")* Atemwege betroffen sind, um so früher steigt zwar der Atemwegswiderstand an, um so geringer sind andererseits die Auswirkungen auf den Gasaustausch. Je mehr die *kleinen (= „peripheren")* Atemwege betroffen sind, um so weniger steigt der Strömungswiderstand an, um so größer sind aber die Auswirkungen auf den Gasaustausch: Weil in den zahllosen kleinen Einzelröhren der Grad der Lichtungseinengung unterschiedlich groß ist, wird die eingeatmete Luft auf die dahinterliegenden Alveolen nicht mehr gleichmäßig verteilt. Es entsteht eine *„ventilatorische Verteilungsstörung"*, die natürlich ungünstige Auswirkungen auf den Gasaustausch und – wie noch auszuführen ist – auch auf den kleinen Kreislauf nach sich zieht. Wodurch kommt nun die Atemwegsobstruktion des Asthmakranken zustande? Beteiligt sind drei Strukturelemente der Bronchialwand: die zirkulär verlaufende glatte Bronchialmuskulatur, die schleimbildenden Drüsen in der Bronchialwand und schließlich die Bronchialschleimhaut:

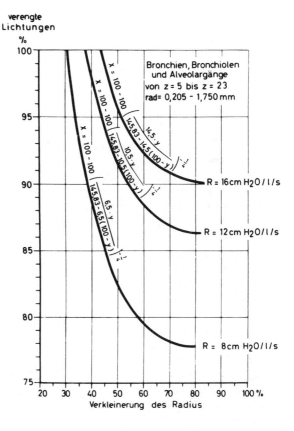

Abbildung 4 Beziehungen zwischen der prozentualen Verkleinerung der Radien der 5. bis 23. Generation, dem Prozentsatz der insgesamt verengten Lichtungen und der daraus resultierenden Widerstandserhöhung. Man erkennt, daß bei hochgradiger Verkleinerung des Atemwegsradius um 50% und mehr erst dann eine klinisch relevante Widerstandserhöhung auf 8, 12 oder 16 cmH$_2$O/l/s resultiert, wenn an der Obstruktion 80–90% der Atemwegslichtungen beteiligt sind. Aus diesem Grund muß ein Asthmapatient, der einen deutlich erhöhten Strömungswiderstand des Gesamtsystems aufweist, eine mehr oder weniger diffuse Obstruktion seiner Atemwege haben.

▶ Die Hauptrolle spielt beim Asthma der erhöhte *Tonus der Bronchialmuskulatur* („*Spasmus*"). Er bedingt den typischen Anfallscharakter der Asthmasymptomatik und ihre spontane Rückbildungsfähigkeit; er ist auch therapeutisch am schnellsten und wirkungsvollsten zu beeinflussen.

▶ Die *Verstopfung der Atemwegslichtungen durch eingedickten Schleim*, der infolge seiner hohen Viskosität vom Asthmakranken nicht vollständig ausgehustet werden kann *(„Mukostase")*. Er wird in den zentralen Atemwegen von den Schleimdrüsen und in den peripheren Atemwegen von den Becherzellen gebildet, die beim Asthma erheblich vermehrt sein können. Die Verstopfung der Atemwegslichtungen durch eingedickten Schleim spielt vor allem im Status asthmaticus eine verhängnisvolle pathophysiologische Rolle.

▶ Die Verdickung der Bronchialschleimhaut durch ein *entzündliches Ödem*, das Ausdruck einer Plasmaexsudation aus den kleinen Blutgefäßen ist („microvascular leakage"). Die ödematöse Schleimhautschwellung wirkt sich gegenüber den beiden anderen Mechanismen zwar im Bereich der großen Atemwege nur wenig auf den Strömungswiderstand aus. Im Bereich der „Small airways" mit Durchmessern unterhalb von 2 mm kann eine geringfügige Verdickung der Schleimhaut die Lichtung aber schon erheblich einengen.

Im Einzelfall ist es sehr schwierig, einen zuverlässigen Anhaltspunkt darüber zu gewinnen, ob die Strömungsbehinderung vorwiegend in den zentralen oder vorwiegend in den peripheren Atemwegen zustande kommt. Auf die dafür geeigneten Lungenfunktionsprüfungen wird noch eingegangen (s. S. 78 ff).

Welcher der drei Mechanismen der Obstruktion im Vordergrund steht, läßt sich beim Patienten aber auf einfache Weise überprüfen: Wenn es möglich ist, den Bronchialwiderstand durch die Gabe einer bronchialerweiternden Substanz zu normalisieren, ist der Beweis dafür erbracht, daß der erhöhte Bronchialmuskeltonus die Hauptrolle spielen muß. Dies dürfte für die Mehrzahl der Patienten zutreffen; denn die *Reversibilität* gehört ja zum Bestandteil der Asthmadefinition überhaupt. Erst wenn die Krankheit viele Jahre lang besteht oder ungenügend behandelt wurde, bleibt eine gewisse „Restobstruktion" auch in der anfallsfreien Zeit bestehen, die nun durch die beiden anderen Faktoren Schleimverstopfung und Schleimhautschwellung bedingt ist. Auf die Bedeutung der Schleimobturation im Rahmen des Status asthmaticus wurde bereits hingewiesen.

2.3 Auswirkungen der Bronchialobstruktion auf Lunge und kleinen Kreislauf

Die *Erhöhung des Atemwiderstandes* läßt sich bis zu einem gewissen Grade durch *Steigerung der Atemtätigkeit (= Erhöhung der Atemarbeit)* ausgleichen. Ausdruck der

2.3 Auswirkungen der Bronchialobstruktion auf Lunge und kleinen Kreislauf

erhöhten Atemarbeit ist nicht allein die angestrengte Atmung, die wir bei einem Asthmapatienten beobachten, sondern auch das *Gefühl der Atemnot*, die der Asthmapatient subjektiv empfindet.

Wenn der Strömungswiderstand innerhalb des Bronchialsystems erhöht ist, muß für eine definierte Atemströmung eine größere Druckdifferenz zwischen Außenluft und Alveolen erzeugt werden. Die Arbeit hierfür bringt die *Atemmuskulatur* auf – in erster Linie das *Zwerchfell*, in zweiter Linie die *Interkostalmuskulatur* (Mm. intercostales externi). Jüngere Asthmapatienten sind in der Lage, Erhöhungen des Atemwiderstandes auf das 5–15fache durch verstärkten Einsatz der Atemmuskulatur zu überwinden.

Dies trifft aber nur für den Vorgang der Einatmung zu. Der Vorgang der *Ausatmung* bereitet dem Asthmapatienten erheblich größere Schwierigkeiten, weil er ihn durch den zusätzlichen Einsatz von Muskelkraft kaum beeinflussen kann. Die für die Ausatmungsphase notwendige Druckdifferenz zwischen Alveolen und Außenluft kommt nämlich nicht durch aktive Muskelkraft zustande, sondern durch die *Retraktionskraft der Lunge*. Während der Einatmungsphase wird das elastische System von Lunge und Thorax gedehnt. Die so gespeicherte elastische Energie reicht allein aus, um bei Gesunden die Ausatmungsphase rein *passiv* ablaufen zu lassen.

Eine Erhöhung des Atemwiderstandes muß bei gleicher Retraktionskraft zwangsläufig die Ausatmungszeit verlängern, es sei denn, der Kranke setzt zusätzlich aktive Muskelkraft ein. *Exspiratorisch* wirkende Muskeln sind in erster Linie die *Bauchmuskulatur* und in zweiter Linie die *Interkostalmuskulatur* (Mm. intercostales interni). Physiologischerweise werden diese Muskeln aber nicht zur Beschleunigung der Ausatmungsphase, sondern für andere Funktionen, u.a. für den *Hustenvorgang*, gebraucht.

Der Einsatz der exspiratorisch wirkenden Atemmuskulatur führt zu einer Drucksteigerung im Brustraum, die nicht nur für den für die Ausatmungsphase verantwortlichen *„treibenden Druck"* in den Alveolen erhöht, sondern sich auch in ungünstiger Weise auf die kleinen, nicht durch Knorpel gestützten Atemwege auswirkt, indem er ihre Lichtung noch mehr einengt. Dieser Vorgang wird *„exspiratorischer Atemwegskollaps"* genannt: Er bedeutet für den Asthmakranken eine zusätzliche Verschlechterung der vorhandenen Atemwegsobstruktion, die man – da sie variabel ist – auch als „dynamische Obstruktion" bezeichnen kann (Abb. 5).

Aus diesen Zusammenhängen leitet sich ab, daß der unphysiologische Einsatz der Atemmuskulatur während der Ausatmungsphase für den Asthmapatienten mehr Schaden als Nutzen bringt, weil er zwangsläufig einen *Circulus vitiosus* auslöst, indem er die Obstruktion weiter verschlechtert. Von den atemmechanischen Grundlagen her kann es nur eine Möglichkeit geben, für den Vorgang der Ausatmung einen höheren treibenden Druck bereitzustellen: Die Lungen müssen inspiratorisch stärker vorgedehnt werden. Man kann dies mit einer Stahlfeder vergleichen, die

2 Pathophysiologie

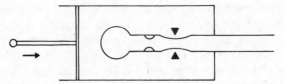

Abbildung 5 Einfaches mechanisches Modell zur Demonstration des exspiratorischen Atemwegskollapses: Wenn man den Spritzenstempel sehr schnell bewegt, kommt es durch den innerhalb der Spritze entstehenden Überdruck zu einer dynamischen Kompression des aus der „Alveole" nach außen führenden „Atemweges" (Pfeile).

um so mehr Kraft gewinnt, je stärker man sie dehnt (Abb. 6).
Hier liegen die atemphysiologischen Gründe für das bekannte „*Volumen pulmonum auctum*" des Asthmapatienten, das nicht zuletzt Ausdruck dieser inspiratorischen Vordehnung ist [872]. Man kann einen solchen Anpassungsvorgang an die veränderten atemmechanischen Bedingungen eines erhöhten intrabronchialen Strömungswiderstandes auch beim Gesunden beobachten, wie es die in Abbildung 7 dargestellten eigenen Untersuchungen zeigen.
Gesunde, bei denen im akuten Versuch auf pharmakodynamischem Wege durch bronchialverengende Substanzen wie Histamin und Azetylcholin der Bronchialwiderstand künstlich erhöht wird, zeigen ausnahmslos eine Verschiebung ihrer Atemlage „nach oben"; dies entspricht dem Zustand des Volumen pulmonum auctum des Asthmakranken. Wie die Abbildung zeigt, verschiebt sich die Atemlage erwartungsgemäß um so mehr, je höher der Bronchialwiderstand ist.
Außerdem wird deutlich, daß die Verschiebung der Atemlage vom Lebensalter abhängig ist. Die Retraktionskraft der Lunge nimmt im Laufe des Lebens ab, wodurch die Lungen immer stärker vorgedehnt werden müssen, um einen gleich hohen Strömungswiderstand während der Exspirationsphase zu überwinden.
Die im Gefolge eines Asthmanfalles regelmäßig zu beobachtende Zunahme des Lungenvolumens ist also anfangs nicht mehr als ein Anpassungsvorgang an die veränderten mechanischen Strömungsbedingungen. Die früher einmal übliche Bezeichnung „akutes Lungenemphysem" ist heute mit Recht obsolet, weil der Zustand des Volumen pulmonum auctum voll rückbildungsfähig ist, sobald der Asthmaanfall spontan abgeklungen oder medikamentös behoben worden ist.
Natürlich bleibt eine Überblähung nicht grundsätzlich ohne Folgen. Wenn sich die Asthmaanfälle häufen bzw. wenn es zu einem Dauerasthma mit ständig vorhandener Erhöhung des Atemwiderstandes gekommen ist, sind Auswirkungen auf die Lunge und auf den kleinen Kreislauf unvermeidlich. So führt eine über Jahre bestehende oder in sehr kurzen Abständen sich wiederholende Überblähung der Lungen infolge Druckatrophie und Schwund von Alveolarsepten schließlich in den nicht mehr rückbildungsfähigen Zustand des „*obstruktiven Lungenemphysems*". Da mit dem Verlust von Lungengewebe auch ein Verlust von

2.3 Auswirkungen der Bronchialobstruktion auf Lunge und kleinen Kreislauf

Abbildung 6 Abhängigkeit des Atemwegsquerschnitts vom aktuellen Lungenvolumen. Durch die Ausdehnung der Lungen während der Inspiration wird der Gesamtquerschnitt der Atemwege größer und der Strömungswiderstand somit niedriger. Während der Exspiration wird der Querschnitt der Atemwege durch die nachlassende Retraktionskraft der Lungen kleiner, und der Strömungswiderstand steigt an. Zwischen aktuellem Lungenvolumen und Strömungswiderstand besteht somit eine umgekehrte Beziehung.

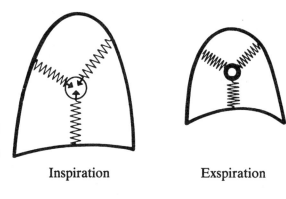

Inspiration   Exspiration

Abbildung 7 Abhängigkeit des Volumen pulmonum auctum von der Atemfrequenz und vom Lebensalter des Probanden. Die Meßwerte stammen von 25 lungengesunden Probanden, bei denen durch Inhalation von Histamin oder Azetylcholin ein pharmakodynamischer Bronchospasmus erzeugt wurde. Die Ordinate gibt den Anstieg des Lungenvolumens („Volumen pulmonum auctum") pro Resistance-Anstieg an. Die Punkte stammen von zwölf Gesunden im Alter von 17 bis 29 Jahren (Mittelwert 22,5 Jahre), die Kreise von 13 Lungengesunden im Alter von 42 bis 59 Jahren (Mittelwert 48,4 Jahre). Man erkennt, daß das Ausmaß des Volumen pulmonum auctum von der Atemfrequenz abhängt, darüber hinaus aber auch von der Retraktionskraft der Lungen: Die ältere Gruppe zeigt durch die im Laufe des Lebens nachlassende Retraktionskraft der Lungen eine stärkere Lungenüberblähung als die jüngere Gruppe.

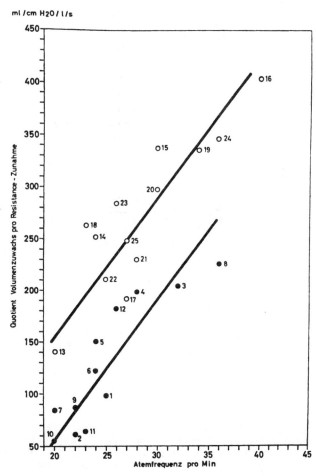

Alveolarkapillaren verbunden ist, steigt allmählich der Druck im kleinen Kreislauf an. Dies wiederum hat eine Hypertrophie des rechten Ventrikels zur Folge, die wir als „chronisches Cor pulmonale" bezeichnen.

Erheblich größere Bedeutung als der morphologisch nachweisbare Schwund von Lungengewebe haben für die Entstehung eines Cor pulmonale jedoch funktionelle Faktoren.

Am wichtigsten sind die folgenden drei Mechanismen:

▶ Die ständig vorhandene oder in kurzen Abständen wiederkehrende *Druckerhöhung innerhalb der Alveolen* wirkt sich unmittelbar auch auf den Druck in den Alveolarkapillaren aus. So ist jeder Asthmaanfall mit einer meßbaren Druckerhöhung im kleinen Kreislauf verbunden, und das Elektrokardiogramm zeigt „Rechtsbelastungszeichen", die nach dem Anfall wieder verschwinden (s. S. 94).

▶ Mit den im Asthmaanfall starken *atemsynchronen Druckschwankungen im Brustkorb* zeigt auch der davon abhängige venöse Rückstrom starke atemsynchrone Schwankungen, die wiederum Füllungsschwankungen des rechten Ventrikels zur Folge haben. Wir wissen heute, daß die vor

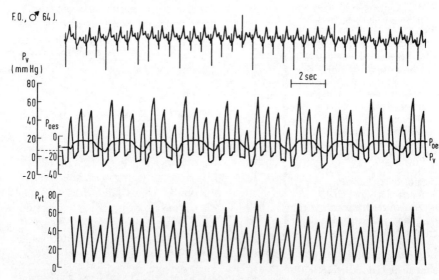

Abbildung 8 Registrierung des EKG (oben), des Drucks im rechten Ventrikel P_v und im Ösophagus P_{oes} (Mitte) sowie des transmuralen „Nettodrucks" P_{vt} im rechten Ventrikel (= Druckdifferenz zwischen Ventrikeldruck und Ösophagusdruck) bei einem Patienten mit schwerer Bronchialobstruktion. Man erkennt die starken atemsynchronen Schwankungen des Ventrikeldrucks. Dabei folgt der diastolische Ventrikeldruck dem Ösophagusdruck, während die Schwankungen des systolischen Ventrikeldrucks zusätzlich Ausdruck von ventrikulären Füllungsschwankungen des Herzens sind. Diese atemsynchronen Füllungsschwankungen bedeuten eine Mehrbelastung des rechten wie des linken Ventrikels.

allem am Ende der Inspiration auftretenden Spitzenwerte der rechtsventrikulären Herzarbeit genauso zur Wandhypertrophie führen wie eine dauernde gleichförmige Erhöhung des pulmonalen Gefäßwiderstandes (s. Abb. 8).
▶ Für die Entstehung eines pulmonalen Hochdrucks spielt nicht zuletzt auch der *von-Euler-Liljestrand-Mechanismus* eine Rolle: Dies ist eine Konstriktion der Lungenarteriolen, die immer dann auftritt, wenn Alveolarbezirke infolge Obstruktion der vorgeschalteten Atemwege ungenügend ventiliert werden und in ihnen der arterielle Sauerstoffdruck absinkt. Es handelt sich im Grunde um einen sinnvollen Regulationsmechanismus, der verhindern soll, daß nicht oder vermindert ventilierte Alveolarbezirke weiter durchblutet werden. Dadurch kann der arterielle Sauerstoffpartialdruck lange Zeit im Normalbereich gehalten werden – allerdings auf Kosten des pulmonalen Gefäßwiderstandes, der natürlich durch die funktionelle Verkleinerung des Arteriolenquerschnittes ansteigt, eine *„präkapilläre pulmonale Hypertonie"* bewirkt und zu einer Mehrbelastung des rechten Ventrikels führt.

Welcher der genannten drei Mechanismen im Einzelfall die größte Bedeutung hat, läßt sich nur mit aufwendigen, für klinische Zwecke schlecht praktikablen Methoden abklären. Wichtig ist aber die Tatsache, daß alle drei Mechanismen über Jahre hinweg *reversibel* bleiben, vorausgesetzt, der Bronchialwiderstand läßt sich noch in den Normalbereich senken. Auf dieses Ziel müssen daher alle therapeutischen Bemühungen ausgerichtet sein.

2.4 Bronchialsekretion und Mukostase

Die pathologische Retention von Bronchialsekret wird als *Mukostase* bezeichnet. Sie hat bei den meisten Asthmapatienten hinsichtlich der Behinderung des Atemstromes eine geringere Bedeutung als der Bronchialmuskelspasmus. Die Retention von eingedicktem Bronchialsekret führt jedoch zu rezidivierenden Bronchialinfekten, die ein Aufflackern der Asthmasymptomatik bewirken und für die Prognose der Erkrankung von großer Bedeutung sind. Asthmapatienten, bei denen das Symptom der Hyperkrinie und Dyskrinie im Vordergrund steht, sind klinisch meist ausgesprochene *Problempatienten*.

Eine besondere pathophysiologische Rolle spielt das Symptom der Mukostase beim *Status asthmaticus*, für den die Verstopfung der Atemwegslichtungen durch hochviskösen, fest an der Wand haftenden Schleim charakteristisch ist und nunmehr auch die Hauptursache der Flußbehinderung im Tracheobronchialbaum darstellt.

Die Schätzungen über die Höhe der täglichen Sekretproduktion schwanken zwischen 10 und 600 ml; die Wahrheit dürfte bei etwa 100 ml/24 Stunden liegen. Diese Sekretmenge wird teilweise reabsorbiert, teilweise mit dem Flimmerstrom mundwärts befördert und dann verschluckt. Gebildet wird das Bronchialsekret teils in *tubuloazinösen Drüsen* (große Bronchien), teils in *Becherzellen* (große und kleine Bronchien), die zwischen den zilientragenden Zylinderepithelzellen liegen. Da der Gesamtquerschnitt der Atemwege von der Peripherie in Richtung auf die zentralen Atemwege immer kleiner wird, kann man sich vorstellen, daß ein im Übermaß produziertes hochviskoses Sekret als „*Schleimteppich*" von den Zilien ein paar Atemwegsgenerationen nach oben befördert werden kann, irgendwann aber die Lichtungen ganz verschließt, wenn es nicht durch den Hustenvorgang nach außen befördert wird.

In diesem Zusammenhang ist die Frage wichtig, welche *physiologischen Aufgaben* das im Tracheobronchialbaum gebildete Sekret überhaupt erfüllen soll. Folgende Möglichkeiten werden diskutiert:
▶ Anfeuchtung der eingeatmeten Luft
▶ unspezifische Infektabwehr (z.B. Lysozym)
▶ spezifische Infektabwehr (z.B. sekretorisches Immunglobulin A)
▶ Inaktivierung proteolytischer Enzyme (z.B. Alpha$_1$-Antitrypsin, Alpha$_2$-Makroglobulin, bronchialer Proteinase-Inhibitor und niedermolekularer Inter-Alpha-Trypsin-Inhibitor)

Die Bronchosekretion dient somit zusammen mit dem Flimmermechanismus als Abwehrsystem gegenüber *physikalischen Reizen* (Austrocknung, Abkühlung), *chemischen Reizen* (industrielle Reizgase, Luftverschmutzung), *Infektionen* (Bakterien, Viren) und dem *Angriff proteolytischer Enzyme*, die in erster Linie aus Körperzellen selbst (*Elastase* aus Leukozyten) freigesetzt werden.

Wenn man das Sputum eines Asthmapatienten zentrifugiert, bilden sich *drei Phasen:* eine schmale schaumige Phase an der Oberfläche, eine breite wässerige Phase und ein Sediment, welches in erster Linie aus Fasersubstanzen besteht und deshalb auch als „*Fasermukus*" bezeichnet wird. Die wässerige Phase ist sicher nicht nur „*Sekret*", sondern darüber hinaus auch „*Transsudat*": Elektrophoretisch lassen sich in ihr alle Proteine nachweisen, die es auch im Plasma gibt, wie Albumin, Alpha$_1$-Antitrypsin, Alpha$_2$-Makroglobulin, Coeruloplasmin, Haptoglobin und Transferrin. Neben den Serum-Immunglobulinen IgM und IgG enthält Sputum auch freies IgA. Der größte Teil des IgA muß jedoch durch einen besonderen Sekretionsvorgang durch die Bronchialepithelzellen geschleust werden. Hierfür ist ein Kupplungsstück *(„Secretory component")* notwendig, welches jeweils zwei IgA-Moleküle miteinander verbindet. Das *sekretorische IgA (sIgA)* im Bronchialschleim ist die erste und wichtigste Abwehrlinie gegenüber eingedrungenen Antigenen – seien es nun pathogene Antigene wie Viren und Bakterien oder primär apathogene Antigene wie Bestandteile von inhalierten Pollen, Schimmelpilzsporen oder Milbenantigen, worauf im Zusammenhang mit dem exogen-allergischen Asthma noch eingegangen wird.

Der Faseranteil des Sputums ist beim Asthma deutlich erhöht. Mikroskopisch läßt sich zeigen, daß es sich dabei zum einen um PAS-positive Mukoproteinfasern und zum anderen um Feulgen-positive DNS-

Fasern handelt. Die ersteren entstehen aus *Sialo-* und *Sulfoproteinen*, die von den Bronchialdrüsen und den Becherzellen sezerniert werden (s. Abb. 9). Die DNS stammt dagegen aus Kernen von Blutzellen: aus Makrophagen, aus neutrophilen Granulozyten und nicht zuletzt aus den bei allen Asthmaformen vermehrten eosinophilen Granulozyten.

Daß der Asthmapatient im Status asthmaticus ein extrem zähes Sputum aushustet, ist eine uralte Beobachtung, die sich durch Messung der *Sputumviskosität* auch mit Maß und Zahl belegen läßt. Viskositätsmessungen des Sputums bieten aber bis heute noch eine solche Fülle von Interpretationsschwierigkeiten, daß ihre Anwendung für die Routinediagnostik bislang keine Bedeutung hat. Vieles spricht zudem dafür, daß die erhöhte Viskosität nur einen von vielen Faktoren darstellt, die zur *Mukostase* und zur Verstopfung der Atemwegslichtungen beitragen. Von mindestens ebenso großer Bedeutung sind die „*Elastizität*" des Sekrets und seine „*Adhäsivität*" an der Bronchialwand („glue effect").

Über die *Regulation der Bronchialsekretion* ist bis heute nur wenig bekannt. Gesichert ist lediglich, daß *vagale Reize* zu einer Zunahme der Schleimsekretion führen. So beobachtet man klinisch beim bronchialen Provokationstest mit Cholinergika wie Azetylcholin, Methacholin oder Carbachol bei den meisten Asthmapatienten außer den Zeichen der Bronchokonstriktion auch eine Expektoration von Bronchialsekret. Die vagale Reflexbronchokonstriktion durch unspezifische Reize wie Kaltluft, NO_x oder SO_2, auf die in einem anderen Kapitel (S. 31) näher eingegangen wird, führt ebenfalls auf dem Reflexweg zur Zunahme der Bronchosekretion. Experimentelle Befunde sprechen dafür, daß die Schleimdrüsen nicht nur über einen *cholinergen Rezeptor*, sondern auch über einen *beta1-adrenergen*, einen *beta$_2$-adrenergen* und möglicherweise sogar über einen *alpha-adrenergen* Rezeptor verfügen.

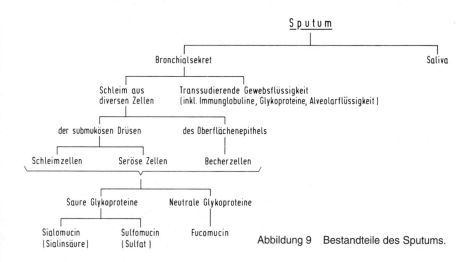

Abbildung 9   Bestandteile des Sputums.

Alle diese Rezeptoren vermitteln *exzitatorische* Effekte, das heißt, die Mukusproduktion wird erhöht. Über *inhibitorische* Mechanismen, die physiologischerweise die Schleimproduktion herabsetzen, ist bisher kaum etwas bekannt.

Es war lange Zeit völlig unklar, wie das *Wasser* durch die Epithelschicht in das Bronchiallumen und damit in den Bronchialschleim hineingelangen kann. Erst seit kurzer Zeit wissen wir etwas mehr hierüber [300, 572, 633]. Bei Messungen der elektrischen Potentiale und des Natrium-Chlor-Transportes am isolierten Bronchialepithel von Hunden ergaben sich eine negative Ladung auf der luminalen Seite des Bronchialepithels und eine positive Ladung auf der Gegenseite. Offensichtlich werden mehr *Chlor-Ionen* in Richtung Submukosa transportiert, wodurch das Potentialgefälle zustande kommt. Der aktive Ionentransport im Epithel verursacht ein osmotisches Gefälle, das mit einem Wassertransport in Richtung des Gradienten verbunden ist. Es ist wichtig, daß Substanzen wie Azetylcholin, Histamin sowie beta-adrenergisch wirkende Pharmaka den Chlorionen-Transport und damit auch den Wassertransport fördern. Gehemmt wird der Transport durch Diuretika (z.B. Furosemid) und durch Atropin.

Eine Mukostase kann grundsätzlich *drei Ursachen* haben:
- ▶ Es wird mehr Sekret gebildet, als durch die physiologischen Transportvorgänge eliminiert werden kann.
- ▶ Veränderungen in der Zusammensetzung des Bronchialsekrets führen zur erhöhten Viskosität, Elastizität und Adhäsivität.
- ▶ Der Mukustransport ist beeinträchtigt.

Hier spielen neben Störungen der *mukoziliaren Clearance* durch das Ziliarsystem möglicherweise auch Veränderungen des *nicht-ziliaren Mukustransports* in den kleinsten, nicht mehr mit Zilien ausgestatteten Atemwegen eine Rolle [697]. Über die Bedeutung des in den Clara-Zellen gebildeten oberflächenaktiven Materials und seiner „Antiklebstofffunktion" („anti-glue effect") gegenüber der Adhäsion zwischen den Mukuspartikeln und der Wandoberfläche des Bronchialsystems ist die gegenwärtige Diskussion noch im Fluß.

2.5 Bronchialmuskeltonus

Die Erhöhung des Bronchialmuskeltonus nimmt in der Pathogenese der asthmatischen Dyspnoe eine Schlüsselstellung ein. Das ständige Wechselspiel zwischen Bronchialmuskelkontraktion und -dilatation ist es, welches die Variabilität der Bronchialobstruktion und den typischen Anfallscharakter der Asthmakrankheit bedingt. Auf die nervalen, humoralen und zellulären Faktoren, die den Bronchialmuskeltonus regulieren, wird in einem späteren Kapitel eingegangen. Zunächst müssen wir uns mit der glatten Muskelzelle selbst beschäftigen und die Frage stellen, welche biochemischen Vorgänge für den jeweiligen Spannungszustand der einzelnen Muskelfaser verantwortlich sind.

Einschränkend soll gleich darauf hingewiesen werden, daß die bislang vorliegenden experimentellen Befunde fast ausschließlich an der *glatten Muskulatur der Trachea* gewonnen worden sind (Übersichten bei [299, 301, 791, 812, 921, 934]), und es ist mehr als unsicher, ob sich die Befunde ohne weiteres auf die glatte Muskulatur im Bereich der kleinen Atemwege übertragen lassen.

Die glatten Bronchialmuskelzellen scheinen über *Nexus-Verbindungen* eng miteinander zusammenzuhängen, so daß die Bronchialmuskulatur von der Trachea bis zu den kleinen Bronchien und Bronchiolen im elektrophysiologischen Sinne ein *Synzytium* darstellt. Dies ist für die bronchospasmolytische Therapie von großer praktischer Bedeutung (s. S. 193 ff.).

2.5.1 Transmembranöse Signalübertragung in die Muskelzelle

Die glatte Bronchialmuskelzelle ist mit zahlreichen *Membranrezeptoren* versehen (s. Abb. 12), die die Aufgabe haben, die Signale von Neurotransmittern, Hormonen und Mediatoren in das Zellinnere zu übertragen. Bei diesem Transmissionsvorgang wird die komplizierte extrazelluläre Sprache immer mehr vereinfacht. Sie mündet letztlich in eine Ja/Nein-Entscheidung, die sich auf die Anwesenheit oder auf die Abwesenheit von *Kalziumionen* im Bereich der Myofibrillen beschränkt [301, 357, 476, 539]. Im einzelnen besteht das nachrichtenübertragende System aus einem spezifischen Membranrezeptor, einem *Kupplungsprotein (G)*, einer *katalytischen Einheit (C)*, einem „*Second messenger*" und einer *Protein-kinase (PK)* (s. Tabelle 2). Das Kupplungsprotein wird auch als *G-Protein* bezeichnet, da es Guanosintriphosphat (GTP) bindet und dephosphoryliert. Das adrenerge und das cholinerge System haben eigene G-Proteine (G_S und G_x), die sich wahrscheinlich nur in ihren Proteinuntereinheiten voneinander unterscheiden. Vermutlich führt die Freisetzung einer solchen Untereinheit zur Aktivierung der katalytischen Einheit, die im Falle des adrenergen Systems durch die seit langem bekannte *Adenylzyklase (AC)*, im Falle des cholinergen Systems durch eine *spezifische Phospholipase (PIC)* repräsentiert wird. Die beiden katalytischen Einheiten führen zur Bildung gegensinnig wirkender „Second messengers": *zyklisches Adenosinmonophosphat (cAMP)* auf der adrenergen Seite, *Inositoltriphosphat (InP3)* und *Diazylglyzerin (DAG)* auf der cholinergen Seite. Diese wiederum wirken tonuserniedrigend oder tonuserhöhend letztlich über Kalziumionen, wie dies in Abbildung 11 gezeigt ist. Schließlich gibt es auch noch einen *rezeptorunabhängigen* Weg der Beeinflussung des bronchialen Muskeltonus. Es ist seit langem bekannt, daß *Stickstoffmonoxid* (NO^-) ebenso wie *atriales natriuretisches Protein* (ANP) eine bronchodilatierende Wirkung haben, die allerdings deutlich schwächer ist als die Wirkung über den β_2-Rezeptor. NO^- hat wahrscheinlich mit dem „Epithelial derived relaxing factor (EpDRF)" (s. S. 52) etwas zu tun und kann außer in Bronchialepithelzellen auch in Entzündungszellen und grundsätzlich in allen anderen Zellen ge-

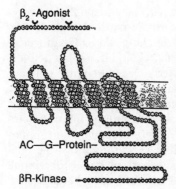

Abbildung 10   Struktur des menschlichen Beta-Rezeptors. Jeder Kreis stellt eine Aminosäure dar. Am N-terminalen Ende bindet der $β_2$-Agonist als Ligand. In der Zellmembran 7 verschiedene helixartige Knäuel (Domänen). Zwischen der 5. und 6. Domäne findet wahrscheinlich der Kontakt zum Kupplungsprotein (G-Protein) statt, welches seinerseits die Adenylzyklase (AC) als „Second messenger" aktiviert. Am C-terminalen Ende hat das Proteinmolekül Kontakt mit einer βR-Kinase, deren Aktivierung über eine Phosphorylierung zur Affinitätsabnahme des $β_2$-Rezeptors gegenüber seinem Agonisten führt.

bildet werden, die über eine *„induzierbare NO^--Synthase"* (iNOS) verfügen [43a].
Die beiden wichtigsten, gegensinnig wirkenden Membranrezeptoren der glatten Bronchialmuskulatur sind der *Beta$_2$-Rezeptor* und der *cholinerge M$_3$-Rezeptor*. Ihre Strukturen sind stereochemisch auffallend ähnlich und am Beispiel des Beta-Rezeptors in Abbildung 10 gezeigt. Am extrazellulär gelegenen, antennenartig aus der Zellmembran ragenden N-terminalen Ende löst der Beta$_2$-Agonist durch seine Bindung eine stereochemische Verformung der langen Proteinkette aus, die im Zellinneren an das Kupplungsprotein (G-Protein) weitergegeben wird. Das Rezeptormolekül weist innerhalb der Zellmembran 7 helixartige Knäuel auf. Zwischen der 5. und 6. Helix findet wahrscheinlich der Kontakt zum G-Protein statt, welches seinerseits die Adenylzyklase (AC) als „Second messenger" aktiviert. Am C-terminalen Ende hat das Rezeptormolekül Kontakt mit einer *Beta-Rezeptoren-Kinase (βR-Kinase)*. Dieses Enzym ist in der Lage, den Rezeptor durch Phosphorylierung von seinem G-Protein „abzukuppeln" und dadurch eine unphysiologische Dauerstimulation zu vermeiden. Ein zweiter *Feedback-Mechanismus* wird vermutlich über cAMP ausgelöst, das offensichtlich in der Lage ist, den Transkriptionsvorgang von den Beta-Rezeptor-Genen auf die Boten-RNS zu hemmen. Dies führt zu einer *„Down-Regulation"* der Beta-Rezeptoren, die therapeutisch durch Glukokortikoide wieder aufgehoben werden kann (s. S. 196 f.; Übersicht bei [248]).
Es gibt an der glatten Bronchialmuskelzelle noch einen zweiten Rezeptortyp: den *Ionenkanalrezeptor*. In diesem Fall sind Rezeptor und Effektor identisch: Eine Stimulation des *Kaliumkanalrezeptors* durch *Cromakalim* führt dazu, daß sich der Rezeptorkanal öffnet und Kalium vom Intra- zum Extrazellularraum strömt, wodurch der Tonus der glatten Bronchialmuskelzelle reduziert wird.

2.5.2   Biochemie der Muskelkontraktion

Eine Verkürzung der Myofibrille ist das Ergebnis einer *Komplexbildung zwischen Aktin und Myosin* [7, 8]. *Aktin* ist ein Protein mit dem Molekulargewicht von 42 kD. Es hat eine *Helixstruktur* und ist perlenkettenartig mit einem fadenförmigen Protein, dem *Tropomyosin*, verflochten, dessen Funktion bis heute unbekannt ist. Im Gegensatz zu dem globulären Aktin handelt es sich beim *Myosin* um ein sehr viel größeres, fadenförmiges, bipolares Protein, das aus einem Paar von schweren Ketten mit je 200 kD und zwei Paaren von leichten Ketten mit je 15 bzw. 20 kD besteht. Für die Anheftung des Myosin-Kopfes an die Aktin-Tropomyosin-Helix ist die *Myosin-Leichtketten-Kinase (MLKK)* von wesentlicher Bedeutung [163]. Durch Phosphorylierung eines Serinmoleküls auf der Myosinleichtkette wird eine *Myosin-ATPase* aktiviert, die unter Energieverbrauch zur Verbindung zwischen Aktin und Myosin und damit zur Verkürzung der Myofibrille führt.

Wie Abbildung 11 zeigt, handelt es sich bei der Phosphorylierung der Myosinleichtkette um einen Vorgang, der die Anwesenheit von Kalziumionen (Ca^{++}) erfordert: Ohne eine minimale Ca^{++}-Konzentration von etwa 1 µmol/l ist eine Verkürzung der Myofibrillen und somit eine Kontraktion der glatten Bronchialmuskulatur nicht möglich. Dabei wird das Ca^{++} hauptsächlich durch ein besonderes Regulatorprotein, das *Kalmodulin* präsentiert [10, 133]. Möglicherweise spielt, wie in anderen Zellen, noch ein weiteres kalziumbindendes Protein, das *Gelsolin*, eine Rolle [65].

Ein anderer Weg der Ca^{++}-Präsentation führt über *Proteinkinase C (PKC)* oder kurz „*C-Kinase*" [410, 587, 833].

Es gibt für den Eintritt von Ca^{++} *zwei verschiedene Kanäle* in der Membran der glatten Muskelzelle:
▶ einen potentialabhängigen Kanal („voltage dependent channel, VDC")
▶ einen rezeptorkontrollierten Kanal („receptor operated channel, ROC")

Eine Erregung der glatten Bronchialmuskelzelle, die zu einer Reduktion des normalen transmembranösen Ruhepotentials von –20 bis –50 mV führt, *öffnet den VDC*, und Ca^{++} kann entsprechend dem schon erwähnten Gradienten passiv in die glatte Muskelzelle eindringen.

Ein zweiter Weg des Ca^{++}-Einstroms führt über membranständige Rezeptoren. Die größte Bedeutung hat hier der in Abbildung 11 dargestellte *cholinerge bzw. muskarinerge M_3-Rezeptor*. Seine Stimulation durch Azetylcholin führt zu einer *Öffnung des ROC*, weil die Membran durch Umbau von Membranphospholipiden undicht wird. Als „Coupling unit" für den Muskarinrezeptor ist besonders das *Phosphoinositol* von Bedeutung [538, 587, 588]. Aus PI (= Phosphatidylinositol oder kurz Phosphoinositol) entstehen die beiden Metaboliten *Inositoltriphosphat (ITP)* und *Diazylglyzerin (DAG)*. ITP und DAG spielen wahrscheinlich die Rolle der „*Second messengers*", die früher dem cGMP zugeschrieben worden ist. DAG, ein Hauptmetabolit der Inositol-Phospholipide, erhöht die Affinität der Proteinkinase C für Ca^{++}. Auf diese Weise wird, wie das Schema der Abbildung 11 zeigt, über eine Phosphorylierung der Myosinleichtkette

Abbildung 11 Biochemische Vorgänge in der glatten Bronchialmuskelzelle, die entweder zur Bronchokonstriktion (oben) oder zur Bronchodilatation (unten) führen. In der Mitte sind die Vorgänge in der Myofibrille dargestellt. Einzelheiten s. Text.
VDC = potentialabhängiger Kanal („voltage dependent channel"), ROC = rezeptorkontrollierter Kanal („receptor operated channel"), M_3 = Muskarin-3-Rezeptor, PI = Phosphatidylinositol (oder kurz Phosphoinositol), ITP = Inositoltriphosphat, DAG = Diazylglyzerin, MLKK = Myosin-Leichtketten-Kinase, PK = Proteinkinase A (PKA), cAMP = zyklisches Adenosinmonophosphat, β_2 = Beta-2-Rezeptor.

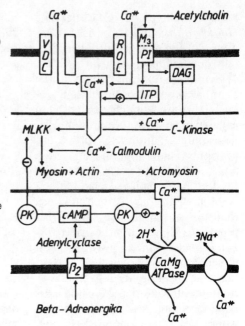

eine Verkürzung der Myofibrille induziert. Der zweite Metabolit, das ITP, aktiviert über bisher unbekannte Mechanismen den Kalziumflux vom sarkoplasmatischen Retikulum in Richtung Myofibrille und stellt auf diese Weise dem Kalmodulin mehr Ca^{++} zur Verfügung.

Das Endergebnis ist ebenfalls eine Aktivierung der Myosin-Leichtketten-Kinase [114, 119, 674, 817].

Das Schema der Abbildung 11 macht deutlich, daß bei einer durch Azetylcholin induzierten Muskelkontraktion nicht notwendigerweise Ca^{++} in die glatte Muskelzelle strömen muß. Es genügt, wenn über Inositoltriphosphat als „Second messenger" lediglich Ca^{++} aus *Speichern des sarkoplasmatischen Retikulums* freigesetzt und in Richtung Myofibrille transportiert wird. Dies würde erklären, weshalb die bisher verfügbaren Kalziumantagonisten die Kontraktion der glatten Bronchialmuskulatur nicht genügend inhibieren können.

Dies gelingt nach wie vor am wirksamsten über *Beta-Adrenergika*, die über eine Stimulation des beta$_2$-adrenergen Rezeptors und durch Aktivierung von Adenylzyklase eine Erhöhung des cAMP in der glatten Muskelzelle bewirken. Dies ist der „Second messenger", der auf der Sympathikusseite den beiden Gegenspielern ITP und DAG auf der Vagusseite gegenübersteht. Wie Abbildung 11 zeigt, wird durch cAMP die Proteinkinase A (PK) aktiviert, die auf mindestens drei verschiedenen Wegen zur Bronchodilatation führt:
▶ Sie verhindert die Aktivierung der Myosin-Leichtketten-Kinase (MLKK).
▶ Sie bewirkt eine Verschiebung des Ca^{++} von den Myofibrillen in das sarkoplasmatische Retikulum.

▶ Sie aktiviert die CaMg-ATPase und führt damit zur Ausschleusung von Ca^{++} aus der glatten Bronchialmuskelzelle in den extrazellulären Raum.

Darüber hinaus scheint auch ein Kalzium-*un*abhängiger Weg zu bestehen, indem die Proteinkinase einen Schutzeffekt an den Membranphospholipiden entfaltet und den Abbau von PI in DAG und ITP verhindert [587, 588]. Das Schema der Abbildung 11 zeigt, daß Ca^{++} auch rein passiv, nämlich im Austausch gegen Natrium, aus der glatten Muskelzelle strömen kann. Eine Voraussetzung hierfür ist jedoch, daß über die *„Natriumpumpe"* (Na-K-ATPase) für einen positiven Natriumgradienten zwischen Extra- und Intrazellularraum gesorgt wird.

Aus Abbildung 11 geht hervor, daß es mindestens *acht theoretische* Ansätze gibt, um den für die Asthmakrankheit typischen Bronchospasmus pharmakodynamisch zu verhindern:

▶ Blockade des Ca^{++}-Influx vom Extrazellularraum in die glatte Muskelzelle
▶ Hemmung der Freisetzung von Ca^{++} aus intrazellulären Speichern („Sequestern") bzw. Hemmung des Ca^{++}-Flux vom sarkoplasmatischen Retikulum zur Myofibrille
▶ Hemmung der Proteinkinase C
▶ Blockade der Aktivierung von Kalmodulin durch Ca^{++}
▶ Hemmung der Myosinphosphorylierung
▶ Aktivierung des Ca^{++}-Transports von der Myofibrille in Richtung sarkoplasmatisches Retikulum
▶ Stimulierung des Ca^{++}-Efflux aus der glatten Bronchialmuskelzelle

▶ Aktivierung der Proteinkinase G auf dem rezeptorunabhängigen GC-Weg, beispielsweise durch NO^- oder ANP

Auch der *K^+-Efflux* scheint für die Regulation des Bronchialmuskeltonus von Bedeutung zu sein. *Kaliumkanal-Aktivatoren* wie Cromakalim, Nicorandil oder Pinacidil, die die glatte Gefäßmuskulatur relaxieren, könnten daher auch für die Asthmatherapie an Bedeutung gewinnen [41, 304, 925].

2.6 Autonomes Nervensystem

Der Respirationstrakt ist wie die meisten inneren Organe sowohl vom *Parasympathikus* als auch vom *Sympathikus* versorgt. Seit der Erstbeschreibung des autonomen Nervensystems im Bereich von Lungen und Bronchien vor 200 Jahren durch Thomas Bartholinus [50] haben sich die Vorstellungen über die Bedeutung nervaler Mechanismen für die Regulation des bronchialen Muskeltonus und für die Asthmapathogenese jedoch mehrfach gewandelt (Übersichten bei [35, 47, 105, 245, 282, 299, 301, 575, 700–702, 781, 788, 793, 864, 874, 921, 935]). Wir wissen heute, daß der Einfluß des autonomen Nervensystems auf die Weite der Atemwege sehr viel komplizierter ist, als dies noch vor kurzem angenommen wurde.

2.6.1 Afferente und efferente Terminals

Auf der afferenten Seite sind im Bereich der Atemwege drei verschiedene Rezeptoren bekannt, deren wich-

tigste Eigenschaften in Tabelle 2 zusammengefaßt sind [298]:
1. Die *Dehnungsrezeptoren* adaptieren langsam und vermitteln den seit 120 Jahren bekannten *Hering-Breuer-Reflex* [321]. Ihre Stimulation führt über markhaltige Fasern (v = 20 bis 35 m/s) zu einer Hemmung der Inspirationsphase und damit zu einem Atemtyp, den man mit einem „Stöhnen" vergleichen könnte. Darüber hinaus führt ihre Stimulation aber auch zu einer – wenn auch geringen – *Bronchodilatation*.
2. Die *Irritanzrezeptoren* („Irritant receptors") adaptieren schnell; ihre Stimulation durch physikalische Reize wie Staub, Kaltluft, Nebel und durch chemische Reize wie SO_2, Azetylcholin, Histamin, Methacholin oder Carbachol führt über markhaltige Fasern (v = 20 bis 30 m/s) zu einer starken *Bronchokonstriktion*. Durch Verkürzungen der Exspirationsphase entsteht ein Atemtyp, den man als „Seufzeratmung" umschreiben könnte.
3. Die *J-Rezeptoren* („*Juxtacapillary receptors*") adaptieren ebenfalls schnell. Ihre Stimulation durch exogene Reize wie bei 2. oder durch endogene Reize wie Peptide, Leukotriene, Prostaglandine u.a. führt über sehr langsam leitende, *marklose C-Fasern* (v = 0,5 bis 1,5 m/s) ebenfalls zu einer *Bronchokonstriktion*. Da durch Stimulation der J-Rezeptoren sowohl die Inspirations- wie die Exspirationsphase verkürzt wird, entsteht eine Art „Hechelatmung".

Es gibt heute keinen Zweifel mehr daran, daß die glatte Bronchialmuskulatur von efferenten parasympathischen Fasern versorgt wird, deren Neurone sich in den *intramuralen Ganglien* der Atemwege befinden (Übersichten bei [35, 700, 864]). Die im Vagus verlaufenden Nervenfasern sind somit präganglionäre Fasern; sie münden in die intramuralen Ganglien. Hingegen handelt es sich beim Sympathikus um postganglionäre Fasern, die jedoch im Gegensatz zum Parasympathikus nicht direkt die glatte Bronchialmuskulatur versorgen, sondern überwiegend an den Blutgefäßen und an den Schleimdrüsen der Atemwege enden.

Wie Abbildung 12 zeigt, wirkt der *Sympathikus* erst indirekt bronchodilatatorisch – und zwar auf zwei Wegen: zum einen über das *Adrenalin aus dem Nebennierenmark*, das

Tabelle 2 Signalübertragung in die glatte Muskelzelle. Abkürzungen s. Text.

	adrenerg	cholinerg	NO⁻
Rezeptortyp	β_2	M_3	
Kupplungsprotein	G_s	G_x	
katalytische Einheit	AC	PIC	GC
Second messenger	cAMP	InP_3, DAG	cGMP
Proteinkinase (PK)	PKA	PKC	PKG

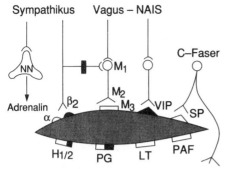

Abbildung 12 Nervale und humorale Regulation des Bronchialmuskeltonus, Rezeptoren mit den zugehörigen Agonisten (Rezeptorsymbol hell = Konstriktion, dunkel = Dilatation). NAIS = non-adrenerges inhibitorisches System, NN = Nebennieren, M = Muskarinrezeptoren, VIP = vasoaktives intestinales Peptid, SP = Substanz P, H = Histamin, PG = Prostaglandine, LT = Leukotriene, PAF = plättchenaktivierender Faktor.

man sich im funktionellen Sinne als ein überdimensionales Sympathikusganglion vorstellen kann; zum anderen über eine Inhibition der muskarinergen M_1-Rezeptoren im Bereich der intramuralen Ganglien des Parasympathikus.

Der *Parasympathikus (Nervus vagus)* wirkt bronchokonstriktorisch via intramurale Ganglien und letztlich via Freisetzung von *Azetylcholin* aus den efferenten Terminals, die den cholinergen (muskarinergen) M_3-Rezeptor der glatten Bronchialmuskelzelle stimulieren (Abb. 12).
Nach neueren Befunden gibt es zwei weitere *Subtypen von Muskarinrezeptoren* [35, 864]: Der M_1-Rezeptor ist für die Signalübertragung in den intramuralen parasympathischen Ganglien zuständig. Er ist selektiv durch Pirenzepin blockierbar und vermittelt im Gegensatz zu den Nikotinrezeptoren parasympathischer Ganglien langsame exzitatorische postsynaptische Potentiale. Wichtig ist die Beobachtung, daß die parasympathischen Nervenendigungen selbst über einen M_2-Rezeptor-Typ verfügen, der selektiv durch das Muskelrelaxans Gallamin zu blockieren ist. Es handelt sich um eine Art Autorezeptor, der ein negatives Feedback vermittelt: Von den Nervenendigungen freigesetztes Azetylcholin stimuliert den M_3-Rezeptor der glatten Bronchialmuskulatur und unterbricht gleichzeitig rückwirkend über eine Stimulation des M_2-Rezeptors die weitere Bildung und Freisetzung von Azetylcholin.

Der Parasympathikus (Nervus vagus) enthält außerdem auch Fasern eines *non-adrenergen inhibitorischen Systems (NAIS,* Synonym: *NANC = non-adrenerges-non-cholinerges System),* das zwar ebenfalls an den intramuralen Ganglien endet, aber postganglionär über Freisetzung von *vasoaktivem intestinalem Peptid (VIP)* bronchodilatatorisch wirkt.

Erst seit kurzer Zeit ist bekannt, daß auch die marklosen *C-Fasern* mit ihren J-Rezeptoren über einen monosynaptischen Axonreflex – d.h. ohne Reflexumschaltung über das ZNS – bronchokonstriktorisch wirken, indem sie das seit fünf Jahrzehnten bekannte, in seiner Bedeutung aber erst jetzt richtig eingeschätzte Neuropeptid *Substanz P* freisetzen.

Wie Abbildung 12 zeigt, ist die glatte Bronchialmuskulatur außerdem noch mit einer Reihe anderer Rezeptoren ausgestattet; ihre Agonisten sind Mediatoren aus Mastzellen, Makrophagen, Neutrophilen oder Eosinophilen, z.B. Histamin ($H_{1/2}$), Prostanoide wie Prostaglandine (PG) und Thromboxane, Leukotriene (LT) und HETE-Substanzen sowie plättchenaktivierender Faktor (PAF).

Die für die Kontrolle des Bronchialmuskeltonus verantwortlichen Agonisten können chemisch in drei Gruppen eingeteilt werden:
- *Amine*, z.B. Adrenalin, Azetylcholin, Histamin
- *Peptide*, z.B. vasoaktives intestinales Peptid (VIP), Substanz P (SP), Endothelin-1 (ET-1)
- *Lipide*, z.B. Prostaglandine (PG), Leukotriene (LT), plättchenaktivierender Faktor (PAF)

Der Weg eines freigesetzten Agonisten zum zugehörigen Membranrezeptor der glatten Bronchialmuskulatur ist unterschiedlich lang. Er ist bei den Neurotransmittern Azetylcholin und VIP wahrscheinlich am kürzesten, er ist für die aus C-Faserendigungen freigesetzte Substanz P und das aus dem Blut stammende Adrenalin schon etwas länger. Er ist für die aus Entzündungszellen freigesetzten Lipidmediatoren wahrscheinlich am längsten. Dadurch ergibt sich ein sehr kompliziertes Netzwerk von bronchokonstriktorisch oder bronchodilatatorisch wirkenden Zügeln mit unterschiedlicher Schnelligkeit und unterschiedlicher Stärke.

2.6.2 Bedeutung von Neuropeptiden

Aus elektronenmikroskopischen Untersuchungen [549] ist bekannt, daß die Terminals des autonomen Nervensystems im Bereich der Atemwege *neurosekretorische Granula* aufweisen, die sich entweder klein und hell (= Azetylcholin) oder klein und dunkel (= Katecholamine) darstellen. Es gibt darüber hinaus aber auch große und dunkle Granula, die Neuropeptide enthalten. *Neuropeptide* haben im Gegensatz zu den „klassischen" Neurotransmittern Azetylcholin und Katecholamin noch zwei weitere Wirkungen:
- Sie haben eine *Neuromodulatorwirkung*, indem sie unter anderem die Freisetzung „klassischer" Neurotransmitter modulieren. Substanz P fördert beispielsweise die Freisetzung von Azetylcholin aus efferenten Terminals.
- Sie führen zu einer *neurogenen Entzündung*, indem sie Mediatoren aus Mastzellen freisetzen, die ihrerseits wiederum durch chemotaktische Faktoren andere Entzündungszellen wie neutrophile Granulozyten, Makrophagen und Lymphozyten anlocken und so zum unspezifischen Bild einer Entzündung führen (vgl. S. 35 ff.).

Substanz P, ein aus elf Aminosäuren bestehendes Peptid, gehört zur Familie der *Tachykinine* – Substanzen, die in vitro sehr rasch den Bronchialmuskeltonus erhöhen, bei wiederholter Anwendung aber eine Tachyphylaxie zeigen (Übersicht bei [268]). Neben der Substanz P sind die wichtigsten bisher bekannten Tachykinine die Substanz K, Eledoisin, Kassinin, Physalaemin, Phyllomedusin, Uperolein und Neuromedin K [240, 354].

Sowohl die glatte Bronchialmuskulatur wie eine Reihe von Entzündungszellen – Mastzellen, Eosinophile, Makrophagen, Neutrophile, möglicherweise sogar Bronchialepithelzellen – verfügen über einen *Neurokininrezeptor NK-1-R* (SP in Abb. 12), der von der Tertiärstruktur her mit seinen sieben transmembranösen Domänen große Ähnlichkeiten mit dem Beta-Rezeptor aufweist (s. Abb. 10). Nach der Bindung von Substanz P an den NK-1-R kommt es über G-Protein zur Signalübertragung unter Bildung von Diazylglyzerin und Inositoltriphosphat, wie es für die glatte Bronchialmuskulatur in Abbildung 11 dargestellt ist. Die Mediatorfreisetzung aus einer über NK-1-Rezeptoren verfügenden Entzündungszelle ist letztlich die Folge einer Kalziumerhöhung im endoplasmatischen Retikulum (Einzelheiten bei [107c]).

Ähnlich der Substanz P und den Neuropeptiden Calcitonin-Gene-Related-Peptid (CGRP) sowie Neurokinin A vermögen auch Komplementkomponenten wie C5a sowohl die glatte Brochialmuskulatur als auch eine Reihe von Entzündungszellen, insbesondere Mastzellen, zu stimulieren (s. Abb. 21). Auch C5a wirkt über einen eigenen Rezeptor mit ebenfalls 7 transmembranösen Domänen und Kupplung an G-Protein. Die Komplementkaskade kann auf diese Weise sowohl eine Bronchokonstriktion wie auch eine Freisetzung von Entzündungsmediatoren provozieren und die durch Tachykinine induzierte neurogene Entzündung verstärken (Einzelheiten bei [336a]).

Daneben gibt es aber auch eine Reihe von Neuropeptiden, die bronchodilatierend wirken. Hier ist vor allem das *vasoaktive intestinale Peptid* (VIP) zu erwähnen, in dem wahrscheinlich der Neurotransmitter des *non-adrenergen inhibitorischen Systems* zu sehen ist [34, 36]. Da dieses Neuropeptid aus 28 Aminosäuren besteht und somit ein relativ hohes Molekulargewicht besitzt, ist es allerdings bisher nicht recht gelungen, durch Inhalation von VIP bei einem Asthmapatienten eine eindeutige Bronchodilatation zu erzeugen. Ebenfalls bronchodilatatorisch wirken das bisher erst beim Schwein nachgewiesene, aus 27 Aminosäuren bestehende *Peptid Histidin-Isoleuzin (PHI)* und das am Menschen nachgewiesene *Peptid Histidin-Methionin (PHM)*. *Neuropeptid-Y (NPY)*, das aus 36 Aminosäuren besteht, scheint die Freisetzung von Noradrenalin zu fördern und somit eine Art Noradrenalin-*Kotransmitter* darzustellen (Übersicht bei [34]).

2.6.3 Reflexbronchokonstriktion

Wir wissen aus zahlreichen tierexperimentellen Untersuchungen, daß vagale Reflexbronchokonstriktionen, für die Asthmapathogenese von großer Bedeutung sind [280, 281, 342, 463, 572, 868, 920]. Beim Asthmapatienten können auf vielfältigste Weise Reflexbronchokonstriktionen ausgelöst werden, für die Abbildung 13 als Beispiel die Ergebnisse der Exposition gegenüber Reizen mit Kaltluft und Tabakrauch bei Asthmapatienten im Vergleich zu Gesunden und zu Bronchitiskranken zeigt. Es handelt sich jeweils um Mittelwerte von 36 Gesunden (G), 31 Bronchitispatienten (B) und 24 Asthmapatienten (A). Die Bronchi-

2 Pathophysiologie

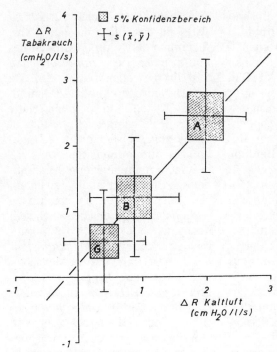

Abbildung 13 Anstieg des bronchialen Strömungswiderstandes durch die Inhalation von kalter Luft (Abszisse) und von Tabakrauch (Ordinate) bei Patienten mit Asthma (A), Bronchitis (B) und bei Lungengesunden (G). Man erkennt, daß die Gruppe der Asthmapatienten gegenüber den beiden anderen Gruppen eine deutlich gesteigerte bronchiale Reagibilität aufweist, wobei die Art des angewandten Reizes (Kaltluft oder Tabakrauch) von untergeordneter Bedeutung ist.

tispatienten reagieren etwas stärker als Gesunde. Die Gruppe der Asthmatiker unterscheidet sich aber ganz eindeutig von beiden übrigen Kollektiven: Der Anstieg des Bronchialwiderstandes ist mehr als viermal so hoch wie bei den Gesunden und mehr als doppelt so hoch wie bei den Bronchitispatienten. Die Abbildung zeigt weiterhin, daß die Reaktion unabhängig ist von der Art des angewandten Reizes. In dem dargestellten Beispiel wirkt sich der Reiz des Tabakrauches zwar etwas stärker aus als der Kaltluftreiz, dies aber gleichmäßig bei allen drei untersuchten Gruppen.

Daß es nicht ein lokaler Effekt des angewandten Reizes – in diesem Fall Tabakrauch und Kaltluft – ist, der zu dem gemessenen Anstieg des Bronchialwiderstandes führt, beweist die in Abbildung 14a gezeigte Beobachtung, wonach auch ein Reiz außerhalb des Tracheobronchialbaums zu einer Bronchokonstriktion führen kann, z.B. Kältestimulation sensibler Nervenendigungen im Bereich der Nasenschleimhaut. Die kontinuierliche Registrierung des Atemwiderstandes zeigt, wie nach einer kurzen Latenz von wenigen Sekunden prompt der Atemwiderstand ansteigt und wie die Reaktion unterdrückt werden kann, wenn man den Patienten vorher ein Anticholinergikum inhalieren läßt. Den letzten Beweis dafür, daß eine direkte Wirkung des Kältereizes auf die Bronchialmuskulatur auszuschließen ist, zeigt die Abbildung 14b. Auch ein laryngektomierter Patient, bei dem oberer

2.6 Autonomes Nervensystem

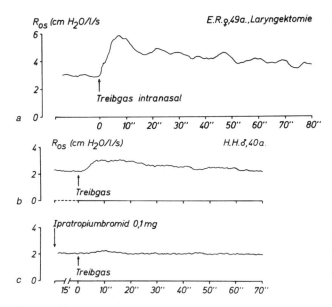

Abbildung 14 a–c Auslösung einer initialen Reflexbronchokonstriktion durch Sprayen von Treibgas aus einem Dosier-Aerosol in die Nasenöffnung, Registrierung des Atemwiderstandes mit der Oszillationsmethode (oszillatorische Resistance = R_{os}) (b und c). Durch bronchiale Vorinhalation eines Anticholinergikums (Ipratropiumbromid) läßt sich der Reflex deutlich abschwächen (c). Auch bei einem laryngektomierten Patienten, bei dem keine anatomische Verbindung zwischen Nase und Bronchialsystem mehr besteht, läßt sich durch die intranasale Applikation von Treibgas eine Reflexbronchokonstriktion auslösen (a).

und unterer Respirationstrakt durch die Operation völlig voneinander getrennt sind, zeigt bei einer Reizung der Nasenschleimhaut durch Kältereiz einen Anstieg des am Tracheostoma gemessenen Widerstandes der Atemwege. Die bronchokonstriktorische Reaktion muß somit auf einem Reflexmechanismus beruhen. Abbildung 15 zeigt den Reflexweg:

Exogene oder endogene Reize treffen auf schnell adaptierende Irritanzrezeptoren („Irritant receptors") und leiten damit einen vago-vagalen Reflex ein. Durch Freisetzung von Azetylcholin an den efferenten Vagus-Terminals kommt es direkt zur Bronchokonstriktion; andererseits stimuliert Azetylcholin in der Nachbarschaft gelegene Irritanzrezepto-

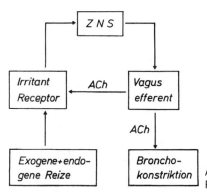

Abbildung 15 Schema der klassischen vagalen Reflexbronchokonstriktion.

33

ren aufs neue, wodurch ein Circulus vitiosus unterhalten wird. Von Irritanzrezeptoren der Magen- und Ösophagusschleimhaut kann offensichtlich ebenfalls eine Reflexbronchokonstriktion ausgehen, die insbesondere für Asthmapatienten mit gastroösophagealem Reflux von Bedeutung ist.

Bei Asthmapatienten scheint ein *gastroösophagealer Reflux* häufiger als bei Nicht-Asthmatikern vorzukommen; die Schätzungen schwanken zwischen 30 und 89% (Übersichten bei [284, 400, 938a]). Allerdings vermag ein Reflux von Salzsäure nur dann eine klinisch relevante Reflexbronchokonstriktion auszulösen, wenn im unteren Ösophagus bereits *entzündliche Veränderungen* bis zur *erosiven Ösophagitis* vorhanden sind. Die Reflexbronchokonstriktion läßt sich durch Vorbehandlung mit Atropin verhindern [284].

Es ist seit langem bekannt, daß über *pulmonale J-Rezeptoren* (J = juxtakapillär) eine Tachypnoe und wahrscheinlich auch eine *Bronchokonstriktion* ausgelöst werden können. Dieser Mechanismus spielt bei Asthmapatienten mit gleichzeitiger Mitralstenose unter Umständen eine verhängnisvolle Rolle. Untersuchungen der letzten Jahre machen es immer wahrscheinlicher, daß wir den *bronchialen J-Rezeptoren* mit ihren langsam leitenden C-Fasern mehr Aufmerksamkeit widmen müssen (Übersicht bei [298]). Auch ihre Stimulation führt über das ZNS zur vagalen Reflexbronchokonstriktion. Darüber hinaus ist es aber sogar möglich, daß ohne das ZNS über den schon erwähnten *monosynaptischen Axonreflex* [34, 268, 489] Substanz P freigesetzt wird, die einerseits direkt bronchokonstriktorisch wirkt, andererseits aus efferenten Vagus-Terminals sekundär Azetylcholin freisetzt und auch auf diese Weise eine Bronchokonstriktion auslöst. Abbildung 16 macht deutlich, daß in einem solchen Fall eine Vagotomie die Bronchokonstriktion nicht verhindern kann, da sich sämtliche Vorgänge innerhalb der Bronchialwand abspielen.

Abbildung 17 zeigt ein Schema von den teilweise noch ungesicherten Interaktionen zwischen sämtlichen bisher bekannten afferenten und

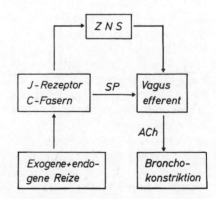

Abbildung 16 Schema der durch Substanz P ausgelösten Bronchokonstriktion. Einzelheiten s. Text.

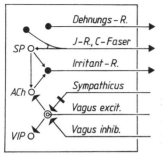

Abbildung 17 Interaktionen zwischen den afferenten Terminals (dunkel) und den efferenten Terminals (hell) und ihrer Neurotransmitter innerhalb der „black box" der Bronchialwand. SP = Substanz P, ACh = Azetylcholin, VIP = vasoaktives intestinales Peptid, J-R. = J-Rezeptor.

efferenten Terminals des autonomen Nervensystems mit ihren Neurotransmittern und Neuropeptiden. Der *inhibitorische Vagus* entspricht dem non-adrenergen inhibitorischen System. Sein Neurotransmitter ist mit großer Wahrscheinlichkeit das vasoaktive intestinale Peptid (VIP). Der Neurotransmitter des *exzitatorischen Vagus* ist das seit langem bekannte Azetylcholin. Ob es bereits auf der Ebene der intramuralen Ganglien eigene inhibitorische und eigene exzitatorische Neurone gibt oder ob die Differenzierung erst im postganglionären Bereich stattfindet, bleibt im Augenblick noch offen. Abbildung 17 macht noch einmal deutlich, daß der Sympathikus – abgesehen von der Stimulation von Adrenalin aus dem Nebennierenmark – über eine Hemmung des exzitatorischen Vagus im Bereich der intramuralen Ganglien nur *indirekt* bronchodilatierend wirkt. Das Schema zeigt auf der *efferenten Seite* die vielfältigen und erst teilweise bekannten Interaktionen zwischen den J-Rezeptoren und den Irritanzrezeptoren einschließlich der neuromodulierenden Wirkung von Substanz P auf die Azetylcholinfreisetzung. Einige der in Abbildung 17 angedeuteten Zusammenhänge sind bisher hypothetisch; sie werden zudem noch kompliziert durch die Auswirkungen von Entzündungsmediatoren, auf die im nächsten Kapitel eingegangen werden soll.

2.7 Mediatoren und Entzündungszellen

Wir wissen heute, daß das morphologische Substrat der Asthmakrankheit letztlich in einer *Entzündung* der Bronchialschleimhaut besteht. An ihrer Entwicklung sind zahlreiche Mediatoren beteiligt, die in erster Linie aus *Bronchialepithelzellen*, aus *Mastzellen*, aber auch aus anderen Entzündungszellen wie *Eosinophilen*, Neutrophilen, Makrophagen und wahrscheinlich auch aus Thrombozyten stammen [160, 431, 437, 644, 713, 755, 858, 862]. *Mediatoren* sind biologische Effektormoleküle, die mit spezifischen *Rezeptoren* an Organen oder Zielzellen reagieren [6, 430–432]. Es folgt die *sekundäre Aktivierung* von biochemischen Mechanismen an den Zellen oder Endorganen. Im Falle des Asthma bronchiale sind die *Zielzellen*: glatte Bronchialmuskulatur, Blutgefäße der Bronchialschleimhaut, Becherzellen und

Schleimdrüsen sowie der Mukoziliarapparat. Die an der Asthmapathogenese beteiligten Mediatorsysteme lassen sich sowohl durch *immunologische* wie durch *nichtimmunologische* Abläufe aktivieren. Dies sind im Falle der Mastzellen neben der IgE-spezifischen Reaktion beispielsweise auch Immunkomplexe, Komplementfaktoren, Lektine, Phospholipase A, verschiedene Peptide wie das formylierte Tripeptid F-met-leu-phe, Curare, Opiate, die Verbindung 48/80, Kalzium-Ionophor, Hyperosmolarität und sogar einfacher Kältereiz (s. Abb. 21, S. 47). Das komplizierte Netzwerk der Mediatorfreisetzung aus Mastzellen, der sekundär ausgelösten Freisetzung anderer Mediatoren aus Eosinophilen, Neutrophilen und Makrophagen sowie die vielfältigen Interaktionen im Sinne einer Aktivierung oder Inaktivierung ist heute erst teilweise bekannt. Einige der im folgenden dargestellten Vorgänge sind daher noch teilweise hypothetisch.

2.7.1 Mastzellen

Name und Erstbeschreibung der Mastzellen verdanken wir Paul Ehrlich. Ihre Herkunft, Morphologie, Funktion und Bedeutung sind in den dazwischenliegenden mehr als 100 Jahren jedoch immer noch nicht ganz aufgeklärt worden. Wir wissen heute, daß die Mastzellen keine homogene Zellpopulation darstellen und die an ihnen tierexperimentell gewonnenen Ergebnisse nur mit großer Vorsicht auf den Menschen übertragen werden dürfen. Es gibt im Bronchialsystem wahrscheinlich zwei Subpopulationen (Übersichten bei [68, 88, 89, 348, 432, 436]):

▶ Die *Mukosamastzellen (MMC)* befinden sich dicht unterhalb des Bronchialepithels, teilweise auch intraepithelial und sogar auf der Bronchialepitheloberfläche und können beim Patienten durch bronchoalveoläre Lavage (BAL) gewonnen und untersucht werden.

▶ Die *Bindegewebsmastzellen (CTMC = connective tissue mast cells)* befinden sich im Bindegewebe der Submukosa und im Bereich der Pleura, haben somit von der Lokalisation her für die Asthmapathogenese eine weit geringere Bedeutung als die Mukosamastzellen.

Wie Tabelle 3 zeigt, gibt es Unterschiede zwischen den beiden Mastzellpopulationen hinsichtlich Größe, Menge der Granula, T-Zell-Abhängigkeit, Gehalt an präformierten Mediatoren wie Histamin, aber auch hinsichtlich der Fähigkeit zur Neugenerierung von Mediatoren wie Leukotrien B_4, C_4 und Prostaglandin D_2; weitere Unterschiede betreffen die Art der Proteoglykane, die Empfindlichkeit auf Formalin, die Färbbarkeit und die immunologische Stimulierbarkeit durch Anti-IgE, die nicht-immunologische Stimulierbarkeit durch die Verbindung 48/80 sowie die Bildung von Chymase oder Tryptase. Als spezifischer Marker für eine in der Bronchialschleimhaut stattgefundene Mastzellaktivierung gilt der Nachweis von Tryptase im Serum, die in jedem Fall aus Mukosamastzellen stammen muß, da sie nicht in den Bindegewebsmastzellen und auch nicht in

2.7 Mediatoren und Entzündungszellen

Tabelle 3   Vergleich zwischen Mukosamastzellen (MMC) und Bindegewebsmastzellen (CTMC).

	MMC	CTMC
Größe	10 µm	20 µm
Lebensdauer	40 Tage	2 Jahre
Granula	wenig	viel
Thymusabhängigkeit	ja	nein
Histamingehalt	niedrig	hoch
Formalinempfindlichkeit	ja	nein
Leukotrien B_4, C_4	ja	nein
Prostaglandin D_2	nein	ja
Proteoglykan	Chondroitinsulfat	Heparinsulfat
Stimulierbarkeit:		
durch Anti-IgE	ja	ja
durch 48/80	nein	ja
Chymase	nein	ja
Tryptase	ja	nein

anderen Entzündungszellen gebildet wird. Mastzellen besitzen *hochaffine $Fc_\varepsilon I$-Rezeptoren*, bei denen es sich um Glykoproteine mit einem Molekulargewicht von 58 kD handelt (Übersicht bei [431]). Befinden sich auf dem Fc-Rezeptor zwei IgE-Moleküle, deren Fab-Enden durch ein Allergen überbrückt werden (*„bridging"*), so kommt es zur Aktivierung einer membranständigen *Methyltransferase*, zu einem erhöhten Umsatz von *Phospholipiden* in der Zellmembran, zu einem Anstieg des intrazellulären zyklischen Adenosinmonophosphats (cAMP) und schließlich zu einem *Kalziumeinstrom*, wie dies ähnlich schon für die Biochemie der glatten Bronchialmuskelzelle dargestellt worden ist (s. Abb. 11 auf S. 26). Die Granula, die neben anderen präformierten Mediatoren vor allem *Histamin* enthalten, schwellen an, werden durch kontraktile Filamente in die Nähe der Plasmamembran gebracht, fusionieren mit ihr und schleusen durch eine Art von Exozytose den dicht gepackten Granulainhalt in die Umgebung aus.

Histamin wurde lange Zeit als der wichtigste Mediator der allergischen Entzündungsreaktion angesehen. Es bewirkt eine starke Bronchokonstriktion, die durch direkte Stimulation von H_1-Rezeptoren der glatten Bronchialmuskulatur vermittelt wird. Eine sehr schwache Dilatation über H_2-Rezeptoren hat nur experimentelle Bedeutung. Daneben sind eine Reihe unterschiedlicher Wirkungen am Gefäßsystem bekannt, wie Steigerung der Kapillarpermeabilität, Vasokonstriktion der Pulmonalgefäße, Vasodilatation und Zunahme des Perfusionsvolumens im großen Kreislauf sowie Vasodilatation und Zunahme des Perfusionsvolumens der Bronchialarterien. Histamin wird in den Mastzellgranula durch das Enzym Histidin-Decarboxylase aus der Aminosäure Histidin gebildet.

Tabelle 4   Mediatorspektrum verschiedener Zellen. Mz = Mastzelle, Eo = Eosinophiler, Ma = Makrophage, Neu = Neutrophiler, Thr = Thrombozyt, Ep = Bronchialepithelzelle, End = Endothelzelle, TH2 = Lymphozytensubpopulation

	Mz	Eo	Ma	Neu	Thr	Ep	End	TH2
Histamin	X							
Serotonin					X			
PAF	X	X	X	X	X		X	
LTB$_4$ (Di)HETE		X	X	X		X	X	
LTC$_4$, D$_4$, E$_4$	X	X	X	X				
PGD$_2$	X					X		
TXA$_2$			X	X	X			
MBP		X						
Sauerstoffradikale	X	X	X	X				
Proteasen	X	X	X	X			X	
IL-4, 5, 6, 10, 13	X	(X)	(X)			(X)		X
GM-CSF	X	X	X			X	X	X
TNF-α	X	X	X			X		X
IL-8, RANTES						X		

Mastzellen setzen außer Histamin aber auch *Prostaglandine* und *Leukotriene* frei, die chemotaktische Eigenschaften haben und damit *proinflammatorisch* wirken. Es handelt sich um PGD_2 und LTC_4 (s. Tabelle 4).

Hinzu kommt, daß viele Befunde der letzten Jahre den Mastzellen auch eine *immunmodulierende Rolle* zuweisen, wie sie sonst nur die T-Lymphozyten besitzen (s. S. 57 f.): Mastzellen haben ein Interleukinspektrum, das demjenigen der TH2-Helferzellen ähnelt. Daher ist es grundsätzlich möglich, daß die Umschaltung der B-Lymphozyten auf IgE-Produktion („Isotype-Switching") auch durch IL-4 und IL-13 aus Mastzellen zustande kommt (s. S. 61).

Damit gewinnen die Mastzellen nicht nur als *Effektorzellen* der IgE-vermittelten Sofortreaktion, sondern als wichtige *Regulatorzellen* der IgE-abhängigen Entzündungsreaktion eine größere Rolle, als dies bisher angenommen wurde [346a].

2.7.2 Eosinophile, Makrophagen, Langerhans-Zellen

Neben den Mastzellen sind die *Eosinophilen* die bedeutendsten *Effektorzellen* der asthmatischen Entzündung. Sie sind im *Sputum* wie in der bronchoalveolären Lavage (BAL) die dominierenden Zellen. Darüber hinaus spielen für die Asthmapathogenese auch die *Makrophagen*, die *Neutrophilen* und die Bronchial-

epithelzellen und hier besonders die *dendritischen Langerhans-Zellen* eine Rolle.
Grundsätzlich kann IgE mit all diesen Zellen in Interaktion treten, da sie ähnlich den Mastzellen über Fc-Rezeptoren gegenüber Immunglobulin E verfügen [375, 429, 447, 802, 803]. Allerdings ist die Affinität dieser Rezeptoren etwa 100mal geringer, weshalb von „*Rezeptoren niedriger Affinität*" gesprochen wird.
Der *IgE-Rezeptor hoher Affinität (Fc$_\varepsilon$RI)* ist ein Komplex aus vier Peptidketten (Abb. 18). Die aus der Zellmembran herausragende Alphakette ist allein zur Bindung an die Fc-Region des IgE-Moleküls ausreichend, löst sich aber offensichtlich von den übrigen Rezeptorteilen (Beta- und Gamma-Ketten) nicht ab. Der Rezeptor ist ähnlich dem Immunglobulin E aus einzelnen Domänen aufgebaut. Die Bindungsstelle mit der Alphakette des Fc$_\varepsilon$I-Rezeptors befindet sich an der C$_\varepsilon$3-Domäne (Abb. 18 und 26).
Der *IgE-Rezeptor niedriger Affinität (Fc$_\varepsilon$RII)* verhält sich in Bau

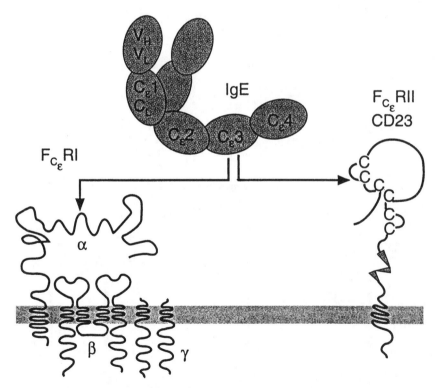

Abbildung 18   Die beiden IgE-Rezeptoren hoher und niedriger Affinität Fc$_\varepsilon$RI und Fc$_\varepsilon$RII (= CD 23). Die Alphakette gehört zur Immunglobulin-Supergenfamilie, die beiden Gammaketten entstammen der T-Zell-Rezeptorfamilie. Fc$_\varepsilon$RII hat hingegen eine lektinähnliche Struktur.

und Funktion völlig anders. Er besteht aus einer einzelnen großen Glykoproteidkette von 45 kD, die ebenfalls an die C_H3-Domäne des IgE-Moleküls bindet. Nur ein kurzer Teil der Kette reicht in die Zelle hinein, der weitaus längere Teil ragt wie eine Antenne aus der Zelle heraus. Zur Expression von $Fc_\varepsilon RII$ ist es notwendig, daß die betreffende Zelle durch *Interleukin 4 (IL-4)* stimuliert worden ist (s. S. 61 f).

Über den IgE-Rezeptor niedriger Affinität ($Fc_\varepsilon RII$) verfügen zahlreiche Zellen, die an der asthmatischen Entzündung beteiligt sind. Zu ihnen gehören die *dendritischen Langerhans-Zellen des Bronchialepithels* und die *Makrophagen* als antigenpräsentierende Zellen (APZ) wie die *Eosinophilen,* die *B-* und die *T-Lymphozyten.*

Der IgE-Rezeptor niedriger Affinität entspricht dem Membranantigen CD23. Er entspricht von seiner Struktur her den Lektinen (Abb. 18). Durch Autoproteolyse kann sich der außerhalb der Zelle befindliche Rezeptorteil ablösen, im Blut zirkulieren und dann für die IgE-Regulation Bedeutung erlangen (288, 360, vgl. S. 61).

Inzwischen ist nachgewiesen worden, daß die Eosinophilen nicht nur als wichtigste „*Effektorzellen*", sondern auch als IgE-abhängige „*Regulatorzellen*" von Bedeutung sind, da sie sowohl den $Fc_\varepsilon RI$-Rezeptor als auch den $Fc_\varepsilon RII$-Rezeptor exprimieren können. Ein aktivierter Eosinophiler verfügt über mehr Fc-II- als Fc-I-Rezeptoren, wobei offensichtlich die Exprimierung des Rezeptors vom Typ II zur „Down-Regulation" des Rezeptors I führt.

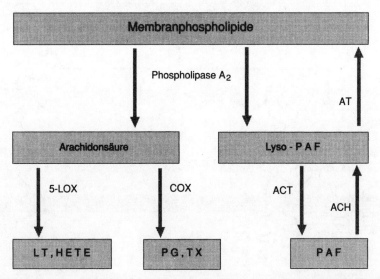

Abbildung 19 Entstehung der Lipidmediatoren aus Membranphospholipiden von Entzündungszellen, LT = Leukotriene, HETE = Hydroxyeicosatetraensäuren, PG = Prostaglandine, TX = Thromboxan, PAF = plättchenaktivierender Faktor, 5-LOX = 5-Lipoxygenase, COX = Zyklooxygenase, ACT = Azetyltransferase, ACH = Azetylhydrolase, AT = Azyltransferase.

Wie Tabelle 4 zeigt, enthalten Eosinophile, Neutrophile, Makrophagen und Thrombozyten eine Fülle von Mediatoren bei denen es sich überwiegend um *Lipidmediatoren* handelt. Sie entstehen als Metaboliten aus den Membranphospholipiden der betreffenden Zellen.

Wie das Schema der Abbildung 19 zeigt, werden unter dem Einfluß von Phospholipase A_2 in äquimolarer Menge sowohl *Arachidonsäure* als auch *Lyso-PAF* gebildet. Aus Arachidonsäure entstehen durch 5-Lipoxygenase (5-LOX) Leukotriene (LT) und Hydroxyeicosatetraensäuren (HETE) einerseits und durch Zyklooxygenase (COX) Prostaglandine (PG) und Thromboxane (TX) (= Prostanoide) andererseits. Diese Lipidmediatoren werden in unterschiedlicher Akzentuierung in zahlreichen Typen von Entzündungszellen gebildet, Einzelheiten gehen aus Tabelle 4 hervor. Die meisten Lipidmediatoren wirken proinflammatorisch und haben außerdem einen direkten Effekt auf die an der Asthmasymptomatik beteiligten Zielzellen, insbesondere auf die glatte Bronchialmuskulatur (s. Abb. 18).

Erst in letzterer Zeit ist bekannt, daß aus Membranphospholipiden unter dem Einfluß von Phospholipase A_2 ein weiteres Phospholipid entsteht, das noch stärkere und breitere proinflammatorische Wirkungen hat – der *plättchenaktivierende Faktor PAF* (Übersichten bei [38, 44, 69, 135, 380, 442, 481, 554, 852, 863, 922]). Wie Abbildung 19 zeigt, tritt als Vorstufe *Lyso-PAF* auf, der biologisch noch inaktiv ist; erst durch eine Azetyltransferase entsteht aktiver *PAF*. Seine Halbwertszeit ist allerdings mit etwa 30 Sekunden sehr kurz, da PAF durch eine im Plasma vorhandene hochaktive Hydrolase sofort wieder zu Lyso-PAF inaktiviert werden kann. Aus Lyso-PAF wiederum wird durch eine Azyltransferase das ursprüngliche Membranphospholipid resynthetisiert.

PAF ist der einzige Mediator, der in allen Entzündungszellen vorkommt (vgl. Tabelle 4) und mit dem es gelungen ist, bei Tier und Mensch eine dem Asthma vergleichbare Reaktion des Bronchialsystems zu erzeugen [38, 44, 135, 442, 481, 922].

PAF wird in besonders großer Menge in *Alveolarmakrophagen* gebildet; das Spektrum der übrigen Mediatoren aus Makrophagen ist in Tabelle 4 aufgeführt. Wie Lymphozyten, Mastzellen und Granulozyten verfügen Makrophagen über die Eigenschaft, Zytokine freizusetzen, die andere Effektorzellen aktivieren können und für die Immunreaktion von großer Bedeutung sind (s. S. 57). Auch *Makrophagen* können zahlreiche *Zytokine* bilden: Interleukin 1, Tumornekrosefaktor (TNF), koloniestimulierenden Faktor für Granulozyten und Makrophagen (GM-CSF), Interleukin 8 (identisch mit MDNCF = macrophage derived neutrophil chemotactic factor), HRF (= histamine releasing factor) und PDGF (platelet derived growth factor). Aufgrund seines breiten Spektrums an Zytokinen und Mediatoren spielt der Alveolarmakrophage möglicherweise neben der Mastzelle als *Triggerzelle* bei der asthmatischen Entzündung eine Rolle [288, 683]. Während sich eine Aktivierung der Mastzellen durch *Beta-Adrenergika* verhindern läßt, verfügen die Makrophagen nicht über Beta-Rezeptoren; eine Beeinflussung der Makrophagenaktivität ist aber durch *Glukokortikoide* möglich.

Eine dritte Zellpopulation, die als Triggerzellen für die asthmatische Entzündung in Frage kommen, sind die *Bronchialepithelzellen*. Sie spielen keineswegs eine passive Rolle, sondern produzieren aktiv Lipidmediatoren wie Prostaglandine, Leukotriene, DiHETE- und HETE-Substanzen, aber auch Zytokine wie GM-CSF, TGF-β, IL-1, 6, und 10 sowie die chemotaktischen Substanzen IL-8, Eotaxin und *RANTES* (= regulated on *a*ctivation, *n*ormal *T*-cells *e*xpressed and *s*ecreted). Bronchialepithelzellen exprimieren das *Adhäsionsmolekül ICAM-1* (= interstital cell adhesion molecule), an dem *Rhinoviren* andocken können (s. S. 50) und allein oder zusammen mit Allergenen die asthmatypische eosinophile Entzündung induzieren. Neben den zilientragenden Zellen und den Becherzellen kommen im Bronchialepithel *dendritische Zellen (Langerhans-Zellen)* vor, die MHC-II-Moleküle besitzen und daher mit T-Lymphozyten kooperieren können. Hinsichtlich des Antigen-„Processing" haben sie ähnliche Eigenschaften wie die Alveolarmakrophagen [351a].

Während Mastzellen, Makrophagen und Langerhans-Zellen als Triggerzellen von Bedeutung sind, kommt als *Effektorzellen* den *eosinophilen Granulozyten* die größte Bedeutung zu [34, 372, 444]. Sie enthalten nämlich zusätzlich zu den Lipidmediatoren eine Reihe von stark *zytotoxisch wirkenden Substanzen*: Major basic protein (MBP), eosinophiles katonisches Protein (EKP), Eosinophilen-Peroxidase (EPO), Eosinophilen-Protein X (EPX) und Eosinophil derived neurotoxin (EDN). Einige dieser Substanzen können durch Alpha-2-Makroglobulin gebunden und so neutralisiert werden [883].

Eosinophile unterliegen – wie andere Zellen auch – dem programmierten Zelltod *(Apoptose)*. Unter dem Einfluß der Zytokine IL-5, IL-3 und GM-CSF kann die Lebenszeit der Eosinophilen von wenigen Tagen auf mehrere Wochen verlängert werden. Dies ist einer von mehreren Gründen für die große Zahl von Eosinophilen in der Bronchialschleimhaut des Asthmapatienten. Da Eosinophile selbst GM-CSF und IL-3 bilden können, ist es durchaus möglich, daß sie auf *autokrinem* Weg ihr eigenes Leben verlängern. Voraussetzung für die *Migration von Eosinophilen* in die Bronchialschleimhaut ist die Freisetzung von Zytokinen, die auf Eosinophile chemotaktisch wirken. Hier spielen Lipide wie PAF, LTB4 und DiHETE- und HETE-Substanzen, aber auch die Eotaxine, Chemotaxine (z.B. RANTES) und Interleukin 4 eine besondere Rolle (s. Abb. 20).

Die eosinophilen Granulozyten sind beim allergischen wie beim nichtallergischen Asthmatiker im Blut, im Sputum, in der bronchoalveolären Lavage (BAL) und in der Bronchialschleimhaut die dominierenden Zellen [276, 277, 535, 895]. Die Konzentration des eosinophilen kationischen Proteins (ECP) im Serum korreliert mit der Zahl der Eosinophilen. Die *ECP-Bestimmung im Serum* ist daher für die Aktivitätsbeur-

teilung der asthmatischen Entzündung von Bedeutung.
Welche Rolle die *Sauerstoff-Radikalen-Freisetzung* aus *Eosinophilen, Neutrophilen* und *Makrophagen* für die Asthmapathogenese, insbesondere für die Immunreaktion (z.B. Makrophagen-T-Zellen Kooperation), als Aktivierungssignal für andere Entzündungszellen und als zytotoxischer Faktor für das Bronchialepithel spielt, ist augenblicklich noch Gegenstand der Diskussion.
Im Rahmen der *Asthmapathogenese* haben die aus Entzündungszellen freigesetzten Mediatoren für *mehrere Zielorgane* eine Bedeutung:

- Sie führen über die glatte Bronchialmuskulatur zur *Bronchokonstriktion*.
- Sie bewirken in der Bronchialschleimhaut eine Hyperämie, erhöhen die Permeabilität der kleinen Blutgefäße und führen über eine Plasmaexsudation zum *Schleimhautödem*.
- Sie stimulieren die Mukussekretion aus Schleimdrüsen und Becherzellen, lähmen gleichzeitig den Flimmermechanismus und führen so zur *Mukostase*.
- Sie aktivieren weitere *Entzündungszellen*, die weitere Mediatoren freisetzen, die ihrerseits wieder auf die glatte Muskulatur, die schleimbildenden Strukturen und die kleinen Blutgefäße wirken.

Die in den Atemwegen unmittelbar unterhalb der Basalmembran vorkommenden *Fibroblasten* enthalten kontraktile Elemente und werden daher *Myofibroblasten* genannt.

Ihre Hauptfunktion besteht in der Sekretion von Matrixproteinen wie *Kollagen* und *Fibronektin*. So wie sie bei fibrosierenden Erkrankungen im Alveolarbereich eine verhängnisvolle Rolle spielen, ist dies auch beim Asthma bronchiale der Fall. Im Laufe einer jahrelang schwelenden Entzündung der Bronchialschleimhaut kommt es zu einer subepithelialen Fibrose, die ein Atemwegs- *„Remodelling"* bewirkt und zu einer mehr oder weniger fixierten Atemwegsobstruktion führt (s. Abb. 2).

Die Myofibroblasten der Atemwege werden aber nicht erst sekundär durch Entzündungsmediatoren stimuliert, sie können auch selbst proinflammatorisch wirkende Mediatoren bilden wie GM-CSF oder das chemotaktisch wirkende Interleukin 8. Dadurch verstärken sie ihrerseits die asthmatische Entzündung.

2.7.3 Priming, Zellinteraktion, Adhäsionsrezeptoren

Damit eine Entzündungszelle Mediatoren synthetisiert und freisetzt, ist ein bestimmtes *Aktivierungssignal* von außen erforderlich. Ein *ruhender eosinophiler Granulozyt* setzt ohne einen Aktivierungsprozeß keine der mehrfach erwähnten zytotoxisch wirkenden Substanzen frei. Behandelt man ihn in vitro mit Interleukin 3, Interleukin 5 und GM-CSF, so verändert er seine Dichte: Aus einem „normodensen" wird ein „hypodenser" = *aktivierter Eosinophiler* [249]. Erst in diesem Zustand ist er bereit, auf immunologische oder nicht-immunologische Reize mit einer Mediatorfreisetzung zu antworten. Dieser Vorgang wird als „Priming" (militärisch: „Scharfmachen" einer Bombe) bezeichnet. Seine zellbiologischen Grundlagen sind bis auf die Aktivierung einer Tyrosinkinase [899] nur teilweise bekannt und auch nicht für alle Entzündungszellen identisch. Im Endeffekt führt ein vorangegangenes Priming zu einer erhöhten Aktivierbarkeit der gesamten Zelle, wobei sowohl das Innere der Zelle (erhöhte Syntheseleistung) als auch die Zellmembran (Expression zusätzlicher Rezeptoren) beteiligt sind.

Die wichtigsten Priming-Substanzen gehören zu den *Zytokinen*, die im Gegensatz zu den *Hormonen* Signale direkt von der bildenden Zelle auf die reagierende Zelle übertragen können *(parakrine Wirkung)*.

Es können *fünf Arten von Zytokinen* unterschieden werden:
▶ Interferone (z.B. IFN-γ)
▶ Interleukine (IL-1 bis -18)
▶ Hämatopoesefaktoren (z.B. GM-CSF)
▶ Zytotoxine (z.B. TNF-α und -β)
▶ Wachstumsfaktoren (z.B. PDGF, TGF-α und -β)

Jeder aus einer Entzündungszelle freigesetzte Mediator ist grundsätzlich in der Lage, in irgendeiner anderen Entzündungszelle erneut diesen oder einen anderen Mediator freizusetzen, der seinerseits eine dritte Zellart aktiviert. Dadurch sind die Möglichkeiten der *Interaktionen* und gegenseitigen *Verstärkungsmechanismen* unüberschaubar, und die Frage, welcher Triggermechanismus, welche Zellart oder welcher Mediator die Kaskade primär in Gang gesetzt hat, ist am Ende kaum noch zu beantworten. Hinzu kommt der Einfluß des Nervensystems mit seinen *Neuropeptiden* und anderen *Neurotransmittern*.

Damit diese Interaktionen in der Bronchialwand überhaupt möglich werden, muß es einen Mechanismus geben, der die beteiligten Entzündungszellen dazu bringt, aus der Blutzirkulation gezielt in die *Bronchialschleimhaut* auszuwandern und dort das Bild einer Entzündung zu erzeugen (Übersicht bei [444a]).

Abbildung 20 zeigt, daß die asthmatische Entzündung – u.a. durch *Tumornekrosefaktor*, aber auch durch andere Aktivierungsfaktoren – an Endothelzellen zur Expression von *Adhäsionsmolekülen* aus der *Selektinfamilie* führt. Alle Selektine binden an Kohlenhydratketten von muzinähnlichen Molekülen, mit denen der „rollende" Eosinophile versehen ist und Kontakt mit einem endothelständigen Selektinmolekül erhalten kann. Dies ist der Startmechanismus für eine Reihe von Interaktionen zwischen Eosinophilen und Endothelzelle. Nach dem „Rolling" kommt es unter dem Einfluß von Chemotaxinen und von Interleukin 4 zur Expression von *Integrinen* wie VLA-4 (= very late antigen 4) auf der Membran des Eosinophilen. Integrine sind eine Adhäsionsmolekülfamilie, die aus zwei unterschiedlichen Alpha- und Beta-Ketten besteht und in vielen Isoformen vorkommt. Ihre Expression wird vor allem durch die aus dem Entzündungsgebiet der Bronchialschleimhaut freigesetzten chemotaktischen Faktoren hochreguliert. Gleichzeitig führen Chemotaxine und Interleukin 4 im Bereich der Endothelzellen zur Expression von *VCAM-1* (= vascular

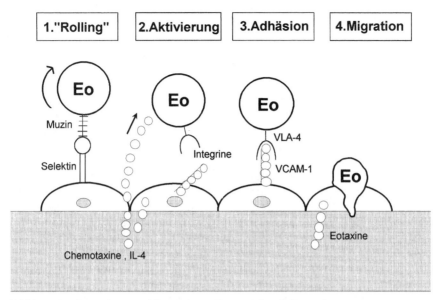

Abbildung 20 Diapedese und Migration von Eosinophilen (Eo) aus dem Kapillarblut durch die Endothelschicht in die Bronchialschleimhaut. Einzelheiten s. Text.

cell adhesion molecule 1) einem Adhäsionsmolekül der Immunglobulin-Supergenfamilie. Durch Interaktion zwischen dem VLA-4 des Eosinophilen und dem VCAM-1 der Endothelzelle kommt es zu einer festen Adhäsion, die letztlich – wiederum unter dem Einfluß von Eotaxinen und anderer chemotaktischer Substanzen – die aktive Migration und Diapedese des Eosinophilen in das Entzündungsgebiet der Bronchialwand ermöglicht.

Der Nachweis von löslichen VCAM-1-Adhäsionsrezeptoren im zirkulierenden Blut ist somit ähnlich dem Nachweis von eosinophilem kationischem Protein (ECP) ein *Aktivitätsparameter* der asthmatischen Entzündung. Durch monoklonale Anti-VCAM-1-Antikörper ist es in vivo bei Primaten gelungen, die Ausbildung einer antigeninduzierten bronchialen Hyperreaktivität zu verhindern [901a].

2.7.4 Bronchiale Sofortreaktion und Spätreaktion

Um die Frage nach der *Initialzündung* einer asthmatischen Reaktion beantworten zu können, ist das akute Experiment eines *inhalativen Allergenprovokationstests* notwendig. Er führt in 47 bis 73% der Fälle [99, 675, 712, 839, 896] zu einer dualen Reaktion, die in Abbildung 46 (s. S. 110) an einem Beispiel gezeigt wird. Die Sofortreaktion beginnt unmittelbar nach der Allergenprovokation, erreicht in 15–30 Minuten ihr Maximum und klingt spontan innerhalb von zwei Stunden wieder ab. Nach vier Stunden steigt jedoch der bronchiale Strömungswiderstand erneut an, erreicht allmählich nach sechs bis zwölf Stunden seinen höchsten Wert und fällt innerhalb von 24 Stunden wieder auf den Ausgangswert ab. Die zweite Reaktion verläuft sehr viel protrahierter als die erste und ist mit einer ausgeprägteren Lungenüberblähung verbunden, als es bei der Sofortreaktion der Fall ist [896].

Die zweite Reaktion wird im angelsächsischen Schrifttum meist als *Spätreaktion* (Übersichten bei [192, 193, 201, 395, 570]), im deutschen Schrifttum traditionsgemäß als *verzögerte Sofortreaktion* [258, 263] bezeichnet. Früher wurde sie immunologisch – nämlich als IgG-vermittelte Typ-III-Reaktion – gedeutet. Heute ist jedoch nicht mehr daran zu zweifeln, daß sowohl die Sofortreaktion wie die Spätreaktion Ausdruck einer gemeinsamen IgE-vermittelten Typ-I-Reaktion sind [192, 193]. Die *duale Reaktionsform* ist tierexperimentell am „IgG-losen" Kaninchen reproduziert worden [534, 770], und auch beim Menschen spricht das völlige Fehlen eines Komplementverbrauchs während der Spätreaktion gegen eine etwaige IgG-Beteiligung mit Immunkomplexbildung [200, 358, 390].

Es gilt daher heute als gesichert, daß die duale Reaktion *nichts* mit einem besonderen immunologischen Triggermechanismus zu tun hat, sondern auf den Auswirkungen der aus Mastzellen oder aus anderen Entzündungszellen freigesetzten Mediatoren beruht (Übersichten bei [431, 449, 498]).

Das Schema der Abbildung 21 zeigt, daß die Sofortreaktion in erster Linie durch Mediatoren aus Mastzellen mit direkter bronchokonstriktorischer Wirkung zustande kommt. Die dafür verantwortlichen Mediatoren sind das am längsten bekannte, in den Granula präformierte und daher am schnellsten freigesetzte *Histamin,* die aus Membranphospholipiden neu generierte und daher etwas protrahierter freigesetzte *Slow reacting substance of anaphylaxis (Leukotrien C_4, D_4, E_4)* sowie andere potente Lipidmediatoren wie *Prostaglandin D_2* und *plättchenaktivierender Faktor (PAF).*

Gleichzeitig setzen Mastzellen und auch andere Zellen wie Eosinophile, Makrophagen und Thrombozyten *chemotaktisch* wirkende Mediatoren frei – in erster Linie Leukotrien B_4, neutrophilen-chemotaktischen Faktor (NCF) und eosinophilen-chemotaktischen Faktor (ECF).

Auf diese Weise werden Entzündungszellen wie Eosinophile, Neutrophile und Makrophagen „rekrutiert". Sie wandern nach bereits abgeklungener Sofortreaktion in die Bronchialschleimhaut, bewirken dort das *Bild einer Entzündung* und setzen nun ihrerseits eigene Mediatoren frei. Sie halten dadurch den Entzündungsprozeß aufrecht, bewirken möglicherweise sogar eine *erneute Mastzellaktivierung,* vor allem aber wirken sie selbst bronchokonstriktorisch. Das klinische Bild der Spätreaktion, das wenig auf Bronchodilatatoren, aber gut auf Kortikosteroide anspricht, ist somit das Ergebnis einer mit Latenz auftretenden, protrahiert verlaufenden *Entzündungsreaktion.* Daß die Vor-

2.7 Mediatoren und Entzündungszellen

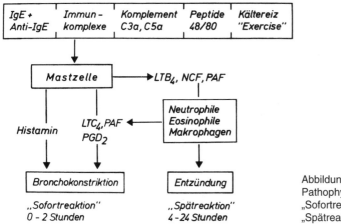

Abbildung 21
Pathophysiologie der „Sofortreaktion" und der „Spätreaktion".

stellungen der Abbildung 21 zumindest für das Modell der *einmaligen* Allergenprovokation zutreffend sind, zeigen auch die Befunde der am Patienten durchgeführten bronchoalveolären Lavage (BAL) [885b]. Führt man während der Fiberbronchoskopie eine *lokale Allergenprovokation* im umschriebenen Bereich eines Segmentbronchus durch, so findet man als erste Reaktion eine Abblassung der Bronchialschleimhaut, dann eine reaktive Hyperämie, danach eine Engstellung infolge Bronchokonstriktion. Wiederholt man die Lavage an gleicher Stelle 48 Stunden später, so findet man eine deutliche Vermehrung von Eosinophilen und Neutrophilen, darüber hinaus aber auch von Makrophagen und Lymphozyten [444a]. 96 Stunden nach der Allergenprovokation haben die Neutrophilen und die Eosinophilen immer noch nicht ihre normale Zahl erreicht, die Makrophagen sind sogar noch weiter angestiegen. Elektronenoptische Befunde sprechen dafür, daß es sich eindeutig um „aktivierte" Makrophagen handelt (Einzelheiten bei [535]).
Erwartungsgemäß steigt das Histamin unmittelbar nach der Allergenprovokation in der BAL-Flüssigkeit an. Wenige Minuten später erscheinen die ebenfalls aus Mastzellen freigesetzten Mediatoren *PGD2* und *LTC4/D4/E4*. Als Ausdruck der entzündlichen Spätreaktionen können zwölf bis 24 Stunden nach der Allergenprovokation neben den Lipidmediatoren auch die *Zytokine TNF-alpha, GM-CSF,* IL-1, IL-2, IL-4, IL-5, IL-6 und IL-8 gegenüber Gesunden in deutlich überhöhten Konzentrationen nachgewiesen werden [885b].
Im Gegensatz zu einem derartigen Modell der durch einmalige Allergenapplikation provozierten intrabronchialen Entzündung kommt es natürlicherweise beim Patienten zu einem sehr viel geringeren, dafür aber kontinuierlich über längere Zeit andauernden Einstrom an allergenen Substanzen. Dennoch sind

die beim nicht mit Allergen provozierten Patienten gewonnenen *Lavagebefunde* auffallend ähnlich. Patienten mit exogen-allergischem Asthma zeigen, wenn sie symptomatisch sind, geringer aber auch im symptomfreien Intervall, eine deutliche Zunahme von *Mastzellen* und von *Eosinophilen* in der Lavageflüssigkeit. Gleichzeitig sind die aus den beiden Zellpopulationen freigesetzten Mediatoren Histamin (Mastzellen) und MBP (Eosinophile) erhöht (Einzelheiten bei [64, 409, 444a, 885a, 895]).

Im Gegensatz zu früheren Vorstellungen ist die entzündungsbedingte Spätreaktion für die Asthmapathogenese von weit größerer Bedeutung als das Strohfeuer der Sofortreaktion; denn sie induziert das Symptom der bronchialen *Hyperreaktivität*, auf die im nächsten Kapitel näher eingegangen werden soll.

2.8 Hyperreaktives Bronchialsystem

Das von Tiffeneau vor fast vier Jahrzehnten bereits beschriebene hyperreaktive Bronchialsystem („Hyperexcitabilité bronchomotorice" [843]) nimmt in der Asthmapathogenese eine Schlüsselrolle ein und ist daher ein wesentlicher Bestandteil der Asthmadefinition (s. S. 6). Die bronchiale Hyperreaktivität des Asthmapatienten äußert sich klinisch in einer überschießenden Reaktion auf *direkte* und *indirekte* bronchokonstriktorische Reize.

Direkt an der glatten Bronchialmuskulatur wirken *pharmakologische Substanzen* wie Histamin, Azetylcholin, Methacholin, Carbachol, Leukotriene und Prostaglandine. *Indirekt* wirken *Allergene, chemische Irritanzien* wie Ozon, Schwefeldioxid oder Stickoxide, *pharmakologische Substanzen* wie plättchenaktivierender Faktor (PAF), Bradykinin, Capsaicin, Adenosin oder Propranolol, auch *physikalische Reize* wie kalte Luft, Nebel, Staub, Tabakrauch (s. S. 31f.), destilliertes Wasser oder hypertone NaCl-Lösung und körperliche Belastung (*„exercise-induced Asthma"*, s. S. 138 f.). An der indirekten Bronchokonstriktion sind sehr komplexe nervale Mechanismen und/oder zelluläre Mediatorwirkungen beteiligt. Die Unterscheidung zwischen *direkt* und *indirekt* wirkenden Stimuli ist sowohl von wissenschaftlichem wie von therapeutischem Interesse: So können Cromoglicinsäure, Nedocromil oder Furosemid per inhalationem nur die indirekte, nicht aber die direkte Bronchokonstriktion beeinflussen. Umgekehrt wirken Antihistaminika oder Anticholinergika nur gegenüber der direkten Bronchokonstriktion durch Histamin oder Azetylcholin.

Bis heute ist es letztlich immer noch ein Rätsel, worauf die bronchiale Hyperreaktivität des Asthmapatienten beruht (Übersichten bei [40, 104, 149, 246, 315, 464, 601, 627, 862, 868]). Bei einer Störung im Bereich der *Reizaufnahme* müßte man von *Hypersensibilität, Hypersensitivität* oder *Hyperirritabilität* sprechen. Typisch hierfür wäre die *Erniedrigung des Schwellenwertes* einer provozierenden Substanz. In vitro wäre eine Parallelverschiebung der Dosis-Wirkungs-Beziehung in

Richtung auf eine niedrigere Konzentration zu erwarten.

Für eine Störung im Bereich der *Reizbeantwortung* wären die Bezeichnungen *Hyperreagibilität* und *Hyperreaktivität* zutreffender. Theoretisch wäre in diesem Fall eine *größere Steilheit* der Dosis-Wirkungs-Kurve zu erwarten, und bei einem bronchialen Provokationstest würde eine Verdopplung der Dosis mehr als eine doppelt so starke Bronchokonstriktion bewirken. In der klinischen Praxis läßt sich das eine aber selten vom anderen trennen: Meist ist sowohl die Schwellendosis erniedrigt als auch die Steilheit der Dosis-Wirkungs-Beziehung erhöht.

Im folgenden soll ausschließlich die Bezeichnung Hyperreaktivität verwendet werden, da wir bei einem Asthmapatienten letztlich immer nur die *Reaktion,* nämlich die *Zunahme des Atemwegswiderstandes,* messen und registrieren können, ohne damit eine Information gewonnen zu haben, über welche Mechanismen sie zustande gekommen ist. Dieser Begriff ist im Inhalt weitgehend mit dem in letzter Zeit in der angelsächsischen Literatur bevorzugten Begriff „*hyperresponsiveness*" identisch.

Die bronchiale Hyperreaktivität beruht teilweise auf einer familiären Disposition [111, 427]. Auch tierexperimentell ist die *Bedeutung genetischer Faktoren* nachgewiesen worden. So konnte durch Pertussisvakzine nur bei ganz bestimmten Mäusestämmen eine Hyperreaktivität gegenüber Histamin erzeugt werden, während dies bei anderen Mäusestämmen nicht gelang [894]. Oder: Der reinrassige Basengi Greyhound reagiert auf die Inhalation von nur 0,6 mg Histamin mit einer Bronchokonstriktion, für die eine landläufige Promenadenmischung mindestens 10 mg Histamin benötigt. Diese individuelle Variationsbreite von etwa 1:20 trifft auch für gesunde Menschen zu [610]. Allerdings zeigen Zwillingsuntersuchungen, daß genetische Faktoren für die Entwicklung eines hyperreaktiven Bronchialsystems nur eine Prädisposition schaffen und daß als Realisationsfaktoren einer bronchialen Hyperreaktivität exogene Faktoren von mindestens ebenso großer Bedeutung sind [224].

2.8.1 Allergie, Virusinfekt, chemisch-irritative Genese

Die *Allergie* des Respirationstrakts gegenüber inhalativen Allergenen ist zweifellos der wichtigste und bisher klinisch und experimentell auch am besten untersuchte Auslöser einer bronchialen Hyperreaktivität (neuere Übersicht bei [876]). Allein klinische Beobachtungen sprechen schon für einen kausalen Zusammenhang zwischen Allergie und Hyperreaktivität. Pollinosepatienten entwickeln beispielsweise im Laufe der Pollensaison eine zunehmende Hyperreaktivität, die sie selbst am Auftreten einer bronchialen Anstrengungsreaktion subjektiv empfinden können und die objektiv mit Hilfe der Kaltluft- oder Carbacholprovokation nachzuweisen ist (s. S. 97 ff.). Nach Ende der Pollensaison klingt die Hyperreaktivität allmählich wieder ab, so daß sich solche Patienten während des Winters wie normoreaktive Probanden verhalten können.

Führt man bei einem Pollenallergiker in der Winterzeit einen spezifischen Provokationstest mit einer Pollenlösung durch, so kann man allein auf diese Weise eine leichte Steigerung der bronchialen Reaktivität erzeugen, die erst innerhalb von Tagen spontan wieder abklingt. Auch das exogen-allergische Berufsasthma ist ein typisches Beispiel dafür, daß durch eine exogene Belastung mit allergen wirkenden Substanzen eine bronchiale Hyperreaktivität entstehen kann (s. S. 141 ff.).

Der zweitwichtigste, allerdings experimentell deutlich schlechter untersuchte Auslöser einer Hyperreaktivität ist der *virale Atemwegsinfekt*. Er kann über mehrere Wochen eine bronchiale Hyperreaktivität zurücklassen [209, 210, 273, 455, 707, 776]. In der Pädiatrie sind es besonders die RS- und Rhinovirusinfektionen, die hyperreaktiv wirken und klinisch eine asthmaähnliche Symptomatik auslösen können. Für Patienten mit Intrinsic-Asthma ist es geradezu typisch, daß die erste Asthmasymptomatik aus einem verschleppten Atemwegsinfekt heraus auftritt. Schließlich führt auch jeder interkurrente Virusinfekt bei einem Patienten mit bereits vorhandenem Asthma zu einer Verschlechterung der klinischen Symptome.

An Schulkindern konnte eindeutig demonstriert werden, daß *Rhinovirusinfektionen* prompt zu akuten Exazerbationen eines bereits vorhandenen Asthmas mit Verschlechterung des Peak-Flow-Protokolls führten [349a].

Auf welche Weise ein respiratorischer Virusinfekt zur bronchialen Hyperreaktivität führt, ist erst zum Teil bekannt (Einzelheiten bei [124]). Diskutiert werden eine polyklonale T-Zell-Aktivierung wie durch ein „Superantigen" (s. S. 128) oder eine *virusinduzierte Aktivierung von mediatorbildenden Zellen* [543] – ähnlich der pseudo-allergischen Reaktion im Falle einer Analgetikaintoleranz (s. S. 136 ff.).

Rhinoviren können an den ICAM-1-Rezeptor der *Bronchialepithelzellen* anbinden, die Freisetzung von proinflammatorischen Substanzen induzieren und damit die gleiche asthmatische Entzündung auslösen, wie es nach der Inhalation eines Allergens der Fall ist (s. Abb. 2).

Bei Pollenpatienten verstärkt ein *Rhinovirusinfekt* nicht nur die nasale Obstruktion, sondern er verstärkt auch bei der intranasalen Pollenprovokation die *allergische Spätreaktion* [124]. Weiterhin können Viren selbst als Allergene wirken und eine IgE-Antikörper-Antwort auslösen.

Die dritte Möglichkeit der Induktion einer bronchialen Hyperreaktivität ist der *chemisch-irritative* Weg. Tierexperimentell am besten untersucht sind SO_2, NO_2 und O_3 [283, 635, 705, 866]. Auch für den Menschen ist ein Zusammenhang zwischen akuter und/oder chronischer Inhalation von reizenden Dämpfen, Gasen, Rauchen und Stäuben mit der Entwicklung einer bronchialen Hyperreaktivität nachgewiesen worden [310]. Man unterscheidet klinisch vier Verlaufsformen [928]:
▶ ein akutes, vollständig reversibles Krankheitsbild (Beispiel: Halogene)
▶ ein akutes Krankheitsbild, das nur

teilweise reversibel ist (Beispiel: Phosgen)
▶ ein chronisches Krankheitsbild, das sich nach Einwirkung der Noxe nur langsam zurückbildet (Beispiel: schwer flüchtige organische Säuren)
▶ ein chronisches Krankheitsbild, das sich nach Einwirkung nicht mehr zurückbildet, sondern eigenständig weiterschwelt (Beispiel: Isozyanate) [505]

Allen drei Auslösemechanismen der bronchialen Hyperreaktivität ist gemeinsam, daß sie in der Bronchialschleimhaut eine *Entzündung* verursachen. Andererseits wurde bereits darauf hingewiesen (s. S. 45), daß eine inhalative Allergenbelastung nur dann eine Hyperreaktivität zurückläßt, wenn sie zu einer entzündlichen Spätreaktion geführt hat. Ein weiterer Beweis für die Bedeutung der Entzündung ist das vorübergehende Auftreten einer Hyperreaktivität bei einem völlig gesunden, normoreaktiven Probanden nach Inhalation von plättchenaktivierendem Faktor (PAF), dem stärksten inflammatorisch wirkenden Mediator (Einzelheiten bei [36]). Durch die seit einiger Zeit routinemäßig anwendbare Methode der *bronchoalveolären Lavage* (Übersichten bei [155, 497, 765, 885a+b]) ist bekannt, daß sich in der Lichtung der Atemwege sowohl Mastzellen wie Makrophagen, Eosinophile, Neutrophile und Lymphozyten nachweisen lassen. Alle diese Zellen sind in der Lage, proinflammatorisch oder inflammatorisch wirkende Mediatoren zu synthetisieren und freizusetzen (s. S. 38 ff.); jede einzelne könnte somit als Initiator einer Entzündung dienen. Es ist unsicher geworden, von welcher der Zellen die eigentliche Startreaktion ausgeht.

Noch vor kurzer Zeit maß man den frei auf der Bronchialschleimhaut liegenden Mastzellen (Einzelheiten bei [231]) große Bedeutung bei. Da ein gegenüber Pollen sensibilisierter Atopiker nach einer spezifischen inhalativen Pollenexposition innerhalb von Minuten einen Asthmaanfall bekommt, schien es plausibel, daß das inhalierte Allergen zuerst in Kontakt mit Oberflächenmastzellen kommt und über die Reaktion mit membranständigen IgE-Antikörpern („bridging") eine Degranulation auslöst. Daß dieser Mechanismus für die Sofortreaktion eine Rolle spielt, ist bis heute unbestritten. Es ist aber fraglich geworden, ob die Mastzellaktivierung für die Entzündung in der Bronchialschleimhaut und die Induktion einer bronchialen Hyperreaktivität entscheidend ist oder ob nicht andere Zellen wie Epithelzellen, Lymphozyten, Makrophagen und Eosinophile eine größere Bedeutung haben. Ein wichtiges klinisches Argument *gegen* die zentrale Bedeutung der Mastzelle ist die Tatsache, daß Substanzen mit mastzellprotektivem Effekt wie die Beta-Adrenergika nicht in der Lage sind, die bronchiale Hyperreaktivität zu beeinflussen. Umgekehrt blockieren Kortikosteroide zwar nicht die Mastzelldegranulierung, haben aber dennoch einen eindeutigen therapeutischen Effekt auf die bronchiale Hyperreaktivität.

Zum Umdenken hat nicht zuletzt auch die Entdeckung beigetragen, daß neben Mastzellen auch viele andere Zellen ebenfalls auf ihrer Membran IgE-Antikörper binden können – und zwar über den niedrig-affinen $Fc_\varepsilon II$-Rezeptor (s. S. 40). Hinzu kommt der Befund, daß die Zellen in der BAL von Asthmatikern gegenüber den Mastzellen zahlenmäßig ganz im Vordergrund stehen [535, 895].

Von welcher dieser Zellen der „Startschuß" ausgeht, ist im Augenblick Gegenstand von Forschung und Diskussion. Die *Eosinophilen* verfügen mit ihren zytotoxisch wirkenden Mediatoren über die stärkste Munition, dafür haben die *Makrophagen* die größte Masse [264, 797], und auch die *Neutrophilen* scheinen bei einigen Induktionsmechanismen wie bei der durch chemisch-irritative Noxen [352] und der durch Isozyanate [505] ausgelösten Hyperreaktivität eine Rolle zu spielen.

2.8.2 Epithelzellen – Täter und Opfer zugleich

Keine Population von Entzündungszellen ist streng auf die Atemwegslichtungen beschränkt, alle kommen auch im Alveolarbereich vor, die Makrophagen sogar in großer Zahl. Vergleicht man nach einer *intrabronchialen Allergenprovokation* den Befund einer „kleinen" Bronchialspülung („bronchial washing" mit nur 10–20 ml NaCl) mit einer „großen" – üblicherweise mit 200 ml NaCl durchgeführten – bronchoalveolären Lavage (BAL), so findet man keine großen Unterschiede im Zellverteilungsmuster [546, 895]. Es gibt nur eine Zellart, die allein in den Atemwegen und nicht im Alveolarbereich vorhanden ist: die *Bronchialepithelzellen*.

Bronchialepithelzellen sind in der Lage, *Adhäsionsmoleküle* wie ICAM-1 zu exprimieren, an denen *Rhinoviren* „andocken" und die Bronchialepithelzellen zur Freisetzung einer Reihe von Zytokinen und Mediatoren stimulieren können. Vielleicht ist dies einer von anderen Triggermechanismen beim *Intrinsic-Asthma* (s. S. 127 ff.).

Im Falle des *Extrinsic-Asthmas* ist eine besondere Population von Epithelzellen – die *dendritischen* oder *Langerhans-Zellen* – in der Lage, inhalierte Allergenproteine zu binden, zu internalisieren, zu prozessieren und in T-Zell-Peptide zu spalten, die dank der auf Langerhans-Zellen vorhandenen MHC-II-Moleküle subepithelialen T-Lymphozyten präsentiert werden können (s. APZ in Abb. 30 und 56).

Durch Allergene, Viren oder andere inhalierte Substanzen stimulierte Bronchialepithelzellen setzen eine Reihe von *Zytokinen* und *Mediatoren* frei, die zu der asthmatypischen *eosinophilen Entzündung* führen. Die wichtigsten Zytokine sind IL-1β, IL-6 (IFN-β2), IL-10, GM-CSF, TNF-α, TGF-β sowie die beiden *Chemokine* IL-8 und RANTES. Chemotaktisch auf Eosinophile wirken außerdem die aus Epithelzellen freigesetzten Arachidonsäuremetaboliten LTB4, 15-HETE, 8,15-diHETE und Lipoxin-A. Hinzu kommt NO^- (s. S. 171).

Die aus Epithelzellen in die Submukosa gelangten Mediatoren führen *sekundär* zur *Rekrutierung* und damit auch zur Beteiligung von anderen *Entzündungszellen*, die ihrerseits weitere Mediatoren freisetzen. In der Folge kommt es zu einer *Hy-*

2.8 Hyperreaktives Bronchialsystem

perämie, zu einem *Schleimhautödem* und zu einer *Permeabilitätsstörung des Bronchialepithels* mit Öffnung der interepithelialen Bindungen (*„tight junctions"*), so daß nunmehr Entzündungszellen auch von der Submukosa aus in die Atemwegslichtungen gelangen können. Diesem Stadium der Entwicklung entspricht wahrscheinlich der Nachweis von Entzündungszellen in der BAL zwei Tage nach einem intrabronchialen Allergenprovokationstest.

Die Bronchialepithelzellen sind somit *Täter* und *Opfer* zugleich, denn sie werden mit ihrem Zytokin- und Mediatorspektrum zum Ausgangspunkt einer Kettenreaktion, die durch den „Cross-talk" zwischen den verschiedenen Populationen von Entzündungszellen verstärkt wird (*„Amplifikation"*) und schließlich in das morphologische Bild einer *eosinophilen Entzündung* mündet (s. S. 8 ff.). Damit leiten die Epithelzellen ihren eigenen Untergang ein, indem sie letztlich selbst zum Opfer der angelockten eosinophilen Granulozyten werden: Durch Freisetzung kationischer Proteine kommt es von der subepithelialen Seite her zur Läsion des Bronchialepithels bis zur völligen Ablösung der gesamten Epithelschicht *(„Shedding")* [457] (Abb. 23–25).

Je nach dem Ausmaß der Epithelzerstörung besteht die Möglichkeit, daß die unmittelbar unter dem Epithel vorhandenen sensiblen Vagusrezeptoren (C-Faserendigungen und Irritanzrezeptoren) freiliegen und nunmehr gegenüber inhalativen Stimuli exponiert sind. In diesem Stadium kommt auch eine Verstärkerrolle (*„enhancement"*) des autonomen Nervensystems durch Freisetzung von Neuropeptiden und durch Reflexbronchokonstriktion in Betracht [89] (s. Abb. 22).

Eine zusätzliche Bedeutung für die Hyperreaktivität kann das Bronchialepithel durch seinen potentiellen Einfluß auf den aktuellen Bronchialmuskeltonus gewinnen. Einerseits bildet es das proinflammatorisch aktive und über einen eigenen ET-Rezeptor bronchokonstriktorisch wirkende *Endothelin-1* (Einzelheiten bei [316a]), andererseits den *„epithelial derived relaxing factor"* (EpDRF) [879, 880, 835a]. Letzterer ist identisch mit der „induzierbaren NO^--Synthase" (iNOS), die zu dem bronchialerweiternd wirkenden Stickstoffmonoxid führt (s. S. 202) [43a].

Physiologischerweise werden die aus C-Faserendigungen freigesetzten *Tachykinine* durch die in Bronchialepithelzellen gebildete *neutrale Endopeptidase (NEP) = Endokephalinase* abgebaut. Kommt es im Laufe der Epithelzellschädigung zu einem Defizit an NEP, so ist eine verstärkte Tachykininwirkung und damit eine *Tonussteigerung der Bronchialmuskulatur* die Folge [576].

Es muß allerdings einschränkend darauf hingewiesen werden, daß die *Entzündungstheorie* allein die Pathogenese der bronchialen Hyperreaktivität nicht ganz erklären kann. Dies zeigen schon die klinischen Beispiele der *chronischen Bronchitis* und der *zystischen Fibrose*. Diese beiden Krankheitsbilder führen trotz ausgeprägter und langanhaltender oder häufig rezidivierender Entzündung der Atemwege nur zu

2 Pathophysiologie

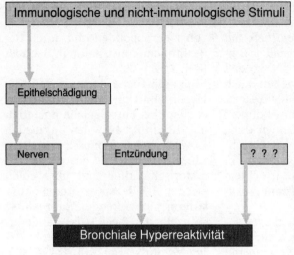

Abbildung 22 Pathogenese der bronchialen Hyperreaktivität, Bedeutung von Entzündung, Epithelschädigung, nervalen Mechanismen und noch unbekannten Faktoren.

einer leichteren Hyperreaktivität. Es muß somit zusätzliche Realisationsfaktoren geben, die wir bis heute nicht kennen und die im Schema der Abbildung 22 durch Fragezeichen angedeutet sind.

Theoretisch kommen *folgende Möglichkeiten* in Betracht:
▶ individuell unterschiedliche Empfindlichkeit der sensiblen Vagusrezeptoren (Irritanzrezeptoren und J-Rezeptoren)
▶ individuelle Empfindlichkeitssteigerung und Schwellenwerterniedrigung dieser nervalen Rezeptoren unter dem Einfluß von Entzündungsmediatoren
▶ nervale Imbalance des autonomen Nervensystems, Ungleichgewicht zwischen exzitatorischen und inhibitorischen Systemen des Parasympathikus und Sympathikus
▶ pharmakologische Imbalance auf der Ebene der Membranrezeptoren der glatten Muskulatur
▶ erhöhte Kontraktilität der glatten Bronchialmuskelfasern

2.8.3 Interaktionen zwischen Zellen, Nerven und Mediatoren

In der Pathogenese der bronchialen Hyperreaktivität wird augenblicklich von allen Entzündungszellen dem *eosinophilen Granulozyten* als *Effektorzelle* die wichtigste Bedeutung zugemessen, und unter den zahlreichen Entzündungsmediatoren konzentriert sich die Grundlagen- wie die Arzneimittelforschung auf die Leukotriene B_4 bis E_4. Das Schema der Abbildung 23 zeigt aber, daß es zahlreiche Interaktionen zwischen den einzelnen Entzündungszellen und den aus ihnen freigesetzten Mediatoren gibt. So wirkt der Eosinophile zwar durch seine zytotoxischen Mediatoren am meisten schädigend auf das Bronchialepithel, aber auch die in viel größerer Zahl in der BAL vorhandenen Makrophagen können über Sauerstoffradikale ebenfalls eine Epithelschädigung hervorrufen (*„respiratory burst"*). Hinzu kommt,

2.8 Hyperreaktives Bronchialsystem

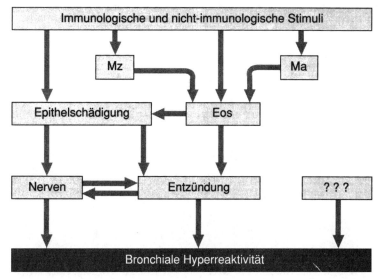

Abbildung 23   Erweitertes Schema der Abbildung 22. Eos = Eosinophile, Mz = Mastzellen, Ma = Makrophagen

daß Makrophagen besonders viel PAF bilden und freisetzen können. Dadurch würde eine Aktivierung von Eosinophilen erfolgen, die durch Freisetzung von MBP erneut zu einer Epithelschädigung führt. Der gleiche Vorgang kann von der Mastzelle ausgehen, die zwar einen Teil der ihr früher zugemessenen Bedeutung verloren hat, aber nach wie vor zumindest bei der IgE-induzierten Hyperreaktivität als Ausgangspunkt für die Initialzündung in Frage kommt.

Hinzu kommt die Regulator- und Verstärkerfunktion der *TH2-Lymphozyten* durch das aus ihnen freigesetzte Interleukin-Spektrum: *IL-4* schaltet B-Lymphozyten auf IgE-Produktion, *IL-5* ist ein starker Aktivierungs- und Wachstumsfaktor für Eosinophile (Abb. 24).

Als weiteres Element sind die *Nervenzellen* mit den aus ihnen freigesetzten Neurotransmittern und Neuropeptiden zu berücksichtigen. So vermag die aus C-Faser-Endigungen freigesetzte Substanz P Entzündungszellen zu aktivieren und auf diese Weise die Entzündung zu verstärken; umgekehrt stimulieren Entzündungsmediatoren wiederum die C-Faser-Endigungen zur Freisetzung von noch mehr Neuropeptiden [89, 431].

Durch die vielfältigen Interaktionen zwischen Nervenzellen und Mediatoren entsteht ein kaum überschaubares Netzwerk pathogenetisch unterschiedlicher Vorgänge, die sich gegenseitig verstärken und einen Circulus vitiosus unterhalten (s. Abb. 25). Grundsätzlich kann das System von vielen Seiten aus angestoßen werden: vom Bronchialepithel, vom autonomen Nervensystem, in besonderem Maße natürlich von Eosinophilen, Makropha-

2 Pathophysiologie

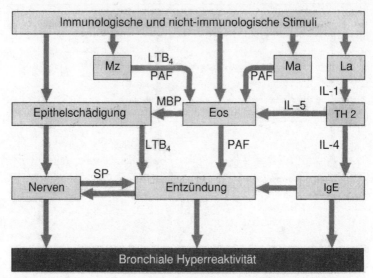

Abbildung 24 Erweitertes Schema der Abbildung 23. La = Langerhans-Zellen, TH2 = Subpopulation der T-Helfer-Lymphozyten, PAF = plättchenaktivierender Faktor, MBP = major basic protein, IL = Interleukin, LT = Leukotrien, SP = Substanz P.

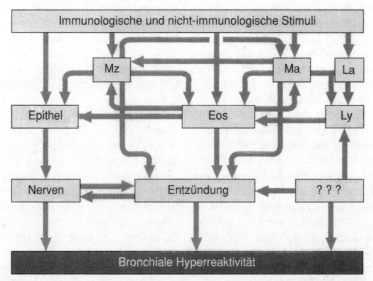

Abbildung 25 Erweitertes Schema der Abbildung 24 mit den vielfältigen Interaktions- und Verstärkungsmechanismen zwischen den an der bronchialen Hyperreaktivität beteiligten Faktoren.

gen und Mastzellen. Möglicherweise sind viele oder sogar alle Verstärkungsmechanismen notwendig, um im Endergebnis zu einer Überempfindlichkeit des gesamten Systems einschließlich der Zielzellen im Bereich der glatten Muskulatur, der Schleimdrüsen, der Becherzellen und der Blutgefäße zu führen.

Das Ping-Pong-Spiel zwischen Zellen, Nerven und Mediatoren läuft bei jedem einzelnen Patienten etwas anders ab – eine Tatsache, die das individuell unterschiedliche Ansprechen auf die Asthmatherapie verständlich macht.

2.9 Immunologie und Allergie

Von den möglichen Ursachen der Asthmakrankheit ist der Faktor Allergie bis heute am besten definiert. Vielleicht hat sich die experimentelle Forschung aber allzusehr darauf konzentriert. Ich komme im klinischen Teil dieses Buches noch auf die Tatsache zurück, daß die Bedeutung der Allergie – zumindest für das Asthma im Erwachsenenalter – allgemein überschätzt wird. Im Rahmen dieses Pathophysiologie-Kapitels kann das *exogen-allergische Asthma = Extrinsic-Asthma* aber gut als *Modellbeispiel* für eine Asthmaform dienen, bei der die Zusammenhänge zwischen Ursache und Wirkung ganz eindeutig sind, weil man sie am Patienten direkt beobachten kann.

Im folgenden will ich zunächst auf die inzwischen gut bekannten *immunologischen Grundlagen* des allergischen Asthmas eingehen, bevor ich auf das im Fluß befindliche Gebiet des *Atopiebegriffes* zu sprechen komme und schließlich versuchen werde, den *Mechanismus der Sensibilisierung* beim allergischen Asthma verständlich zu machen.

2.9.1 Antikörper, B- und T-Lymphozyten

Die *allergische Reaktion* ist die Sonderform einer *immunologischen Reaktion*, die physiologischerweise zu den wichtigsten Abwehrmechanismen unseres Körpers gehört (Übersicht bei [370]). Man kann eine Immunreaktion – ähnlich den nervalen Reflexen – in einen *afferenten*, einen *zentralen* und einen *efferenten* Abschnitt gliedern. Der afferente Teil der Immunreaktion besitzt die wichtige Eigenschaft der Spezifität: Er muß in der Lage sein, zwischen „selbst" und „nicht selbst" zu unterscheiden. Dagegen verhält sich der efferente Teil mehr oder weniger unspezifisch: Ist die Reaktion erst einmal angestoßen worden, dann läuft sie gesetzmäßig und relativ stereotyp ab. Physiologischerweise endet sie mit der Eliminierung des eingedrungenen *Antigens*. Daran sind eine Reihe von *Effektorsystemen* beteiligt wie das Komplementsystem, das Gerinnungssystem und das Kininogen-Kinin-System.

Lange Zeit war allein der *Antikörper* das Hauptziel der immunologischen und allergologischen Forschung. Seit je war er auch ihr wichtigstes Werkzeug – gewissermaßen Subjekt und Objekt zugleich [204]. Auch heute, im Zeitalter der molekularen Immunologie, gelingt der Antikörpernachweis immer noch am einfachsten mit Hilfe eines anderen, gegen ihn gerichteten „*Anti-Antikörpers*".

Die in Abbildung 26 gezeigte Grundstruktur ist allen Antikörpern gemeinsam. Sie bestehen aus kurzen variablen Teilen (V-Regionen) an den beiden Fab-Enden und sehr viel längeren konstanten Teilen (C-Regionen) mit dem Fc-Ende. Im variablen Teil ist kein Antikörper mit einem anderen völlig identisch. Hier ist die Stelle der „*hypervariablen Zone*", wo der Antikörper aufgrund seiner Aminosäurensequenz genau auf die Determinante seines zugehörigen Antigens bzw. Allergens paßt.

Dagegen ist der sehr viel größere konstante Teil (C-Region) relativ stereotyp aufgebaut. Er besitzt mehrere „*Domänen*", in denen die Proteinketten mit Hilfe von Disulfidbrücken einfache oder mehrfache Schlingen bilden. Hier findet die wichtige Kupplung mit dem erwähnten *humoralen Effektorsystem* des *Komplements* (C_H2-Domäne) und mit dem für das Asthma noch wichtigeren *zellulären Effektorsystem* statt (C_H3-Domäne, s. Abb. 18, S. 39).

Die Antikörper werden von *Plasmazellen* gebildet, die wiederum aus B-Lymphozyten hervorgehen. Daß es zwei verschiedene Lymphozytenpopulationen gibt – nämlich die *T-Lymphozyten* und die *B-Lymphozyten* –, ist erst seit den 50er Jahren bekannt. Während die T-Lymphozyten aus dem Thymus stammen, ist die Frage der B-Zellen-Herkunft noch nicht ganz geklärt; wahrscheinlich stammen sie aus dem Knochenmark.

Wichtiger als die Herkunft der beiden Lymphozytenpopulationen ist jedoch ihre Funktion. Die moderne Konzeption der Immunologie geht davon aus, daß eine *enge Kooperation* zwischen dem *B-Zell-* und dem *T-Zell-System* besteht (s. Abb. 28), an der als dritte Zellart noch *Makrophagen* oder *Langerhans-Zellen* als *antigenpräsentierende Zellen (APZ)* beteiligt sind (s. Abb. 27 und 30). Voraussetzung für die Kooperation zwischen den drei Zellarten ist die Möglichkeit einer Verständigung („cross talk") untereinander. Hierfür besitzen Lymphozyten wie Makrophagen Membranrezeptoren. Aus den antikörperbildenden B-Zellen ragen die Immunglobuline mit ihren Fab-Enden wie Antennen aus der Zellmembran heraus. Die T-Lymphozyten haben zwar solche kom-

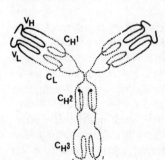

Abbildung 26   Aufbau eines Antikörpermoleküls. Es besteht aus zwei schweren Ketten (H) und zwei leichten Ketten (L). Die „hypervariablen Zonen" (V_H, V_L) sind durchgezogen, der übrige Teil des Antikörpermoleküls ist gepunktet dargestellt. Die Regionen stärkerer Fältelung bzw. Schlingenbildung heißen „Domänen" (C_L, C_H1, C_H2, C_H3); an diesen Stellen tritt der Antikörper in Interaktion mit Bestandteilen der humoralen oder zellulären Effektorsysteme, im Falle des allergischen Asthmas vor allem mit Gewebsmastzellen, aber auch mit Makrophagen und Eosinophilen.

2.9 Immunologie und Allergie

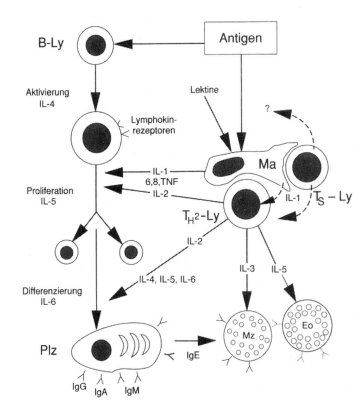

Abbildung 27 Netzwerk der Verstärkungs- und Dämpfungsmechanismen zwischen den an der Immunantwort beteiligten Zellsystemen. B-Ly = B-Lymphozyt, T_S-Ly, T_H2-Ly = T-Lymphozyten mit Suppressorfunktion oder Helferfunktion, Ma = Makrophage, Mz = Mastzelle, Plz = Plasmazelle, IL = Interleukin, Eo = Eosinophiler.

pletten Antikörpermoleküle nicht in ihrer Zellmembran; sie besitzen aber im T-Zell-Rezeptor (TCR in Abb. 28) den wichtigsten Teil von ihnen, die hypervariablen Zonen, die in der Lage sind, das zugehörige Antigen zu „erkennen". Der Vorgang des „Erkennens" bezieht sich auf die besondere Raumstruktur *(„Allosterie")* der beteiligten Proteinmoleküle, wie sie schon für die Rezeptoren der glatten Bronchialmuskulatur dargestellt wurde. Die Spezifität der Antigen-Antikörper-Reaktion beruht letztlich auf den zahllosen Kombinationsmöglichkeiten in bezug auf die Raumstruktur der Proteinmoleküle. Dies wird durch die altbekannte *Schlüssel-Schloß-Beziehung* sehr gut wiedergegeben.

2.9.2 Oberflächenantigene, Interleukine

Die Kooperation zwischen Makrophagen und T-Lymphozyten ist nur möglich, wenn der beteiligte T-Lymphozyt sowohl das Antigen als auch den Makrophagen erkennt (Einzelheiten bei [151, 391, 431, 437, 779]). Der letztere trägt auf seiner Membran die gleiche genetisch vorgegebene MHC-Struktur wie der Lymphozyt (MHC = major histocompatibility complex).

59

Der *MHC-Genkomplex* liegt auf dem *Chromosom 6* und kodiert für die *HLA-Antigene* (= human leucocyte antigens). MHC-Klasse-I-Antigene (HLA-A, -B, -C) befinden sich wahrscheinlich auf der Oberfläche aller kernhaltigen Körperzellen. Dagegen sind die *MHC-Gene der Klasse II (HLA-D)* in erster Linie für die Immunregulation verantwortlich. MHC-Membranantigene der Klasse II können von mehreren an Immunreaktionen beteiligten Zellen exprimiert werden: von *B- und T-Lymphozyten* wie von *Makrophagen*. Für die Asthmapathogenese von besonderer Bedeutung ist die Tatsache, daß auch die *dendritischen Langerhans-Zellen* des Bronchialepithels MHC-II-Antigene besitzen und damit zur *Antigenpräsentation („Processing")* geeignet sind.

Trifft ein T-Lymphozyt auf eine antigenpräsentierende Zelle, so wird er in doppelter Weise stimuliert: zum einen durch das *genspezifische Signal des MHC-Antigens* und zum anderen durch ein *genunspezifisches Signal*, nämlich durch ein *Interleukin (IL-1* oder *IL-12*, s. Abb. 29*)*. Der mit diesen beiden Signalen stimulierte T-Lymphozyt hat auf seiner Zellmembran besondere Strukturen, mit denen er das präsentierte Antigen erkennen kann. Zusätzlich scheinen die bereits auf S. 44 erwähnten *Adhäsionsrezeptoren* den Kontakt zwischen T-Lymphozyten und Makrophagen zu erleichtern.

T-Lymphozyten tragen die *Differenzierungsantigene* CD-3, CD-28 und CD-40 (s. Abb. 28, CD = cluster of differentiation). Es gibt zwei Typen von T-Regulator-Zellen, die zusätzliche Differenzierungsantigene besitzen:

▶ *T-Helfer-Zellen* (T4-Lymphozyten) tragen das Differenzierungsantigen CD-4.
▶ *T-Suppressor-Zellen* (T8-Lymphozyten) tragen das Antigen CD-8.

Die wichtigsten aus T-Lymphozyten freigesetzten Interleukine tragen die Bezeichnungen IL-2 bis IL-18 (Einzelheiten bei [391]). Neben dem IL-2 scheint vor allem IL-4 als Differenzierungs- und Wachstumsfaktor für IgE-bildende B-Lymphozyten von Bedeutung zu sein. IL-4 hieß früher „B-cell stimulating factor 1" (BSF-1) oder „B-cell growth factor I" (BCGF I). Alles spricht dafür, daß TH2-Lymphozyten durch IL-4 (und IL-13) besonders die Proliferation von IgE-bildenden B-Lymphozyten-Klonen stimulieren. Dies kann für die Zukunft neue therapeutische Möglichkeiten eröffnen (s. S. 178).

IL-5 hieß früher „T-cell replacing factor" (TRF) oder „B-cell growth factor II" (BCGF II). Seine Zielzellen befinden sich bereits in einem etwas reiferen Entwicklungszustand. Auch IL-5 hat für die Asthmapathogenese wahrscheinlich eine große Bedeutung, weil es außer auf B-Lymphozyten auch auf eosinophile Granulozyten stimulierend wirkt.

IL-3 hat dagegen wahrscheinlich nichts mit der Reifung der B-Zell-Reihe zu tun. IL-3 induziert die Leukozytenreifung aus pluripotenten Knochenmarkstammzellen und heißt daher auch „multi colony stimulating factor" (multi-CSF). IL-3 ist ein Wachstumsfaktor für die im Rahmen der Asthmapathogenese wichtigen Gewebsmastzellen (s. Abb. 27).

Außer den Interleukinen wird in T-Lymphozyten noch Interferon (IFN-γ) gebildet. Es besitzt im Gegensatz zur übrigen Interferonfamilie (IFN-α und IFN-β) nur geringe antivirale Aktivität. IFN-γ hat vielmehr in erster Linie eine immunregulatorische Bedeutung und muß somit als typisches Lymphokin angesehen werden. Es besitzt einmal die Fähigkeit, in Makrophagen und zytotoxischen Lymphozyten gesteigerte Effektorfunktionen hervorzurufen. Einiges spricht dafür, daß es außerdem auf das IgE-bildende Immunsystem einen suppressiven Effekt hat und somit einen Gegenspieler zum Interleukin 4 darstellt.

2.9.3 IgE-Switch, TH1-TH2-Dualismus

Für die Immunpathogenese des exogen-allergischen Asthmas ist die Frage von besonderer Bedeutung, auf welche Weise geregelt wird, ob ein B-Lymphozyten-Klon IgG, IgA, IgM oder IgE bildet. B-Zellen können die Antikörperklasse, die sie exprimieren, grundsätzlich wechseln – ein Vorgang, der als „*Class-Switching*" oder „*Isotype-Switching*" bezeichnet wird (Übersicht bei [431, 883a]). Ähnlich wie zwischen T-Lymphozyt und antigenpräsentierender Zelle findet zwischen T- und B-Lymphozyt eine enge Kooperation und gegenseitige Aktivierung statt, die in Abbildung 28 dargestellt ist. Das erste Signal geht von dem durch ein Allergenmolekül stimulierten B-Lymphozyten aus, indem eine Interaktion zwischen dem MHC-II-Komplex des B-Lymphozyten einerseits und dem T-Zell-Rezeptor (TCR) bzw. dem CD-3-Molekül des T-Lymphozyten stattfindet. Ein zweites Signal entsteht durch die Interaktion zwischen dem CD-40-Molekül des B-Lymphozyten mit seinem Liganden auf dem T-Lymphozyten (CD40 „L"). Das dritte Signal geht vom B-Lymphozyten über sein B-7-Molekül aus, das mit dem CD-28-Molekül des T-Lymphozyten Kontakt bekommt. Letztendlich kommt es aber erst zur Schaltung des B-Lymphozyten auf IgE-Produktion, wenn der T-Lymphozyt als viertes Signal die *Zytokine* IL-4 und/oder IL-13 freisetzt.

Es gibt Virusproteine, die als „*Superantigene*" bezeichnet werden, weil sie die Eigenschaft haben, den MHC-II-Komplex von B-Lymphozyten zu besetzen, gleichzeitig unspezifisch T-Zell-Rezeptor-Moleküle miteinander zu vernetzen und damit eine Art Autoimmunattacke auszulösen.

Während die *Allergenpathogenese* des *Extrinsic-Asthmas* gesichert ist, bestehen aber an einer mutmaßli-

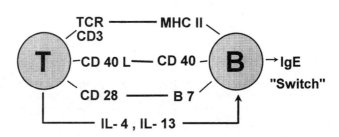

Abbildung 28 Kooperation von T- und B-Lymphozyten beim IgE-„Switch".

chen virusinduzierten *Autoimmunpathogenese* des *Intrinsic-Asthmas* bis heute erhebliche Zweifel (s. S. 127 ff.).

Von den zahlreichen bisherigen Hypothesen über den „*Switch*" *von B-Lymphozyten* scheint die Yin-Yang-Hypothese vom *TH1-TH2-Dualismus* am wahrscheinlichsten zu sein. Es handelt sich um zwei verschiedene Populationen von T-Helfer-Lymphozyten, die sich morphologisch nicht voneinander unterscheiden lassen, aber ein unterschiedliches Zytokin-Spektrum bilden und damit stark unterschiedliche immunologische Regulatoreffekte entfalten.

Die *Dominanz der TH2-Zellfunktion* ist ein typisches *Merkmal des Atopikers:* Ein nichtatopisches Neugeborenes hat noch kaum TH2-Zellen, während ein Neugeborenes atopischer Eltern bereits 30% TH2-Zellen aufweist [720a].

Wie Abbildung 29 zeigt, sind es von den gebildeten Interleukinen vor allem vier, die die IgE-induzierte asthmatische Entzündung auslösen: *IL-4* und IL-13 schalten die B-Lymphozyten auf IgE-Produktion („Switch" in Abb. 28); *IL-10* bremst die Funktion der gegensinnig wirkenden TH1-Subpopulation und fördert damit indirekt die IgE-induzierte asthmatische Entzündung; *IL-5* ist einer der stärksten Aktivierungs-, Wachstums- und Lebensfaktoren („Antiapoptose", s. S. 42) für *Eosinophile*, die wiederum die wichtigsten Effektorzellen der asthmatischen Entzündung darstellen. Die *Mastzelle* hat ähnlich den TH2-Zellen die Möglichkeit der *IL-4-Bildung* („ frühes IL-4", s. Abb. 30) und damit der Aktivierung der IgE-Synthese in B-Lymphozyten. *Interferon-Gamma* (IFN-γ) wird nur aus TH1-Zellen freigesetzt. Es stellt hinsichtlich der IgE-Produktion ein

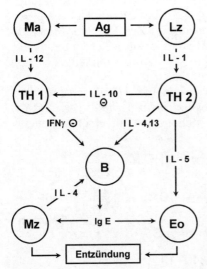

Abbildung 29 Bedeutung des TH1-TH2-Antagonismus für die Regulation der IgE-induzierten asthmatischen Entzündung. Ma = Makrophagen, Ag = Antigen/Allergen, Lz = Langerhans-Zelle, TH1/TH2 = T-Helfer-Lymphozytensubpopulation, B = B-Lymphozyten, Mz = Mastzellen, Eo = Eosinophile

Negativsignal für B-Zellen dar und ist somit ein direkter *Gegenspieler des IL-4.*

Durch *Viren* und *Bakterien* werden in erster Linie *TH1*-Klone stimuliert, so daß möglicherweise Infekte im frühen Kindesalter in der Lage sein könnten, die TH1/TH2-Balance in Richtung TH1 zu verschieben und damit atopischen Erkrankungen vorzubeugen. Hierfür gibt es keine *Be*weise, aber doch einige epidemiologische *Hin*weise [777a]: Kürzlich wurden auf der japanischen Insel Honshu 867 Schulkinder untersucht, die kurz nach der Geburt mit *BCG* (= attenuierte bovine *Mykobakterien*) geimpft worden waren. 213 Kinder reagierten sowohl im Alter von sechs wie von zwölf Jahren tuberkulinpositiv, 290 Kinder blieben negativ. In der Gruppe der tuberkulinpositiven Kinder war es nur in 3,7% zur Entwicklung eines Asthma bronchiale gekommen, bei den tuberkulinnegativen Kindern war die Asthmainzidenz mit 13,4% dreieinhalbmal so hoch. In der Tendenz die gleichen Differenzen fanden sich bei den anderen atopischen Krankheitsbildern Rhinitis (8,6 gegenüber 16,2%) und atopisches Ekzem (12,2 gegenüber 22,7%). Der IgE-Serumspiegel lag in der tuberkulinpositiven Gruppe nur halb so hoch, und das Zytokinprofil war in Richtung TH1-Dominanz verschoben (höheres IFN-gamma, deutlich geringeres IL-4, IL-10 und IL-13) [777a].

Eine andere epidemiologische Untersuchung aus Guinea-Bissau hat in ähnlicher Weise eine inverse Bezie-

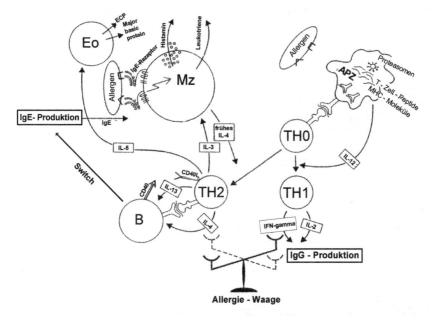

Abbildung 30 Sensibilisierungsvorgänge beim exogen-allergischen Asthma. Die „Allergie-Waage" zeigt das Überwiegen der TH2-Antwort, die zu einem Switch von IgG- auf IgE-Produktion führt (mod. nach [117a]).

hung zwischen *Maserninfektionen* im Kindesalter und der Entwicklung atopischer Krankheiten gezeigt [769a]. Dies würde auch die Ergebnisse der deutsch/deutschen Studie an Schulkindern in Leipzig und München verständlicher machen [571a] (s. S. 73 f.).

2.9.4 Atopiebegriff

Mindestens 20% aller Menschen [653] reagieren auf die Allergene unserer Umwelt mit einer klinisch relevanten Reaktion des IgE-bildenden Immunsystems (Typ-I-Reaktion). Sie werden seit Coca (1922) als „*Atopiker*" bezeichnet [145]. Ein Kind, das als Atopiker auf die Welt kommt, ist häufig schon am Auftreten eines Milchschorfs zu erkennen. Der Milchschorf selbst ist zwar keine durch IgE-Antikörper vermittelte Krankheit, er ist jedoch ein „Stigma" des Atopikers und läßt mit einiger Sicherheit voraussagen, daß es bei dem Betroffenen früher oder später zur Entwicklung einer IgE-vermittelten Allergie kommen wird. Die Erhöhung des IgE im Nabelschnurblut über 0,9 U/ml läßt diese Prognose mit 80%iger Wahrscheinlichkeit zu [411, 413, 890].

Ergebnisse einer Zwillingsuntersuchung an nicht weniger als 7000 Paaren aus dem schwedischen Zwillingsregister zeigen, daß die Konkordanzraten atopischer Krankheitsbilder wie Neurodermitis, Heuschnupfen oder allergisches Asthma bei eineiigen Zwillingen doppelt bis viermal so hoch sind wie bei zweieiigen Zwillingen [203]. Absolut beträgt die Konkordanzrate aber höchstens 20%; das heißt, nur bei jedem 5. eineiigen Zwillingspaar leiden beide Zwillingspartner gleichzeitig unter einer atopischen Erkrankung. Nach einer anderen Literaturzusammenstellung von Schnyder [759] liegt die Atopiekonkordanzrate bei eineiigen Zwillingen allerdings mit 57,6% deutlich höher. Sie erreicht jedenfalls nicht 100%, wie dies bei einem eindeutig genetisch fixierten Merkmal zu erwarten wäre. Nach einer schwedischen Untersuchung [411] beträgt das Risiko, als Atopiker auf die Welt zu kommen, etwa 50%, falls beide Eltern Atopiker sind, und immer noch etwa 30%, wenn nur ein Elternteil Atopiker ist. Bisher sprach vieles dafür, daß die Atopie dem Modell der multifaktoriellen Vererbung mit Schwellenwert folgt, wie dies in ähnlicher Weise auch für den Diabetes mellitus, die Hypertonie oder für endogene Depressionen vermutet wird [677]. Nach neueren Untersuchungen [153] wird der Atopiestatus aber wahrscheinlich doch *autosomal-dominant* vererbt, wobei die klinische Ausprägung von *Umgebungsfaktoren* stark moduliert wird. Das letztere könnte der Grund für die unter dem Erwartungswert liegende Konkordanzrate bei eineiigen Zwillingen sein.

Alle bisherigen genetischen Untersuchungen von „Asthmafamilien" weisen darauf hin, daß es sich um eine *polygenetische Erkrankung* handeln muß, für die mehrere, wahrscheinlich sogar viele Genorte verantwortlich sind [737b]. Dennoch wird immer noch nach einem einzelnen „*Asthma-Gen*" gesucht, das entweder die bronchiale Hyperreaktivität oder die Überstimulierbarkeit des IgE-bildenden Systems bewirken soll. Manche Autoren sehen in dem hochaffinen IgE-Rezeptor der Mastzellen das entscheidende Merkmal des Atopiestatus und in dem für $Fc_\varepsilon RI$ kodierenden Genlokus q13 auf dem Chromosom 11 das wahrscheinliche Atopie-Gen [154, 345, 737a]. Dem steht die Auffassung gegenüber, daß das Hauptmerkmal des Atopiestatus in der Überrepräsentanz der TH2-Lymphozyten-Subpopulation und in den Auswirkungen der von ihnen freigesetzten Interleukine zu sehen ist. In diesem Fall wäre die für IL-3, 4, 5, 9, 13 und GM-CSF kodierende Genregion q31 auf dem Chromosom 5 das gesuchte Atopie-Gen [98a, 345]. Wahrscheinlich sind mehrere Gene am Atopiesyndrom beteiligt („*polygenetische*" Entstehung).

Die Eigenschaft der Überstimulierbarkeit des IgE-bildenden Immunsystems kann durch *Knochenmark* übertragen werden [12]. Von 46 Nicht-Atopikern, denen Knochenmark von Atopikern transplantiert worden war, entwickelten 20 positive Hautteste auf die üblichen inhalativen Umweltantigene, sieben dieser Empfänger erkrankten an allergischer Rhinitis, zwei an Asthma.

Unter den Tausenden von „*Immunogenen*" unserer Umwelt, denen wir im Laufe unseres Lebens ausgesetzt sind, wirkt zum Glück nur ein kleiner Teil als „*Allergen*". Es ist bisher nur teilweise bekannt, welche Struktur ein Immunogen haben muß, um bei einem Atopiker zu einer Stimulation des IgE-bildenden Immunsystems zu führen. Neben sequentiellen Determinanten der Proteinstruktur scheinen sterische, von der Raumstruktur abhängige Determinanten von Bedeutung zu sein.

Da die sterische Struktur durch Hitze verändert wird, reagiert beispielsweise ein sensibilisierter Bäcker auf inhaliertes Mehl-Antigen, während er das aus Mehl gebackene Brot reaktionslos verträgt. Die meisten Umwelt-Allergene sind helikale oder gefaltete Proteine mit Molekulargewichten zwischen 5 und 40 kD [56]. Experimentell muß ein „*Allergen*" drei Anforderungen erfüllen:
▶ Es muß bevorzugt mit IgE-Antikörpern *reagieren*.
▶ Es muß bevorzugt die Bildung von IgE-Antikörpern *induzieren*.
▶ Es muß aus Mastzellen und Blutbasophilen Histamin *freisetzen*.

Offen ist bis heute die Frage, weshalb die atopischen Krankheiten innerhalb der letzten Jahrzehnte so stark zugenommen haben. Paradoxerweise könnte die verbesserte Hygiene und insbesondere die *abnehmende Durchseuchung mit Parasiten* damit zusammenhängen.

Auf der Insel Mauke (900 km westlich von Tahiti) waren noch vor drei Jahrzehnten die etwa 600 dort in sehr einfachen Verhältnissen lebenden Polynesier durchweg mit Wurmparasiten durchseucht. Heute gibt es nach einer Untersuchung des Nationalen Instituts für Allergologie und Infektionskrankheiten in Bethesda kaum noch Parasiten, dafür aber um so mehr Allergien.

Mit dieser Beboachtung wird eine seit langem existierende Hypothese untermauert, wonach die IgE-vermittelten Reaktionen ursprünglich den Sinn hatten, Parasiten zu bekämpfen. Wenn diese nicht mehr vorhanden sind, sucht sich das IgE-Immunsystem harmlose Allergene

Tabelle 5 Faktoren, die sich aufgrund bisheriger epidemiologischer Untersuchungen für oder gegen die Entwicklung eines exogen-allergischen Asthmas oder anderer atopischer Erkrankungen auswirken.

Pro Atopie	Contra Atopie
– Familienanamnese	– Großfamilie, Kinderhort („Growding")
– nutritive Allergenbelastung im 1. Lebensjahr	– Stillen im 1. Lebensjahr
– Indoor-Allergene: Milben, Tierhaare	– Parasitosen
– „westlicher" Lebensstil, Umweltbelastung?	– TH1-Stimulation durch Masern, BCG, Tuberkulose?

unserer Umwelt möglicherweise als neue Angriffsziele.

In der Weltbevölkerung gibt es auch heute immer noch etwa 200 Millionen Menschen mit *Parasitosen:* Interessanterweise scheiden in Neuguinea Atopiker dank ihres potenten IgE-Abwehrsystems deutlich weniger Wurmeier aus als Nicht-Atopiker [295]. Ähnliche Befunde gibt es aus Zambia [882a]: Weniger als 10% der Asthmatiker, aber mindestens 70% der Nicht-Asthmatiker haben dort eine dauernde Askaris-Infektion. Auch in Gambia, Kenia und Brasilien gibt es in der Bevölkerung eine umgekehrte Korrelation zwischen der Höhe des Immunglobulins E und dem Nachweis von Parasiten im Stuhl [125a]. Vor kurzem hat eine umfangreiche epidemiologische Studie in der chinesischen Provinz Anquing ergeben, daß *Parasitosen* einen eindeutigen protektiven Effekt gegenüber Asthma besitzen. Am niedrigsten war die „Odds ratio" bei Enterobiasis und Ancylostomiasis, etwas höher bei Schistosomiasis und Ascariasis [906a]. In Tabelle 5 sind neben der familiären Belastung die wichtigsten Umweltfaktoren aufgeführt, die gegenwärtig als Ursachen für die Zunahme atopischer Krankheiten diskutiert werden (vgl. auch S. 63 und Kap. 4.1, S. 120 f.).

2.10 Asthma und Psyche

Asthma ist eine *somatische Krankheit.* Über diese Feststellung mögen Kollegen der Psychosomatik anderer Ansicht sein. Es fehlt aber bis heute jeglicher Beweis dafür, daß ein vorher gesunder Mensch allein durch psychische Faktoren zum Asthmapatienten werden kann. Ausgerechnet das allergische Asthma, das sich in seiner Entstehung heute durch somatische Faktoren ausreichend erklären läßt, ist wiederholt als Beispiel für eine psychosomatische Krankheit herausgestellt worden. Jeder Kliniker weiß aus seiner Erfahrung die eine oder andere Beobachtung zu berichten, aus der die Psyche als Asthmaursache „eindeutig" hervorzugehen scheint. So reagiert der Pollenallergiker schon beim Anblick von

Papierblumen mit einem Asthmaanfall; ein anderer bekommt allein durch die Erinnerung an einen vorangegangenen bronchialen Provokationstest eine Bronchospastik. Asthmakinder können geradezu nach Belieben einen Anfall provozieren, um bei den Eltern etwas durchzusetzen. Auch das Spannungsfeld einer Ehe vermag ein Asthma zum Aufflackern zu bringen.

Diese Reihe, die sich beliebig fortsetzen ließe, vermag nichts zur Entscheidung zwischen Ursache und Wirkung beizutragen. Der Milchschorf entsteht bei einem Säugling sicher nicht deshalb, weil der psychische Probleme hat, sondern weil er das Pech hatte, als Atopiker auf die Welt gekommen zu sein. Entwickelt sich nach Jahren bei ihm ein Pollenasthma, so reagiert er auf die Inhalation von Gräserpollen mit einer Bronchospastik – gleichgültig in welcher psychischen Verfassung er sich befindet. Wer sich eingehend mit den experimentellen und klinischen Befunden der Asthmaforschung beschäftigt hat, kann keinen Zweifel mehr an der somatischen Genese der Krankheit haben.

Auf der anderen Seite wird aber auch niemand bezweifeln, daß der Verlauf und die Schwere einer Asthmakrankheit im Guten wie im Bösen durch psychische Faktoren stark beeinflußt werden [178, 446, 598, 703]. Es bleibt nur die Frage, ob diese Faktoren nicht erst die Folge der schon vorhandenen Erkrankung darstellen. Den immer wiederkehrenden schweren Atemnotanfall empfindet der Asthmatiker subjektiv als ständige Lebensbedrohung, die er objektiv – etwa im Falle des Status asthmaticus – ja auch ist. Wer sollte sich darüber wundern, wenn die dauernde Angst, in der der Asthmatiker lebt, irgendwann auch seine Persönlichkeitsstruktur verändert?

2.10.1 Persönlichkeitsprofil des Asthmapatienten

Verschiedentlich ist versucht worden, dem Asthmapatienten ein für ihn typisches *Persönlichkeitsmuster* zuzuordnen (Übersicht bei [379]). Abbildung 31 zeigt eigene Untersuchungsergebnisse, die mit dem „Gießen-Test" durchgeführt wurden [74]. Mit Hilfe dieses psychologischen Tests sollten folgende Fragen untersucht werden:

▶ Es sollte geprüft werden, ob sich Patienten mit Asthma in ihrer Persönlichkeitsstruktur von der Normalbevölkerung unterscheiden.
▶ Es sollte eine von Ärzten abgegebene Beurteilung der Patienten mit deren Selbst- und Ideal-Selbstbild verglichen werden.

Das in Abbildung 31 dargestellte Persönlichkeitsprofil der Asthmatiker zeigt bei der Fremdbeurteilung durch die behandelnden Ärzte in drei Merkmalen eine sichere Abweichung von der Normalbevölkerung: Den Ärzten erscheinen die Patienten unattraktiv, dominant und depressiv. Ganz anders sieht dagegen das Bild aus, das die Asthmatiker von sich selbst entwerfen. Es weicht im Grunde kaum von dem der Normalbevölkerung ab. Das Aussehen des Ideal-Selbstbildes der Patienten läßt allerdings vermuten, daß ihnen zumindest die Abweichung ihrer Grundstimmung in Richtung Depressivität selbst bewußt wird. Ich möchte die

Abbildung 31 Untersuchungen der Persönlichkeitsstruktur von 63 Patienten mit Asthma bronchiale durch den Gießen-Test. Das durch elf Ärzte entworfene Bild vom Asthmapatienten („Fremdbild") ist deutlich negativer betont als das „Selbstbild", das die Patienten von sich entwerfen. Die von den Asthmapatienten getragenen Wunschvorstellungen („Ideal-Selbstbild") sind uncharakteristisch und entsprechen allgemeinen Trends. Asthmapatienten werden von ihren Ärzten als unbeliebt (NR = „negativ sozialresonant") und eigensinnig (DO = „dominant") sowie als stimmungslabil (DE = „depressiv") eingeschätzt. In den übrigen drei Dimensionen „Kontrolle", „Durchlässigkeit" und „soziale Potenz" unterscheiden sich Asthmatiker nicht von der Durchschnittsbevölkerung.

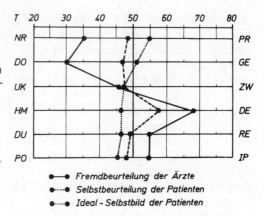

depressive Grundstimmung aber für die Folge und nicht etwa für die Ursache der Asthmakrankheit halten. Bemerkenswert erscheint mir die Beurteilung, die wir Ärzte über Asthmakranke abgeben. Wie Abbildung 31 zeigt, ist es eine karikaturhafte Verzerrung der Profildarstellung, die die Patienten von sich selbst entwerfen. Es ist zu bedenken, ob wir Ärzte über die Persönlichkeitsstruktur von Asthmapatienten nicht eine Klischeevorstellung haben, die wir aus dem Studium mitgebracht oder irgendwann bei der Begegnung mit Einzelfällen einmal gewonnen und unzulässig verallgemeinert haben.

Es ist jedenfalls bis heute nicht möglich, einen Asthmatiker allein aufgrund seiner Persönlichkeitsstruktur eindeutig von einem Nicht-Asthmatiker zu unterscheiden. Offen bleibt letztlich auch die Frage, was Ursache und was Wirkung ist. Asthma erzeugt einen stärkeren Leidensdruck, als dies bei den meisten anderen Krankheiten der Fall ist. Das Erleben bedrohlicher Atemnotzustände und die ständige Angst vor dem nächsten Atemnotanfall sind sicher in der Lage, Einfluß auf die Persönlichkeit des Kranken zu nehmen. Es ist daher bis heute ungeklärt, ob der Asthmatiker seine Persönlichkeitsstruktur schon mit auf die Welt bringt oder ob er sie erst durch das Erleben seiner Krankheit erwirbt.

2.10.2 Klassische Konditionierung

Wie ist es pathophysiologisch vorstellbar, daß psychische Faktoren bei einem Asthmapatienten eine Bronchokonstruktion auslösen können?

Wie Abbildung 32 zeigt, gibt es enge funktionelle Verknüpfungen zwischen Psyche, vegetativem Nervensystem und glatter Bronchialmuskulatur. Die Verbindungen zwischen Psyche und vegetativem Nervensystem sind bekannt; auf die Verbindungen zwischen Vegetativum und Bronchialmuskulatur wurde bereits auf Seite 27 ff. ausführlich eingegan-

2.10 Asthma und Psyche

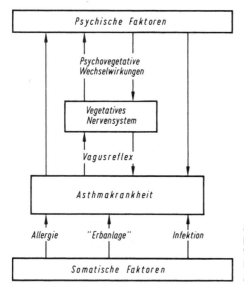

Abbildung 32 Interaktion zwischen psychischen Faktoren, somatischen Faktoren und dem vegetativen Nervensystem innerhalb der Pathophysiologie der Asthmakrankheit.

gen. Das autonome Nervensystem – insbesondere der Vagus – dürfte ein wichtiges pathogenetisches Bindeglied sein, über das psychische Faktoren eine Erhöhung des Bronchialmuskeltonus auslösen können. Erst das hyperreaktive Bronchialsystem ist die Voraussetzung dafür, daß der Asthmatiker auf mentale und emotionale Belastungen „symptomspezifisch" mit einem Bronchospasmus reagiert. Eine große Bedeutung spielen in diesem Zusammenhang klassische Konditionierungsphänomene.

Dies zeigt das folgende Experiment: Einer Asthmapatientin wurde gesagt, daß ein bronchialer Provokationstest durchgeführt werden sollte. Zuerst wurde ihr jedoch nur Wasser zur Inhalation angeboten, und der bronchiale Strömungswiderstand ließ keine eindeutige Änderung erkennen. Danach wurde der Versuch mit dem stark bronchokonstriktorisch wirkenden Histamin wiederholt. Erwartungsgemäß führte die Histamininhalation zu einem deutlichen Anstieg des Strömungswiderstandes mit schon auf Distanz hörbaren bronchialen Nebengeräuschen. Die Patientin erlebte subjektiv diesen Zustand als leichten Asthmaanfall. Einen Tag später wurde ihr gesagt, der Versuch müsse leider noch einmal wiederholt werden. Statt des bronchokonstriktorischen Histamins wurde aber erneut Wasser angeboten. Diesmal erhöhte sich der bronchiale Strömungswiderstand um etwa 4 $cmH_2O/l/s$ [598].

Dies ist ein Beispiel für eine *klassische Konditionierung*, mit der sich Asthmaanfälle nicht nur provozieren, sondern in umgekehrter Richtung auch beseitigen lassen, wie dies in Abbildung 33 dargestellt ist. In den handelsüblichen bronchospasmolytischen Dosier-Aerosolen be-

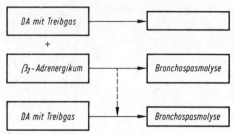

Abbildung 33 Schema der klassischen Konditionierung: Dosier-Aerosol (DA) ohne Wirkstoff führt beim Asthmatiker nicht zur Bronchospasmolyse, sie wird erst durch Zusatz eines β2-Adrenergikums erreicht. Die wiederholte Erfahrung dieses Effekts läßt dann auch das nur mit pharmakologisch wirkungslosem Treibgas gefüllte Dosier-Aerosol zu einem „konditionierten Stimulus" werden.

findet sich ein Gemisch aus einem Treibgas und einem Beta-Adrenergikum. Inhaliert ein Asthmatiker aus einem solchen Dosier-Aerosol, so kommt es zu einer Bronchospasmolyse, für die natürlich nicht das Treibgas, sondern das Beta-Adrenergikum verantwortlich ist. Das Beta-Adrenergikum erfüllt somit die Funktion des unkonditionierten Stimulus, der zur unkonditionierten Reaktion der Bronchospasmolyse führt. Wenn ein Asthmatiker genügend oft erlebt hat, daß die Inhalation aus einem solchen Dosier-Aerosol einen bronchospasmolytischen Effekt bewirkt, so kann man das Experiment nun auch mit einem Dosier-Aerosol wiederholen, das einzig und allein das pharmakodynamisch völlig wirkungslose Treibgas enthält. Das mit Treibgas gefüllte Dosier-Aerosol hat seinen Neutralitätscharakter verloren und ist zu einem konditionierten Stimulus geworden, der einen konditionierten Effekt – in diesem Fall eine Bronchodilatation – auslöst. Ich kann mich an einen Asthmatiker erinnern, der wochenlang mit Erfolg aus einem „Plazebo-Aerosol" inhaliert hat.
Wenn man das Experiment mit dem Plazebo-Dosier-Aerosol allerdings immer wieder durchführt, dann wird die konditionierte Reaktion allmählich schwächer, bis sie schließlich ganz verschwindet. Der Patient „verlernt" den bedingten Reflex – es sei denn, man schaltet immer wieder einmal als „Boosterung" den unkonditionierten Reiz dazwischen und frischt auf diese Weise den „Lerneffekt" wieder auf. Jeder Kliniker weiß, daß solche *konditionierten Asthmaanfälle* eine große praktische Bedeutung haben. So kann ein Pollenallergiker schon beim bloßen Anblick einer blühenden Wiese mit einem Asthmaanfall reagieren. Ein Tierhaarallergiker bekommt einen Anfall, weil er vom Zug aus Pferde auf einer Weide galoppieren sieht. Ein Patient mit Analgetikaasthma beginnt zu husten, während sein Nachbar eine Aspirin®-Tablette schluckt. Ein anderer will vom warmen Zimmer auf den kalten Balkon hinaus und bekommt schon vorher beim bloßen Gedanken daran Atemnot. Die Konditionierbarkeit von Asthmaanfällen zeigt, wie wichtig es ist, bei pharmakologischen Prüfungen bronchialerweiternd wirkender Substanzen grundsätzlich immer einen Kontrollversuch mit einem Plazebo durchzuführen.

2.10.3 Operante Konditionierung

Wenn der Patient einen Asthmaanfall erleidet, so bleibt dies für das Umfeld, für seine Umgebung, nicht ohne Wirkung. Gerade von Asthmakindern ist bekannt, wie sehr das Verhalten der Eltern, besonders der Mutter, auf das Kind zurückwirkt. Fast jedes *asthmatische Kind* macht irgendwann im Laufe seiner Krankheit die Erfahrung, daß es durch willkürliche Hyperventilation, durch Hustenstöße oder durch forcierte Exspiration eine vagale Reflexbronchokonstriktion auslösen kann. Nicht selten setzt das Kind den so provozierten Asthmaanfall gegenüber der Mutter als Waffe ein. Die Asthmaanfälle werden so durch ihre „*positive Konsequenz*" konditioniert: Die „*Bestrafung*" des selbstprovozierten Asthmaanfalls durch die damit verbundene Atemnot wiegt für das Kind nicht so schwer wie die „*Belohnung*" durch das ihm zugewandte Verhalten der Bezugsperson (Abb. 34).

Die Bedeutung der Mutter-Kind-Beziehung für das Asthma des Kindes ist von der psychosomatischen Medizin mit Recht in den Mittelpunkt gerückt worden [892].

Hinter der dominierenden Rolle der Mutter tritt meist die übrige Familie – Vater und Geschwister – deutlich zurück. Auch sie kann sich allerdings der Einflußsphäre eines asthmatischen Kindes nicht ganz entziehen. Asthmatische Kinder versuchen, über ihre gesunden Geschwister zu herrschen, und setzen auch ihnen gegenüber mit Erfolg ihre Krankheit ein. Dies erzeugt bei allen Beteiligten ständige Mißstimmungen und Aggressionen. Ich erinnere mich an ein asthmatisches Kind, bei dem erstmalig eine Tierhaarallergie nachgewiesen worden war. Daraufhin mußten Kaninchen und Meerschweinchen, Hund und Katze aus dem Hause verschwinden. Die beiden gesunden Geschwister, die ohnehin seit Jahren unter dem kleinen Haustyrannen gelitten hatten, sollten sich nun seinetwegen auch noch von ihren geliebten Tieren trennen. Es kann zu heftigen Streitereien unter den Kindern, zum Eingreifen der Eltern und schließlich zu einem handfesten Familienkrach, der jedoch ein jähes Ende erfuhr, indem das Asthmakind wie gewohnt seinen Anfall provozierte und die übrige Familie wieder in ihre Schranken, nämlich die gewohnte Dulderrolle, verwies.

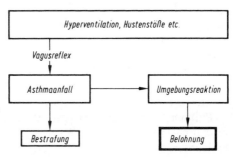

Abbildung 34 Schema der operanten Konditionierung, wie sie besonders bei Asthmakindern zu beobachten ist: Das negative Erlebnis der Atemnot wird durch die belohnende Reaktion der Umgebung – z.B. Zuwendung der Mutter – überkompensiert. Die „Belohnung" überwiegt die „Bestrafung".

Abschließend sei aber noch einmal vor einer ungerechtfertigten Übergewichtung psychologischer Faktoren gewarnt. Für viele Beobachtungen an Asthmatikern, die früher psychologisch interpretiert worden sind, gibt es heute wissenschaftlich gut fundierte physiologische Erklärungen.

2.11 Asthma und Umweltbelastung

Im Zusammenhang mit der Pathogenese des hyperreaktiven Bronchialsystems wurde bereits auf die Bedeutung von Umweltirritanzien wie SO_2 [866], NO_2 [635] und O_3 [283] eingegangen. Hinsichtlich der Induktion oder Verstärkung einer bronchialen Hyperreaktivität scheinen die einzelnen Noxen untereinander einen potenzierenden Effekt zu haben [496].

Zum Thema „Asthma und Umweltbelastung" gibt es eine Fülle *epidemiologischer Untersuchungen*, die aber selten eine eindeutige Aussage zulassen (Übersichten bei [495, 598]). Dies trifft auch für die Luftverunreinigung in unseren Innenräumen (*„indoor-pollution"*) zu [14]. Der *Zigarettenrauch* als selbstgeschaffene Inhalationsnoxe spielt in seinen Auswirkungen auf die Atemwege [101, 784] eine so dominierende Rolle, daß die zusätzlichen Einflüsse der Schadstoffbelastung unserer Umwelt schwierig zu beurteilen sind.

Es ist eine geläufige klinische Beobachtung, daß Asthmapatienten durch *akute Schadstoffbelastung* im Rahmen von Inversionslagen eine Zunahme ihrer Symptome mit Verschlechterung der Peak-Flow-Werte zeigen. Hier spielt die Umweltbelastung ähnlich den auf Seite 66 ff. erwähnten psychischen Faktoren lediglich die Rolle eines *Auslösers*. Um ihre *kausale Rolle* beweisen zu können, sind *prospektive Studien an Kindern* am ehesten erfolgversprechend, weil bei ihnen das Rauchen als verzerrender Risikofaktor von vornherein ausscheidet. Eine erhöhte Belastung durch Umweltirritanzien wie Ozon scheint bei Kindern zu geringen, aber nachweisbaren Auswirkungen auf die bronchiale Hyperreaktivität und die Immunantwort führen zu können [953].

Allerdings muß man selbst bei epidemiologischen Untersuchungen an Kindern mit der *Störgröße Tabakrauch* rechnen. So konnte in einer sehr sorgfältigen kanadischen Studie [571] an 240 Kindern nachgewiesen werden, daß die *passive Zigarettenrauchexposition* bei aktiv rauchenden Eltern, insbesondere bei einer rauchenden Mutter, zu einer in der Histaminprovokation nachweisbaren, statistisch signifikanten Zunahme der bronchialen Hyperreaktivität zu führen vermag. Zwischen der Zahl der Zigaretten, die die Mutter täglich rauchte, und dem Logarithmus PC_{20} für Histamin (s. S. 97 ff.) ließ sich sogar eine statistische Korrelation nachweisen.

Es gibt aber zumindest *experimentell einige Möglichkeiten*, wie, ähnlich dem Zigarettenrauch, auch die *Schadstoffe unserer Umwelt* an der Asthmapathogenese beteiligt sein könnten (s. Tab. 6). Sie können als *Allergen-Carrier* fungieren und/oder die Oberfläche inhalierter Partikel wie z.B. Pollen so verändern, daß sie vermehrt allergene Substanzen freisetzen [66]. Ähnlich dem Tabakrauch [101, 784] können auch Umweltirritanzien wie O₃, NO₂ und SO₂ zu einer erhöhten Permeabilität bis zur Schädigung des *Bronchialepithels* führen [283, 635, 866], so daß inhalierte Allergene leichter die immunkompetenten Zellen der Bronchialschleimhaut erreichen. Diskutiert wird auch eine Adjuvanswirkung auf die *IgE-Synthese* [66]. In vitro scheinen Bestandteile verunreinigter Luft in der Lage zu sein, die Freisetzungsbereitschaft *(„releasability")* von Mastzellen zu erhöhen [68]. Schließlich wird auch die Möglichkeit eines *Priming-Effekts* auf Mediatorzellen (s. S. 43 f.) diskutiert [899]. Die klinische Relevanz dieser experimentellen Befunde ist allerdings fraglich und augenblicklich noch kaum zu beurteilen. Anders verhält es sich mit den Auswirkungen von Luftschadstoffen auf die Ausprägung eines *bereits vorhandenen* Asthma bronchiale. Hier sind in *Expositionsversuchen* für folgende Schadstoffe Auswirkungen auf die asthmatische Entzündung und/oder Bronchokonstriktion nachgewiesen worden:

▶ *Schwefeldioxid* (SO₂): bei Asthmapatienten im Provokationstest 5–10mal stärkere Bronchokonstriktion als bei Gesunden
▶ *Stickstoffdioxid* (NO₂): Zunahme der unspezifischen wie der allergeninduzierten Hyperreaktivität, jedoch nicht bei allen Patienten in gleicher Weise nachweisbar, auch keine eindeutigen Unterschiede zwischen Asthmapatienten und Gesunden
▶ *Ozon* (O₃): entzündliche Veränderungen in den Atemwegen, Zunahme der bronchialen Reaktivität gegenüber Allergenen – nicht nur bei Asthmatikern, sonder auch bei Heuschnupfenpatienten

Es gibt eine vielzitierte deutsch-deutsche epidemiologische Studie [571a], die sich mit der Prävalenz asthmatischer und allergischer Erkrankungen bei Schulkindern in Leipzig und München befaßt hat. Die Schulkinder in Leipzig waren vor der deutschen Wiedervereinigung einer mehrfach höheren SO₂-Belastung ausgesetzt als die Schulkinder in München. Dennoch war die Asthmaprävalenz bei den Leipziger Schulkindern mit 7,3% sogar etwas niedriger als bei den Münchner Schulkindern mit 9,3%. Die Heuschnupfen-Prävalenz war in München mit 8,6% sogar ganz erheblich

---

Tabelle 6   Mögliche Bedeutung von Luftschadstoffen für die Asthmapathogenese.

▶ Allergen-„Carrier"
▶ Beeinflussung der Pollenoberfläche
▶ Schädigung des Bronchialepithels
▶ Adjuvanswirkung auf die IgE-Produktion
▶ Erhöhung der Freisetzungsbereitschaft („releasability") der Mastzellen
▶ „Priming" von Mediatorzellen

höher als in Leipzig mit 2,4%. Hingegen waren Husten und Auswurf als Hinweis für eine chronische Bronchitis in Leipzig mit 30,9% doppelt so hoch wie in München mit 15,9%. Der *Typ „Ost"* mit Schadstoffbelastung durch SO_2 und *Staub* scheint mehr zum Krankheitsbild der chronischen Bronchitis zu führen, während der *Typ „West"* mit NO_x, O_3 und *VOC* (volatile organic compounds) eher zu Allergie und Asthma führt. Für diese abweichenden Prävalenzen bei Schulkindern ähnlichen Erbgutes, aber mit unterschiedlichen Umweltbedingungen, werden gegenwärtig neben den quantitativ und qualitativ differenten Luftschadstoffbelastungen aber noch andere unterschiedliche Lebensbedingungen, wie z.B. Energieträger zum Heizen und Kochen, Passiv-Rauch-Exposition, Haustierhaltung, Stillverhalten und die für die Kinder in Leipzig typische Krippenbetreuung diskutiert („Crowding" Tab. 5, S. 66). Letztere hat zu häufigeren *viralen Infekten* im Kleinkindesalter geführt, die möglicherweise eine Art Prävention gegenüber allergischen Erkrankungen wie Asthma oder Pollinose bedeuten, indem sie die Immunabwehr vom atopischen TH2- auf den nichtatopischen TH1-Weg umleiten, wie dies offensichtlich auch durch frühkindliche Maserninfektion [571a] oder Tuberkulinimpfung [777a] möglich ist (s. S. 63 f.). Jedenfalls zeigt die epidemiologische Studie sehr eindringlich, daß die Gleichung „hohe Luftschadstoffbelastung = hohe Asthmaprävalenz" so nicht aufgeht.

3 Diagnostik

Zu Beginn dieses Buches wurde die Asthmakrankheit als *„variable und/oder reversible Atemwegsobstruktion"* definiert. Daraus folgt, daß der Nachweis der Atemwegsobstruktion eine Grundvoraussetzung der Asthmadiagnose ist. Dies wiederum erfordert die Messung des Atemwiderstandes, die dank der Entwicklung einfacher und nicht zu teurer Geräte in jeder Praxis ohne weiteres möglich sein sollte. Die Messung eines einfachen *„Obstruktionsparameters"* ist im Rahmen der Asthmadiagnostik auf jeden Fall wichtiger als ein Röntgenbild oder ein Elektrokardiogramm oder irgendeine Laboruntersuchung. Noch wichtiger als die Messung von Lungenfunktionswerten sind allerdings – wie bei jeder anderen Krankheit – eine gründliche *Erhebung der Anamnese* und eine sorgfältige *körperliche Untersuchung* des Patienten.

3.1 Erhebung der Anamnese

In mindestens vier von fünf Fällen führen allein die spontanen Angaben des Patienten mit der Schilderung der typischen Atemnotanfälle schon auf die richtige Spur. Das Ziel der Anamnese muß aber über die bloße Feststellung der Asthmadiagnose hinausgehen. Auch über die vermeintliche Ursache der Krankheit soll die Anamnese bereits Auskünfte vermitteln. Die Fragen an den Patienten konzentrieren sich auf folgende *Schwerpunkte:*

- etwaige familiäre Belastungen
- „Atopie-Äquivalente" wie Milchschorf, Neurodermitis, Heuschnupfen
- Auftreten von Asthmaanfällen im Zusammenhang mit unspezifischen exogenen Reizen wie Kaltluft, Nebel, Tabakrauch oder bei körperlicher Belastung, wie es für ein „hyperreaktives Bronchialsystem" typisch ist
- Asthmasymptome nur in der Pollenzeit („saisonal") oder das ganze Jahr hindurch („perennial")
- Hinweise auf Sensibilisierungen im häuslichen Milieu (Haustiere, Hausstaub, Schimmelpilze)
- arbeitsplatzbezogene Zusammenhänge (Isozyanate, Mehlstäube, Holzstäube etc.)
- Auslösung der Asthmasymptomatik durch Atemwegsinfekte
- Induzierbarkeit von Asthmaanfällen durch Nahrungsmittel (Milch, Eiweiß, Alkohol) oder durch Arzneimittel (nicht-steroidale Analgetika)
- genauere Angaben über die bisherige Asthmatherapie.

Zur Erleichterung der Anamnese kann man einen Fragebogen verwenden, den der Patient bereits vor der Untersuchung ausfüllt, damit während des ärztlichen Gesprächs nur noch wenige gezielte Fragen notwendig sind.

3.2 Untersuchungsbefund

Wenn die Symptomatik eines Asthmaanfalles typisch ist, kann bereits der Patient selbst die richtige Diagnose stellen. Die oft schon auf Distanz hörbaren bronchialen Nebengeräusche kommen bei kaum einer anderen Krankheit vor. Die Patienten beschreiben das eigene Geräuschempfinden mitunter als „Katzenkonzert" – eine Bezeichnung, die sehr treffend ist. Die mit dem Stethoskop hörbaren Geräuschphänomene werden seit der ersten Beschreibung durch Laënnec vor mehr als 150 Jahren als „rhonchi sonores et sibilantes" bezeichnet; es sind giemende, brummende, schnurrende *Nebengeräusche*, die durch ihre relativ homogene Frequenz eigentlich mehr einen Klang- als einen Geräuschcharakter besitzen. Während des Exspiriums, das gegenüber dem Inspirium um mehr als das Doppelte verlängert ist, werden die Geräusche immer lauter, und zwar um so mehr, je tiefer der Patient ausatmet. Die Erklärung hierfür ist naheliegend: Die Weite der Atemwege hängt vom aktuellen Lungenvolumen ab; tiefe Ausatmung führt zu einer Verkleinerung des aktuellen Lungenvolumens und damit auch zu einer Abnahme der durch das Asthma ohnehin schon verkleinerten Atemwegslichtungen und auf diese Weise zu einer Verstärkung der Strömungsgeräusche (vgl. Abb. 6, auf S. 17).

In der medizinischen Umgangssprache werden die Geräusche häufig auch unter dem Ausdruck „*Spastik*" zusammengefaßt. Tatsächlich spielt der Spasmus der glatten Bronchialmuskulatur bei der Entstehung der Geräuschphänomene die Hauptrolle. Beteiligt sind aber auch andere Faktoren wie unebene Schleimauflagerungen und flottierende, in Schwingungen versetzte zähe Schleimfäden. Die „*spastische Bronchitis*" der Pädiater hat mit einem „*Spasmus*" der Atemwege wenig zu tun; trotzdem hört man den gleichen Auskultationsbefund wie bei einem Asthmapatienten. Um wirklich von „*Spastik*" sprechen zu können, ist die Prüfung notwendig, ob sich der Auskultationsbefund nach der Inhalation aus einem beta-adrenergisch wirkenden Dosier-Aerosol verändert. Dies ist ein vereinfachter „*Bronchospasmolysetest*", auf den später noch eingegangen wird (s. Abb. 36, S. 80).

Die sorgfältige *Auskultation* ist im Rahmen der Asthmadiagnostik eine der empfindlichsten Untersuchungsmethoden. Sie wird darin nur noch von lungenfunktionsdiagnostischen Techniken übertroffen. Während es bei anderen Atemwegskrankheiten wie chronischer Bronchitis oder Emphysem „stumme Obstruktionen" gibt („silent chest"), korreliert beim Asthma – zumindest im Anfangsstadium der Krankheit – eine lungenfunktionsanalytisch nachgewiesene Obstruktion meist sehr gut mit dem Auskultationsbefund. Dies setzt allerdings voraus, daß man den Kranken nicht nur bei ruhiger Atmung auskultiert. Sind hierbei keine bronchialen Nebengeräusche hörbar, so sollte der Patient aufgefordert werden, die Ausatmung etwas zu forcieren. Wenn während eines solchen Atemstoßes eindeutige trockene Nebengeräusche zu auskultieren sind, kann man mit einiger Wahrscheinlichkeit das Vorliegen einer Atemwegskrankheit vermuten. Dies allein berechtigt natürlich noch nicht zur Diagnose eines Asthmas, weil alle anderen Atemwegskrankheiten – etwa auch ein banaler Virusinfekt der Atemwege – die gleiche Symptomatik auslösen können.

Ich habe in etwas unorthodoxer Reihenfolge die Auskultation bewußt vor die *Inspektion* gestellt, da die Patienten immer wieder spontan berichten, daß sich der drohende Asthmaanfall in erster Linie auf akustische Weise ankündigt – durch einen Reizhusten oder durch das Auftreten eines feinen Giemens bei der Ausatmung. Das Gefühl der Atemnot tritt erst auf, wenn der Atemwiderstand bereits deutlich erhöht ist, wobei die *subjektive Dyspnoeschwelle* große individuelle Unterschiede zeigt und nur wenig mit dem Auskultationsbefund oder mit objektiven Lungenfunktionswerten korreliert. Ein nach Luft ringender Asthmatiker ist sicherlich auch visuell durch die „Inspektion" als der einfachsten Form der unmittelbaren Krankenuntersuchung bereits als solcher zu erkennen.

Während des Asthmaanfalls steht der *Thorax des Patienten in Inspirationsstellung*. Sein Tiefendurchmesser ist verlängert, die Interkostalräume sind verbreitert, der epigastrische Winkel ist stumpf. Wenn die Bronchialobstruktion hochgradig ist, kann der Patient nicht im Liegen untersucht werden. Es wäre sinnlos, bei ihm in diesem Zustand eine komplette körperliche Untersuchung durchführen zu wollen. Bei dem Versuch, die Bauchorgane zu palpieren, fällt meist die starke Verspannung der Bauchdeckenmuskulatur auf. Zwar gehört die Bauchmuskulatur funktionell zur Exspirationsmuskulatur, trotzdem bleibt sie meist auch in der Inspirationsphase kontrahiert. Dies ist Ausdruck einer Fehlatmung, die die atemmechanische Situation weiter verschlechtert und Ansatzpunkt einer gezielten physikalischen Atemtherapie sein muß (s. Kapitel 5.11.1, S. 248 ff.).

Während eines Asthmaanfalls bevorzugt der Patient spontan die sitzende Position und hat das Bestreben, seine Arme irgendwo abzustützen. Auf diese Weise gewinnt er die Möglichkeit, Atemhilfsmuskeln wie die Mm. scaleni und den M. sternocleidomastoideus zur Inspiration mit einzusetzen. Die Aktivität dieser Muskeln wird durch die verkürzte Entfernung zwischen Manubrium sterni und Kehlkopf deutlich sichtbar.

Nur bei einem sehr schweren Asthmaanfall findet man einen *„Zwerchfell-Thoraxwand-Antagonismus"*. Die Flanken werden dann paradoxerweise in der Inspirationsphase nicht erweitert, sondern sogar eingezogen, weil das extrem abgeflachte Zwerchfell die unteren Rippen, an denen es ansetzt, nach innen zieht. Zu einem Dauerzustand wird der Zwerchfell-Thoraxwand-Antagonismus erst bei einem Patienten mit sekundärem obstruktivem Emphysem. Auch die kissenartige Vorwölbung der Supraklavikulargruben kommt als Folge der akuten Überblähung im Asthmaanfall selten vor; sie spricht meist dafür, daß bereits ein obstruktives Emphysem vorliegt.

Die *Perkussion* als dritte Methode der unmittelbaren Krankenuntersuchung vermittelt im Rahmen der Asthmadiagnostik wenig zuverlässige Informationen. Der Befund eines *hypersonoren Klopfschalles* ist vieldeutig. Er findet sich beim akuten Volumen pulmonum auctum, beim obstruktiven Emphysem, nicht selten aber auch bei gesunden Probanden mit asthenischem Habitus. Nicht viel anders verhält es sich mit der Perkussion der absoluten Herzdämpfung. Ihre Verkleinerung oder völlige Aufhebung spricht zwar für eine Überlagerung des Herzens durch die überblähte Lunge; dies ist aber sowohl beim reversiblen Volumen pulmonum auctum wie beim irreversiblen Lungenemphysem der Fall.

3.3 Lungenfunktionsdiagnostik

Das pathophysiologische Substrat für die Atemnot des Asthmapatienten und für den Schweregrad der klinischen Symptomatik ist die Atemwegsobstruktion. Sie beruht auf den schon erwähnten Mechanismen Bronchospasmus, Schleimhautödem und Schleimobturation. Die Atemwegsobstruktion wirkt sich funktionell als Strömungsbehinderung aus. Die Höhe des *Strömungswiderstandes R* ist abhängig vom Druck P, der zur Erzeugung einer bestimmten Strömung $\dot{V}$ (Synonyma: Atemstromstärke, Flow, Fluß) erforderlich ist:

$$R = \frac{\Delta P}{\dot{V}} [cmH_2O/l/s, mbar/l/s \text{ bzw. } kPa/l/s]$$

Der apparative Aufwand zur exakten Messung des Strömungswiderstands ist beträchtlich [195, 196, 487, 512, 525, 665, 871]. Eine erste Information ist aber schon mit Hilfe des einfachen Atemstoßmanövers möglich [244, 314, 665, 757, 792].

3.3.1 Fluß- oder Volumenmessung bei forcierter Exspiration

Das seit langem bekannte Tiffeneau-Manöver der forcierten Exspiration stellt keine unmittelbare Messung des Atemwiderstandes dar, weil es nur über die im Nenner der oben angegebenen Gleichung stehende Strömung $\dot{V}$ etwas aussagt. Die Atemströmung steigt entsprechend der Gleichung mit zunehmendem Druck bis zu einem Maximalwert an (*„Peak-Flow"*), der außer durch die Weite des Bronchialbaumes auch durch andere Faktoren wie z.B. die Komprimierbarkeit der kleinen Atemwege bestimmt wird. Bei chronischen Atemwegskrankheiten, die bereits zu Umbauvorgängen im Bereich des Lungenparenchyms oder der kleinen Atemwege geführt haben, ist die richtige Interpretation des Tiffeneau-Manövers daher schwierig. Im Rahmen der Asthmadiagnostik ermöglicht das Tiffeneau-Manöver aber durchaus eine zuverlässige Orientierung über den Grad der Strömungsbehinderung im Bronchialsystem. Je mehr die maximale Atemstromstärke (= Peak-Flow) eingeschränkt ist oder je kleiner der Teil der Vitalkapazität ist, der innerhalb einer Sekunde ausgeatmet werden kann (= relative Sekundenkapazität), um so höher ist der Obstruktionsgrad, der dafür verantwortlich ist (s. Abb. 35).

3.3 Lungenfunktionsdiagnostik

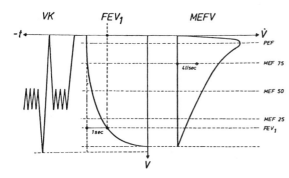

Abbildung 35 Registrierung der Vitalkapazität (VK), der Sekundenkapazität (FEV_1) und des maximalen exspiratorischen Fluß-Volumen-Diagramms (MEFV). PEF = Peak-Expiratory Flow, MEF 75, MEF 50, MEF 25 = Mid-Expiratory Flow bei 75, 50, 25% der Vitalkapazität.

Die am weitesten verbreitete Methode zur indirekten Messung des Atemwiderstandes bei forcierter Exspiration ist die Messung der *Sekundenkapazität* (FEV_1 = forciertes Exspirationsvolumen in der ersten Sekunde) und der *relativen Sekundenkapazität* (FEV_1 in Prozent der gemessenen Vitalkapazität).

Man fordert den Patienten auf, maximal – also bis zur Grenze der Totalkapazität – einzuatmen, den Atem kurz anzuhalten und dann so schnell wie möglich in ein Spirometer hineinzuatmen. Die Messung ist nur dann korrekt, wenn der Patient sich wirklich maximal anstrengt und wenn Fehler während des Atemstoßmanövers sicher ausgeschlossen werden können. Hierfür ist es erforderlich, daß eine Möglichkeit besteht, das ausgeatmete Volumen gegen die Zeit aufzuzeichnen und ein Volumen-Zeit-Diagramm oder forciertes Exspirogramm zu registrieren.

Die früher übliche Methode der *Spirometrie im „geschlossenen System"* ist für die Routinediagnostik entbehrlich [751, 792]. Das einfachste Verfahren ist heute die *Spirometrie im „halboffenen System"* mit einem *Keilbalg-Trockenspirometer* (Abb. 36) oder im *„offenen System"* mit einem *Pneumotachographen* (Abb. 35, vgl. S. 83). Der Verlauf der registrierten Kurve kann vom Untersucher während des Meßvorganges beobachtet werden, so daß Fehler des Patienten während des Atemstoßes am Verlauf der Kurve sofort zu erkennen sind. Es ist wichtig, daß der Patient sich nicht nur maximal anstrengt, sondern wirklich bis zum Residualvolumen ausatmet. Dazu brauchen schwer obstruktive Patienten oft länger, als der Zeitvorschub des Gerätes reicht. Die Messung darf nicht etwa an diesem Punkt abgebrochen werden, weil die Vitalkapazität dann zwangsläufig zu niedrig gemessen wird (s. Abb. 36).

In den angelsächsischen Ländern ist es üblich, die Vitalkapazität allein aus dem *forcierten Exspirogramm* abzulesen; sie wird daher als *„forcierte Vitalkapazität (FVC)"* bezeichnet. Der Wert fällt beim Patienten mit Bronchialobstruktion kleiner aus gegenüber einem Vorgehen, bei dem man den Patienten auffordert, langsam auszuatmen. Es bedeutet nur

3 Diagnostik

Abbildung 36 Beispiel für die Registrierung der Atemstoßkurve mit einem einfachen Keilbalg-Trockenspirometer. Es ist zu empfehlen, zunächst die Ausgangswerte für die exspiratorische Vitalkapazität und für das FEV_1 zu bestimmen ① und nach Gabe eines bronchospasmolytisch wirkenden Dosier-Aerosols die Messung zu wiederholen ②.

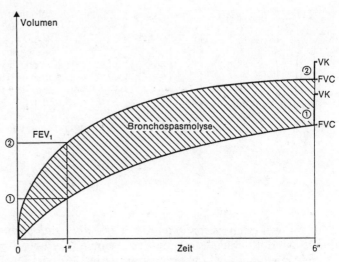

Auf diese Weise kann der reversible und damit behandelbare Anteil der Atemwegsobstruktion erkannt werden. Statt der in den angelsächsischen Ländern üblichen „Forced Vital Capacity (FVC)" sollte der Patient besser das Vitalkapazitätsmanöver bei langsamer Ausatmung durchführen. Wie die Darstellung zeigt, fällt der Wert für die Vitalkapazität (VK) höher aus als für die FVC. Das abgelesene FEV_1 kann prozentual auf die gemessene Vitalkapazität bezogen werden und wird dann als „relative Sekundenkapazität (FEV_1 % VK)" bezeichnet. Sicherer ist es, außerdem den Absolutwert des FEV_1 auch in % des Sollwertes anzugeben (FEV_1 % Soll, vgl. Abb. 39).

einen unwesentlichen Mehraufwand an Zeit, wenn zunächst einmal die *Vitalkapazität während langsamer Ausatmung* bestimmt und danach erst das forcierte Exspirationsmanöver durchgeführt wird. Der Anteil des Sekundenvolumens an der gesamten ausgeatmeten Vitalkapazität (FEV_1 % VK = *relative* Sekundenkapazität) ist für die Beurteilung der Bronchialobstruktion maßgebend. Wird statt der VK die FVC verwendet, so fällt der Wert zwangsläufig etwas höher aus. Der Sollwert für das FEV_1 % VK beträgt für Patienten unterhalb von 15 Jahren mindestens 75 %. Der Wert nimmt mit dem Alter ab, und zwar jeweils um 1 % in sechs Jahren. Dies bedeutet einen Mindestsollwert von 70 % für den 45jährigen und einen Mindestsollwert von 65 % für den 75jährigen Patienten (s. Abb. 37 und 38).

Wie das Diagramm der Abbildung 39 zeigt, ist es allein mit Hilfe der beiden leicht bestimmbaren Parameter VK und FEV_1 bereits möglich, zwischen der für den Asthmapatienten typischen obstruktiven Ventilationsstörung („Obstruktion") und einer restriktiven Ventilationsstörung („Restriktion") zu unterscheiden. Für die Diagnose einer Obstruktion hat die *relative Sekundenkapazität (FEV1 % VK)* eine höhere Spezifität als die *absolute Sekun-*

3.3 Lungenfunktionsdiagnostik

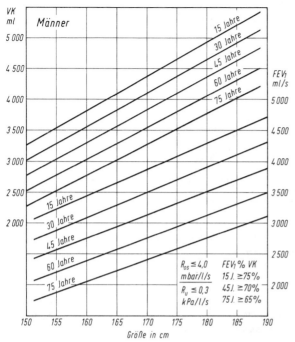

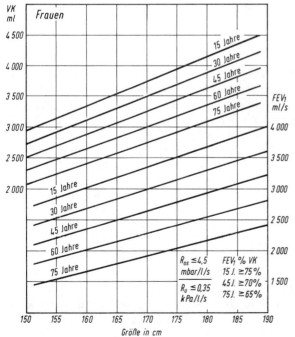

Abbildung 37

Abbildung 37 und 38
Sollwerttabellen, die in erster Linie für die Lungenfunktionsdiagnostik in der Praxis geeignet sind. VK = *exspiratorische* Vitalkapazität, FEV_1 = absolute Sekundenkapazität, FEV_1 % VK = relative Sekundenkapazität, R_{os} = Resistance-Oszillationsmethode, R_u = Resistance-Unterbrechermethode; 1 mbar entspricht 0,1 kPa oder annähernd der alten Einheit 1 cmH$_2$O. Die Grenzwerte für die exspiratorische Vitalkapazität und für die Sekundenkapazität entsprechen den Empfehlungen der Österreichischen Arbeitsgemeinschaft für klinische Atemphysiologie (G. Forche et al. [244], K. Harnoncourt et al. [314]). Die Werte sind unter praxisüblichen Bedingungen mit einem einfachen Keilbalg-Trockenspirometer (Vitalograph) im Stehen gemessen und auf BTPS-Bedingungen korrigiert worden.

Abbildung 38

3 Diagnostik

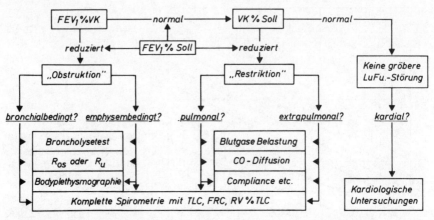

Abbildung 39   Einfaches und erweitertes Programm der Lungenfunktionsdiagnostik. Zunächst genügt die Bestimmung der Vitalkapazität (VK) und der Sekundenkapazität (FEV_1), um in einem Screening eine klinisch relevante Obstruktion oder Restriktion zu erkennen bzw. um eine gröbere Lungenfunktionsstörung auszuschließen. Für die weitere Abklärung einer festgestellten Obstruktion oder Restriktion sind weitere Untersuchungen erforderlich, die vor allem bei der Restriktion eine etwas aufwendigere apparative Ausstattung verlangen. Die beim Asthmapatienten zu diagnostizierende Obstruktion läßt sich aber bereits mit einem einfachen Broncholysetest und mit einer Möglichkeit zur Messung des Atemwegswiderstandes mit der Oszillationsmethode (R_{os}) oder mit der Unterbrechermethode (R_u) weiter differenzieren. TLC = totale Lungenkapazität, FRC = funktionelle Residualkapazität, RV = Residualvolumen.

denkapazität (FEV_1 % Soll). Die relative Sekundenkapazität ist daher zur Diagnose einer Obstruktion die wichtigere Meßgröße. Dennoch sollte die absolute Sekundenkapazität immer auch in die Beurteilung mit einbezogen werden: Sie erlaubt zwar keine eindeutige Differenzierung zwischen Obstruktion und Restriktion, da sie in beiden Fällen vermindert ist. Dafür ist ihre Sensitivität aber deutlich höher als die der relativen Sekundenkapazität. Ein Patient mit normaler FEV_1 % VK, aber pathologischer FEV_1 % Soll, bedarf unbedingt einer weiteren funktionsdiagnostischen Abklärung. Liegt bei einem solchen Patienten gleichzeitig eine deutliche Reduktion der Vitalkapazität vor (VK % Soll), dann ist die Verminderung der absoluten Sekundenkapazität nicht durch eine Obstruktion, sondern durch eine *Restriktion* bedingt. Typisch für die Restriktion sind somit: Einschränkung von Vitalkapazität und absoluter Sekundenkapazität bei normaler oder hochnormaler relativer Sekundenkapazität.

Jede höhergradige Obstruktion führt zu einem *Volumen pulmonum auctum* mit Verschiebung der Atemmittellage nach oben und damit zwangsläufig auch zu einer Verminderung der Vitalkapazität. Eine Einschränkung von VK % Soll bei einer deutlichen Einschränkung von FEV_1 % VK ist somit Folge einer Obstruktion und nicht etwa Ausdruck einer zusätzlichen Restriktion. Die Interpretation als „kombinierte Ventilationsstörung" ist nur berechtigt, wenn die VK in Relation zum FEV_1 % VK deutlich stärker eingeschränkt ist.

Neben dem sehr einfachen, preisgünstigen halboffenen System des Keilbalg-Trockenspirometers gibt es heute zahlreiche Geräte, die nach dem *Prinzip des „offenen Systems"* arbeiten. Es handelt sich um eine „Spirometrie ohne Spirometer", da keine direkte Volumenmessung mehr stattfindet. Gemessen wird die *Atemstromstärke*, deren elektronische Integration über die Zeit erst das gewünschte *Volumen* ergibt. Außer dem Pneumotachographen sind für die Bestimmung der Atemstromstärke auch andere Systeme wie das *Staudruckprinzip* und das *Thermistorprinzip* entwickelt worden. Die meisten Geräte sind von der Technik her sicher und zuverlässig; viele ermöglichen außer der Registrierung der Atemstoßkurve auch eine unmittelbare Digitalanzeige. Ein Handicap einiger Geräte (z.B. Thermistorprinzip) besteht aber darin, daß man sie nicht mit einer einfachen Pumpe eichen kann – eine Voraussetzung, die für jede volumetrische Methode gefordert werden muß. Nur wenn man sich bei einem Gerät tagtäglich davon überzeugen kann, daß 1 Liter wirklich 1 Liter ist, kann man sicher sein, daß die am Patienten gemessenen Werte auch stimmen.

Der *Pneumometerwert* oder *Peak-Flow* gibt die maximale Atemstromstärke an, die bei forcierter Exspiration erreicht werden kann. Der Sollwert [949] beträgt für einen 20jährigen Mann 8 l/s, für eine 20jährige Frau 6 l/s; bis zum 70sten Lebensjahr fallen die Werte um etwa 1 l ab. Peak-Flow-Meter sind zwar außerordentlich handliche, kleine Geräte; die Schwankungsbreite der maximalen exspiratorischen Atemstromstärke ist aber von einem Atemstoßmanöver zum anderen groß und noch stärker von der Mitarbeit des Patienten abhängig, als es beim FEV_1 der Fall ist. Schließlich ist auch die notwendige Registrierung der Atemstoßkurve nicht möglich. Dennoch hat die *Peak-Flow-Messung* eine große praktische Bedeutung erlangt – aber nicht zur Diagnostik, sondern zur *Therapiekontrolle*.

Da der Obstruktionsgrad der Atemwege beim Asthmapatienten sehr variabel ist, kann es für die optimale Therapieeinstellung vorteilhaft sein, ihm ein einfaches Peak-Flow-Gerät in die Hand zu geben, mit dem er mehrfach am Tag seine Atemfunktion selbst überprüfen kann. Der absolute Obstruktionsgrad kann durch einen einzelnen Peak-Flow-Wert nicht beurteilt werden; wichtiger ist die relative Änderung der Meßwerte über einen längeren Zeitraum hinweg. Ein Peak-Flow-Protokoll, das der Patient mit in die Sprechstunde bringt, sagt oft über den Krankheitsverlauf und über das Ansprechen der Therapie mehr aus als eine zwar komplizierte, aber nur in größeren Abständen durchführbare Lungenfunktionsuntersuchung (Übersicht bei [501a]).

Der von einem Patienten maximal erreichbare Atemfluß ist am Beginn der Ausatmung am größten; er nimmt in Richtung Residualvolumen immer mehr ab. Registriert man die Atemstromstärke in einer Achse und das ausgeatmete Volumen in der anderen Achse, dann erhält man ein *Fluß-Volumen-Diagramm.* Diese Zusammenhänge gingen bereits aus Abb. 35 auf S. 79 hervor. Während die *Zeit-Volumen-Kurve* (FEV_1) eine relativ grobe Methode ist, lassen sich mit *Fluß-Volumen-Diagrammen* auch leichte Formen der Atemwegsobstruktion bereits erfassen – besonders dann, wenn sie in den kleinen Atemwegen lokalisiert sind (*„Small-airways-disease"* [490]). Die auf der Volumenachse registrierte Vitalkapazität wird „geviertelt". Dadurch kann man den zugehörigen maximalen Fluß bei 75%, 50%, 25% der Vitalkapazität ablesen: MEF_{75}, MEF_{50}, MEF_{25}. Darüber hinaus ist von Hyatt et al. [359] zur quantitativen Auswertung eine Mittelung der Atemstromstärke zwischen 25 und 75% bzw. 50 und 75% der ausgeatmeten Vitalkapazität vorgeschlagen worden. Die Normalwerte für erwachsene Männer sollen 2,7–4,5 l/s bzw. 1,4–3,5 l/s betragen. Um Fluß-Volumen-Diagramme registrieren und auswerten zu können, ist ein Computer erforderlich, der den Aufwand der Apparatur und damit ihren Preis natürlich erhöht. Dieser Aufwand ist im Rahmen der Asthmadiagnostik nicht unbedingt erforderlich.

3.3.2 Messung des Atemwiderstandes bei Ruheatmung

Eine physikalisch exakte Messung des Strömungswiderstandes in den Atemwegen ist nur dann möglich, wenn außer der Atemstromstärke auch der zugehörige treibende Druck (*„Alveolardruck"*) bekannt ist. Die bisherige Druckeinheit cmH_2O ist im neuen SI-System (Système International d'Unités) durch die Einheiten Millibar (mbar) oder Kilopascal (kPa) ersetzt worden: 1 cmH_2O = 0,98 mbar = 0,098 kPa. Um den Alveolardruck messen zu können, braucht man den beträchtlichen Aufwand eines Bodyplethysmographen [195, 196, 512, 525, 871]. Dennoch hat sich die Methode der Bodyplethysmographie in der klinischen Diagnostik der Atemwegsobstruktion bewährt und sogar in pneumologischen Praxen durchgesetzt [602].

3.3.2.1 Bodyplethysmographie

Das Prinzip der bodyplethysmographischen Alveolardruckmessung beruht auf der Kompressibilität von Gasen: Eine Zunahme des Alveolardruckes bedeutet Kompression des intrathorakalen Gases, eine Abnahme des Alveolardruckes bedeutet Dekompression. Der Patient sitzt in einer geschlossenen Kabine und ist für die Messung der Atemstromstärke an einen Pneumotachographen angeschlossen (s. Abb. 40). Während der Atmung ändert sich sein Körpervolumen: Es nimmt während der Ausatmung um einen geringen Betrag ab, der durch die erwähnte Kompression des intrathorakalen Gases zustande kommt. Dies wiederum führt gegensinnig zu einer geringen Dekompression der Kammerluft und somit zu einem meßbaren Druckabfall in der Kammer. Die Kammerdruckschwankungen stellen also eine Art „Negativ" der Alveolardruckschwankungen dar.

3.3 Lungenfunktionsdiagnostik

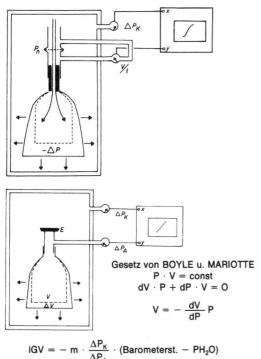

Abbildung 40   Prinzip der bodyplethysmographischen Messung der Atemwegs-Resistance R (oben) und der Messung des intrathorakalen Gasvolumens IGV (unten). Bei der Resistance-Messung stellen die atemsynchronen Kammerdruckschwankungen ΔP_K ein „Negativ" der Alveolardruckschwankungen ΔP_A dar. Die zugehörige Atemstromstärke wird mit einem Pneumotachographen am Mund des Patienten gemessen. Die Messung des intrathorakalen Gasvolumens beruht auf dem Gesetz von Boyle und Mariotte, wonach in einem abgeschlossenen System das Produkt aus Druck (P) und Volumen (V) immer konstant ist. Bei der Messung wird das Mundstück des Patienten durch ein elektromagnetisches Ventil (E) für kurze Zeit verschlossen.

Registriert man mit einem Koordinatenschreiber synchron die Atemstromstärke gegen den Kammerdruck, so erhält man ein *Druck-Strömungs-Diagramm*, welches über das Verhalten des Strömungswiderstandes während eines gesamten Atemzyklus feinere Aussagen erlaubt, als es mit den meisten sonstigen Methoden der Fall ist. Bei Patienten mit Bronchialobstruktion fallen im Druck-Strömungs-Diagramm zwei Veränderungen auf (s. Abb. 41):
▶ Die Kurve ist als Ausdruck des erhöhten Strömungswiderstandes stärker als beim Gesunden zur Abszisse hin geneigt.
▶ Durch ungleichmäßige Einengung der Lichtungen in den einzelnen Abschnitten des Tracheobronchialbaumes kommt es zu ovalen, schleifenförmigen oder keulenförmigen Kurvenbildern.

Im allgemeinen wird für klinische Zwecke der Widerstandswert zwischen dem inspiratorischen und exspiratorischen Druckmaximum angegeben. Dieser als *Resistance totalis* bezeichnete Wert (R_t) entspricht etwa dem mittleren Strömungswiderstand während des gesamten Atemzyklus. Der Normalbereich liegt unter 3,5 $cmH_2O/l/s$. Kinder haben wegen des kleineren Querschnitts ihrer Atemwege physiologischerweise einen erheb-

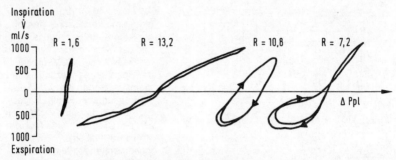

Abbildung 41 Bodyplethysmographische Druck-Strömungs-Diagramme von einem Lungengesunden mit normaler Atemwegs-Resistance (R, in cmH$_2$O/l/s), bei einem Patienten mit „homogener Obstruktion", mit „Air-trapping" und inkonstantem 0-Punkt-Durchgang und bei einem Patienten mit ausgeprägtem exspiratorischem Atemwegskollaps (von links nach rechts). Δ Ppl = Plethysmographendruck, $\dot{V}$ = Flow.

lich höheren Widerstand: Er beträgt bei einem fünfjährigen Kind bis zu 8 cmH$_2$O/l/s und bei einem zehnjährigen Kind bis zu 6 cmH$_2$O/l/s. Auch bei Adipösen, bei Frauen mit geringer Körpergröße oder in der Gravidität kommen physiologischerweise noch Werte bis 4 oder 4,5 cmH$_2$O/l/s vor.
Das Ausmaß der Bronchialobstruktion kann nach der Höhe des Strömungswiderstandes in *vier Graduierungen* eingeteilt werden:

1. „*leicht*": 3,5–6 cmH$_2$O/l/s (mbar/l/s) = 0,35–0,60 kPa/l/s
2. „*mittel*": 6–12 cmH$_2$O/l/s (mbar/l/s) = 0,6–1,2 kPa/l/s
3. „*schwer*": 12–20 cmH$_2$O/l/s (mbar/l/s) = 1,2–2,0 kPa/l/s
4. „*hochgradig*": über 20 cmH$_2$O/l/s (mbar/l/s) = über 2,0 kPa/l/s

Die Bodyplethysmographie ist für wissenschaftliche Fragestellungen unentbehrlich geworden, weil die zu messenden Vorgänge durch das Meßverfahren selbst nicht beeinflußt werden. Im Gegensatz dazu kann das Tiffeneau-Manöver bei einem Asthmapatienten auf dem Wege der *Reflexbronchokonstriktion* den Obstruktionsgrad verstärken. Die meisten neueren Untersuchungen über pharmakodynamische Wirkungen auf Bronchialobstruktion und Bronchomotorik sind erst mit Hilfe der Bodyplethysmographie möglich geworden.
Neben dem bronchialen Strömungswiderstand kann in einem einzigen Meßvorgang das *intrathorakale Gasvolumen (IGV)* bestimmt werden (s. Abb. 40). Dies ist die am Ende einer ruhigen Exspiration noch im Thorax vorhandene Luftmenge. Sie entspricht beim Gesunden der *funktionellen Residualkapazität (FRC)*, die man auch mit der Heliumverdünnungsmethode bestimmen kann. Während mit der Heliummethode

nur dasjenige Luftvolumen zu messen ist, das für das zugemischte Helium überhaupt erreichbar ist, wird mit der plethysmographischen Messung das „Trapped-air-Volumen" miterfaßt. Es handelt sich dabei um Luftanteile, die infolge von Ventilstenosen im Tracheobronchialbaum vorübergehend von der Außenluft völlig abgeschnitten, also „gefangen" sind (engl. „trapped"). Ein „Air-trapping" kommt bei Asthmapatienten im Asthmaanfall häufig vor. Das intrathorakale Gasvolumen (IGV) fällt daher bei einer höhergradigen Obstruktion regelmäßig höher aus als die mit der Heliummethode bestimmte funktionelle Residualkapazität.

Das *Meßprinzip der plethysmographischen IGV-Messung* ist in Abbildung 40 dargestellt: Wenn die Luftzufuhr bei dem im Plethysmographen sitzenden Patienten für kurze Zeit durch ein Ventil („Shutter") verschlossen und der Patient aufgefordert wird, kurze inspiratorische Bewegungen auszuführen („Hechelatmung"), so dehnt er dabei das im Thorax befindliche Gasvolumen, ohne eine am Mund meßbare Strömung zu erzeugen. Auf der Grundlage des Boyle-Mariotteschen Gesetzes kann man aus den während des Manövers synchron am Mund und in der Kammer gemessenen Druckwerten auf das im Thorax befindliche Gasvolumen schließen.

Mit den technischen Einrichtungen eines Bodyplethysmographen sind noch zahlreiche andere Meßgrößen bestimmbar, die den Anwendungsbereich der Methode bis zur Rhinologie (Nasenwiderstand) und Kardiologie (Schlagvolumen) ausgedehnt haben.

Ein gut ausgerüstetes klinisches Lungenfunktionslabor sollte heute unbedingt über die Möglichkeit eines Bodyplethysmographen verfügen. Für die Praxis ist mit Ausnahme stark frequentierter pneumologischer Facharztpraxen die Anwendung der Bodyplethysmographie wegen ihres zu großen Aufwandes dagegen kaum geeignet. Die Unterbrechermethode und die Oszillationsmethode sind hier gute Alternativen.

3.3.2.2 Unterbrechermethode

Die Unterbrecher- oder Verschlußdruckmethode ist seit etwa 50 Jahren bekannt, aber erst durch die Anwendung moderner Elektronik und Computertechnik zu einem praxisreifen Gerät entwickelt worden [76, 181, 887]. Die beiden zur Bestimmung des Strömungswiderstandes erforderlichen Größen Atemstromstärke und Alveolardruck werden bei dieser Methode nicht gleichzeitig, sondern nacheinander gemessen. Das Atemrohr wird beim Patienten während der Ausatmung kurz verschlossen und wieder freigegeben, wobei die Verschlußphase so kurz gehalten ist, daß die Atmung des Patienten dadurch nicht beeinträchtigt wird. Die Richtigkeit der Messung hängt sehr davon ab, ob die kurze Verschlußzeit wirklich zu einem vollständigen Druckausgleich zwischen Alveolen und Mundöffnung ausreicht. Hier lag von jeher ein schwacher Punkt der Unterbrechermethode, der einen Einsatz des Gerätes für wissenschaftliche Fragestellungen immer problematisch machte. Der zu erwartende Fehler durch die nicht ausreichend lange

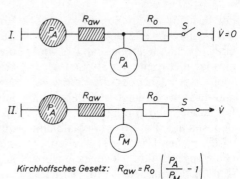

Abbildung 42 Ersatzschaltbild vom Meßprinzip der Unterbrechermethode:
I = Verschlußphase, II = Öffnungsphase, R_{aw} = Atemwegswiderstand, R_o = vorgeschalteter Referenzwiderstand, S = Schalter, $\dot{V}$ = Flow, P_A = Alveolardruck, P_M = Munddruck.

Kirchhoffsches Gesetz: $R_{aw} = R_o \left(\dfrac{P_A}{P_M} - 1 \right)$

Verschlußzeit ist aber für den Einsatz des Gerätes in der Praxis zu vernachlässigen – besonders dann, wenn es in erster Linie darauf ankommt, leichtgradige Atemwegsobstruktionen zu erfassen.

Abbildung 42 zeigt das Meßprinzip anhand eines elektrischen Ersatzschaltbildes. Der Patient atmet durch einen vorgeschalteten Referenzwiderstand, der so klein gehalten ist, daß ihn der Patient nicht spürt. Nach dem *Kirchhoffschen Gesetz* verhält sich nun der treibende Alveolardruck zur Summe aus Atemwegswiderstand des Patienten und bekanntem Referenzwiderstand wie der am Mund gemessene Druck zum Wert des Referenzwiderstandes. Die in der Abbildung angegebene Auflösung der Gleichung zum gesuchten Atemwegswiderstand R_{aw} zeigt, daß für seine Berechnung lediglich zwei Größen notwendig sind: der bei freier Atmung gemessene Druck P_M und der in der Verschlußphase gemessene Alveolardruck P_A. Der vorgeschaltete Referenzwiderstand wird zugleich als Pneumotachograph verwendet und liefert das Signal für die Atemstromstärke bzw. nach Integration über die Zeit auch das Volumensignal.

3.3.2.3 Oszillationsmethode

Bei der Oszillationsmethode [60, 77, 95, 241, 284, 350, 462, 607, 611, 758, 793, 794] werden dem Atemstrom des Patienten Oszillationen aufgeprägt, die als leichtes Vibrieren zu spüren sind, die Atmung aber in keiner Weise stören. Als Referenzwiderstand dient bei dieser Methode ein großlumiger Plastikschlauch. Dieser Schlauch stellt für die niederfrequente Atmung des Patienten so gut wie keinen Widerstand dar, wohl aber für die hochfrequenten Oszillationen, die die in dem Schlauch befindliche Luftsäule hin- und herbewegen müssen *(„induktiver Widerstand")*. In Abbildung 43 ist das elektrische Ersatzschaltbild wiedergegeben, das gewisse Ähnlichkeiten mit der Unterbrechermethode erkennen läßt. Allerdings ist bewußt vernachlässigt worden, daß bei der Oszillationsmethode mit „komplexen Größen" gerechnet werden muß: Der gemessene Widerstandswert ist

3.3 Lungenfunktionsdiagnostik

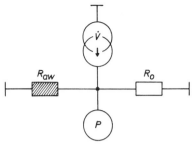

Kirchhoffsches Gesetz: $R_{aw} = \dfrac{R_0 \cdot P}{R_0 \cdot \dot{V} - P}$

Abbildung 43 Ersatzschaltbild vom Meßprinzip der oszillatorischen Resistance-Messung, zur Vereinfachung ist die Wechselstromtheorie vernachlässigt worden. Die oszillierenden Volumenverschiebungen $\dot{V}$ verteilen sich zwischen dem bekannten Referenzwiderstand R_0 und dem zu messenden Atemwiderstand R_{aw}. R_0 ist ein „induktiver Widerstand", der zwar für die Oszillationsströmung, nicht jedoch für die niederfrequente Atmung des Patienten einen Widerstand darstellt.

ein „*komplexer Widerstand*", der aus einer realen Komponente *(„Resistance")* und einer imaginären Komponente („*Reactance*") besteht. Durch die zu berücksichtigende *Wechselstromtheorie* sind die Auswertung und die Interpretation der Ergebnisse nicht ganz einfach.
Gegenwärtig sind mehrere Varianten der Oszillationsmethode im Handel. Am einfachsten und preisgünstigsten sind Geräte mit einer *fixen Oszillationsfrequenz*. Etwas aufwendiger sind Geräte, bei denen in einem ersten Meßgang die „Resonanzfrequenz" des Patienten gemessen wird. Das ist diejenige Frequenz, bei der die „Reactance" gleich Null ist. Danach wird mit der individuellen Resonanzfrequenz die eigentliche Messung durchgeführt, die nunmehr keinen komplexen Widerstand, sondern den gewünschten realen Teil des Widerstandes („Resistance") ergibt.
Man kann sich das Meßprinzip der Oszillationsmethode durch die Abbildung 43 gut verdeutlichen: Die vorgegebenen Oszillationen „verteilen" sich zwischen dem bekannten vorgeschalteten Widerstand R_0 und dem unbekannten Widerstand der Atemwege R_{aw}. Entsprechend dem Kirchhoffschen Gesetz ist es möglich, allein aus dem Oszillationsdruck P auf den Atemwiderstand R_{aw} zu schließen. In den oszillatorischen Widerstand gehen aber außer dem Strömungswiderstand der Atemwege noch andere mechanische Faktoren, insbesondere Gewebsfaktoren, mit ein, z.B. die Dehnbarkeit der Atemwege, der Lunge und der Brustwand. Daher ist die *obere Normgrenze* auch etwas höher als bei der Bodyplethysmographie. Sie liegt für Männer bei 4,0, für Frauen bei 4,5 cmH_2O/l/s (mbar/l/s) oder 0,40 bzw. 0,45 kPa/l/s.
Weder die Unterbrechertechnik noch die Oszillationsmethode liefern Meßwerte, die mit der bodyplethysmographischen Atemwegsresistance völlig identisch sind. Die Übereinstimmung ist aber so gut, daß beide Methoden als Ersatz für die Bodyplethysmographie in der Praxis empfohlen werden können. Für die *Frühdiagnostik* einer ob-

struktiven Ventilationsstörung bei einem Patienten mit vermeintlichem Asthma sind die beiden Geräte nicht besser und nicht schlechter geeignet als ein Bodyplethysmograph [611, 692].

3.3.3 Blutgasanalyse und Pulmonalarteriendruckmessung

Für klinische Fragestellungen sind zur Beurteilung der Atemfunktion eines Asthmapatienten eine Reihe weiterer Parameter von Bedeutung. Ob Ventilation, Gasaustausch und Perfusion der Lunge intakt sind, läßt sich auf einfachste Weise am Ergebnis der Blutgasanalyse ablesen. Ein wesentlicher Fortschritt besteht darin, daß man heute mit sehr kleinen Blutproben auskommt. Da das *Kapillarblut des hyperämisierten Ohrläppchens* mit guter Annäherung dem arteriellen Blut entspricht, kann bis auf ganz seltene Einzelfälle auf die unangenehme Arterienpunktion verzichtet werden. Nach ausreichend langer Hyperämisierung des Ohrläppchens (z.B. mit Finalgon®-Salbe) haben wir selbst im Extremfall des Status asthmaticus keine gerichtete Differenz zwischen den Blutgaswerten im Kapillarblut und denjenigen im gleichzeitig entnommenen Arterienblut feststellen können.

Der *arterielle pO_2* und der *arterielle pCO_2* werden in den heute im Handel befindlichen Blutgasanalysegeräten durch direkt messende Platinelektroden bzw. membranüberzogene pH-Elektroden simultan gemessen und zusammen mit den wichtigsten Säure-Basen-Parametern wie Standardbikarbonat, Basenüberschuß und pH-Wert digital angezeigt [312].

Die *obere Normgrenze des arteriellen pCO_2* liegt – unabhängig vom Lebensalter des Patienten – bei 46 Torr. Der *arterielle Sauerstoffdruck* ist dagegen *vom Lebensalter abhängig:* Er beträgt für den normalgewichtigen 20jährigen mindestens 80 Torr, für den 40jährigen mindestens 75 Torr, für den 60jährigen mindestens 70 Torr. Der Normalwert liegt für schlanke Patienten höher als für übergewichtige Patienten. Die Verschiebung beträgt etwa 1 Torr pro 10 % Relativgewicht nach Broca. Einzelheiten, einschließlich Umrechnung in die *neue Einheit kPa* (Kilopascal), gehen aus Abbildung 44 hervor.

Die Blutgasanalyse wird in ihrer Aussage erheblich aufgewertet, wenn man den Patienten am *Fahrrad- oder Laufbandergometer* körperlich belastet. Ein Abfall des arteriellen pO_2 spricht für eine globale Einschränkung der pulmonalen Leistungsreserven und ist für einen Asthmapatienten stets ein ungünstiges Zeichen.

Absolut notwendig ist die Durchführung von Blutgasanalysen bei einem Patienten, der im schweren Status asthmaticus aufgenommen wird, weil die Höhe des arteriellen pO_2 und pCO_2 für das therapeutische Vorgehen von großer Bedeutung ist (s. S. 147 ff.).

Die *Messung des Pulmonalarteriendruckes* ist die einzige Möglichkeit, über das Vorliegen eines pulmonalen Hochdruckes eine zuverlässige Aussage zu treffen. Die Methode ist durch die Mikrokathetertechnik einfach geworden. Wichtig

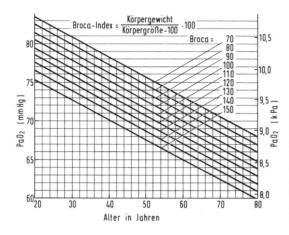

Abbildung 44 Untere Normbereichsgrenzen des arteriellen Sauerstoffdrucks (PaO$_2$) in Abhängigkeit vom Lebensalter und vom Broca-Index (Sollwertformel nach [871]). Linke Skala = bisherige Dimension Torr (mmHg), rechte Skala = neue Einheit Kilopascal (kPa).

ist die Pulmonalarteriendruckmessung im Rahmen der objektiven Rentenbegutachtung und bei schwierigen differentialdiagnostischen Fragestellungen. Sie kann z.B. notwendig werden, wenn das klinische Ausmaß einer Belastungsdyspnoe mit dem Schweregrad einer nachgewiesenen Bronchialobstruktion nicht in Einklang zu bringen ist.

3.4 Röntgenbefund

Die Asthmadiagnose ist niemals eine Röntgendiagnose. Trotzdem gehört die *Thoraxaufnahme in zwei Ebenen* zum Standardprogramm der Untersuchung, wenn ein Patient über Beschwerden berichtet, die an ein Asthma denken lassen. Die Thoraxaufnahme dient in diesem Zusammenhang weniger dem Nachweis, sondern mehr dem Ausschluß pathologischer Befunde. Denn es gibt kaum eine pulmonale Grundkrankheit, die nicht irgendwann einmal mit einer bronchialen „Begleitobstruktion" einhergehen könnte.

Auf die in Frage kommenden differentialdiagnostischen Möglichkeiten wird später näher eingegangen. Bei der Beurteilung der Thoraxaufnahme kommt es zunächst einmal darauf an, infiltrative Veränderungen zu erkennen und eine etwaige kardiale Genese der vorhandenen Dyspnoe auszuschließen.
Bei Patienten mit lange bekannter Asthmaanamnese dient die Thoraxaufnahme weiter der Frage, ob bereits Rückwirkungen der Bronchialobstruktion auf das Lungenparenchym, den kleinen Kreislauf und das rechte Herz anzunehmen sind. Röntgenologische Hinweise auf ein eventuell schon vorhandenes sekundäres Emphysem sind tiefstehende, abgeflachte Zwerchfelle, entfaltete Zwerchfellrippenwinkel, verbreiterte Interkostalräume, ein verlängerter Tiefendurchmesser des Thorax in der Sagittalebene und eine Rarefizierung der peripheren Lungengefäßzeichnung, die am besten in den Unterfeldern und – auf der seitlichen Aufnahme – retro-

sternal zu erkennen ist. Niemals sollte man jedoch die *Diagnose eines Lungenemphysems* allein aufgrund der Thoraxaufnahme stellen. Es kommt vor, daß der beim Asthmatiker häufige leptosome oder asthenische Habitus einen erhöhten Luftgehalt der Lungen vortäuscht. Unabhängig davon ist es durch die Thoraxaufnahme allein unmöglich, zwischen dem Funktionszustand eines erhöhten Lungenvolumens (= Volumen pulmonum auctum) und den morphologisch fixierten Veränderungen eines obstruktiven Lungenemphysems zu unterscheiden. In dieser Frage könnte eine Thoraxdurchleuchtung weiterhelfen, weil sie zusätzliche Informationen über die Beweglichkeit des Zwerchfelles und der Thoraxwand ermöglicht. Die damit verbundene Strahlenbelastung steht aber in keinem Verhältnis zu dem möglichen Informationsgewinn. Eine *Thoraxdurchleuchtung* ist nur dann notwendig, wenn die orientierende Thoraxübersichtsaufnahme in zwei Ebenen einen unbedingt zu klärenden Lokalbefund ergeben hat. Wenn das nicht der Fall ist, sagen die Lungenfunktionsprüfungen im Zusammenhang mit dem klinischen Befund erheblich mehr über die Frage eines vorhandenen Emphysems aus, als es, abgesehen von der für wissenschaftliche Fragestellungen interessanten thorakalen Computertomographie, mit Hilfe von Röntgenbefunden möglich ist.

Die Diagnose einer *pulmonarteriellen Hypertension* ist ebenfalls allein aufgrund der Thoraxaufnahme sehr schwierig. Auch hier ist bei schlanken Patienten leicht eine Fehldiagnose möglich, zumal die festgestellten Veränderungen immer nur einer Momentaufnahme entsprechen. Als röntgenologisches Beurteilungskriterium für eine pulmonalarterielle Drucksteigerung kann noch am ehesten der auf der p.a. Aufnahme gut erkennbare Ramus intermedius der rechten Seite dienen. Eine Verbreiterung über 16 mm ist mit den oben gegebenen Einschränkungen als pathologisch anzusehen. Weiteres Zeichen für eine pulmonalarterielle Drucksteigerung ist eine Prominenz des pulmonal-arteriellen Segmentes, die häufig in der seitlichen Aufnahme besser herauskommt als in der p.a. Aufnahme. Allerdings muß man bei jugendlichen Asthmatikern äußerst vorsichtig mit der Interpretation sein, da die noch physiologische Rechtsdrehung des Herzens leicht irreführen kann. Eine zuverlässige Aussage ist nur durch die intravaskuläre Druckmessung möglich.

Ob bei einem Asthmapatienten bereits eine *Rechtsherzbelastung* vorliegt, ist aufgrund des Röntgenbildes allein nicht zu entscheiden. Bekanntlich nimmt der rechte Ventrikel nur etwa ein Fünftel der Muskelmasse des gesamten Herzens ein. Es muß daher schon eine extreme Wandhypertrophie der rechten Herzkammer vorliegen, damit sich röntgenologisch eine Größenzunahme des Herzschattens feststellen läßt. Im Gegensatz zu den primär vaskulären Formen des pulmonalen Hochdruckes ist der Herzschatten bei Patienten mit Bronchialobstruktion trotz eindeutig erhöhter Pulmonalisdruckwerte kaum oder überhaupt nicht vergrößert. Das

"Asthmaherz" ist sogar eher klein, schmal, tropfenförmig und häufig kaum breiter als das darüberliegende Gefäßband. Dies hängt vor allem mit dem sehr tief stehenden Zwerchfell des Asthmapatienten zusammen.

Eine auffällige Vergrößerung des Herzschattens sollte immer ein Anlaß sein, die Asthmadiagnose noch einmal zu überprüfen. Die Kombination aus Atemnotanfällen und röntgenologischer Herzvergrößerung ist stets verdächtig auf eine kardiale Dyspnoe infolge einer *Linksherzinsuffizienz* oder eines Mitralvitiums. Ursache der kardialen Dyspnoe ist in diesem Fall die *pulmonalvenöse Stauung*, die sich röntgenologisch von einer pulmonalarteriellen Hypertension gut unterscheiden läßt: Die Lungengefäßzeichnung ist nicht rarefiziert, sondern sogar vermehrt, die interlobulären Septen mit den darin verlaufenden prall gefüllten Lymphgefäßen sind in typischer Weise als Kerley-B-Linien erkennbar; häufig sind auch Winkelergüsse vorhanden.

Die Thoraxaufnahme allein reicht nicht mehr aus, wenn aufgrund der klinischen Symptomatik an die Möglichkeit von *Bronchiektasen* zu denken ist. Hinweise hierfür sind:
▶ große Mengen fötides, batzig-eitriges oder schaumiges Sputum, das vor allem morgens nach dem Aufwachen entleert wird
▶ Auskultationsphänomene, die über den „üblichen" Asthmabefund hinausgehen, wie laute schlürfende, quietschende, gurrende Rasselgeräusche oder – bei schon vorhandener peribronchiektatischer Fibrosierung – knarrende, knisternde, juchzende Nebengeräusche und rauhe ohrnahe Krepitationen

Eine Vermehrung der Lungengrundzeichnung im rechten parakardialen Unterfeld wird viel zu häufig auf *Bronchiektasen* zurückgeführt. In Wahrheit vermag die Thoraxübersichtsaufnahme fast nichts darüber auszusagen; die einfache Auskultation der Lungen ist hier sogar viel empfindlicher. Beweisen lassen sich Bronchiektasen nur durch *Computertomographie (HRCT)* oder durch *Bronchographie*. Letztere ist jedoch beim Asthmapatienten problematisch, weil der Reiz des Kontrastmittels über die auf Seite 31 ff. dargestellte Reflexbronchokonstriktion einen Asthmaanfall auslösen kann.

Im Rahmen der Röntgendiagnostik spielt beim Asthma auch die *Untersuchung der Nasennebenhöhlen* eine wichtige Rolle. Auf die pathogenetischen Zusammenhänge zwischen den oberen und unteren Luftwegen wird später noch eingegangen (s. S. 134 und 281). Wenn schon bei der Untersuchung des Patienten eine behinderte Nasenatmung auffällt, wenn der Patient eine „nasale Sprache" erkennen läßt, wenn an der Rachenwand eine Schleimstraße zu sehen ist oder wenn die Nebenhöhlen klopfschmerzhaft sind, sollte unbedingt außer der Lungenaufnahme auch eine Aufnahme und/oder eine Durchleuchtung der Nasennebenhöhlen veranlaßt werden. Ein verdächtiger Röntgenbefund der Nasennebenhöhlen sollte immer Anlaß sein, den Patienten auch einem HNO-Fachkollegen vorzustellen.

3.5 Elektrokardiogramm und Echokardiographie

Für die Erstuntersuchung eines Asthmapatienten gehört außer einer Thoraxaufnahme auch ein Elektrokardiogramm (EKG) zum diagnostischen Standardprogramm. Zwar sind daraus im Augenblick vielleicht keine wesentlichen Informationen zu erwarten; die Interpretation späterer Kontrollen wird durch ein Vor-EKG aber sehr erleichtert. Leider ist das EKG für die Beurteilung einer etwaigen Rechtsherzbelastung ebensowenig zuverlässig wie die Thoraxaufnahme. Die wichtigsten *„Rechtsbelastungszeichen"* sind in Tabelle 7 zusammengefaßt. Hinweise auf eine rechtsventrikuläre Hypertrophie sind beim Asthma sehr viel später zu erwarten als beim primär vaskulär bedingten Cor pulmonale. So ist ein *rechtsventrikulärer Sokolow-Index* von über 1,05 mV bei einem Asthmapatienten eine ausgesprochene Seltenheit. Häufiger werden schon die *Verschiebung des R-S-Umschlages* nach links und das Auftreten von tiefen S-Zacken über dem linken Präkordium beobachtet. Der *inkomplette Rechtsschenkelblock* bedeutet bei einem jugendlichen Asthmatiker nichts Besonderes; er kommt ebenso häufig wie bei gleichaltrigen Lungengesunden vor. Bei über 50jährigen Asthmapatienten ist der inkomplette Rechtsschenkelblock dagegen mit einiger Wahrscheinlichkeit Ausdruck einer pulmonalarteriellen Drucksteigerung.

Das bekannte *„P pulmonale"* mit einer Erhöhung der P-Welle in II oder III oder aVF über 0,25 mV ist beim Asthma ein überaus häufiger Befund, der während einer schweren Bronchokonstriktion akut auftreten, aber ebenso rasch wieder verschwinden kann. Die hämodynamischen Grundlagen für diese Beobachtung sind bis heute noch nicht völlig geklärt, weshalb ich hier nicht näher darauf eingehen möchte.

So schwierig die richtige Interpretation des einzelnen EKG bei einem Asthmapatienten ist, so wertvoll kann der EKG-Befund sein, wenn ein Vergleich mit früheren Streifen möglich ist. Für die allmähliche Entwicklung eines Cor pulmonale sprechen eine Jahr für Jahr zunehmende Rechtsdrehung der elektrischen

---

Tabelle 7   Elektrokardiographische Zeichen der vermehrten Rechtsherzbelastung.

- Rechtsdrehung der elektrischen Herzachse mit Steil- oder Rechtstyp
- P dextroatriale („P pulmonale"): P-Zacke hoch und spitz in II, III und aVF, biphasisch in V_1 mit betont positivem erstem Anteil
- Verschiebung der Übergangszone in den Brustwandabteilungen nach linkspräkordial mit tiefen S-Zacken in V_5 und V_6
- positiver Sokolow-Index für Rechtshypertrophie: R in V_1 plus S in V_{5-6} höher als 1,05 mV
- Rechtsschenkelblockbilder (allein nicht beweisend)

Herzachse, eine auch außerhalb der Asthmaanfälle persistierende P-Wellen-Erhöhung und eine kontinuierlich fortschreitende Verschiebung der Übergangszone nach linkspräkordial.

Die Frage der vermehrten Rechtsbelastung ist mit den modernen *sonographischen Methoden* etwas besser zu beurteilen als mit dem Elektrokardiogramm. Ein Handicap der *Echokardiographie* ist allerdings das Volumen pulmonum auctum des Asthmapatienten und die damit verbundene schwierige Schallbarkeit. Wenn man trotz aller Bemühungen kein ausreichendes thorakales Schallfenster gefunden hat, sollte man die Untersuchung vom Epigastrium aus versuchen. Die Größe des rechten Ventrikels und des rechten Vorhofs, die rechtsventrikuläre Wanddicke, die eventuelle paradoxe Septumbewegung, die Funktion von Trikuspidal- und Pulmonalklappe und die rechtsventrikulären Funktionsparameter wie Schlagvolumen und Auswurffraktion lassen sich durch die kombinierte *Time-motion-* und *zweidimensionale Sektortechnik* mit zusätzlichen *Doppler-Verfahren* beurteilen (Tricuspidalis-Insuffizienz-„Jet" etc.). Insgesamt ist die echokardiographische Beurteilung des rechten Herzens aber sehr viel problematischer, als es beim linken Herzen der Fall ist.

Zur Beurteilung einer etwaigen Rechtsherzinsuffizienz stellt auch die *Oberbauchsonographie* (Linear- oder Sektorscan) eine Hilfe dar. Eine deutliche Ektasie der Lebervenen spricht in Verbindung mit nicht mehr nachweisbaren atemsynchronen Kaliberschwankungen der Vena cava für eine Drucksteigerung im rechten Vorhof und damit für eine Rechtsherzinsuffizienz.

3.6 Einfache Laboruntersuchungen

Umfangreiche Laboruntersuchungen sind im Rahmen der Asthmadiagnostik nur dann notwendig, wenn anamnestische Hinweise auf eine exogen-allergische Entstehung gegeben sind. In allen übrigen Fällen genügen zunächst einmal eine *Blutsenkung* und ein *Blutbild*. Senkungsbeschleunigung und Leukozytose sprechen in Verbindung mit den Symptomen Husten und eitriger Auswurf für eine Infektgenese der momentanen Asthmasymptomatik. Eine ungewöhnlich starke Senkungsbeschleunigung muß immer an das Vorhandensein von Bronchiektasen denken lassen.

Bei der Auswertung des Blutbildes ist die Differenzierung des Ausstriches am wichtigsten. Zu allen Asthmaformen gehört eine relative und absolute Zunahme der *eosinophilen Granulozyten* im peripheren Blut. Keinesfalls berechtigt aber die Bluteosinophilie allein zum Rückschluß auf eine allergische Genese (s. a. S. 127 ff.). Beim Intrinsic-Asthma beobachtet man sogar oft höhere Eosinophilenzahlen als beim exogen-allergischen Asthma. Worauf dies beruht, ist bis heute unbekannt; es wird im Rahmen des Intrinsic-Asthmas noch darauf eingegangen (s. S. 124). Mit Ausnahme der Eosinophilie weist das Blutbild bei den meisten Asthmapatienten keine Besonderheiten auf. Laboruntersuchungen zum Nachweis von ECP, EPO, EPX, HNL oder von *Mastzellen-Tryptase* könnten für ein *"Entzündungs-Monitoring"* Bedeutung erlangen (s. S. 170).

3.7 Sputumdiagnostik

Das von einem Patienten expektorierte Sputum stellt eine Mischung aus *Bronchialsekret ("Mukus")* und *Speichel* dar. Zur Trennung der beiden Bestandteile wird seit vielen Jahren das Verfahren von Mulder angewandt. Hierfür sammelt man das Sputum zunächst auf einer Petri-Schale. Auf schwarzem Untergrund wird mit zwei Nadeln oder Ösen eine Sputumflocke abgetrennt und nacheinander in drei verschiedenen Petri-Schalen mit physiologischer Kochsalzlösung gewaschen. Ein Teil der Sputumflocke wird auf je zwei Objektträgern ausgestrichen, luftgetrocknet und nach May-Grünwald-Giemsa (wie beim Blutausstrich) sowie nach Gram gefärbt.

Man mustert zunächst das Präparat *mikroskopisch* bei 100facher Vergrößerung durch (= 10er-Objektiv und 10er-Okular). Richtig gewaschenes Sputum läßt keine Plattenepithelzellen aus der Mundhöhle mehr erkennen, sondern nur noch Leukozyten, zylindrisches Flimmerepithel und eventuell Makrophagen. Findet man im Gesichtsfeld mehr als 25 Plattenepithelzellen, so ist das Sputum nicht ausreichend gewaschen worden. Typisch für das Sputum von Asthmapatienten sind die in großer Zahl nachweisbaren *eosinophilen Granulozyten*. Sie kommen sowohl beim Extrinsic- wie beim Intrinsic-Asthma vor, ermöglichen somit auf keinen Fall eine Differenzierung zwischen diesen beiden Asthmaformen. Die Bedeutung der *Curschmannschen Spiralen* und der *Charcot-Leydenschen Kristalle* wird allgemein überschätzt. Überhaupt ist die mikroskopische Untersuchung des Sputums nicht unbedingt erforderlich, um ein Asthma zu diagnostizieren. Sie ist aber außerordentlich wichtig, wenn der klinische Verdacht auf einen *Bronchialinfekt* besteht.

Die *makroskopische Gelbfärbung* des Sputums kann allein durch eosinophile Granulozyten hervorgerufen sein, sie kann aber auch Ausdruck eines akuten Bronchialinfekts sein. Die mikroskopische Untersuchung bringt hier eine eindeutige Abklärung. Wenn man bei 100facher Vergrößerung mehr als 20 neutrophile Granulozyten pro Gesichtsfeld sieht, so ist ein Bronchialinfekt sehr wahrscheinlich. Sieht man weniger als 20 neutrophile Granulozyten pro Gesichtsfeld, so kann man sich die Bakterienkultur sparen, weil ihre Ergebnisse dann kaum von klinischer Relevanz sein werden.

Durch die *mikroskopische Untersuchung des Gram-Präparates* bei starker Vergrößerung (mit Ölimmersion) lassen sich mit hoher Wahrscheinlichkeit bereits folgende *Keime* erkennen:

▶ *Pneumokokken* als grampositive, lanzettförmige, von einer Kapsel umgebene Diplokokken
▶ *Haemophilus influenzae* als gramnegative, feine kokkoide Stäbchen
▶ *Branhamella* (früher: *Neisseria*) als große ovale, gramnegative Kokken
▶ *Klebsiella* als gramnegative, plumpe Stäbchen, die oft von einer Kapsel umgeben sind

▶ *Staphylokokken* als grampositive Kokken in Haufen
▶ *Candida* als grampositive ovale Sporen mit Pseudomyzelien

Die *kulturelle Untersuchung* des Sputums bereitet in der Praxis eine Reihe von Problemen. Wenn ein Asthmapatient zu Hause (d.h. außerhalb des Krankenhauses) an einem akuten Bronchialinfekt erkrankt ist, dann sind mit 80%iger Wahrscheinlichkeit *Streptococcus pneumoniae* (= *Pneumokokken*) und/oder *Haemophilus influenzae* dafür verantwortlich [51]. Beide Keime sind gegenüber Austrocknung und Wärme hochgradig empfindlich. Wenn man sich nicht den Aufwand besonderer Kühlgefäße leistet, ist der einfache Postversand von Sputum zur bakteriologischen Untersuchung so gut wie wertlos. Darüber hinaus sind für die Untersuchung von Sputumkeimen relativ anspruchsvolle bakteriologische Techniken erforderlich. Haemophilus influenzae braucht beispielsweise Haemin (X-Faktor) und NAD (V-Faktor). Im allgemeinen werden heute für die Sputumkulturen Blutagar, Kochblutagar und Laktoseindikatoragar verwendet. Eine elegantere und schnellere Art des Erregernachweises bieten immunologische Verfahren wie der Immunfluoreszenztest (IFT), die Gegenstrom-Elektrophorese (CIE = countercurrent immunoelectrophoresis) und die Anwendung von Gensonden (DNA-probes).

3.8 Unspezifische bronchiale Provokationsteste

Das Symptom der bronchialen Hyperreaktivität ist ein essentieller Bestandteil der *Asthmadefinition* (s. S. 6) und damit auch der *Asthmadiagnose*. Bei der Mehrzahl der Patienten ist schon die Anamnese so typisch, daß es keines besonderen Tests zum Nachweis der bronchialen Hyperreaktivität mehr bedarf. Kommt jedoch ein Asthmatiker im anfallsfreien Intervall zur Untersuchung und sind die klinischen Symptome atypisch, so können unspezifische bronchiale Provokationsteste zum Nachweis der Hyperreaktivität notwendig sein [170, 285, 502, 634, 779, 923, 947]. Beispiele hierfür sind Patienten mit chronischem Reizhusten oder mit nächtlichen Hustenattacken, mit uncharakteristischer Belastungsdyspnoe oder auch mit Schmerzen, Brennen, Engegefühl hinter dem Brustbein bei völlig normalen Lungenfunktionswerten. Auch bei einer gleichzeitig bestehenden Herzerkrankung – etwa bei einem Hochdruck, einer koronaren Herzkrankheit oder einer Mitralstenose – kann die Differenzierung zwischen einer kardial ausgelösten Belastungsdyspnoe und einem Anstrengungsasthma schwierig sein. Darüber hinaus dienen unspezifische bronchiale Provokationsteste epidemiologischen Fragestellungen (s. S. 6) und nicht zuletzt auch der arbeitsmedizinischen Prävention (s. S. 141 ff.).

Auf kaum einem Gebiet herrscht leider im Augenblick noch so viel Verwirrung wie auf dem Gebiet der bronchialen Provokationsteste. Dies betrifft die Art des angewandten Reizes wie die Art seiner Applikation, die Methodik zum Nachweis der bronchialen Reaktion wie die Interpretation der gemessenen Werte.

Grundsätzlich können zur unspezifischen Provokation folgende Reize angewandt werden:
- ▶ *physikalische Reize* wie kalte Luft, destilliertes Wasser als Aerosol, willkürliche Hyperventilation oder körperliche Belastung („exercise bronchoconstriction")
- ▶ *chemische Irritanzien* wie Zitronensäure, SO_2 oder Zigarettenrauch
- ▶ *cholinergisch wirkende Substanzen* wie Azetylcholin, Methacholin oder Carbachol
- ▶ *Mediatoren* wie Histamin, Prostaglandin $F_{2\alpha}$, Bradykinin oder Leukotriene
- ▶ *Beta-Rezeptorenblocker* wie Propranolol

Zwischen einer *direkt* auf die glatte Bronchialmuskulatur wirkenden bronchokonstriktorischen Substanz, wie Histamin, Azetylcholin, Methacholin oder Carbachol, und der Fülle *indirekt* wirkender bronchokonstriktorischer Stimuli besteht eine Korrelation, aber keine Identität; im Einzelfall können erhebliche Differenzen zu beobachten sein. Der bei der bronchialen Provokation angewandte Reiz sollte daher möglichst der anamnestisch angegebenen Auslösersituation angepaßt werden. Wenn ein Patient beispielsweise über Atemnotzustände bei oder nach körperlicher Belastung klagt, so ist ein Dauerlauf im Freien mit Kontrolle des Peak flow vor und nach der Belastung die einfachste Möglichkeit, um ein *Anstrengungsasthma* nachzuweisen. Eine erheblich aufwendigere, dafür aber im Lungenfunktionslabor unter konstanten Bedingungen anwendbare Methode ist die *Kaltlufthyperventilation unter isokapnischen Bedingungen* (z.B. RHAS = Respiratory Heat Exchange System, Firma Jaeger).

Wenn keine anamnestischen Hinweise auf ein Anstrengungsasthma vorhanden sind, aber dennoch ein *hyperreaktives Bronchialsystem* nachgewiesen oder ausgeschlossen werden soll, empfiehlt sich die Anwendung *direkter bronchokonstriktorischer Reize* wie *Histamin, Azetylcholin, Methacholin oder Carbachol*, weil ihre Applikation einfach, gut dosierbar und jederzeit reproduzierbar ist [170, 311, 634, 764].

Welcher *Lungenfunktionsparameter* zum Nachweis der bronchokonstriktorischen Wirkung angewandt werden soll, hängt von der Fragestellung und nicht zuletzt auch von den apparativen Möglichkeiten ab. Der *ideale Test*, um die auf einen definierten Reiz eintretende Bronchokonstriktion zu messen, sollte sensitiv, reproduzierbar, nicht-invasiv sein, keinen besonderen apparativen Aufwand verlangen und zudem möglichst noch zwischen einer Obstruktion der großen und der kleinen Atemwege unterscheiden können. Einen Test, der diese Forderungen erfüllt, gibt es bis heute nicht.

Für *wissenschaftliche Fragestellungen* ist zweifellos die bodyplethysmographisch gemessene *Atemwegsresistance* der am meisten zu empfehlende Parameter [634, 764]. Ersatzweise kommen die Oszillationsmethode (R_{os}) oder die Unterbrechertechnik (R_u) in Frage (s. S. 87 ff.). Der empfindlichste Parameter ist die

3.8 Unspezifische bronchiale Provokationsteste

spezifische Atemwegsresistance, das Produkt aus Atemwegsresistance und intrathorakalem Gasvolumen (SR_{aw}); auch der reziproke Wert, die *spezifische Conductance* (sG_{aw}), ist in der Literatur gebräuchlich. Keine Einigkeit besteht augenblicklich noch hinsichtlich der Kriterien, wann eine bestimmte Meßwertänderung als „positiv" gewertet werden soll. Am gebräuchlichsten ist es, die *Provokationsdosis (PD)* bzw. die *Provokationskonzentration (PC)* anzugeben, die zu einem Anstieg der spezifischen Atemwegsresistance um 100% (PD/PC 100 sR_{aw}) oder zu einem Abfall der spezifischen Conductance um 50% (PD/PC 50 sG_{aw}) führt (Übersicht bei [761]).

Am einfachsten ist die Messung des *forcierten Exspirationsvolumens (FEV1)*, weshalb sich dieser leicht meßbare Wert zur Beurteilung eines bronchialen Provokationstests weltweit am meisten durchgesetzt hat. Das forcierte Exspirationsmanöver, das zur Messung des FEV_1 notwendig ist, kann zwar selbst den Bronchialmuskeltonus beeinflussen, indem die vorausgehende tiefe Inspiration den Muskeltonus herabsetzt, während die darauffolgende Exspiration eine vagale Reflexbronchokonstriktion auslösen kann [634]. Dem steht aber auf der anderen Seite neben der Einfachheit der Methodik eine besonders hohe Reproduzierbarkeit gegenüber, die interessanterweise besser ist als die Reproduzierbarkeit der Atemwegsresistance [132, 311, 583].

Allgemein anerkanntes Kriterium für die bronchokonstriktorische Reaktion ist das Absinken des FEV_1 um 20% des Ausgangswertes (s. Abb. 45). Die Konzentration an bronchokonstriktorisch wirkender Substanz, deren Inhalation zu diesem Ergebnis führt, wird als PC_{20} bezeichnet [311, 583]. Abbildung 45 zeigt die Registrierung eines Provokationsversuchs mit Carbachol bei einer normoreaktiven und bei einer hyperreaktiven Patientin. Wir lassen den Patienten in einer Inhalationskabine aus einem einfachen Düsenvernebler das Carbachol-Aerosol bei normaler Mundatmung inhalieren. Der Median des Massen-

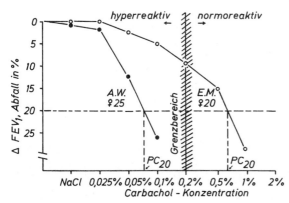

Abbildung 45 Unspezifischer bronchialer Provokationstest mit Carbachol bei einer normoreaktiven und bei einer hyperreaktiven Patientin. Die Carbacholkonzentration, bei der das FEV_1 um 20% abfällt, wird als PC_{20} bezeichnet. Die PC_{20} unterscheidet sich bei den beiden Patientinnen um eine Zehnerpotenz. Einzelheiten siehe Text.

durchmessers des Tröpfchenspektrums („MMD") liegt bei ca. 3 μm. Das Gerät vernebelt pro Minute ca. 0,3 ml Flüssigkeit. Zunächst inhaliert der Patient physiologische Kochsalzlösung. Dann werden jeweils für drei Minuten steigende Carbacholkonzentrationen angeboten. Nach jeder Konzentrationsstufe wird das FEV_1 gemessen. Wenn ein Abfall des FEV_1 um 20% oder mehr erreicht worden ist, wird der Provokationstest abgebrochen und im allgemeinen mit der Inhalation von zwei Hüben aus einem beta-adrenergisch wirkenden Dosier-Aerosol abgeschlossen.

Das von mir bevorzugte *Carbachol* kann nicht durch die körpereigene Azetylcholinesterase metabolisiert werden und zeichnet sich daher durch eine relativ lange Wirkungsdauer aus. Aus diesem Grund entspricht das Provokationsmodell dem einer *kumulativen* Dosierung. Unser Normalbereich, der bei einer PC_{20} von 0,2% Carbachol und höher liegt, ist daher nicht unmittelbar mit den Ergebnissen anderer Untersucher vergleichbar. Newhouse und Hargreave [583], die die größten Erfahrungen mit der Bestimmung der PC_{20} haben, unterscheiden zwischen einer leichten (PC_{20} = 2–8 mg/ml), einer mäßigschweren (PC_{20} = 0,25–2 mg/ml) und einer schweren Hyperreaktivität (PC_{20} < 0,25 mg/ml).

Grundsätzlich können *Carbachol* und *Methacholin* als äquipotent angesehen werden. Beide wirken *kumulativ* – im Gegensatz zu Azetylcholin und Histamin, die weltweit am häufigsten verwendet werden, aber schlecht mit Ergebnissen einer Carbachol- oder Methacholin-Provokation verglichen werden können.

Ein-Stufen-Konzentrationstests sollten heute *nicht* mehr durchgeführt werden. Sie stellen für den Patienten ein nicht unbeträchtliches Risiko dar und erlauben keine Graduierung der bronchialen Hyperreaktivität. Ein *Minimum von vier Stufen* bis zur Erreichung der Maximaldosis bzw. Maximalkonzentration sollte heute als Standard gelten.

Im allgemeinen sind *tiefe Atemzüge* zu bevorzugen, da sie am besten reproduzierbar sind und damit auch die inhalative Gesamtmenge am besten zu berechnen ist. Wird der Spontanatmung der Vorzug gegeben, dann sollte eine *Inhalationszeit von zwei Minuten pro Stufe* eingehalten werden, die etwa fünf tiefen Atemzügen entspricht und eine vergleichbare Reproduzierbarkeit hat.

Die für *Klinik und Praxis* am meisten zu empfehlenden Apparate sind:

▶ *Düsenvernebler* oder *Ultraschallvernebler* unter Anwendung von mindestens vier Carbachol- bzw. Methacholin-Konzentrationen und/oder unterschiedlicher Atemzüge bzw. Zeitintervalle der Inhalation.
▶ Kommerziell erhältliche *Dosimetersysteme*, die pro Atemzug eine exakte Aerosolmenge freisetzen (z.B. APS, Firma Jaeger; Provojet, Firma Ganshorn).
▶ *Beutelmethode* mit einem konstanten oder einem variablen Aerosolvolumen (z.B. Provokationstest II, Firma Medanz-Pari). Bei dieser relativ einfachen Methode sollte eine Einatmung aus dem Beutel entsprechend einem

3.8 Unspezifische bronchiale Provokationsteste

inspiratorischen Vitalkapazitätsmanöver, mindestens aber ein vertiefter inspiratorischer Atemzug angestrebt werden.

Bei der beträchtlichen *methodischen Variabilität* (Art der bronchokonstriktorisch wirkenden Substanz, Art der Verneblung, Dauer der Aerosolinhalation) bleibt keine andere Wahl, als zunächst einmal für das eigene Labor oder die eigene Praxis an gesunden normoreaktiven Probanden den Grenzbereich festzulegen und eigene Sollwerte zu ermitteln, die dann allerdings nur für die eigenen Versuchsbedingungen gültig sind.

Wenn die Möglichkeit besteht, statt des FEV_1 den *Atemwegswiderstand* zur Beurteilung der bronchokonstriktorischen Messung bestimmen zu können, so ist dies zweifellos ein methodischer Vorteil. Die mit der Oszillationsmethode oder mit der Unterbrechertechnik gemessene Atemwegsresistance ist nicht unmittelbar mit der bodyplethysmographischen Resistance vergleichbar. Es kommt bei der Provokationstestung aber allein auf relative Änderungen des Ausgangswertes an, und zudem haben die beiden genannten kleinen Geräte außer ihrem erheblich niedrigeren Preis noch den Vorteil, daß während der Provokation Atemzug für Atemzug kontinuierlich das Auftreten der bronchokonstriktorischen Reaktion beobachtet und registriert werden kann. Auf diese Weise wird die bronchokonstriktorische Reaktion so gering wie möglich gehalten – ein Gesichtspunkt, der vor allem für die *bronchiale Provokation bei Kindern* von Bedeutung ist.

Bronchiale Provokationsteste können ohne weiteres in der *Praxis* durchgeführt werden. Allerdings sollte man auf den Fall einer überschießenden bronchokonstriktorischen Reaktion immer vorbereitet sein. *Reihenfolge der Maßnahmen*: Beta-Adrenergikum als Dosier-Aerosol, Glukokortikoid als intravenöse Injektion, Theophyllin als Infusion, im Notfall Intubation und Beatmung. Der Arzt muß die Provokation nicht selbst durchführen, sollte sich aber in unmittelbarer Nähe aufhalten.

Es gibt gegenüber der bronchialen Provokationstestung nur wenige *Kontraindikationen*. Wenn der Ausgangswert des FEV_1 niedriger ist als *80% des Sollwertes* oder der *Atemwegswiderstand* höher als 5 $cmH_2O/l/s$ liegt, ist die Testung kontraindiziert, aber auch unnötig. In diesem Fall hat der Patient bereits ohne Provokation eine Bronchialobstruktion, und es ist zum Beweis der Bronchoreagibilität ein *Broncholysetest* (s. Abb. 36, S. 80) aussagefähiger. Jeder *interkurrente Atemwegsinfekt* führt bei einem vorher normoreaktiven Probanden zu einer vorübergehenden Hyperreaktivität (s. S. 49 ff.). Die Durchführung eines bronchialen Provokationstests hat daher keinen Sinn, wenn der Patient *in den letzten sechs Wochen* einen Infekt der oberen und/oder unteren Luftwege durchgemacht hat.

Unspezifische bronchiale Provokationsteste werden durch inhalative oder systemische *Glukokortikoide* nur geringfügig beeinflußt. Dagegen müssen orale *Bronchospasmolytika* mindestens zwei Tage vorher und bronchospasmolytisch wirkende *Dosier-Aerosole* mindestens zwölf Stunden vorher abgesetzt worden sein. Vor kurzem hat die Deutsche Gesellschaft für Pneumologie für die Durchführung bronchialer Provokationsteste mit pharmakologischen Substanzen konkrete Empfehlungen gegeben [179a].

3.9 Allergiediagnostik

Es wurde bereits darauf hingewiesen, daß nur für einen Teil der Patienten die allergische Genese von Bedeutung ist. Dennoch ist die Suche nach etwaigen Allergenen grundsätzlich notwendig, weil sich dadurch evtl. die Möglichkeit einer Kausaltherapie ergibt. Den mit Abstand wichtigsten Stellenwert nimmt innerhalb der Allergiediagnostik die sorgfältige *Befragung des Patienten* ein [173, 708]. Die wahllose Durchführung von irgendwelchen „Allergietesten" ohne eine solche vorausgegangene Befragung ist mit der Suche nach der berühmten Stecknadel im Heuhaufen vergleichbar. Es handelt sich um eine sehr zeitaufwendige Tätigkeit, die man sich zwar mit einem *Allergiefragebogen* erleichtern kann, die aber überwiegend eine ärztliche Tätigkeit bleiben muß. Sie kann nicht einfach einer ärztlichen Hilfskraft übertragen werden, da sie Einsicht in die pathophysiologischen Zusammenhänge und ein hohes Maß an gedanklicher Kombinationsleistung erfordert. Jeder Allergologe weiß aus seiner Erfahrung über Fälle zu berichten, in denen eine Vielzahl allergologischer Teste ohne ein für den Patienten relevantes Ergebnis durchgeführt wurde, bevor die Synthese aus ärztlichem Gespräch und allergologischer Erfahrung schließlich die entscheidenden Zusammenhänge aufgedeckt hat.

Natürlich kommt auch der erfahrene Allergologe nicht ohne eine eingehende Testung aus. Sie dient aber in der Mehrzahl der Fälle zur Bestätigung eines anamnestisch schon vermuteten Zusammenhanges. Weiterhin haben die Teste als Ausgangspunkt und zur Kontrolle einer spezifischen Hyposensibilisierungsbehandlung eine wichtige Bedeutung. Ein Patient, bei dem aufgrund der Anamnese eine Allergie zu vermuten ist, kann an mehrere Fachdisziplinen zur eingehenden allergologischen Diagnostik weitergeleitet werden. In Frage kommen Dermatologen, Pneumologen, Internisten, Pädiater, Hals-Nasen-Ohren-Ärzte und Laboratoriumsärzte. Diese Zersplitterung hat historische Gründe und wird sicher nicht so bald zu ändern sein. Sie macht die allergologische Diagnostik und nicht zuletzt auch die daraus abgeleitete Hyposensibilisierungstherapie manchmal zu einem schwer durchschaubaren Dickicht. Bei einem Patienten, der ständig in andere Hände gekommen ist und mehrfach erfolglos hyposensibilisiert wurde, macht die Einordnung der zahlreichen Einzelbefunde große Schwierigkeiten.

3.9.1 Hautteste

Vor über sieben Jahrzehnten gelang Prausnitz zum ersten Mal der Nachweis eines für die Allergie verantwortlichen Serumfaktors, der übertragbar war. Er injizierte sich selbst Serum seines fischallergischen Kollegen Küstner in die Haut und konnte eine Hautreaktion in Form einer Quaddel und einer Rötung auslösen

(s. Kap. 1.1, S. 4). Dieses als *Prausnitz-Küstner-Test* bekannte Phänomen entspricht dem Modell der *passiven kutanen Anaphylaxie (PCA)*, die in der tierexperimentellen Allergieforschung auch heute noch eine Rolle spielt, in der klinischen Allergologie jedoch obsolet ist.

Heute handelt es sich bei den routinemäßig durchgeführten *Allergiehauttesten* um eine *aktive Reaktion*, bei der das zugeführte Allergen lokal in der Haut mit IgE-Antikörpern des Patienten reagiert.

Trotz aller Fortschritte der In-vitro-Diagnostik stehen auch heute noch die Hautteste am Anfang einer eingehenden allergologischen Diagnostik. Die Vorteile liegen darin, daß das Hautorgan sehr empfindlich (manchmal *zu* empfindlich) reagiert, daß in 20–30 Minuten ein guter Überblick über das in Frage kommende *Allergenspektrum* möglich ist und nicht zuletzt auch darin, daß die Hautteste bei weitem nicht so teuer sind wie die In-vitro-Methoden.

Die Gefahr, durch die Hauttestungen beim Patienten eine anaphylaktische Reaktion auszulösen, wird allgemein überschätzt. Bei einem Patienten, der anamnestisch einen hohen Sensibilisierungsgrad vermuten läßt, sollte man allerdings vorsichtig sein und von vornherein den Testextrakt zunächst einmal um ein bis zwei Zehnerpotenzen verdünnen. Wer Allergenteste durchführt, muß durch eine „*Schockapotheke*" immer gegen den Ernstfall einer anaphylaktischen Reaktion gerüstet sein. Auf die Zusammensetzung dieser „Schockapotheke" wird auf Seite 112 näher eingegangen.

Das Auftreten übergroßer Quaddeln wird immer einmal vorkommen. Außer einem Juckreiz hat der Patient keine unangenehmen subjektiven Symptome. Mit einer anaphylaktischen Reaktion hat dies nichts zu tun. Auch eine leichte Mitreaktion des Tracheobronchialbaumes im Sinne eines Reizhustens oder einer beginnenden Bronchospastik ist noch nicht besorgniserregend. Die Inhalation von zwei Hüben eines der im Handel befindlichen betaadrenergisch wirkenden Dosier-Aerosole (s. Tabelle 29, S. 200) beseitigt die Beschwerden innerhalb weniger Minuten.

Alarmierend ist es dagegen, wenn der Patient über ein juckendes, brennendes, prickelndes Gefühl im Bereich von Handtellern, Fußsohlen, Zunge oder Mundhöhle klagt; dies sind typische *Vorboten einer drohenden anaphylaktischen Reaktion*. Um keine Zeit zu verlieren, sollte in einem solchen Fall die Teststelle in der Haut mit 1 mg Adrenalin (Suprarenin®, verdünnt in 10 ml NaCl) umspritzt werden, um einerseits eine weitere Antigenresorption zu verhindern, andererseits die Ausschüttung von Spasmogenen aus den Mastzellen der gequaddelten Hautreaktion zu vermeiden. Wenn die Hauttestung am Unterarm durchgeführt wurde, kann die weitere Allergenresorption auch durch das Anlegen einer Staubinde am Oberarm herabgesetzt werden. Diese Möglichkeit kommt bei der Testung am Rücken natürlich nicht in Frage. Damit komme ich zur *Wahl der Hautregion*, an der die *Allergentestung* durchgeführt werden soll. Am besten geeignet sind die *Volarseite der Unterarme und der Rücken des*

Patienten. Welche Stelle man bevorzugt, hängt in erster Linie davon ab, wie viele Einzelteste vorgesehen sind. Hierüber gibt es zwei Auffassungen:
- Man testet gezielt nur mit solchen Antigenen, die aufgrund der erhobenen Anamnese mit einiger Wahrscheinlichkeit für die Auslösung des Asthmas verantwortlich sind *(„Bestätigungstest")*.
- Man testet grundsätzlich mit Gruppenextrakten wie Mischungen aus Gräserpollen, Bäumepollen, Kräuterpollen, Getreidepollen, Schimmelpilzsporen, Tierepithelien und Hausstaubmilben *(„Suchtest")*.

Statt der Testung mit Gruppenextrakten kann auch mit einer Reihe von Allergenen getestet werden, die zahlenmäßig am häufigsten für eine exogen-allergische Sensibilisierung verantwortlich sind. Es handelt sich um die folgenden *Inhalations-* und *Nahrungsmittelallergene*: Gras-, Birken-, Beifußpollen, Dermatophagoides pteronyssinus et farinae, Alternaria tenuis, Cladosporium herbarum, Aspergillus spec., Penicillium notatum, Katzenepithelien, Ei, Milch, Kabeljau (Dorsch), Haselnuß, Soja, Gewürzmischung. Diese Art der Testung könnte man als eine Art *Atopie-Screening* bezeichnen.

Prinzipiell sind eine epikutane, perkutane, kutane und intrakutane Testung möglich. Routinemäßig praktiziert werden davon drei Varianten: die *Pricktestung*, die *Intrakutantestung* und der *Reibtest*.

Die im Handel befindlichen Antigenextrakte sind weder nach ihrer Zusammensetzung noch in bezug auf ihre Dosierung direkt miteinander vergleichbar. Bemühungen um eine Standardisierung sind in vollem Gange. Die Realität sieht aber im Augenblick noch so aus, daß ein Testergebnis mit Substanzen der einen Firma nicht in allen Einzelheiten mit dem Testergebnis von Substanzen der anderen Firma identisch sein muß. Aus diesem Grund möchte ich dazu raten, von Anfang an mit Substanzen ein und desselben Herstellers zu arbeiten.

Der *Pricktest* hat eine geringere Empfindlichkeit als der Intrakutantest, weshalb die Allergenkonzentration um ein bis zwei Zehnerpotenzen höher liegt. Er wird insbesondere zur Testung von Pollenextrakten angewandt – nicht zuletzt deshalb, weil anaphylaktische Reaktionen dabei so gut wie nie vorkommen. Das Prinzip besteht darin, daß zunächst ein Tropfen der Testlösung auf die Haut des Unterarmes gebracht und durch den Tropfen hindurch tangential mit einer Pricklanzette oder mit einer Nadel der Stärke 18–20 in die obere Schicht der Epidermis gestochen wird. Die intrakutan (nicht subkutan!) liegende Nadelspitze wird angehoben und danach rasch entfernt. Wenn man grundsätzlich die große Allergenprobe von Hansen bevorzugt, ist es natürlich umständlich, teils Prickteste am Arm, teils Intrakutanteste am Rücken des Patienten durchzuführen. Wir testen daher aus praktischen Gründen auch die Pollenextrakte intrakutan. Für eine orientierende Schnelltestung sind auch Prickstempel (z.B. Stallerkit®) im Handel, die besonders für die sonst schwierige Pricktestung bei Kleinkindern gut geeignet sind. Ein Multi-Allergen-Teststempel mit den sechs wichtigsten Allergenen, Gräserpollen, Birkenpollen, Haselpollen, Hunde- und Katzenhaare sowie Hausstaubmilbe, reicht für ein erstes Screening aus.

Bei der *Intrakutantestung* werden 0,05 bis 0,07 ml des 0,1%igen Allergenextrakts mit einer Nadel der Größe 18–20 streng intrakutan injiziert. Der Aufwand ist bei der Intrakutantestung etwas größer als bei der Pricktestung, weil man für jeden zu testenden Extrakt eine eigene Tuberkulinspritze braucht. Die Anordnung der Injektionen erfolgt am besten in Sechserreihen, jeweils im Abstand von etwa 5 cm, wobei im Bereich der Wirbelsäule wegen der dort gesteigerten Reaktionsfreudigkeit der Haut ein handbreites Areal ausgespart bleiben sollte. Als Kontrolle dienen 1.) 0,9%ige NaCl-Lösung („Null-Reaktion") und 2.) Histaminlösung in einer Konzentration von 1:10 000 („Maximalreaktion").

Die Reaktion wird sowohl bei der Pricktestung wie bei der Intrakutantestung nach 20–30 Minuten abgelesen. Um die Ergebnisse zuverlässig bewerten zu können, muß die NaCl-Kontrolle unbedingt negativ geblieben sein, während die Histaminreaktion als Standard dient, auf den die einzelnen Allergenreaktionen bezogen werden.

Die Auswertung erfolgt semiquantitativ; beurteilt werden sowohl die Größe der Quaddel wie die Ausdehnung der Rötung. Die zentrale Quaddel ist von blaßrosa Farbe, teigig-erhaben und zeigt manchmal „Pseudopodien"; sie ist von einem breitflächigen, oft unscharf begrenzten roten Hof umgeben. Das Ergebnis der Ablesung wird in einem Testbogen eingetragen.

Man kann die *Größe der Quaddel* mit +, ++, +++ und ++++ beurteilen. Wir bevorzugen statt dessen – entsprechend dem Vorschlag von Hansen – eine Auswertung, bei der die *Ausdehnung des Erythems* mit den Zahlen 1, 2, 3 und die der Quaddel mit 4, 5, 6 angegeben werden. Demnach bedeutet eine 1/4-Reaktion, daß nur eine mäßig ausgebildete Quaddel mit schmalem umgebendem Erythem beobachtet wurde, während eine 3/6-Reaktion besagt, daß eine ausgedehnte Quaddelbildung mit breitem umgebendem Erythemhof vorlag. Eine 1/5- bzw. 1/6-Reaktion bedeutet ausgedehnte Quaddelbildung bei nur schwachem Erythem – ein Bild, wie es manchmal bei Patienten mit Neurodermitis vorkommt. Andererseits bedeutet eine 3/4-Reaktion eine starke Ausprägung des Erythems bei nur mäßiger oder schwacher Quaddelbildung, wie man es bei Patienten mit starker mechanischer Reizbarkeit beobachten kann. Die normal reagierende Haut zeigt eine negative NaCl-Kontrolle und eine Histaminreaktion von der Größe 3/6. Unter dieser Voraussetzung darf eine Hautreaktion dann als eindeutig positiv (++ bzw. 2/5) bewertet werden, wenn der Durchmesser der Quaddel 10–12 mm und der des Erythems 20–25 mm betragen.

Der einfachste Hauttest, den man in jeder Praxis durchführen kann, ist der von Gronemeyer u. Debelić [292] angegebene *Reibtest*. Er ist bei anamnestisch verdächtig hohem Sensibilisierungsgrad zu empfehlen, nicht jedoch als Suchtest, sondern in erster Linie als Bestätigungstest. Man reibt dazu die Haut an der Volarseite des Unterarms 10–20mal mit dem nativen Allergen kräftig ein. In Frage kommen vor allem Tierhaare, seltener auch einmal Fischeiweiß, Hausstaub, Nativpollen oder Mehl von exotischen Hölzern. Bei einer positiven Reaktion entwickeln sich nach zwei bis fünf Minuten zunächst stecknadelkopfgroße urtikarielle Effloreszenzen, die anfangs um die Haarporen lokalisiert sind, innerhalb von zehn bis 20 Minuten aber zu großen Quaddeln anschwellen, dann großflächig miteinander konfluieren und stark jucken. Der Reibtest ist, abgesehen von seiner Einfachheit, auch absolut ungefährlich und führt dem Patienten den Zusammenhang seiner Krankheit mit dem verantwortlichen Allergen auf deutliche Weise vor Augen. Dies kann die therapeutische Maßnahme der „Allergenkarenz" erleichtern (s. S. 171 ff.).

3.9.2 In-vitro-Teste

Alle In-vivo-Untersuchungen stellen von Natur aus für den Patienten eine Belastung und für den Arzt einen manchmal beträchtlichen zeitlichen Aufwand dar. Dies trifft sowohl für den Intrakutan- wie für den Provokationstest zu [910] (s. S. 108). Daher wurden in den letzten Jahren alle Anstrengungen gemacht, die Allergiediagnostik vom Patienten weg in Richtung Labor zu verlagern [374, 628].

Unter den allergologischen In-vitro-Methoden ist zunächst einmal der *RIST (Radio-Immuno-Sorbent-Test)* zu erwähnen. Mit ihm kann die Gesamt-IgE-Konzentration im Serum bestimmt werden. Der Test beruht auf einer Verdrängungsreaktion zwischen radioaktiv markiertem und dem zu bestimmenden Patienten-IgE; er ist nicht ganz einfach durchzuführen und erfordert eine gewisse Erfahrung. Eine Weiterentwicklung bedeutet der leichter zu handhabende *PRIST (Paper-Radio-Immuno-Sorbent-Test)*, bei dem Papierscheibchen verwendet werden, an die Anti-IgE kovalent gebunden ist. Das Ergebnis wird in Einheiten („Units" = U) oder in Nanogramm (ng) pro ml angegeben; 1 U/ml entspricht – je nach Methode – etwa 2,4 ng/ml. Seit einigen Jahren steht neben dem Radioimmunoassay (RIA) auch ein Enzymimmunoassay (EIA) zur Verfügung, den man in Analogie zum RIST als *EIST (Enzyme-Immuno-Sorbent-Test)* bezeichnen könnte. Der Beweis dafür, daß es sich wirklich um IgE-Antikörper handelt, wird durch Zugabe eines Anti-IgE erbracht, das beim Original-RIST radioaktiv markiert und beim Enzymimmunoassay durch ein Enzym (Beta-Galaktosidase) markiert ist.

Die *Bestimmung des Gesamt-IgE* hat jedoch nur einen sehr begrenzten klinischen Aussagewert. So kann man zum Beispiel bei einem Neugeborenen, das im Nabelschnurblut mehr als 0,9 U/ml IgE aufweist, mit 80%iger Wahrscheinlichkeit vorhersagen, daß es irgendwann im späteren Leben an einer allergischen Erkrankung vom Typ I erkranken wird (Übersicht bei [890]). Bei einem Asthmapatienten, der schon aufgrund der Anamnese und der Hauttestung eine exogen-allergische Genese annehmen läßt, kann eine Erhöhung des Gesamt-IgE auf mehr als

100 U/ml (240 ng/ml) den vermuteten Zusammenhang bestätigen helfen. Umgekehrt sprechen Werte unterhalb von 20 U/ml (48 ng/ml) gegen einen solchen Zusammenhang. Mehr vermag das IgE allein jedoch nicht auszusagen, da es auch bei nicht-asthmatischen Krankheiten erhöht und andererseits bei eindeutigem exogen-allergischem Asthma normal sein kann.

Die Höhe des IgE hängt stark von der aktuellen Sensibilisierung ab. Ein Pollinosepatient kann beispielsweise im Winter völlig normale Werte zeigen, während zur Zeit der Pollensaison deutlich erhöhte IgE-Werte zu messen sind. Ob sich die Bestimmung des Gesamt-IgE zur Effizienzbeurteilung einer spezifischen Hyposensibilisierungstherapie eignet, ist im Augenblick sehr umstritten (s. S. 178 ff.).

Eine große klinische Bedeutung hat dagegen zunehmend die serologische Erfassung der spezifischen IgE-Antikörper mit dem *RAST (Radio-Allergo-Sorbent-Test)* erlangt. Hierbei ist das zu testende Allergen – ähnlich wie beim PRIST – an Papierscheibchen kovalent gebunden. Es reagiert mit den spezifisch gegen dieses Allergen gerichteten Antikörpern des Patientenserums. Durch Zugabe von radioaktiv markiertem Anti-IgE ist es möglich, eine semiquantitative Aussage über die vorhandene Menge spezifischer IgE-Antikörper zu machen.

Die Ergebnisse werden semiquantitativ nach fünf RAST-Klassen differenziert: *Klasse 0* bedeutet ein negatives Ergebnis, *Klasse 1* entspricht einer latenten, klinisch wahrscheinlich nicht relevanten Sensibilisierung, und Klasse 2 ist ein Grenzfall. Die *RAST-Klassen 3 und 4* lassen mit hoher Wahrscheinlichkeit den Schluß zu, daß die nachgewiesenen spezifischen IgE-Antikörper wirklich etwas mit dem vorhandenen Asthma zu tun haben.

In letzter Zeit sind gut praktikable *Multi-RAST* wie *CAP Pharmacia* und *Phadiatop* verfügbar, mit denen ein IgE-Antikörper-Screening gegenüber den praktisch wichtigsten Allergenen wie Gräserpollen, Birkenpollen, Beifußpollen, Alternaria, Cladosporium, Epithelien von Hund, Katze und Pferd sowie gegenüber Hausstaubmilben möglich ist [418]. Ähnlich wie beim RIST gibt es als Alternative zum RAST seit einigen Jahren auch einen *Enzymimmunoassay* (EAST = Enzyme-Allergo-Sorbent-Test).

Seit einigen Jahren steht eine weitere Alternative zum RAST zur Verfügung: der *Chemilumineszenz-Allergietest (CLA)*, mit dem auf methodisch relativ einfache Weise ein Allergen-Screening gegenüber nicht weniger als 35 ubiquitären Allergenen möglich ist (aber nicht immer nötig) ist. Kommt es zwischen den IgE-Antikörpern eines Patientenserums mit dem dazugehörigen enzymmarkierten Anti-IgE zu einer Reaktion, so bewirkt dies in einer photoreaktiven Lösung eine Emission von Lichtquanten (Chemilumineszenz). Das emittierte Licht belichtet Areale eines Polaroidfilmes, deren optische Dichte mit Hilfe eines Densitometers gemessen und klassifiziert wird. Zwischen dem herkömmlichen RAST und dem CLA (Hersteller: Bencard) besteht eine gute Korrelation [322].

Keinesfalls sollte der RAST generell als Suchtest eingesetzt werden. Hier müssen die sorgfältige allergologische Anamnese und der eingehende Hauttest unbedingt am Anfang stehen. Ob die weitere Diagnostik dann besser mit einem Provokationstest oder besser mit dem RAST fortgesetzt werden soll, ist von der individuellen Fragestellung abhängig. Der RAST ist immer dann indiziert, wenn andere Möglichkeiten der allergologischen Untersuchung nicht durchführbar sind. So hat erst der RAST die Möglichkeit geschaffen, auch bei Säuglingen schon eine Typ-I-Sensibilisierung nachzuweisen und so eine sehr frühe spezifische Hyposensibilisierung zu ermöglichen. Weiter ist der RAST ein wertvoller Test, wenn Hauttestungen wegen Urticaria factitia, Ekzem, Dermatitis oder auch wegen einer Antihistaminikatherapie in ihrer Aussage eingeschränkt sind.

Ein anderer allergologischer In-vitro-Test ist der *HBDT (= Human-Basophilen-Degranulations-Test*, Allergolam®): Blut des Patienten wird zur Anreicherung der basophilen Leukozyten über ein Dichtetrennmittel in ein Zentrifugenröhrchen geschichtet und 30 Minuten lang zentrifugiert. Nach Abpipettieren und Waschen der Zellen wird das zu testende Allergen zugesetzt, anschließend werden die Blutbasophilen auf vorgefertigten Objektträgern ausgezählt. Der Test ist positiv, wenn mehr als die Hälfte der Basophilen „verschwunden" sind, weil sie keine färberisch markierten Granula mehr enthalten und somit als Basophile nicht mehr zu erkennen sind. Diese Methode, für die es bereits Testkits im Handel gibt, ist wesentlich einfacher als die bisher in der experimentellen Allergieforschung übliche Messung der *Histaminfreisetzung* aus basophilen Leukozyten [595, 889].

Im Prinzip ähnlich ist der *photometrische Allergiedegranulationstest* (PAD-Test®, Fa. Boehringer, Mannheim). Beim PAD-Test ist ein Mikroskopieren nicht notwendig. Als Indikator für die stattgefundene Mastzelldegranulierung wird eine zusammen mit anderen Mediatoren freigesetzte mastzellspezifische Protease nachgewiesen, die mit Hilfe des Substrates Chromozym® photometrisch gemessen werden kann.

Beim *CAST (= Zellulärer Antigen-Stimulations-Test)* werden Leukozyten des Patienten unter gleichzeitiger Anwesenheit von IL-3 mit einem Allergen stimuliert. Bei einer positiven Reaktion kommt es neben anderen Entzündungsmediatoren zur Freisetzung von *Leukotrienen*, deren Konzentration mittels Immunoassay (ELISA) bestimmt wird. Der Test ist besonders gut zum Nachweis von Nahrungsmittelallergien bei Kleinkindern geeignet, da Hautteste wie auch serologische IgE-Nachweismethoden in diesem Alter häufig versagen.

3.9.3 Allergenprovokationsteste

Die Allergenhautteste beweisen den Zustand einer IgE-vermittelten Sensibilisierung. Ein positiver RAST zeigt, daß sich spezifische IgE-Antikörper im Blut befinden. Über die aktuelle Situation am erkrankten Organ sagen beide Teste jedoch wenig aus. Nur wenn Anamnese, Hauttest und RAST völlig übereinstimmen, kann man annehmen, daß die Ergebnisse tatsächlich auch repräsentativ für die Reaktion des Bronchialsystems auf *das* oder *die* getesteten Allergene sind. Der letzte Beweis für die *klinische Aktualität* eines mutmaßlichen Allergens ist aber einzig und allein durch einen Provokationstest zu erbringen. Wenn Hinweise für eine Sensibilisierung gegenüber *Hausstaubmilben* oder *Schimmelpilzsporen* gegeben sind, ist die Durchführung eines Allergenprovokationstests vor Einleitung einer langwierigen Hyposensibilisierungstherapie in jedem Falle zu empfehlen. Darüber hinaus sind Provokationsteste notwendig, wenn Widersprüche zwischen Anamnese, Hauttest und RAST-Ergebnissen bestehen. Auch zur Aufklärung der Frage, ob ein berufsbedingtes Asthma vorliegt, sind Allergenprovokationsproben erforderlich. Schließlich kann auch der Effekt einer spezifischen Hyposensibilisierungsbehandlung durch keine andere Methode so gut kontrolliert werden wie durch die Überprüfung der bronchialen Reaktivität gegenüber den Allergenen, mit denen die Hyposensibilisierungstherapie durchgeführt wurde.

Es gibt vier Möglichkeiten der Allergenprovokation:
▶ den Nasaltest
▶ den Konjunktivaltest
▶ die bronchiale Provokation
▶ die gastrointestinale Provokation

Nasal- und Konjunktivaltest sind im Vergleich zur bronchialen Provokation einfacher durchführbar und für den Patienten mit einer geringeren Belästigung verbunden. Die Voraussetzung einer uniformen Reaktion im Nasaltest, im Konjunktivaltest und bei der bronchialen Provokation ist jedoch nur bei Patienten mit *Pollenallergie* gegeben. Bei anderen Allergenen wie Hausstaubmilben, Schimmelpilzsporen, Tierepithelien und beruflichen Allergenen wie Mehl, Isozyanat etc. ist die bronchiale Provokation selten zu umgehen.

3.9.3.1 Nasale und konjunktivale Provokation

Beim *Nasaltest* träufelt man das Allergen in 1%iger Konzentration (oder 10fache Konzentration des Intrakutan-Allergenextrakts) in eines der beiden Nasenlöcher. Das Allergen kann auch als Pulver geschnupft oder mittels eines Watteträgers in die Nase eingebracht werden. In die andere Nasenseite träufelt man zum Vergleich das Allergenextraktionsmittel. Ein positives Ergebnis kann meist schon in den ersten fünf Minuten, spätestens aber nach 20 Minuten zu erkennen sein. Es besteht in einer *Hypersekretion* (Sekretabfluß aus dem Nasenloch), in einer *Schleimhautirritation* (Jucken, Niesattacke) und in einem *Schleimhautödem* (Nasenatmungsbehinderung, Zuschwellen des Nasenganges).

Mit Hilfe der anterioren oder posterioren *Rhinomanometrie* [235] oder auch mit Hilfe der *Oszillationsmethode* [77] (Atmung durch Maske bei verschlossenem Mund) (s. S. 88) läßt sich das Ergebnis des Nasaltests quantitativ beurteilen. Für klinische Fragestellungen sind diese Methoden jedoch nicht unbedingt notwendig. Auch die früher empfohlene Untersuchung des Nasensekrets auf eosino-

phile Granulozyten ist entbehrlich geworden. Die Eosinophilenzahl korreliert nämlich nicht mit den klinischen Symptomen und ergibt somit keine zusätzliche Information.
Der *Konjunktivaltest* oder *Ophthalmotest* eignet sich nur für Patienten, die außer ihrer Asthmasymptomatik auch konjunktivale Beschwerden angeben. Man träufelt dem Patienten einen Tropfen der entsprechenden Allergenlösung in der gleichen Konzentration wie beim Nasaltest in den Bindehautsack. Positiv ist die Reaktion, wenn eine konjunktivale Rötung, ein Ödem der Konjunktiva und ein deutlicher Tränenfluß zu beobachten sind.

3.9.3.2 Bronchiale Provokation

Die bronchiale Allergenprovokationstestung kann von der Methotik her in ähnlicher Weise durchgeführt werden, wie es im Kapitel 3.8 für die unspezifischen inhalativen Provokationsteste empfohlen worden ist (s. S. 97 ff.). Der Unterschied besteht darin, daß es bei der Allergentestung nicht um den Nachweis einer unspezifischen bronchialen Hyperreaktivität, sondern um den Nachweis einer spezifischen Reaktion des Bronchialsystems auf ein ganz bestimmtes Allergen geht. Die Kontraindikationen, die Vorsichtsmaßregeln, die Kriterien für die Bewertung des Tests und die Methoden zum Nachweis der bronchokonstriktorischen Reaktion sind jedoch die gleichen [590, 621].

Im Gegensatz zu den unspezifischen bronchialen Provokationstesten (s. S. 97 ff.) erfordert die *spezifische Provokation mit Allergenen* erheblich mehr an Erfahrung. Um den Patienten durch die Provokation nicht zu gefährden, muß die initiale Allergenkonzentration unbedingt den individuellen Gegebenheiten angepaßt werden. Dabei sind die Hauptkriterien
▶ die Reaktionsstärke des Hauttestes (s. S. 102 ff.)
▶ das Ausmaß der unspezifischen bronchialen Hyperreaktivität (s. S. 97 ff.)

Je größer die Quaddel im Hauttest und je niedriger die PC_{20}, um so vorsichtiger muß man mit der Allergenprovokation sein, weil man sonst

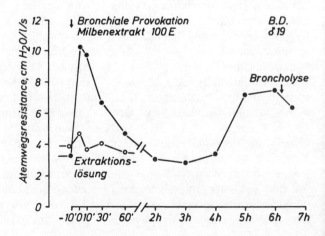

Abbildung 46 Duale Bronchialreaktion nach Provokation mit Milbenextrakt.

den Patienten ernsthaft gefährden kann. Bei einer PC_{20} von weniger als 0,05% Carbachol sollte man möglichst auf die Allergenprovokation ganz verzichten; meist reagiert der Patient ohnehin schon auf das Extraktionsmittel mit einer unspezifischen Reflexbronchokonstriktion. Liegt die PC_{20} über 0,05% Carbachol, aber ist der Hauttest hochpositiv ausgefallen, sollte man mit einer Allergenkonzentration von 1:10000 bis 1:1000 beginnen. Bei fehlender Reaktion wird schrittweise jeweils die Konzentration um eine Zehnerpotenz erhöht (Übersicht bei [761]).

Zweigipflige (= „duale") bronchiale Reaktionen (s. Abb. 46) werden häufig bei der inhalativen Provokation mit *Hausstaubmilbenantigen*, mit *Schimmelpilzsporen* (insbesondere *Aspergillus*), aber auch mit *beruflichen Antigenen* wie Bäckermehl, Isozyanat etc. beobachtet. Sie können grundsätzlich aber bei jeder Allergenprovokation auftreten. Dies ist ein Grund dafür, weshalb die Durchführung von Allergenprovokationstesten – ganz im Gegensatz zu den unspezifischen Provokationstesten zum Nachweis eines hyperreaktiven Bronchialsystems – nicht vorbehaltlos für die Praxis empfohlen werden kann.

Die bronchiale Allergenprovokation ist für den Arzt wie für den Patienten eine etwas mühsame Untersuchungsmethode, da man an einem Tag nicht mehr als ein einziges Allergen prüfen kann. Bei positivem Reaktionsausfall muß mit dem nächsten Provokationstest 24 Stunden, besser sogar 48 Stunden, gewartet werden, um der Gefahr einer falsch-negativen Bewertung durch Mastzellen-„Erschöpfung" oder einer falsch-positiven Bewertung durch Summationseffekte vorzubeugen.

Das Ergebnis der bronchialen Allergenprovokation wird durch Arzneimittel stärker beeinflußt, als es bei den Hauttesten der Fall ist (s. Tabelle 8). Während die Hautteste nur durch systemisch applizierte Antihistaminika, durch Ketotifen und durch Glukokortikoide in Dosen oberhalb von 20 mg Prednisolon-Äquivalent supprimiert werden, müssen vor einer geplanten Allergenprovokation jegliche bronchialwirksamen Mittel abgesetzt werden – und zwar Bronchopasmolytika mindestens zwölf Stunden vor der Testung, Zellprotektiva wie Cromoglicinsäure, Nedocromil oder Ketotifen mindestens zwei Tage, Mediatorantagonisten wie Ceterizin oder Loratadin drei Tage, Astemizol sogar zwei Wochen (!) vor der Testung. Die Glukokortikoiddosis muß unterhalb von 7,5 mg Prednisolon-Äquivalent liegen, eine Kortikoid-Inhalationstherapie muß mindestens 24 Stunden vorher abgesetzt worden sein [590].

Bei richtiger Indikation und Technik stellt ein bronchialer Allergentest für den Patienten keine ernsthafte Gefahr dar [761]. Die Anwesenheit oder zumindest die unmittelbare Nähe eines Arztes während des Versuches ist jedoch unbedingt zu fordern. Der Test kann grundsätzlich in jedem beliebigen Raum durchgeführt werden; optimal ist jedoch eine besondere Inhalationskabine mit Lüftung, damit die Kontamination des Raumes und

Tabelle 8 Unterschiedliche Beeinflussung der einzelnen allergologischen Teste durch die laufende Therapie mit Antiasthmatika.

Ø = kein Einfluß +, ++ = Abschwächung	Provokationsteste	Hautreaktionen	RAST
Cromoglicinsäure	++	Ø	Ø
Bronchospasmolytika	++	Ø	Ø
inhalative Kortikosteroide	+	Ø	Ø
systemische Kortikosteroide	+	+	Ø
Ketotifen, Ceterizin	+	++	Ø
Antihistaminika	Ø	++	Ø

die Allergenexposition für das Untersuchungspersonal so gering wie möglich gehalten werden. Unbedingt notwendig ist die schon im Rahmen der Hauttestung erwähnte *„Schockapotheke"* mit Staubinde, Blutdruckmeßgerät, Laryngoskop, Trachealtuben, Beatmungsbeutel, Einmalspritzen und -nadeln einschließlich Infusionsbesteck. Folgende Medikamente müssen griffbereit sein:
▶ Beta$_2$-Adrenergika wie Berotec®, Sultanol®, Bricanyl® oder Bronchospasmin® als Dosier-Aerosol und als Ampullen (Bricanyl®, Bronchospasmin®, Partusisten®)
▶ Adrenalin-(Suprarenin®-)Ampullen zu 1 mg sowie Ampullen mit 10 ml physiologischer NaCl zum Verdünnen; sehr praktikabel ist ein fertiger Autoinjektor – Fastinjekt®, Fa. Allergopharma – mit 2 mg Adrenalin in 2 ml NaCl und Na$_2$S$_2$O$_3$
▶ ein wasserlösliches Steroidpräparat, zum Beispiel Solu-Decortin-H® 250 mg
▶ ein Theophyllinpräparat zur intravenösen Injektion/Infusion
▶ Infusionslösung (Glukose)

Sollte unter der bronchialen Allergentestung im Extremfall einmal ein anaphylaktischer Schock auftreten, so ist Adrenalin das Mittel der Wahl, weil der Effekt im Gegensatz zu einem Kortikosteroidpräparat bereits innerhalb von Sekunden eintritt. Durch die liegende Kanüle wird außer Adrenalin vorsorglich auf alle Fälle auch ein Kortikosteroid intravenös injiziert.

Das Auftreten einer unerwünscht starken Bronchospastik ist trotz lege artis durchgeführten Tests immer wieder einmal zu beobachten. In einem solchen Fall sollte man zunächst den Effekt von zwei bis vier Hüben aus einem beta$_2$-adrenergisch wirkenden Dosier-Aerosol abwarten. Wenn das allein nicht reichen sollte, führt die i.v. Injektion eines Beta$_2$-Adrenergikums oder eines Theophyllinpräparats meist zur raschen Beseitigung des Bronchospasmus.

3.9.3.3 Enterale Provokation
Wenn sich anamnestische Hinweise für eine *nutritive Allergie* ergeben haben, muß die Allergenprovokation über den Magen-Darm-Trakt

durchgeführt werden. Der Hauttest allein reicht nicht aus, da nur in etwa einem Drittel der Fälle einer positiven Hautreaktion auch die enterale Provokation positiv ausfällt. Im *Säuglings- und Kleinkindesalter* stehen Kuhmilch- und Hühnereiproteine, insbesondere Beta-Laktoglobuline, im Vordergrund; es folgen Sojaproteine, Fischeiweiß, Hülsenfrüchte, Honig, Nüsse, Schokoladen, Tomaten, Obst und Zitrusfrüchte [262, 889, 942]. Um den mutmaßlichen Zusammenhang zu beweisen, gibt man dem Kind zunächst eine allergenfreie *Basisdiät (Eliminationsdiät)* und schließt nach einem festen Plan *Provokationsdiäten* an, die der Reihe nach die mutmaßlichen nutritiven Allergene enthalten [221, 708].

Wenn Karenz und Exposition kein eindeutiges Ergebnis erbracht haben, ist eine orale Allergenprovokation mit *einzelnen Allergenextrakten* erforderlich. Dies betrifft im Erwachsenenalter in erster Linie die *Schimmelpilzallergene*, die bekanntlich in zahlreichen Nahrungsmitteln wie Obst, Gemüse, Salat, Wein, Bier, Kognak, Likör, Fruchtsäften und natürlich auch in allen Käsesorten enthalten sind. Häufig handelt es sich allerdings um *pseudoallergische Reaktionen* auf Sulfit (Wein). Tyramin (Schweizer Käse), Glutamat (Chinesische Küche) oder Tartrazin (Limonaden) im Rahmen eines *Analgetikaasthmas* (s. S. 136). Zur *Beurteilung* der oralen Allergenprovokation gibt es *subjektive Parameter* wie Müdigkeit, Juckreiz, Migräne, Bauchschmerzen und Diarrhö. Die wichtigsten *objektiven Hinweise* für eine positive orale Allergenprovokation sind deutliche Änderungen von *Peak flow*, FEV_1 oder *Atemwegswiderstand* einerseits und eine Abnahme der *Thrombozyten-* und *Leukozytenzahl* im Blut andererseits („leukopenischer und thrombopenischer Index").

3.10 Differentialdiagnose

Die vom Patienten schon spontan geschilderte Anfallssymptomatik und die klinisch nachweisbare Bronchospastik sind so typisch für ein Asthma, daß eine Verwechslung mit anderen Krankheiten selten vorkommt. Differentialdiagnostische Schwierigkeiten treten nur dann auf, wenn man zum Zeitpunkt der Untersuchung keine Bronchospastik findet und allein auf die Angaben des Patienten angewiesen ist oder wenn die Asthmasymptomatik etwas atypisch beginnt. Ein Beispiel hierfür ist der „*Asthmahusten*", mit dem sich die Krankheit bei Kindern und Jugendlichen nicht selten ankündigt. So bekommt ein Kind etwa während körperlicher Belastungen, beim Herumtollen, beim Fahrradfahren, manchmal auch schon in kalter Luft, bei Nebel, in verrauchten Räumen ausgesprochene Hustenattacken, die immer als Äquivalente für ein beginnendes Asthma, zumindest aber für ein hyperreaktives Bronchialsystem verdächtig sind. Auch Reaktionen auf Inhalationsallergene wie Hausstaub, Schimmelpilzsporen, Tierhaarantigene kündigen sich oft durch einen quälenden *Reizhusten* an. Morphologisches Substrat dieser Symptomatik ist eine allergische Laryngotracheitis. Die Hartnäckigkeit des

Hustens ließ früher in solchen Fällen zunächst an die Möglichkeit eines *Keuchhustens* denken, weshalb die Pädiater dafür den Begriff des *„pertussiformen Hustens"* geprägt haben. Heute spielt der Keuchhusten kaum noch eine differentialdiagnostische Rolle. Dagegen kommen Verwechslungen mit dem Bild des *„rezidivierenden Kruppsyndroms"* in Betracht – nicht nur im Kleinkindesalter, sondern auch bei Schulkindern. Gemeinsamkeiten zwischen dem Krupp und dem Asthmahusten sind der vorwiegend nächtliche Beginn und der ausgesprochene Anfallscharakter. Angaben über unmittelbar vorausgegangene oder noch bestehende Infekte im Nasen-Rachen-Raum führen differentialdiagnostisch nicht weiter, weil sie beim einen wie beim anderen vorkommen können. Ein typisch bellender Charakter spricht eher für den Krupp, besonders wenn zusätzlich eine Heiserkeit vorhanden ist. Zwischen dem rezidivierenden Krupp des Kindesalters, dem Atopiesyndrom und der Asthmakrankheit scheinen pathogenetische Verwandtschaften zu bestehen. Kruppkinder zeigen eine bronchiale Hyperreaktivität und erkranken häufiger als andere Kinder später an einem manifesten Asthma [946]. Die größte Spezifität hinsichtlich der Diagnose eines Asthmas im Kindesalter hat die anamnestische Angabe von Atemnotanfällen während oder unmittelbar nach körperlichen Anstrengungen („exercise-induced Asthma").
Die wichtigsten im Kindesalter möglichen *Asthmafehldiagnosen* sind in Tabelle 9 aufgeführt. Besonders gravierend wirkt sich die Verkennung einer *Fremdkörperaspiration* aus, da nur die endoskopische Fremdkörperentfernung die einzige effektive Maßnahme darstellt [309]. Ein scheinbar symptomfreies Intervall spricht nicht unbedingt gegen eine solche Möglichkeit: Manchmal löst der aspirierte Fremdkörper, solange er sich im Bronchialbaum fest verkeilt hat, keinen Hustenreiz aus; nach Tagen bis Wochen wird er beweglich, flottiert in die Lichtung, führt zu einer *Ventilstenose* oder einer poststenotischen Entzündung und löst jetzt eine asthmaähnliche Symptomatik aus. Die Thoraxaufnahme führt differentialdiagnostisch nur dann weiter, wenn der aspirierte Fremdkörper einen Schatten gibt. In jedem Fall sollte unbedingt eine bronchologische Untersuchung veranlaßt werden.
Schwierig kann die Differentialdiagnose eines persistierenden oder ständig wiederkehrenden *Giemens im Säuglings- und Kleinkindesalter* sein. Früher war der Begriff „spastische Bronchitis" hierfür in der Pädiatrie gebräuchlich.
Heute wissen wir, daß ein Bronchialmuskel-„Spasmus" für die exspiratorischen Nebengeräusche bei der Auskultation sicher nicht verantwortlich ist, denn die Symptomatik läßt sich durch Bronchospasmolytika *nicht* beeinflussen. Die „spastische Bronchitis" sollte daher heute besser als *„obstruktive Bronchitis"* bezeichnet werden [273, 309, 694]. Die Ätiologie dieser Erkrankung ist uneinheitlich. Höchstens jeder dritte „pfeifende Säugling" entwickelt später ein Asthma. Als andere Ursachen kommen Fremdkörper

Tabelle 9   Differentialdiagnose der asthmatischen Atemwegsobstruktion und des Asthma bronchiale.

1 *Erwachsenenalter*

1.1 *Intrathorakale Atemwegsobstruktion*
1.1.1   Extrinsic- und Intrinsic-Asthma
1.1.2   Allergische Alveolitis (bei Mitbeteiligung der kleinen Atemwege)
1.1.3   Allergische bronchopulmonale Aspergillose (ABPA)
1.1.4   Churg-Strauss-Syndrom
1.1.5   „Spastische" Bronchitis des Erwachsenen
1.1.6   Obstruktives Lungenemphysem
1.1.7   Linksherzversagen („Asthma cardiale")
1.1.8   Sarkoidose III mit Begleitobstruktion
1.1.9   Subakute rezidivierende Lungenembolien (selten)
1.1.10 Fremdkörperaspiration
1.1.11 Bronchialkompression durch Tumoren
1.1.12 Zustand nach Reizgasinhalation
1.1.13 Karzinoidsyndrom
1.1.14 Extreme Adipositas (extrabronchiale Obstruktion)
1.1.15 Medikamenteninduzierte Obstruktion (Cave: Beta-Blocker!)

1.2 *Extrathorakale Atemwegsobstruktion*
1.2.1   Trachealstenose (z.B. nach Tracheotomie)
1.2.2   Trachealkompression durch Struma
1.2.3   Exspiratorischer Trachealkollaps (selten isoliert)
1.2.4   Rekurrensparese
1.2.5   Hereditäres Angioödem und Quincke-Ödem des Kehlkopfs
1.2.6   Akute obstruktive Laryngitis

2 *Kindesalter*

2.1   Obstruktive („spastische") Bronchitis des Kleinkindes
2.2   Fremdkörper in Trachea, Bronchus oder Ösophagus
2.3   Angeborene Herzfehler, Linksherzinsuffizienz, Trachealstenose, Bronchusstenose, Gefäßring, Tracheomalazie, Bronchomalazie
2.4   Zystische Fibrose (Mukoviszidose)
2.5   Mediastinalzyste oder -tumor
2.6   Magenrefluxsyndrom, wiederholte Nahrungsmittelaspiration
2.7   Tuberkulose
2.8   Allergische Alveolitis
2.9   Bronchiolitis
2.10 Pertussis
2.11 Akute Epiglottitis
2.12 Rezidivierendes Kruppsyndrom
2.13 Hereditäres Angioödem und Quincke-Ödem des Kehlkopfs

in Trachea, Bronchus oder Ösophagus, angeborene Vitien, Fehlbildungen im Tracheobronchialsystem wie Trachealstenose, Bronchusstenose, Tracheomalazie, Bronchomalazie, Gefäßringe oder eine beginnende zystische Fibrose (Mukoviszidose) in Frage. Einzelheiten gehen aus Tabelle 9 hervor.

Im Erwachsenenalter haben wir mit dem unnötigerweise eingeführten Begriff der „*asthmoiden Bronchitis*" ähnliche Schwierigkeiten der Abgrenzung [129]. Hier handelt es sich aber weniger um ein differentialdiagnostisches als um ein Nomenklaturproblem. Wenn die „spastische Bronchitis" des Kleinkindes eine falsche Bezeichnung ist, so ist die „asthmoide Bronchitis" des Erwachsenen eine unnötige und überflüssige Bezeichnung. Es gibt zweifellos bei einer chronischen obstruktiven Bronchitis Verlaufsformen mit klinisch und funktionsanalytisch nachweisbarer Bronchospastik. Dies darf aber nicht dazu führen, die beiden Begriffe „Asthma" und „Bronchitis" in einen Topf zu werfen.

Keine allzu großen Schwierigkeiten dürfte die Abgrenzung einer asthmatischen Dyspnoe von solchen Atemnotzuständen bereiten, die durch eine *Obstruktion der extrathorakalen Atemwege* bedingt sind. In Betracht kommen dabei folgende Krankheitsbilder:
▶ der in seiner zahlenmäßigen Bedeutung zweifellos überschätzte exspiratorische *Trachealkollaps*, bei dem es sich häufiger um den Ausdruck eines obstruktiven Emphysems handelt
▶ die *Tracheomalazie* („Säbelscheidentrachea") bei einer lange Jahre vorhandenen Struma oder nach Strumektomie
▶ die *Trachealstenose*, zum Beispiel nach vorausgegangener Tracheotomie oder mehrtägiger Beatmung über einen Trachealtubus
▶ die *Rekurrensparese* nach Strumektomie

Alle Formen von extrathorakal bedingter Atemwegsobstruktion zeichnen sich dadurch aus, daß – ganz im Gegensatz zum Asthma – die bronchialen Nebengeräusche nicht durch Forcierung der Exspiration, sondern durch Forcierung der Inspiration verstärkt werden. Dies läßt sich auch lungenfunktionsanalytisch durch Registrierung eines „*forcierten Inspirogramms*" dokumentieren („*Labadietest*").

Die Abgrenzung zwischen allergischem Asthma und *allergischer Alveolitis* kann ebenfalls differentialdiagnostische Schwierigkeiten bereiten, da die Antigen-Antikörper-Reaktion häufig nicht auf das Lungenparenchym allein begrenzt bleibt, sondern die peripher gelegenen Atemwege mit erfaßt und dann eine Begleitobstruktion hervorruft. Die Diagnose der klassischen *akuten Form der Alveolitis* dagegen ist leicht, wenn nur daran gedacht wird (Übersichten bei [55, 78, 563, 769]). Als die Brieftaubenzüchter der Bundesrepublik in ihrer Verbandszeitschrift auf das Krankheitsbild der *Taubenzüchter- oder Vogelhalterlunge* aufmerksam gemacht wurden, waren zahlreiche Züchter bereits in der Lage, die Diagnose bei sich selbst zu stellen.

Entsprechend dem Immunmechanismus der *Typ-III-Reaktion* treten die Beschwerden erst nach einer Latenz auf. Typischerweise erkrankt der Patient sechs bis acht Stunden nach Reinigung des Taubenschlages mit Husten, Atemnot, Frösteln, Kopfschmerzen, Schwitzen, Muskelschmerzen – Symptome, die häufig als grippaler Infekt fehlgedeutet werden. Der wichtigste klinische

Untersuchungsbefund sind laute, feinblasige, klingende Rasselgeräusche – ähnlich der Krepitation der beginnenden Lobärpneumonie. Wenn die peripheren Atemwege mitbetroffen sind, kann der Auskultationsbefund jedoch durch zusätzliche trockene Nebengeräusche überlagert sein, wodurch ein Asthma vorgetäuscht wird. Im Gegensatz zum Asthma ist bei der akuten Form der Alveolitis die Körpertemperatur erhöht, stets findet man eine Leukozytose und eine Senkungsbeschleunigung.

Erhebliche diagnostische Schwierigkeiten können aber auftreten, wenn die Patienten einer langdauernden, wiederholten Belastung durch relativ kleine Antigenmengen ausgesetzt sind und das weniger typische *chronische Krankheitsbild* bieten [55, 769]. Dies ist leider bei den meisten der bisher bekannten exogenallergischen Alveolitiden der Fall (s. Tabelle 10). So haben bei der *Farmerlunge*, der zuerst beschriebenen Typ-III-Erkrankung, nur 30 % der Patienten eine akute Beschwerdesymptomatik. Das Krankheitsbild wird daher leicht als ein „Dauerasthma" fehlgedeutet. Dies sollte ein weiterer Grund sein, bei einem Patienten mit mutmaßlicher Asthmasymptomatik unbedingt auch eine *Thoraxaufnahme* zu veranlassen: Sie zeigt bei einer exogen-allergischen Alveolitis fein-miliare Herdbildungen in den Mittel- und Unterfeldern, die in wolkige, azinäre Verschattungen übergehen können. Bei einem Asthmapatienten können höchstens im Falle von sekundären Bronchiektasen einmal basale streifig-fleckige Infiltrationen beobachtet werden; diffuse Herdbildungen, die bis zu den Mittelfeldern hinaufreichen, kommen beim Asthma jedoch nicht vor. Die *Lungenfunktionsprüfung* bietet eine weitere differentialdiagnostische Hilfe: Während das Asthma eine reine obstruktive Ventilationsstörung zeigt, steht bei der Alveolitis die restriktive Ventilationsstörung im Vordergrund. Da sich die Veränderungen im Lungeninter-

Tabelle 10 Auswahl der wichtigsten bis heute bekannten exogen-allergischen Alveolitiden.

Krankheitsbild	Antigen
Farmerlunge	Micropolyspora faeni
Vogelhalterlunge	Tauben-, Hühner-, Wellensittichproteine
Befeuchterlunge	Thermoactinomyces vulgaris
Zuckerarbeiterlunge (Bagassose)	Thermoactinomyces sachari
Malzarbeiterlunge	Aspergillus clavatus
Käsewäscherlunge	Penicillium casei
Korkarbeiterlunge (Suberose)	Penicillium frequentans
Weizenrüsselkäferlunge	Sitophilus granarius
Holzstaublunge (Sequoiosis)	Pullularia pullulans
Ahornrindenlunge	Cryptostroma corticale
Papierarbeiterlunge	Alternaria
Neuguinea-Lunge	Streptomyces olivaceus
Waschmittellunge	Bacillus subtilis

stitium abspielen, ist außer der Ventilationsstörung auch eine Diffusionsstörung vorhanden, die sich am einfachsten als Abfall des arteriellen Sauerstoffdrucks unter körperlicher Belastung objektivieren läßt. Dies ist bei Asthmapatienten nur im Falle einer hochgradigen Obstruktion zu beobachten; dann treten aber differentialdiagnostische Schwierigkeiten gar nicht erst auf. Auf die fakultativ mit Asthmasymptomen einhergehenden Krankheitsbilder der *allergischen bronchopulmonalen Aspergillose* (ABPA) und des Churg-Strauss-Syndroms wird auf Seite 126 f. eingegangen.

Die größte Bedeutung hat zweifellos für Praxis und Klinik die differentialdiagnostische *Abgrenzung der kardial bedingten Atemnot*. Sowohl dem „Asthma cardiale" wie dem „Asthma bronchiale" ist nicht nur der typische Anfallscharakter der Atemnot, sondern auch das vorwiegend *nächtliche* Auftreten der Symptome gemeinsam. Hinzu kommt die Tatsache, daß auch die pulmonalvenöse Stauung bei einer Linksherzinsuffizienz zu einem Auskultationsbefund führen kann, der mit dem Bild eines Asthmas durchaus zu verwechseln ist (neue Übersicht bei [100a]). Mit Hilfe von Zusatzuntersuchungen wie Thoraxröntgenbild, EKG und – falls vorhanden – mit der Echokardiographie ist die richtige Einordnung jedoch so gut wie immer möglich. Das zu erwartende Befundmuster ist in Tabelle 11 zusammengefaßt.

Der akut auftretende Asthmaanfall und der drohende Status asthmaticus spielen in der *Notfallmedizin* als Ursache *plötzlich auftretender Atemnot* eine große Rolle [220]. Die typische exspiratorische Dyspnoe mit den schon auf Distanz hörbaren bronchialen Nebengeräuschen macht die Diagnose leicht. Differentialdiagnostische Probleme können aber auftreten, wenn bei einem Asthmapatienten eine akut entstandene Atemnot durch die Bronchialobstruktion allein nicht erklärt werden kann. In solchen Fällen muß an

Tabelle 11   Differentialdiagnose zwischen „Asthma bronchiale" und „Asthma cardiale".

	„Asthma bronchiale"	„Asthma cardiale"
Auskultation	trockene Nebengeräusche	trockene Nebengeräusche und „Stauungs-RG"
Elektrokardiogramm	Zeichen der Rechtsherzbelastung	Zeichen der Linksherzbelastung
Thoraxröntgenbild	Volumen pulmonum auctum „Kleines Herz"	Kerley-Linien, Kraniaiisation „Großes Herz"
Blutgasanalyse	arterielle Hypoxämie (plus evtl. Hyp*er*kapnie)	arterielle Hypoxämie (meist mit Hyp*o*kapnie)
Lungenfunktion	Atemwegsobstruktion	Restriktion *und* Obstruktion
Echokardiogramm	rechter Ventrikel vergrößert Dopplerprofil Ausflußtrakt Trikuspidalinsuffizienz-Jet	linker Vorhof + linker Ventrikel vergrößert Auswurffraktion reduziert

3.10 Differentialdiagnose

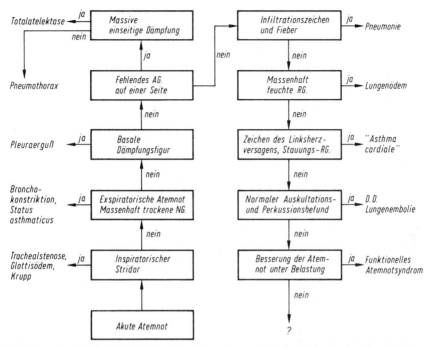

Abbildung 47 Differentialdiagnose der akuten Atemnot, dargestellt in Form eines Flußdiagrammes. Wie zu erkennen ist, lassen sich die wichtigsten Notfallsituationen allein aufgrund der klinischen Untersuchung ohne zusätzliche Hilfsmittel diagnostizieren.
AG. = Atemgeräusch
RG. = Rasselgeräusche
NG. = bronchiale Nebengeräusche

einen *Spontanpneumothorax*, an eine *Atelektase* durch Schleimverstopfung, an eine *Lungenembolie*, an eine *Pneumonie* und andere Krankheiten gedacht werden, die zu *akuter Atemnot* führen. Dem Arzt, der zu einem nach Luft ringenden Patienten gerufen wird, stehen die Hilfsmittel einer Klinik naturgemäß nicht zur Verfügung. Er muß sich – um rasch handeln zu können – in erster Linie auf seine gründliche und gewissenhafte Untersuchung verlassen können. Abbildung 47 zeigt in Form eines einfachen Flußdiagramms, wie es allein mit Hilfe von Inspektion, Palpation, Perkussion und Auskultation möglich ist, eine schnelle differentialdiagnostische Klärung der akuten Atemnot zu erreichen.

4 Klinik

4.1 Zunahme der Asthmaprävalenz

Es gibt keinen Zweifel daran, daß *Asthma weltweit zunimmt* – und das in dramatischer Weise. In manchen Teilen der Welt wie in Australien und Neuseeland läßt sich bereits bei jedem dritten Schulkind eine bronchiale Hyperreaktivität nachweisen, die wiederum eine Prädisposition für die klinische Manifestation eines lebenslangen Asthmas dargestellt. Es muß allerdings auch festgestellt werden, daß in anderen Teilen der Welt, wie in Indonesien und in anderen asiatischen Ländern, Asthma im Kindesalter mit einer Prävalenz von etwas über 2% immer noch eine Seltenheit darstellt.

Wie Tabelle 12 zeigt, waren die Zahlenangaben über die Asthmaprävalenz im Weltschrifttum schon vor zwei Jahrzehnten außerordentlich unterschiedlich. Die Epidemiologen haben beim Asthma aber mit einer

Tabelle 12 Häufigkeit der Asthmakrankheit in der Weltbevölkerung bis zum Zeitpunkt der 1. Buchauflage 1980 (mod. nach [141]).

Häufigkeit	Alter in Jahren	Stichprobenumfang	Region (Stadt)
0,2%	unter 10	522	Indien (Patna)
0,7%	7–14	482 649	Schweden
0,7%	5–12	113 112	Japan (Tokio)
0,7%	7–14	27 999	Finnland (Helsinki)
0,8%	9–12	79 944	Dänemark (Kopenhagen)
1,0%	10–29	1 398	Indien
1,1%	5–15	2 731	Barbados
1,1%	40–64	1 620	Finnland
1,6%	7	60 063	Schweden (Stockholm)
1,7%	5–15	25 139	England (Birmingham)
1,8%	7	6 032	Norwegen (Bergen)
2,0%	6–12	1 263	USA (Los Angeles)
2,0%	40–64	1 620	Schweden (Göteborg)
2,0%	über 10	4 250	England (London)
2,3%	9–11	3 300	Isle of Wight
2,3%	30–64	41 679	Schweden (Uppsala)
3,2%	5	2 095	England (London)
4,1%	über 6	6 995	USA (Tecumseh)
4,2%	5–18	20 958	England (Birmingham)
4,9%	5–15	2 001	USA (Munster)
5,4%	5–6	16 662	Australien (Queensland)
7,1%	11–13	952	Australien (Neuseeland)
9,9%	über 20	7 330	USA (Iowa)

Reihe von Schwierigkeiten zu kämpfen, wie sie in dieser Häufung bei kaum einer anderen „*Volkskrankheit*" gegeben sind [467].
Grundlage einer epidemiologischen Untersuchung ist die genaue Definition der Krankheit, nach der gesucht wird. Hier liegt ein Hauptgrund für die unterschiedlichen Häufigkeitsangaben in der Literatur. Weiter ist von Bedeutung, ob in einer Stichprobe der Bevölkerung einfach nur nach klinischen Asthmasymptomen („Wheezing") gefragt wird oder ob objektive Lungenfunktionsdaten erhoben oder vielleicht sogar bronchiale Provokationsteste durchgeführt werden.
Schließlich muß zwischen der „*punktuellen Prävalenz*" und der „*kumulativen Prävalenz*" der Asthmakrankheit unterschieden werden. Die punktuelle Prävalenz entspricht der Häufigkeit der Krankheit im Augenblick der epidemiologischen Untersuchung. Die kumulative Prävalenz erfaßt dagegen alle Probanden, die irgendwann in ihrem Leben einmal unter Asthmasymptomen gelitten haben. Die gewonnenen Zahlen müssen natürlich sehr viel höher ausfallen, da es gerade beim kindlichen Asthma einen hohen Prozentsatz an Spontanremissionen gibt (s. S. 131 ff.).
Eine der größten Schwierigkeiten der epidemiologischen Forschung besteht in der Erfassung eines *objektiven Asthmaparameters*. Zum Vergleich sei die Epidemiologie des Bluthochdruckes angeführt: Wenn man sich einmal darüber geeinigt hat, von welchem Grenzwert an die Diagnose einer Hypertonie gestellt werden soll, ist die eigentliche Untersuchung nicht mehr problematisch, weil der Bluthochdruck auf einfache Weise nachgewiesen werden kann. Selbst wenn es eine allgemeinverbindliche Asthmadefinition geben würde und wenn darüber hinaus sogar Einigkeit über die Verwendung eines geeigneten Lungenfunktionsparameters bestünde, könnte man mit den Ergebnissen noch wenig anfangen: Es gehört ja gerade zum Asthma, daß ein heute völlig normaler Lungenfunktionswert morgen hochpathologisch verändert sein kann. Diese Unsicherheit ließe sich ausschalten, wenn bronchiale Provokationsteste zum Nachweis eines hyperreaktiven Bronchialsystems eingesetzt würden – ein Aufwand, der früher meist nur an einer kleinen Stichprobe der Normalbevölkerung realisiert worden ist. Vor diesem Hintergrund müssen die *Häufigkeitsangaben* der Tabelle 12 gesehen werden, die *zwischen 0,2 und 9,9%* liegen, sich also nicht weniger als um den Faktor 50 voneinander unterscheiden.
Abbildung 48 zeigt eine Reihe von epidemiologischen *Querschnittsuntersuchungen im* Abstand von zehn bis 25 Jahren, die sehr eindrucksvoll beweisen, daß in den letzten 40 Jahren die Prävalenz des Asthma bronchiale in *allen Ländern westlicher Zivilisation* in unterschiedlicher Steilheit, aber mit gleicher Tendenz *zugenommen* hat.
Es gibt aus neuerer Zeit auch eine ausgezeichnete *Longitudinalstudie* [653] an *380 australischen Schulkindern*, bei denen nicht einfach nur anamnestische und klinische Daten, sondern auch objektive Parameter einschließlich bronchialer Provoka-

4 Klinik

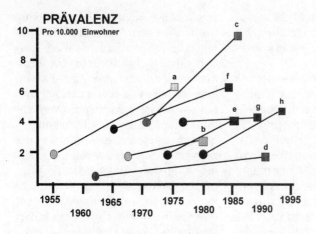

Abbildung 48
Zunahme der Asthmaprävalenz in den letzten vier Jahrzehnten
(a = [797b],
b = [880a], c = [121a],
d = [297a], e = [119a],
f = [915a], g = [855a],
h = [787a]).

tionsteste erhoben worden sind. Danach ist heute bei mindestens jedem sechsten Schulkind mit einer bronchialen Hyperreaktivität zu rechnen. 7 bis 10% der Schulkinder haben ein behandlungsbedürftiges *Asthma*. Knaben sind doppelt so häufig betroffen wie Mädchen.

In einer *deutschen Studie* [445] an 704 Schulkindern lag die *Prävalenz* des vom Hausarzt diagnostizierten Asthmas mit 5% etwas niedriger; unter den nicht-asthmatischen Kindern hatten aber nicht weniger als 22% im inhalativen Carbacholtest eine nachweisbare *bronchiale Hyperreaktivität*. Nach allgemeiner Übereinstimmung ist *Asthma die häufigste Erkrankung im Kindesalter* [279, 339, 453, 694, 837].

Für das *Erwachsenenalter* wird eine etwas geringere Prävalenz angenommen; in den Industrieländern dürften *mindestens 5%* der erwachsenen Bevölkerung an einem *behandlungsbedürftigen Asthma* leiden [39, 790]. Allerdings ist die Prävalenz von Land zu Land und von Rasse zu Rasse teilweise sehr unterschiedlich. Am häufigsten ist augenblicklich die Asthmaprävalenz in *Neuseeland* mit *12%* [932], allerdings überwiegend bei den Eingeborenen, den Maoris, bei denen Asthma doppelt so häufig wie bei den Polynesiern und über fünfmal so häufig wie bei den weißen Einwanderern beobachtet wird. (Übersicht bei [790]).

Natürlich fragt man sich, ob derartige Prävalenzunterschiede auf unterschiedlichen Anlage- oder Umweltfaktoren beruhen. Vieles spricht dafür, daß letzteres der Fall ist; anders wäre auch die ständige Zunahme der Asthmaprävalenz in einer einzelnen Stadt kaum zu verstehen: So hat sich im australischen Belmond die Häufigkeit von Asthma im Kindesalter innerhalb eines Jahrzehnts mehr als verdoppelt [936a].

Für die Bedeutung von Umweltfaktoren spricht auch die Beobachtung, daß Asthma bei den Zulus in der Transkei mit einer Prävalenz von nur 0,14% extrem selten ist, während die gleiche farbige Population´ in Kapstadt eine Asthmaprävalenz von

3,17 % erreicht hat, was einem Anstieg auf mehr als das 20fache entspricht [936a].
Welche *Umweltfaktoren* für die Asthmazunahme verantwortlich sind, ist das eigentliche Rätsel, das bis heute nicht gelöst ist. Im Falle der allergischen Asthmaform ist an eine *zunehmende Allergenbelastung* zu denken. Tatsächlich sind im Laufe der Jahre außer dem Asthma auch andere allergische Erkrankungen eindeutig häufiger geworden. So hat beispielsweise in der Schweiz die Pollinose, die noch zu Beginn dieses Jahrhunderts eine Prävalenz von weniger als 1 % aufwies, nach dem Ergebnis der SAPALDIA-Studie [943a] inzwischen auf 29 % zugenommen; dies entspricht einem Anstieg auf das 30fache innerhalb eines einzigen Jahrhunderts. Auch in Japan hat die Zedernpollenallergie, die 1974 noch bei 3,8 % lag, innerhalb von zwölf Jahren eine Prävalenz von 16 % erreicht.
Als in Kuwait die dort völlig unbekannten Prosopis-Bäume neu eingeführt wurden, stieg als Folge einer Sensibilisierung gegen dieses neue Umweltallergen das früher sehr seltene Asthma in der Bevölkerung auf etwa 10 % [208]. Ein anderes Beispiel ist die Sensibilisierung gegenüber der Nimitti-Mücke (Cladotanytarsus leuoisi) entlang des Nils, die die unterschiedliche Asthmaprävalenz in verschiedenen Städten des Sudans erklären könnte [399].
Am eindrucksvollsten ist aber wohl die zunehmende *Sensibilisierung gegen Hausstaubmilben*, die im warmen und feuchten Milieu besonders gut gedeihen. Als die Papuas noch in ihren gut belüfteten Strohhütten wohnten, lag die Prävalenz eines Milbenasthmas mit 0,15 % extrem niedrig. Mit der Umsiedlung in Steinhäuser und der Verwendung von Wolldecken, in denen bei dem feuchten Klima die Hausstaubmilbe ideale ökologische Bedingungen vorfindet, ist das Milbenasthma innerhalb weniger Jahre auf 7,3 %, d.h. um das 50fache angestiegen [900]. Gegenwärtig läuft bei 118 Zentren in 46 Ländern an 600 000 Kindern eine prospektive epidemiologische Studie unter dem Akronym *ISAAC* (= International Study on Allergy and Asthma in Children [92a]), die wahrscheinlich Antwort auf die Frage geben wird, welche Faktoren für das Phänomen der „*Westernisierung*" (= Zunahme von Asthma und anderen allergischen Erkrankungen in den Ländern westlicher Zivilisation) verantwortlich sind.
Natürlich ist auch die *zunehmende Umweltbelastung* immer wieder mit der zunehmenden Asthmahäufigkeit in Verbindung gebracht worden (s. S. 72 ff.).

4.2 Erbliche Belastung

Es gibt eine kleine Insel im Süd-Atlantik namens *Tristan da Cunha*, die man durchaus als „Asthma-Insel" bezeichnen könnte. Jeder Dritte der heutigen Inselbewohner leidet unter Asthma. Dies hat nichts mit den äußeren Lebensbedingungen zu tun, sondern es geht allein darauf zurück, daß sich unter den ersten 15 Besiedlern der Insel drei Asthmatiker befanden. Interessanterweise ist es nicht der Atopiestatus, der vererbt wurde, denn der Anteil positiver

Allergenteste ist bei den heutigen Bewohnern von Tristan da Cunha nicht höher als in anderen Teilen der Welt [141]. Es muß somit die „Asthmaanlage" sein, die vererbt worden ist, wahrscheinlich der Status des hyperreaktiven Bronchialsystems.

Eine englische Studie [888] hat ergeben, daß vom Jahrgang 1946 bei 6,2 von 1000 erstgeborenen Kindern bis zum Alter von vier Jahren ein Asthma festgestellt wurde, bei deren erstgeborenen Kindern im gleichen Alter waren es jedoch dreimal so viele, nämlich 18,9 pro 1000. Ein Wandel in der Asthmadiagnostik kann diesen Anstieg kaum erklären, vielmehr scheint die Asthmakrankheit aus bisher noch wenig bekannten Gründen häufiger zu werden.

Eigene Untersuchungen an stationär aufgenommenen Asthmapatienten haben ergeben, daß beim exogen-allergischen Asthma die familiäre Belastung am stärksten ist: 81% gaben an, daß die Eltern, Geschwister oder Kinder ebenfalls an Asthma leiden. Bei Patienten mit Intrinsic-Asthma war dieser Prozentsatz mit 65% zwar niedriger, aber auch noch erstaunlich hoch. Dies spricht für die schon erwähnte Vermutung, daß es nicht allein der „*Atopiestatus*", sondern unabhängig davon eine „*Asthmaanlage*" gibt, die vererbt wird. Wie vorsichtig man mit Rückschlüssen aus der Familienanamnese auf die mutmaßliche Vererbung einer Krankheit allerdings sein muß, zeigt die Beobachtung, daß auch von Patienten, die an anderen internistischen Erkrankungen litten, in über 20% eine familiäre Asthmabelastung angegeben wurde. Dies unterstreicht noch einmal, wie häufig ganz allgemein die Asthmakrankheit ist.

Vieles spricht heute dafür, daß es das *hyperreaktive Bronchialsystem* ist, welches vererbt wird. Ob allerdings daraus ein klinisch manifestes Asthma entsteht, ist von zusätzlichen exogenen Faktoren abhängig, auf die später noch eingegangen wird. Anders ist das Ergebnis der schwedischen Untersuchung von Edford-Lubs [203] nicht zu verstehen, wonach *eineiige Zwillinge* trotz identischen Erbgutes nicht in 100%, sondern nur in etwa 20% gemeinsam an Asthma erkranken. Wahrscheinlich wird die Asthmaanlage durch ein einzelnes autosomal-dominantes Gen vererbt [153]; die klinische Ausprägung der Krankheit wird aber durch Umgebungsfaktoren stark beeinflußt.

4.3 Klinische Asthmaformen, Intrinsic-Asthma

„Asthma ist eine variable und reversible Atemwegsobstruktion infolge Entzündung und Hyperreaktivität der Atemwege." Diese eingangs gegebene Asthmadefinition setzt die Existenz eines hyperreaktiven Bronchialsystems voraus, um die klinische Diagnose eines Asthmas stellen zu können. Der Status eines hyperreaktiven Bronchialsystems allein ist aber noch kein Asthma, man könnte ihn allenfalls als „*Prä-Asthma*" bezeichnen. Es besteht aber die Gefahr, daß Personen mit überempfindlichem Bronchialsystem früher oder später an einem manifesten Asthma erkranken.

Zwar wird ein hyperreaktives Bronchialsystem häufig schon mit auf die

4.3 Klinische Asthmaformen

Welt gebracht. Eine Reihe experimenteller Befunde spricht umgekehrt aber auch dafür, daß es wiederkehrende respiratorische Infekte viraler und/oder bakterieller Genese sein können, die den Zustand des überempfindlichen Bronchialsystems erst erzeugen.

Ein Mensch mit hyperreaktivem Bronchialsystem antwortet auf scheinbar harmlose *exogene Reize* wie Kaltluft, Nebel, Auspuffgase oder Tabakrauch mit einer meßbaren Erhöhung seines Atemwegswiderstandes. Er reagiert ebenfalls auf pharmakodynamische Substanzen wie Azetylcholin und Histamin stärker als ein Gesunder (vgl. S. 48 ff.).

Nicht selten sind es auch *Arzneimittel*, die bei einem hyperreaktiven Bronchialsystem zum erstenmal zu einer klinisch relevanten Bronchokonstriktion führen. Hier spielen neben den nicht-steroidalen Analgetika, Antiphlogistika, Antirheumatika und Antipyretika (s. Tabelle 16, S. 137) vor allem die *Beta-Rezeptorenblocker* eine Rolle. Mitunter dauert es Tage oder sogar Wochen, bis unter einem Beta-Rezeptorenblocker die ersten Asthmasymptome auftreten. Klagt der Patient unter Atemnot bei körperlicher Belastung, so wird dies nicht selten als „kardiale Dyspnoe" und als Ausdruck der negativ-inotropen Wirkung des verordneten Beta-Blockers fehlinterpretiert. Der Patient erhält zusätzlich ein Digitalispräparat, während das Absetzen des Beta-Blockers die einzig sinnvolle Maßnahme wäre; denn die Belastungsdyspnoe beruht in Wahrheit auf einem Anstrengungsasthma (exercise-induced Asthma, s. S. 138 f.). Beweise hierfür sind der erhöhte Atemwiderstand, der typische Auskultationsbefund, das Ansprechen auf ein beta-adrenergisches Dosier-Aerosol und das allmähliche Verschwinden der Symptome nach Absetzen des Beta-Rezeptorenblockers. Es empfiehlt sich nicht, den Patienten auf einen vermeintlich „kardioselektiven" Beta-Blocker wie Atenolol (Tenormin®), Metoprolol (Beloc®, Lopresor®), Acebutolol (Prent®), Bisoprolol (Concor®) oder Celiprolol (Selectol®) umzustellen, da diese Substanzen ebenfalls – wenn auch in geringerem Maße – bronchokonstriktorisch wirken können. Als Alternative kommt allein die Verordnung von Kalziumantagonisten wie Verapamil (Isoptin®), Nifedipin (Adalat®), Isradipin (Lomir®) oder Diltiazem (Dilzem®) in Frage. In den letzten Jahren habe ich auch immer häufiger Patienten gesehen, die bei der topischen Anwendung von Beta-Blockern in Form von Augentropfen (z.B. Chibro-Timoptol® bei Glaukom) systemische Nebeneffekte mit bronchokonstriktorischen Reaktionen entwickelt haben.

Bei Asthmapatienten, die gleichzeitig unter Bluthochdruck leiden, kommen als Alternative zu den Beta-Rezeptorenblockern nicht nur *Kalziumantagonisten*, sondern auch *ACE-Hemmer* wie Captopril, Enalapril, Lisinopril, Ramipril oder Perindopril in Frage. Das *angiotensinkonvertierende Enzym (ACE)* ist eine im Lungengewebe in hoher Konzentration vorkommende Peptidyldipeptidase, die mehrere Substrate hat: Sie baut das Dekapeptid Angiotensin I zu dem hypertensiogen wirkenden Oktapeptid Angiotensin

II ab. Gleichzeitig inaktiviert es aber auch andere Peptide wie Kinine (z.B. Bradykinin) und Neuropeptide (z.B. Substanz P). Da sowohl Bradykinin wie Substanz P stark bronchokonstriktorisch wirken, könnte theoretisch erwartet werden, daß ein ACE-Hemmer die Asthmasymptomatik verstärkt. Klinisch tritt unter ACE-Hemmern nach eigenen Beobachtungen in 5–10% ein Reizhusten auf, der möglicherweise durch Bradykinin und Neuropeptide ausgelöst wird; eine Verschlechterung der Asthmasymptomatik ist damit jedoch selten verbunden. *Angiotensinrezeptorantagonisten* wie Losartan (Lorzaar®) kommen als „hustenfreie" Alternative in Betracht.

Am häufigsten sind es *interkurrente Bronchialinfekte*, die bei einem vorbestehenden hyperreaktiven Bronchialsystem zum erstenmal eine klinisch eindeutige Asthmasymptomatik auslösen. Die bronchokonstriktorischen Reaktionen treten vor allem *nachts* auf und verschwinden nach Abklingen des Infekts zunächst wieder. Ein solcher Patient schwebt aber in der Gefahr, daß aus diesem Prä-Asthma ein klinisch manifestes, behandlungsbedürftiges Asthma wird.

Manifest wird ein Asthma, wenn auch außerhalb akuter respiratorischer Infekte typische Atemnotzustände mit Giemen, Pfeifen und Brummen bestehenbleiben. Bei einem solchen Patienten darf man sich nicht mit der Diagnose „Asthma" begnügen, sondern man muß alles versuchen, um eine weitere ätiologische Abklärung des Krankheitsbildes zu erreichen.

Dies ist ganz besonders *bei Kindern* wichtig, weil hier *die exogen-allergische Genese eine wesentliche Rolle* spielt. Bei Patienten, die erst im Erwachsenenalter erkranken, wird die Suche nach der Ätiologie in der Mehrzahl der Fälle zwar vergeblich bleiben; dennoch muß man auch bei ihnen eine eingehende Allergiediagnostik veranlassen, weil sie für die kleine Gruppe, die davon betroffen ist, eine echte Heilungschance bedeuten kann.

Erkrankt ein Patient, der bereits eine andere pulmonale Grundkrankheit hat, an einer Asthmasymptomatik, so muß zunächst immer an einen kausalen Zusammenhang gedacht werden. In Frage kommen Bronchiektasen, bronchopulmonale Aspergillose, häufig auch eine Typ-III-Erkrankung der Lunge, die primär zwar das Lungenparenchym betrifft, sekundär aber durch eine Mitbeteiligung der peripheren Atemwege auch ein „Begleitasthma" auslösen kann. Beispiele hierfür sind die Vogelhalterlunge, die Farmerlunge und eine Reihe weiterer Krankheitsbilder, die – zusammen mit den verantwortlichen Antigenen – in Tabelle 10 auf Seite 117 aufgeführt sind. Schwierigkeiten können sich im Einzelfall ergeben, wenn bei einem Patienten mit bekannter bronchopulmonaler Grundkrankheit ein „Asthma" gegenüber einer „Bronchitis" abzugrenzen ist.

Es gibt eine Reihe *bronchopulmonaler Erkrankungen*, bei denen erst sekundär eine Asthmasymptomatik auftritt. Beispiele hierfür sind die *eosinophile Pneumonie*, die *„flüchtigen" Löfflerschen Lungeninfiltrate*, die *Polyarteriitis nodosa* und das *Churg-Strauss-Syndrom*. Am längsten bekannt sind die Löfflerschen Infiltrate, die ursprünglich bei Askarideninfektionen beschrieben worden sind und stets eine mehr oder weniger ausgeprägte Bluteosinophilie zeigen. Philis [668] hat über vier Studenten berichtet, die aus Übermut gemeinsam Askarieier verschluckt und zehn Tage danach eine klassische Asthmasymptomatik entwickelt hatten. Das Löffler-Syndrom zeigt Verwandtschaften mit der eosinophilen Pneumonie, die mit unklarem Fieber und Bluteosinophilie einhergeht, chronisch verlaufen kann und meist ätiologisch nicht näher abzuklären ist, allerdings auf Glukokortikoide gut anspricht. Bei einem Teil der Patienten handelt es sich um Arzneimittelreaktionen (Penizillin, Sulfonamide, Nitrofurantoin).

Das schon erwähnte Krankheitsbild der allergischen *bronchopulmonalen Aspergillose* (ABPA) ist ein typisches Beispiel für die Kombination von Lungen- und Atemwegserkrankung einerseits und von Typ-I- und Typ-III-Reaktion andererseits. Bei den meisten Patienten findet man *Bronchiektasen* mit stagnierendem Sekret, in dem Aspergillen nachgewiesen werden können. Als Beweis für die Typ-I-Reaktion ist der Hauttest gegenüber Aspergillusantigen stark positiv. Meist ist das Gesamt-IgE deutlich erhöht, und der RAST auf Aspergillen ist positiv. Darüber hinaus können aber auch als Ausdruck der Typ-III-Reaktion präzipitierende IgG-Antikörper gegen Aspergillusantigen nachgewiesen werden. Man muß bei einem Asthmapatienten, der häufig rezidivierende Pneumonien hat, ständig Bronchialausgüsse aushustet und auf Glukokortikoide wenig anspricht, stets an die Möglichkeit einer bronchopulmonalen Aspergillose denken.

Läßt sich ein Asthma trotz sorgfältiger Diagnostik ätiologisch nicht weiter abklären, so ist es seit Rackemann allgemein üblich geworden, von *„Intrinsic-Asthma"* zu sprechen [683, 684]. Bei dieser Asthmaform, die vorzugsweise im frühen Erwachsenenalter beginnt, aber grundsätzlich auch im Säuglings- und Kindesalter vorkommt, ist klinisch in der Mehrzahl der Fälle ein Zusammenhang mit respiratorischen Virus-

Tabelle 13 Die wichtigsten klinischen Unterscheidungsmerkmale zwischen Extrinsic-Asthma und Intrinsic-Asthma.

	exogen-allergisches Asthma = „Extrinsic-Asthma"	nicht-allergisches Asthma = „Intrinsic-Asthma"
Ätiologie	Atopiesyndrom	???
Pathogenese	Allergenkontakt	respiratorische Infekte, Analgetika usw.
Krankheitsbeginn	vorwiegend Kindesalter	vorwiegend Erwachsenenalter
Hautreaktionen	*Positiv*	*Negativ*
Eosinophilie	vorhanden	ebenfalls vorhanden
Gestaltwandel	⎯⎯⎯⎯⎯⎯⎯⎯⎯⎯⎯⎯⎯→	„*Mixed-Asthma*"

infekten zu beobachten. Die Patienten haben sowohl im Blut wie im Sputum eine *Eosinophilie*, die sogar stärker sein kann als beim „*exogenallergischen*" oder „*Extrinsic-Asthma*" (Tabellen 13 und 14).

Die Gemeinsamkeit der *Eosinophilie* allein läßt schon daran denken, daß bei beiden Asthmaformen das *Zytokinspektrum* ähnlich sein könnte. Zwar finden sich in der broncho-alveolären Lavage (BAL) wie im Blut unterschiedliche Zytokinmuster [885b], gemeinsam ist aber beiden Asthmaformen, daß die T-Lymphozyten vermehrt *Interleukin 5* freisetzen – den wichtigsten Aktivierungs-, Wachstums- und Überlebensfaktor für Eosinophile (s. S. 62).

Abbildung 49 zeigt, daß Viren über CD-8-positive zytotoxische T-Zellen vom Typ Tc2 zur Freisetzung eines ähnlichen oder gleichen Zytokinspektrums führen könnten, wie es für Allergene über Stimulation von CD-4-positiven TH2-Zellen nachgewiesen ist [396a]. Dies ist aber bislang hypothetisch.

Die Beobachtung, daß das Intrinsic-Asthma ähnlich den Autoimmunkrankheiten erst im Erwachsenenalter beginnt, hat auch immer wieder die Frage nach einem vielleicht durch persistierende Viren induzierten *Autoantigen* in die Diskussion gebracht. Es gibt eine Reihe von Viren, deren Proteine die Funktion eines „*Superantigens*" annehmen können. Solche Proteine haben die Eigenschaft, unspezifisch T-Zellen zu aktivieren. Das Virusprotein bindet sowohl an die MHC-II-Region einer antigenpräsentierenden Zelle als auch an einen ganzen „Cluster" von T-Zell-Rezeptor-Molekülen (s. Abb. 28, S. 61). Während normalerweise nur einige T-Zell-Klone spezifisch aktiviert werden, kommt es durch Superantigene zur unspezifischen Aktivierung einer Fülle von T-Zell-Klonen.

Dies alles setzt aber voraus, daß *persistierende Viren* in der Bronchialschleimhaut von Patienten mit Intrinsic-Asthma überhaupt nachzuweisen sind. In einer kürzlichen Untersuchung an Bronchialschleimhautbiopsien von Patienten beider Asthmaformen [341a] fanden sich in 22,5% der untersuchten Proben Viren der Klasse 1 (Adeno-, Herpesviren), der Klasse 4 (Rhinoviren) und der Klasse 5 (Influenza- und Parainfluenzaviren). Dies war aber in gleicher Weise (und mit 27% sogar

Tabelle 14 Asthmaklassifikation.

eigenständige Verlaufsformen	Asthma-„Syndrome"
Extrinsic-Asthma oder exogen-allergisches Asthma	rhino-sinu-bronchiales Syndrom
Intrinsic-Asthma oder endogenes Asthma	Analgetikaasthma („Aspirin-Asthma")
Asthma bei anderen bronchopulmonalen Erkrankungen	exercise-induced Asthma (Anstrengungsasthma)

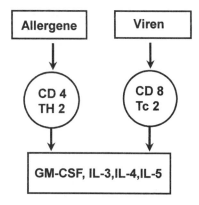

Abbildung 49 Hypothetische Parallelen zwischen Allergenen und Viren hinsichtlich der Induktion eines gleichen Zytokinspektrums (mod. nach [396a]). Erläuterungen s. Text.

noch etwas häufiger) auch bei nichtasthmatischen Probanden der Fall. Vorerst bleibt somit die Virusgenese des Intrinsic-Asthmas noch eine Hypothese.

Durch eine sehr umfangreiche epidemiologische Studie aus Arizona [122] sind vorübergehend *Zweifel* gekommen, ob es ein *Intrinsic-Asthma* überhaupt gibt. Wichtigster Befund dieser Untersuchung war eine sehr enge statistische Korrelation zwischen der Höhe des Serum-IgE einerseits und der Häufigkeit und Schwere einer Asthmasymptomatik in der Allgemeinbevölkerung andererseits. Die Schlußfolgerungen aus der epidemiologisch und statistisch korrekten Studie gehen jedoch zu weit. Es gibt für mich aufgrund der Fülle eigener klinischer Beobachtungen nicht den mindesten Zweifel daran, daß es schwere Asthmaformen trotz extrem niedrigen IgE und negativen Ausfalls sämtlicher allergologischer Teste gibt. So wenig wir im Augenblick die Pathogenese des „Intrinsic-Asthmas" verstehen, so sicher ist es aber auch, daß es diese Asthmaform gibt und daß wir sie von der exogen-allergischen Asthmaform zu unterscheiden haben (Übersicht bei [752]).

4.4 Asthma im Erwachsenenalter

Ein Asthma, das erst im Erwachsenenalter (= nach dem 20. Lebensjahr) beginnt, hat nur in *höchstens* 30% eine rein exogen-allergische Ursache. Die Erklärung hierfür geht aus dem Mechanismus der Sensibilisierung hervor. Es wäre schwer verständlich, weshalb ein Mensch als „Atopiker" geboren wird, aber erst nach einer jahrzehntelangen präklinischen Sensibilisierungszeit erkranken sollte. Weshalb dennoch solche Beobachtungen vorkommen, ist unbekannt. Es ist durchaus möglich, daß außer der genetisch fixierten Atopie auch der durch Umweltfaktoren „erworbene" Status des hyperreaktiven Bronchialsystems vorhanden sein muß, damit ein exogen-allergisches Asthma letztlich manifest werden kann.

Erwachsene, die an einem exogen-allergischen Asthma erkranken, haben in 40–75% gleichzeitig auch einen *Heuschnupfen*. Umgekehrt tritt bei Heuschnupfenpatienten im Laufe der Zeit bei 15–40% eine Asthmasymptomatik auf [488a]. Hansen [306] spricht von einem „*Etagenwechsel*" von den oberen zu den unteren Atemwegen, ohne daß es bisher eine plausible Erklärung hierfür gibt. Es ist allerdings eine Seltenheit, daß eine reine Pollinose auch in ein reines Pollenasthma übergeht. In der Regel hat sich das Allergenspektrum im Laufe der Jahre schon verbreitert und umfaßt inzwischen auch Milben, Tierhaare, Schimmelpilze oder andere ubiquitäre Allergene. Die Patienten haben daher die gleiche perenniale Beschwerdesymptomatik wie Patienten mit nicht-allergischem Asthma oder Intrinsic-Asthma.

In derartigen Fällen wird oft ein exogen-allergisches Asthma diagnostiziert, obwohl in Wirklichkeit eine Mischform vorliegt *(„Mixed-Asthma")*. Wir fanden bei 38 Pollinosepatienten, die noch keinerlei Asthmasymptomatik zeigten, in 32 Fällen während der Pollensaison eine Hyperreaktivität ihres Bronchialsystems. Diese Zahlen sind in einer neueren Studie [855] bestätigt worden. Damit ist eine der wichtigsten Voraussetzungen dafür gegeben, daß nicht-allergische exogene Faktoren, z.B. Bronchialinfekte, die eigentliche Asthmasymptomatik erst auslösen können. Dies ist die Haupterklärung dafür, weshalb bei Asthmapatienten, die nach ihrem Immunstatus scheinbar erfolgreich hyposensibilisiert wurden, die Asthmasymptomatik weiter persistiert, weil eben auch das hyperreaktive Bronchialsystem bestehen bleibt (s. S. 48 ff.).

Patienten, die im *Erwachsenenalter* erstmalig an Asthma erkranken, haben in über 70% ein *Intrinsic-Asthma*. Frauen sind 1,5–2mal häufiger betroffen als Männer. Der Häufigkeitsgipfel für den Beginn eines Intrinsic-Asthmas liegt nach den eigenen Erfahrungen zwischen dem 30. und 50. Lebensjahr. Meist berichten die Patienten, daß sie ihr Leben lang jeden banalen *Atemwegsinfekt* folgenlos überstanden haben, während sich nun nach einem „verschleppten Infekt" allmählich giemende und pfeifende Atemgeräusche entwickelt haben. Nicht selten wird auch angegeben, daß der scheinbar harmlose bronchiale Infekt zunächst mit *nächtlichen Hustenanfällen* einherging, bis schließlich nach Monaten die typische Asthmasymptomatik aufgetreten ist. In solchen Fällen können die Beschwerden spontan wieder verschwinden. Jeder weitere Bronchialinfekt löst aber die Asthmasymptomatik aufs neue aus, bis die Beschwerden schließlich auch außerhalb eines Infektes so stark werden, daß die Krankheit behandlungsbedürftig wird. Häufige Vorboten eines Intrinsic-Asthmas sind *rezidivierende Sinusitiden*; sie können dem eigentlichen Asthma um Jahre vorausgehen. Nicht selten berichten die Patienten auch, daß es die Operation einer vereiterten Kieferhöhle war, nach der die Asthmasymptomatik erst richtig aufgeflackert ist. Auf diese Problematik wird im Rahmen des rhino-sinu-bronchialen Syndroms noch eingegangen (s. S. 134). Bei Patienten mit ständig *rezidivierenden Polypen der Nase* und ihrer Nebenhöhlen sollte immer an die Möglichkeit des bereits erwähnten *Analgetikaasthmas* gedacht werden. Manche Patienten können Jahre vor Beginn der eigentlichen Asthmasymptomatik schon beobachtet haben, daß sie nach Einnahme einer Schmerztablette mit Atemnot reagiert haben. Auf die pathogenetischen Hintergründe dieser Symptomatik wird in einem gesonderten Kapitel eingegangen (s. S. 136).

4.5 Asthma im Kindesalter

Asthma ist die *häufigste* chronische Erkrankung im Kindesalter (Übersichten bei [279, 339, 445, 453, 653, 694, 837]). Die gegenwärtig in 46 Ländern an 600 000 Kindern durchgeführte epidemiologische Studie *ISAAC* (= International Study on Allergy and Asthma in Children) dient der Fragestellung, weshalb in den „Zivilisationsländern" Asthma im Kindesalter stetig ansteigt [92a]. Eine ähnliche prospektive Studie *MAS* (= Multicenter-Atopie-Studie) soll den Stellenwert von genetischen Faktoren und von Umweltfaktoren für die Zunahme atopischer Erkrankungen einschließlich des allergischen Asthmas klären [585a, 890a]. Die ersten Zwischenergebnisse dieser Studie zeigen, daß innerhalb des ersten Lebensjahrs *enterale Allergene* (Eier, Milch) eine Triggerfunktion spielen können. Im zweiten Lebensjahr kommen *inhalative Birken-* und *Gräserpollensensibilisierungen* hinzu. Später hat der Kontakt mit *Hunden* und *Katzen* eine zunehmende Bedeutung, wobei die Sensibilisierung gegenüber Katzenhaaren von weit größerer Gefahr ist als diejenige gegenüber Hundehaaren. Als vierter Faktor dürfte die zunehmende *Milbenbesiedelung* unserer Wohnungen von Bedeutung sein: In den westlichen Ländern zeigen einjährige Kinder in 3%, elfjährige Kinder aber schon in 34% einen positiven Milbenhauttest. Eine Konzentration des Majorallergens. Der p1 über 2 mcg pro g Hausstaub stellt bereits ein Risiko dar [670a]. Zum Glück leidet zwar nicht jedes Kind, das Episoden von Giemen und Pfeifen hat, unter Asthma. Eine eigene retrospektive Untersuchung an über 20jährigen Asthmapatienten hat aber gezeigt, daß die Krankheit bei einem Drittel der Patienten schon in der Kindheit beginnt. Tabelle 15 zeigt, daß es sich im

Tabelle 15 Häufigkeit des exogen-allergischen Asthmas in Abhängigkeit vom Krankheitsbeginn bei 521 erwachsenen (= über 20jährigen) Asthmapatienten.

Alter bei Krankheitsbeginn	Zahl der Patienten	davon Patienten mit reinem exogen-allergischem Asthma	
unter 5 Jahren	31	10	(32%)
5 bis 9 Jahre	30	21	(70%)
10 bis 19 Jahre	31	15	(49%)
20 bis 29 Jahre	45	14	(30%)
30 bis 39 Jahre	140	15	(11%)
40 bis 49 Jahre	203	16	(8%)
50 bis 59 Jahre	41	2	(5%)

wesentlichen um Fälle von *exogenallergischem Asthma* handelt. Da bei dieser Asthmaform grundsätzlich die Chance einer spezifischen Hyposensibilisierungsbehandlung gegeben ist, muß jedes *Asthmakind* stets einer besonders sorgfältigen allergologischen Untersuchung zugeführt werden [213, 279, 308, 337, 453, 694, 818, 837, 889].

Der Verdacht auf eine exogen-allergische Genese ist immer dann gegeben, wenn das Kind noch weitere Äquivalente eines *Atopiestatus* zeigt, wie Milchschorf, Neurodermitis, Rhinitis vasomotorica oder sogar eine eindeutige Pollinose. Nicht selten haben die Eltern schon den Zusammenhang mit exogenen Allergenen erkannt: Sie beobachten Asthmaanfälle, wenn das Kinder auf einer Wiese herumtollt, wenn es mit Hunden, Katzen, Hamstern, Meerschweinchen spielt, und manchmal sind auch Nahrungsmittelallergene beteiligt, z.B. Milchprodukte, Eier, Nüsse, Schokolade. Meist besteht bereits ein ausgeprägtes hyperreaktives Bronchialsystem. Dies äußert sich bei Kindern in erster Linie in Form des *exercise-induced Asthma (Anstrengungsasthma)*, auf das auf Seite 136 ausführlicher eingegangen wird. Vor allem führen auch Husten, Lachen, Aufenthalt in kalter oder staubiger Luft zu akuten Atemnotanfällen mit lauten bronchialen Geräuschen. Die Angabe von Atemnot bei oder nach körperlicher Anstrengung hat im Kindesalter hinsichtlich der *Asthmadiagnose* eine fast 100%ige *Spezifität* (Übersicht bei [445]). Viele Kinder lernen bald, daß sie die Asthmasymptomatik willkürlich auslösen können, indem sie hyperventilieren – ein Problem, auf das an anderer Stelle eingegangen wurde (s. S. 66 ff.). Weiter sind es *emotionelle Faktoren*, ein aufregender TV-Film, ein notwendiger Aufenthalt im Krankenhaus, psychische Erregungen jeglicher Art, die zur Bronchospastik führen können. Solche Kinder laufen leider allzulange mit dem falschen Etikett eines rein psychogenen Asthmas herum. Es sei hier wiederholt, daß ein gesundes Bronchialsystem auf psychische Reize nicht mit einer Bronchokonstriktion reagiert.

Die früher geübte Reihenfolge – erst Hauttest, dann In-vitro-Methoden – gilt heute nicht mehr. Keinesfalls sollte man bei einem Säugling, der eine typische Asthmasymptomatik hat, warten, bis er zwei oder drei Jahre alt geworden ist, um die dann leichter mögliche Allergenhauttestung durchzuführen. In solchen Fällen sollte heute sofort die In-vitro-Diagnostik eingesetzt werden, wobei dem RAST die Hauptbedeutung zukommt. Bronchiale Provokationsteste lassen sich zwar schon bei Kleinkindern durchführen [308], sie sind durch den RAST aber teilweise entbehrlich geworden. Je früher eine gründliche allergologische Diagnostik eingeleitet wird, um so besser sind die Ergebnisse einer Hyposensibilisierungstherapie [263].

Nur selten leidet allerdings ein Asthmakind unter einem *reinen* exogenallergischen Asthma. Wie hoch der Anteil der *„Intrinsic-Komponente"* im Kindesalter ist, wird von den Pädiatern unterschiedlich beurteilt. Die Zahlenangaben schwanken zwischen 5 und 50% [3, 337, 453, 694, 810, 818, 947]. Man kann ungefähr davon ausgehen, daß ein Viertel der Kinder unter einem Extrinsic-Asthma, ein weiteres Viertel unter einem Intrinsic-Asthma leidet, bei etwa der Hälfte der Kinder liegt eine Asthmamischform vor [279, 339, 694].

Die Diskrepanzen in dieser Frage beruhen in erster Linie auf Überschneidungen mit der obstruktiven (früher: „spastischen") Bronchitis des Kleinkindesalters (s. S. 114). Ein Kind, das schon innerhalb des ersten Lebensjahres im Rahmen eines fieberhaften Virusinfektes ein Giemen und Pfeifen („wheezing") zeigt, leidet *nicht* unbedingt unter einem Asthma. Dennoch ist bei solchen Kindern große Vorsicht am Platz: Die Tatsache, daß ein banaler Virusinfekt eine Bronchokonstriktion auslöst, ist ein deutlicher Hinweis auf das Vorliegen eines hyperreaktiven Bronchialsystems. Dies wiederum wurde im Kapitel 4.3 (s. S. 124) als „Prä-Asthma" bezeichnet. Wenn solche Kinder bei weiteren respiratorischen Infekten immer wieder mit einer asthmaähnlichen Symptomatik reagieren, ist die Gefahr eines klinisch manifesten *Intrinsic-Asthmas* sehr groß.

Am wichtigsten ist im Kleinkindesalter bis 2½ Jahre die *RS-Virus-Infektion*. Sie kann eine individuell unterschiedlich ausgeprägte bronchiale Hyperreaktivität zurücklassen und damit die Voraussetzungen für ein weiterschwelendes Asthma schaffen. Bei Kindern mit *Atopiestatus* kann ein banaler respiratorischer Virusinfekt über verschiedene Mechanismen eine Asthmasymptomatik auslösen (Übersicht bei [124]):

▶ durch Verstärkung der Entzündungsprozesse in der Bronchialschleimhaut,
▶ durch Steigerung der allergischen Reaktion, insbesondere der allergischen Spätreaktion,
▶ Virusproteine können als „Superantigene" oder auf zytotoxische Tc2-Lymphozyen wirken und eine IgE-Antikörper-Reaktion auslösen (s. S 128).

Das Intrinsic-Asthma ist im *Kleinkindesalter* ebenso häufig wie das Extrinsic-Asthma. So berichteten von 92 Patienten, die schon in der Kindheit unter Asthma gelitten und die Krankheit über das 20. Lebensjahr hinaus behalten hatten, immerhin 31 darüber, daß die erste Asthmasymptomatik im Alter von unter fünf Jahren durch einen Infekt des Respirationstraktes ausgelöst wurde. 14mal war es eine scheinbar harmlose akute virale Bronchitis, zehnmal eine Pneumonie, viermal ein Keuchhusten, und dreimal waren es Masern. Eine exogen-allergische Genese ließ sich in allen 31 Fällen sicher ausschließen.

Die augenblicklich größte prospektive Studie über den Verlauf des kindlichen Asthmas ist die „Tucson Children Respiratory Study" [501a], auf die auf S. 159 ausführlicher eingegangen wird.

4.6 Asthmasyndrome

Neben den eigenständigen Asthmaformen – Extrinsic-Asthma, Intrinsic-Asthma und Asthma bei chronischen bronchopulmonalen Erkrankungen – gibt es *drei Asthmasyndrome*: das rhino-sinu-bronchiale Syndrom, das Analgetikaasthma und das Anstrengungsasthma (exercise-induced Asthma). Wir wissen heute, daß es sich nicht um selbständige Asthmaformen handelt, sondern um Begleitsymptome, die in unterschiedlicher Häufigkeit bei jeder der drei Asthmaformen vorkommen können. Daher ist die Bezeichnung „Syndrom" durchaus zutreffend.

4.6.1 Rhino-sinu-bronchiales Syndrom

Im eigenen klinischen Krankengut kommen bei der Hälfte aller Asthmapatienten pathologische Befunde im Bereich der Nase und ihrer Nebenhöhlen vor, beim *Intrinsic-Asthma* beträgt der Anteil sogar bis zu 80%. Ob allerdings die *Koinzidenz zwischen Asthma und Nasennebenhöhlenaffektionen* gleichzeitig auch einen Kausalzusammenhang bedeutet, ist bis heute noch nicht schlüssig bewiesen worden [16, 616]. Morphologisch und funktionell gehören Nasennebenhöhlen und untere Luftwege zu einem zusammenhängenden Organsystem. Es ist daher zu erwarten, daß die Krankheit „Asthma" nicht auf die Atemwege begrenzt bleibt, sondern auch die Nasennebenhöhlen mitbeteiligt.

Erkrankungen der Nasennebenhöhlen können klinisch, röntgenologisch oder endoskopisch diagnostiziert werden. Am zuverlässigsten ist die Endoskopie, bei der man eine diffuse *Schleimhautschwellung und eine ausgeprägte Dyskrinie* beobachtet – die gleichen Symptome, die beim Asthma auch in den unteren Luftwegen beobachtet werden. Die *Eosinophilie*, die im Sputum von Asthmapatienten regelmäßig vorkommt, ist im Sekret der Nasennebenhöhlen eher noch stärker. Der Spasmus der glatten Bronchialmuskulatur, der die typische Asthmasymptomatik auslöst, hat im Bereich der Nasennebenhöhlen dagegen kein Äquivalent, weil dort – außer in den Blutgefäßen – keine glatte Muskulatur vorkommt (Übersicht bei [616]).

Das Krankheitsbild der *Rhinopathia vasomotorica* entspricht dem überempfindlichen Bronchialsystem. Die gleichen thermischen, chemischen und mechanischen Reize, die eine Reflexbronchokonstriktion verursachen, führen ebenso an der Nase zu einer meßbaren Obstruktion mit Anstieg des Nasenwiderstandes. Nur der *Reflexweg* ist ein etwas anderer. Die sensiblen Rezeptoren („Nozizeptoren") liegen im Bereich der Nasenschleimhaut selbst. Der afferente Teil des Reflexbogens ist nicht der Vagus, sondern der Trigeminus. Der efferente Teil des Reflexbogens verläuft von den zentralen Fazialiskernen aus zunächst im Nervus intermedius des Fazialis und dann im Nervus petrosus superficialis major, der mit dem klinisch geläufigen „Vidianus" identisch ist und im Canalis pterygoideus liegt („Canalis vidianus"). Im Ganglion pterygopalatinum (dem „Ganglion sphenopalatinum" der Kliniker) werden die parasympathischen Fasern umgeschaltet. Sie verlaufen danach als Rr. nasales posteriores zur Nasenschleimhaut und als Nervus zygomaticus („Tränenanastomose") zur Tränendrüse. Als Neurotransmitter dient wiederum der Parasympathikus-Überträgerstoff Azetylcholin. Korrespondierender Rezeptor ist der cholinerge Rezeptor der glatten Gefäßmuskulatur in der Nasenschleimhaut einer-

4.6 Asthmasyndrome

seits und der cholinerge Rezeptor der Schleimdrüsen und der Tränendrüsen andererseits. Das Ergebnis sind eine Schwellung der Nasenschleimhaut, eine Sekretionssteigerung der Schleimdrüsen der Nase und – als klinisch geläufige Begleiterscheinung – eine Hypersekretion der Tränendrüsen.

Wie das Schema der Abbildung 50 zeigt, ist der Reflexmechanismus der nasalen Obstruktion ein ähnlicher wie derjenige der bronchialen Obstruktion. Unterschiedlich ist nur die Endstrecke: Die *Effektoren* der Reflexbronchokonstriktion sind in erster Linie die *glatten Muskelfasern* und nur ganz am Rande die Gefäße der Bronchialschleimhaut und die Bronchialschleimdrüsen. Die *Effektoren* der nasalen Reflexobstruktion sind dagegen die *Blutgefäße* und die *Schleimdrüsen* der Nasenschleimhaut.

Zwischen *Heuschnupfen* und *Asthma* gibt es enge pathogenetische Beziehungen, auf die schon an anderer Stelle eingegangen worden ist (s. S. 130). Hingegen gibt es für den empirisch zweifellos vorhandenen Zusammenhang zwischen einer rezidivierenden Entzündung im Bereich der Nase und ihrer Nebenhöhlen mit einem *Intrinsic-Asthma* noch keine befriedigende pathophysiologische Erklärung. Die Effizienz von Nasennebenhöhlenoperationen hinsichtlich der Beeinflussung der Asthmasymptomatik wird von den Rhinologen weit optimistischer beurteilt als von den Pneumologen. Solange die Frage nach Ursache und Wirkung nicht schlüssig beantwortet ist, besteht kein Anlaß, in dem rhino-bronchialen oder sinu-bronchialen Syndrom eine eigenständige Asthmaform zu sehen.

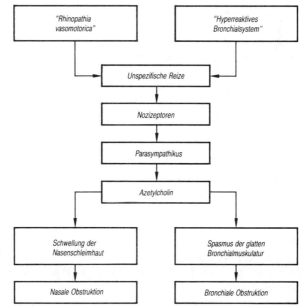

Abbildung 50 Pathogenetische Zusammenhänge zwischen Rhinopathia vasomotorica und hyperreaktivem Bronchialsystem.

4.6.2 Analgetikaasthma (Azetylsalizylsäure-Asthma, ASA)

Dies ist ein Syndrom, das fast ausschließlich beim *Intrinsic-Asthma* und nur sehr selten einmal auch beim Extrinsic-Asthma beobachtet wird (Verhältnis 10:1). In 70% der Fälle sind Frauen im Alter zwischen 30 und 45 Jahren betroffen. Das Syndrom wird auch *„Azetylsalizylsäure-Asthma (= ASA)"*, *„Aspirinintoleranz"* oder *„Aspirin-induzierbares Asthma"* genannt (Übersichten bei [511, 736, 753, 827, 885]). Die erste Mitteilung erschien bereits drei Jahre nach Synthese des Aspirin® (Azetylsalizylsäure) in der „Deutschen Medizinischen Wochenschrift" [334]. Heute wissen wir, daß es nicht nur die Azetylsalizylsäure ist, die Asthma auslösen kann, sondern auch die Grundsubstanz Benzoesäure, eine Reihe anderer Salizylate, dagegen nicht die freie Salizylsäure. Hinzu kommen zahlreiche andere *nicht-steroidale Antirheumatika* wie Piroxicame, Anthranilsäure-, Propionsäure-, Phenylessigsäurederivate, Pyrazolone und Indole (Tabelle 16). Auch *Alkohol* (Wein, Cognac), *Sulfit* (Medikamente), *Tyramin* (Schweizer Käse), *Glutamat* („China-Restaurant-Syndrom"), *Benzoat* (Konservierungsmittel) oder der gelbe Farbstoff *Tartrazin* werden von den Patienten oft nicht vertragen.

Die *Häufigkeit* des Analgetikaasthmas wird in der Literatur sehr unterschiedlich angegeben, die Zahlen schwanken zwischen 4 und 44%. In 16 Studien an insgesamt 7442 Patienten wurden 730 Patienten (9,81%) mit Analgetikaintoleranz beobachtet [789]. Das Syndrom kommt somit etwa *bei jedem zehnten Asthmapatienten* vor. In etwa der Hälfte der Fälle besteht außer der Asthmasymptomatik das Bild von *rezidivierenden Nasenpolypen*, die in der Regel *vor* der Asthmasymptomatik auftreten.

Das Azetylsalizylsäure-Asthma muß ähnlich der Azetylsalizylsäure-Urtikaria als *pseudoallergische Reaktion (PAR)* aufgefaßt werden [361], da ein Immunmechanismus nicht nachzuweisen ist.

Möglicherweise steht – wie beim allergischen Asthma – eine Degranulierung der Mastzellen am Anfang, da nach inhalativer Provokation mit Lys-Aspirin ein Anstieg des *Serum-Tryptasespiegels* zu messen ist, wie er in gleicher Weise bei der inhalativen Allergenprovokation vorkommt (Übersicht bei [529a]).

Es ist bis heute unklar, ob das Analgetika-Asthma *genetisch* bedingt ist oder erst durch *Virusinfektionen* und durch sie stimulierte zytotoxische Lymphozyten (Tc2) getriggert wird (s. Abb. 49); denn Tc-Lymphozyten werden durch das Zyklooxygenase-Produkt PGE2 supprimiert. Alle peripher wirkenden Analgetika, die über eine Hemmung der Zyklooxygenase (COX) wirken, führen letztlich zu einer Abnahme von PGE2 und somit zu einer Aktivitätszunahme *zytotoxischer T-Lymphozyten* (Tc2).

Durch die Blockade der Zyklooxygenase kommt es beim Asthmapatienten zu einer Verschiebung des Gleichgewichts zwischen Prostagladinen und Leukotrienen zugunsten der „proasthmatisch" wirkenden

4.6 Asthmasyndrome

Tabelle 16 Zusammenstellung von 23 verschiedenen pharmakologischen Substanzen, die bei Azetylsalizylsäure-Intoleranz Asthmaanfälle auslösen können. Die meisten Substanzen werden außer als Analgetikum auch als Antiphlogistikum, Antirheumatikum, Antipyretikum oder mit anderer Indikation (Azulfidine®) eingesetzt.

Freinamen	Handelsnamen
Azapropazon	Tolyprin
Azetylsalizylsäure	Aspirin, u.a.
Azemetacin	Rantudil
Diclofenac	Voltaren u.a.
Diflunisal	Fluniget
Flurbiprofen	Froben
Ibuprofen	Brufen, Dolgit, Optalidon u.a.
Indometacin	Amuno u.a.
Ketoprofen	Alrheunum, Orudis
Lonazolac	Argun, Irritren
Mefenaminsäure	Parkemed, Ponalar
Meloxicam	Mobec
Metamizol	Baralgin, Novalgin u.a.
Mofebutazon	Diadin, Mofesal
Nabumeton	Arthaxan
Naproxen	Proxen u.a.
Nifluminsäure	Actol
Phenylbutazon	Ambene, Butazolidin, Demoplas
Piroxicam	Brexidol, Felden u.a.
Proglumetacin	Protaxon
Sulfasalazin	Azulfidine
Tenoxicam	Tilcotil, Liman
Tiaprofensäure	Surgam, Lindotal

Leukotriene A bis E. Für die basale Produktion der Prostaglandine ist die Zyklooxygenase vom Typ COX 1 verantwortlich, während eine zweite Form COX 2 erst durch Zytokine, Endotoxin und andere proinflammatorische Stimuli induziert wird. Weshalb aber nur bei einem kleinen Teil der Asthmapatienten eine Hemmung der Zyklooxygenase zur völligen Dekompensation des Arachidonsäuremetabolismus führt, ist noch nicht in allen Punkten klar. Möglicherweise handelt es sich doch um einen primär genetischen Defekt.

Es gibt einige klinische und experimentelle Befunde, die sich mit der „COX-Hypothese" allein nicht erklären lassen. So kann man beispielsweise bei einzelnen Patienten mit Intrinsic-Asthma durch Azetylsalizylsäure sogar eine Besserung ihrer Asthmasymptomatik beobachten. Allerdings liegt der Anteil der „ASA-Responder" höchstens im Bereich von 1–5% aller Asthmapatienten. Interessant ist auch die Beobachtung, daß es gelingt, analgetikaintolerante Patienten durch vorsichtige Dosissteigerung allmählich ge-

genüber Analgetika tolerant zu machen („adaptive Desaktivierung" [753]).
Die *Reaktionsdynamik* der durch Analgetika provozierten Asthmasymptomatik verhält sich ähnlich wie bei Patienten mit Nahrungsmittelallergie. Die Symptomatik beginnt zehn Minuten bis eine Stunde nach der Tabletteneinnahme. Im Vordergrund steht die heftige Bronchokonstriktion, die in erster Linie auf einem Bronchospasmus beruhen muß, weil die Patienten gut auf Bronchospasmolytika ansprechen. Darüber hinaus beobachtet man gelegentlich auch anaphylaktoide Allgemeinreaktionen wie generalisierte Urtikaria, Quincke-Ödem, Rhinitis, selten sogar kollapsartige Symptome.

Wenn der Zusammenhang anamnestisch unklar ist, kann man einen *Provokationstest* durchführen. Statt der früher üblichen *enteralen* Provokation, die nicht ganz ungefährlich ist, sollte man heute besser eine *bronchiale* Provokation durchführen [753, 885], weil sie für den Patienten weit weniger riskant ist. Man sollte mit einer Initialdosis von 2,5 mg Lys-Aspirin (Aspisol®) beginnen und die Dosis jeweils schrittweise verdoppeln. Wenn mit der Höchstdosis von 40 mg keine eindeutige Bronchokonstriktion auslösbar ist, liegt keine Analgetikaintoleranz vor.

Die symptomatische *Schmerzbehandlung* stellt bei einem Patienten mit bekanntem Analgetikaasthma ein beträchtliches Problem dar. Bei leichteren Schmerzen kann man auf Paracetamol oder auf Salizylamid ausweichen, die nur sehr selten und nur in hoher Dosis bronchokonstriktorisch wirken. Bei stärkeren Schmerzen bleibt keine andere Wahl, als zentral wirkende Analgetika wie Tilidin (Valoron®), Tramadol (Tramal®), Pentazocin (Fortral®), oder Buprenorphin (Temgesic®) einzusetzen.

4.6.3 Anstrengungsasthma (exercise-induced Asthma, EIA)

Das exercise-induced Asthma (EIA), das durch den deutschen Ausdruck „Anstrengungsasthma" nicht ganz zutreffend zu übersetzen ist, kommt beim Extrinsic- wie beim Intrinsic-Asthma vor und ist keine eigenständige Asthmaform. Typischerweise führt eine körperliche Belastung durch Anstieg des Adrenalins im zirkulierenden Blut beim Gesunden wie beim Asthmatiker zunächst sogar zu einer Abnahme des Bronchialmuskeltonus und zu einem meßbaren Abfall des bronchialen Strömungswiderstandes. Nach sechs bis acht Minuten tritt bei einem Patienten mit Anstrengungsasthma jedoch eine Bronchokonstriktion auf, die ihr Maximum fünf bis zehn Minuten nach Belastungsende erreicht. Sie kann durch Abfall des Peak flow oder des FEV_1, durch Anstieg des Atemwegswiderstandes, meist auch schon klinisch durch das Auftreten von bronchialen Distanzgeräuschen objektiviert werden. Die Bronchokonstriktion ist durch ein beta-adrenergisch wirkendes Dosier-Aerosol rasch zu beseitigen. Spontan dauert es meist 15–60 Minuten, bis der Ausgangswert des Atemwegswiderstandes wieder erreicht worden ist.

Wenn man bei einem Patienten mit Verdacht auf Anstrengungsasthma einen *Belastungstest* durchführen will, so ist hierfür am besten das *Laufen im Freien* geeignet. Voraussetzung ist dafür allerdings, daß der Patient sich stark genug belastet (Anstieg der Pulsfrequenz auf 200/min minus Lebensalter in Jahren) und die Belastung mindestens sechs Minuten lang durchhält. Der Patient sollte gleichmäßig laufen, da bekannt ist, daß intermittierende Belastungen (Intervallsprints, Fußballspielen etc.) besser toleriert werden als kontinuierliches Laufen. Auf der anderen Seite sollte die Belastung aber auch nicht über zehn Minuten ausgedehnt werden, da bei manchen Patienten trotz Weiterlaufens *("run-through")* kein Anstrengungsasthma auftritt. Die Belastung im Lungenfunktionslabor führt meist zu einer geringeren Reaktion als das Laufen im Freien, hat aber den Vorteil, daß der Patient unter Kontrolle belastet werden kann. In erster Linie ist die Laufbandbelastung und erst in zweiter Linie das Fahrradergometer zu empfehlen.

Wenn man als Kriterium für eine positive Belastungsreaktion einen Abfall des Peak-Flow um mindestens 10% zugrunde legt, findet man bei ausreichender Belastung ein Anstrengungsasthma bei mindestens *90% aller Asthmakinder* [482]. Die Häufigkeit nimmt im Laufe des Lebens stetig ab; bei Asthmatikern, die älter als 60 Jahre sind, ist das Anstrengungsasthma eine ausgesprochene Seltenheit. Nach klinischen Erfahrungen tolerieren die Patienten am besten Schwimmen und Kurzstreckenläufe bis maximal 400 m. In diesen Sportarten haben Probanden mit Anstrengungsasthma sogar schon auf Olympiaden Medaillen gewonnen.

Die *Pathogenese* des Anstrengungsasthmas ist bis heute noch nicht völlig geklärt [23, 52, 278, 494, 517]. Bei einem Teil der Patienten kann man die bronchokonstriktorische Reaktion durch Vorinhalation eines Anticholinergikums wie Ipratropium oder Oxitropium verhindern (s. Abb. 62, S. 207). Dies kann als Hinweis auf eine vagale *Reflexbronchokonstriktion* gedeutet werden. Der mutmaßliche Triggermechanismus ist im respiratorischen *Wärme- und Wasseraustausch* zu sehen [169, 494, 502, 521].

Läßt man einen Patienten während der Belastung aufgewärmte und angefeuchtete Luft atmen („BTPS-Luft"), so entwickelt sich *kein* Anstrengungsasthma. Inzwischen gibt es eindeutige Korrelationen zwischen dem Wärme- und Wasserverlust der Bronchialschleimhaut einerseits und der unter der Belastung gemessenen Ventilationssteigerung andererseits [169, 500]. Der entscheidende Faktor ist somit nicht die körperliche Belastung selbst, sondern die durch sie ausgelöste Hyperventilation. Durch isokapnische Hyperventilation von kalter Luft läßt sich daher experimentell das Anstrengungsasthma imitieren. Die *isokapnische Kaltluft-Hyperventilation* hat sich auch in der praktischen Asthmadiagnostik als die den physiologischen Verhältnissen am nächsten kommende Form eines bronchialen Provokationstests durch einen „indirekten Stimulus" bewährt (s. S. 97 ff.).

Das gegenwärtig am meisten favorisierte Konzept zur Interpretation des Anstrengungsasthmas könnte als *„Osmolaritätshypothese"* zu-

4 Klinik

sammengefaßt werden. Durch den Wasserverlust während der anstrengungsbedingten Hyperventilation kommt es zum „Austrocknen" der Atemwege, zum Wasserverlust in der Bronchialschleimhaut und zu einer Osmolaritätserhöhung in der normalerweise isotonischen periziliaren Flüssigkeitsschicht. Vieles spricht für die Richtigkeit dieser Vorstellung, zumal die Inhalation von *Furosemid* vor einem Anstrengungsasthma zu schützen vermag (s. S. 141). Exakt nachgewiesen wurde eine Zunahme der Osmolarität auf der Bronchialepitheloberfläche während einer Belastungshyperventilation aber bisher nicht [523].

Am ältesten ist die *„Wärmeverlust-Hypothese"* [169]. Sie vermag aber nicht zu erklären, weshalb die bronchokonstriktorische Reaktion noch ¼ bis eine Stunde nach Ende der Belastung andauern kann, während sich in dieser Zeit der respiratorische Wärmeaustausch längst normalisiert hat. Außerdem ist nachgewiesen worden, daß das Anwärmen der Inspirationsluft allein nicht genügt, um ein Anstrengungsasthma zu verhindern [948].

Eine spätere *„Hyperämie-Hypothese"* [523] stellt die nach Ende der Belastung durch Wiedererwärmung eintretende reaktive Hyperämie der Bronchialschleimhaut in den Mittelpunkt. Die Bronchokonstriktion ist aber bei den meisten Patienten nicht erst in der Ruhephase, sondern bereits während der Belastung nachzuweisen – vorausgesetzt, die Belastung dauert länger als vier Minuten; somit hat auch diese Theorie ihre Schwächen.

Auf keinen Fall kann das Anstrengungsasthma auf einer reinen *Reflexbronchokonstriktion* durch physikalische Reize – Hyperosmolarität, Kälte während oder Wärme nach der Anstrengung – beruhen. Denn nur bei einem kleinen Teil der Patienten hat die Vorinhalation eines Anticholinergikums (Ipratropium, Oxitropium) einen protektiven Effekt. Hingegen haben häufig Antihistaminika und Kalziumantagonisten eine zumindest partielle Schutzwirkung. Dies spricht dafür, daß Mediatoren aus Mastzellen und/oder anderen Entzündungszellen beim Anstrengungsasthma eine Rolle spielen. Zu einer solchen *„Mediator-Hypothese"* paßt auch, daß man nach mehrfachen Belastungen eine Refraktärperiode beobachtet, die als „Mastzellerschöpfung" gedeutet worden ist. Patienten mit allergischem Asthma, die vor einer Belastung einen positiven bronchialen Allergentest zeigen, reagieren mitunter nicht mehr positiv, wenn man dazwischen ein Anstrengungsasthma provoziert hat. Tatsächlich konnte während der Belastungsreaktion ein Anstieg von Histamin und von neutrophil-chemotaktischem Faktor (NCF) im Blut nachgewiesen werden [474, 475].

Wahrscheinlich handelt es sich beim Anstrengungsasthma um eine außerordentlich *komplexe Pathogenese*, die zudem noch von einem Patienten zum anderen unterschiedlich sein kann. Hierfür spricht allein schon das individuelle Ansprechen oder Nicht-Ansprechen auf eine sehr heterogene Gruppe von Pharmaka.

Erst seit zehn Jahren ist bekannt [87], daß auch die Inhalation von *Furosemid* einen protektiven Effekt gegenüber dem Anstrengungsasthma hat. Furosemid ist kein Bronchodilatator und auch kein Antagonist gegenüber Histamin, PAF, Leukotrienen oder irgendeinem anderen Asthmamediator. Es wirkt allein bei der „indirekten" Bronchokonstriktion (s. S. 97 ff.) und nur bei inhalativer, nicht dagegen bei systemischer Applikationsweise [35].

Furosemid hemmt das Na^+Cl^--Cotransportersystem in der Basolateralmembran der Bronchialepithelzellen. Dadurch gelangt weniger NaCl in die Atemwegslichtungen, und die Austrocknung durch die Hyperventilation während körperlicher Belastung kann nun nicht mehr durch intraluminale *Hyperosmolarität* zu einer Bronchokonstriktion führen. Zusätzlich müssen aber auch andere Furosemidwirkungen wie eine Mastzellstabilisierung, eine Beeinflussung des Arachidonsäuremetabolismus und eine Wirkung des Furosemid an den sensiblen Vagusendigungen diskutiert werden [43].

Insgesamt ist die Schutzwirkung von Furosemid gegenüber dem Anstrengungsasthma nicht besser, als es bei der Cromoglicinsäure oder beim Nedocromil der Fall ist (s. S. 189 f.); der überraschende Furosemid-Effekt ist daher mehr von pathophysiologischem als von klinisch-praktischem Interesse.

Von den gegenwärtig zur Verfügung stehenden Substanzen zur *Protektion des Anstrengungsasthmas* kann von der Wirksamkeit her folgende *Reihenfolge* aufgestellt werden: Beta-Adrenergika, Cromoglicinsäure, Nedocromil, Furosemid, Theophyllin, Anticholinergika, Kalziumantagonisten.

4.7 Berufsbedingtes Asthma

Von den exogenen Faktoren, die an der Entstehung oder an der Verschlimmerung eines Asthmas beteiligt sind, kommt der beruflichen Tätigkeit eine besondere Rolle zu, weshalb einer breiteren Berufsberatung bei atopischen Jugendlichen größere Bedeutung eingeräumt werden sollte als bisher [191]. Wenn der *begründete Verdacht* auf einen solchen Zusammenhang besteht, so muß dies dem Träger der Unfallversicherung oder der für den medizinischen Arbeitsschutz zuständigen Stelle gemeldet werden. Diese Vorschrift ist Inhalt des § 5 der *Berufskrankheitenverordnung* vom 20.6.68 in der Fassung der 2. Verordnung zur Änderung der BK-Verordnung vom 18.12.92, die im Dezember 1997 eine *neue Berufskrankheitenliste* erhalten wird. Die beiden Ziffern 4301 und 4302 bleiben darin unverändert (Tabelle 17). Die Asthmasymptomatik kann auf zweierlei Weise mit der beruflichen Tätigkeit zusammenhängen [128, 214, 250, 256, 257, 548, 733, 841, 928]:

▶ Im Falle eines exogen-allergischen Asthmas können *allergisierende Stoffe* am Arbeitsplatz die Krankheit ausgelöst haben.

▶ Bei einem schon bestehenden hyperreaktiven Bronchialsystem („Prä-Asthma") kann es durch *chemisch-irritativ oder toxisch wirkende Stoffe* am Arbeitsplatz zur „Entstehung, Verschlimmerung oder zum Aufleben" der Asthmakrankheit kommen [930].

Tabelle 17 Voraussetzungen für die Anerkennung von Asthma als Berufskrankheit nach der soeben erschienenen neuen Berufskrankheitenliste.

Nr. 4301: „Durch allergisierende Stoffe verursachte obstruktive Atemwegserkrankungen (einschließlich Rhinopathie), die zur Unterlassung aller Tätigkeiten gezwungen haben, die für die Entstehung, die Verschlimmerung oder das Wiederaufleben der Krankheit ursächlich waren oder sein können."

Nr. 4302: „Durch chemisch-irritativ oder toxisch wirkende Stoffe verursachte obstruktive Atemwegserkrankungen, die zur Unterlassung aller Tätigkeiten gezwungen haben, die für die Entstehung, die Verschlimmerung oder das Wiederaufleben der Krankheit ursächlich waren oder sein können."

Der erste Zusammenhang ist durch die Berufskrankheiten-Nummer 4301 geregelt (Tabelle 17). In Frage kommen Tätigkeiten, bei denen am Arbeitsplatz eine Exposition gegenüber pflanzlichen Allergenen, tierischen Allergenen oder sonstigen Inhalationsallergenen gegeben ist.

Die wichtigsten *berufsbedingten Inhalationsallergene* sind
- *Tierhaare* (Landwirtschaft, Teppichweberei, Polsterei, Tierärzte, experimentelle Medizin)
- *Insektenstaub* (Imkereibetrieb, Seidenweberei, Bäckerei, Forschungslaboratorium)
- *Arzneimittelstäube* (pharmazeutische Industrie, Apotheken, Ärzte und Pflegepersonal)
- *Proteasen* (Waschmittelindustrie, Großküchen, Bäckereien)
- *Holzstäube* (Schreinerei, Sägerei, Bau- und Möbelindustrie)
- *Hausstaub- und Vorratsmilben* (Landwirtschaft, Lebensmittel- und Futtermittelindustrie)
- *Sträucher- und Blumenpollen* (Gärtnerei)
- *Tabakblätter, Tee, Kaffee- und Kakaobohnen* (Plantagen, Verarbeitung, Dockarbeit)
- *Isozyanat* (Herstellung und Verarbeitung von Polyurethanen, Harzen, Lacken, Schaum- und Klebstoffen)

Der Anteil des berufsbedingten Asthmas an der Gesamtzahl pulmonal bedingter Berufskrankheiten ist innerhalb von zwei Jahrzehnten von ca. 10 auf ca. 30% angestiegen. Mit Abstand an erster Stelle steht das *Mehlstaubasthma der Bäcker*, das mindestens 50% der jährlich neu gemeldeten Fälle an Berufsasthma ausmacht [128]. Der Hauptgrund für die hohe Inzidenz des Mehlstaubasthmas ist in dem hohen „Sensibilisierungsindex" von 16,5% zu sehen, d.h., jeder 6. Bäcker wird bei genügend langer Expositionszeit gegenüber Mehl sensibilisiert [842]. In den letzten Jahren ist allerdings nachgewiesen worden, daß ein Bäckerasthma nicht nur auf einer Sensibilisierung gegenüber dem Mehl selbst, sondern auch gegenüber dem Mehl beigemischten Enzymen wie Amylase, Hemizellulase, Amyloglykosylase und Extrakten aus Bacillus subtilis beruhen kann [59].

Das *Bäckerasthma ("Bäckerkrankheit")* ist ein Naturmodell, an dem der erwähnte *„Etagenwechsel"* zwischen Nase und Bronchien besonders gut zu beobachten ist [929]. In den ersten drei Berufsjahren treten zunächst Symptome einer allergischen Rhinopathie und einer allergischen Ophthalmopathie mit perennialer Rhinitis und Konjunktivitis auf. Im zweiten Stadium fallen bei weiterer Mehlstaubexposition zusätzlich Hustenanfälle und asthmatische Beschwerden auf. Im Laufe weiterer drei Jahre entsteht das Vollbild eines hyperreaktiven Bronchialsystems mit unspezifischer Bronchokonstriktion auf exogene Noxen wie Kaltluft, Tabakrauch, Nebel etc. In diesem Stadium ist eine vollständige Heilung schon nicht mehr möglich, weshalb es wichtig ist, die Diagnose einer Mehlstauballergie so früh wie möglich zu stellen.

Für die Anerkennung einer Berufskrankheit gemäß Nr. 4301 genügen die Angaben des Patienten zur Beschwerde-, Arbeitsplatz- und Expositionsvorgeschichte allein noch nicht. Zur Sicherung des Zusammenhanges ist in der Regel ein bronchialer Provokationstest erforderlich. Dazu werden bei der inhalativen Testung die individuell verwendeten Arbeitsstoffe wie Mehl, Holzstaub, Futtermittelstaub usw. verwendet – ein Verfahren, das von Woitowitz als „*arbeitsplatzbezogener Provokationstest*" empfohlen worden ist [928].

Ein Bäckerlehrling, der über asthmatische Beschwerden in der Backstube klagt, bringt beispielsweise eine Probe des angeschuldigten Mehls zur Untersuchung mit. Die Provokation erfolgt dann so natürlich wie möglich, etwa durch Sieben des Mehls. Zu einer bronchospastischen Reaktion kommt es innerhalb von ein bis zehn Minuten. Auf seltene Spätreaktionen muß der Untersuchte aufmerksam gemacht werden. Wenn der Hauttest und der RAST auf Mehl eindeutig positiv ausgefallen sind, findet sich mit einer Wahrscheinlichkeit von über 95% auch ein positiver bronchialer Provokationstest. In solchen eindeutigen Fällen sollte man künftig zur Anerkennung eines Bäckerasthmas auf den bronchialen Provokationstest verzichten dürfen.

Die Liste von möglichen Berufsallergenen ist in den letzten Jahren immer länger geworden: pflanzliche Enzyme wie Bromelin aus Ananas oder Papain aus Papaya (Backzusätze, Fleischmürber), Mehl der Guar-Büschelbohne (Quellmittel), Hämoglobin der Zuckmücke (Fischfutter), Abiatin (Lötdraht), Wasserflöhe (Fischfutter), Wildseide, Karminrot (Kosmetika, Getränke), Chloramin (Desinfektionsmittel), Metallsalze wie Platinchlorid (Katalysatorherstellung) (Übersichten bei [53, 56, 62, 762, 673]).

Die Anerkennung eines exogen-allergischen Asthmas als Berufskrankheit ist vom Gesetzgeber bewußt mit einer „*einschränkenden Voraussetzung*" versehen worden. Sie verlangt vom Versicherten, daß er alle Tätigkeiten zu unterlassen hat, „die für die Entstehung, die Verschlimmerung oder das Wiederaufleben der Krankheit ursächlich waren oder sein können". Ein Bäckermehlasthma kann daher selbst im Falle schwerer Krankheitsfolgen nicht anerkannt und nicht entschädigt werden, wenn der Bäcker entgegen aller Vernunft in seinem Beruf weiterarbeitet.

Asthma kann eventuell auch dann eine entschädigungspflichtige Berufskrankheit sein, wenn eine spezifische Allergie keine Rolle spielt, sondern wenn die Asthmasymptomatik durch „*chemisch-irritativ oder toxisch wirkende Stoffe*" verursacht wird. Es handelt sich um den bekannten Mechanismus einer Reflexbronchokonstriktion bei vorbestehendem hyperreaktivem Bronchialsystem. Tabelle 18 zeigt, daß die Zahl der in Frage kommenden Dämpfe, Gase, Rauche und Stäube außerordentlich groß ist. Manche Substanzen wie Isozyanate, Phthalsäure, Trimellithsäure, Platinsalze und p-Phenylendiamin (Ursol) wirken toxisch und allergen zugleich. Die allergene Wirkung kommt dadurch zustande, daß die relativ niedermolekulare Noxe entweder als Hapten fungiert oder körpereigene Proteine so verändert, daß antigene Determinanten (Epitope) entstehen, die vom Körper als „fremd" empfunden werden [59].

Trotz der chemischen Verschiedenheit der bis heute bekannt gewordenen Schadstoffe ist das Reaktionsmuster der Symptome ziemlich eintönig. Die Patienten klagen über akut oder schleichend einsetzenden Husten, manchmal zusätzlich über Auswurf, vereinzelt werden auch Brustschmerzen angegeben. Daneben bestehen Klagen über Reizerscheinungen an den Schleimhäuten der Augen und des Nasen-Rachen-Raumes. Man kann vier verschiedene Verlaufsformen unterscheiden:
- ein akutes, vollständig reversibles Krankheitsbild (Beispiel: Halogene)
- ein akutes Krankheitsbild, das nur teilweise reversibel ist (Beispiel: Phosgen)
- ein chronisches Krankheitsbild, das sich nach Einwirkung der Noxe nur langsam zurückbildet

Tabelle 18 Inhalative Noxen am Arbeitsplatz, die ein chemisch-irritatives Asthma auslösen können.

leicht flüchtig	*schwer flüchtig*
Organische Substanzen Azetaldehyd, Acrolein, Äthylenimin, Chlorameisensäureäthylester, Diazomethan, Dichlordiäthyläther, Formaldehyd, Phosgen, Lösungsmittel von Anstrichstoffen etc.	feste Bestandteile von Anstrichstoffen, Dimethylsulfat, Härter für Epoxidharze, bestimmte *Isozyanate*, Naphthalin, Naphthochinon, organische Säureanhydride wie Maleinanhydrid und Phthalsäureanhydrid, p-Phenylendiamin, Phthalsäure, Trimellithsäure, Abiatinsäure etc.
Anorganische Substanzen Ammoniak, Bortrifluorid, Chlorwasserstoff, Halogene wie Chlor, Brom und Jod, Nitrosegase, Phosphortrichlorid, Phosphoroxichlorid, Schwefeldioxid, Schwefelwasserstoff, Sulfurylchlorid, Thionylchlorid etc.	Metallstäube oder -rauche, z.B. von Nickel, Platin, Kobalt, Zink und deren Verbindungen, Säuren und Basen, z.B. Salpetersäure, Salzsäure, Schwefelsäure, Kalilauge, Natronlauge etc.

(Beispiel: schwer flüchtige anorganische Säuren)
▶ ein chronisches Krankheitsbild, das sich nach Einwirkung der Noxe nicht zurückbildet, sondern eigenständig weiterschwelt (Beispiel: Isozyanate)

Das zuletzt genannte *Isozyanatasthma* ist allerdings das Beispiel eines *polypathogenetischen* Berufsasthmas [56, 61, 67]. Isozyanate können auf chemisch-irritativem Wege ein hyperreaktives Bronchialsystem auslösen, sie bewirken bei jedem 5. Exponierten aber auch gleichzeitig eine IgE-vermittelte Sensibilisierung. Darüber hinaus scheinen Isozyanate direkt den Tonus der glatten Bronchialmuskulatur zu erhöhen, indem sie in den intrazellulären Nukleotidstoffwechsel eingreifen. Die *bronchoalveoläre Lavage (BAL)* nach inhalativer Provokation mit Toluylen-2,4-diisozyanat (TDI) bei sensibilisierten Patienten zeigt das Bild einer Entzündung, bei der die neutrophilen Granulozyten dominieren. Die bei der TDI fast regelmäßig zu beobachtende asthmatische Spätreaktion scheint mit der Menge der Granulozyten und dem Ausmaß der Entzündung korreliert zu sein [505]. Da weltweit eine halbe Million Menschen am Arbeitsplatz durch Inhalation von Isozyanaten gefährdet sind, kommt der Früherkennung bronchokonstriktorischer Reaktionen durch Isozyanat eine große Bedeutung zu.

4.8 Nächtliches Asthma

John Floyer beschrieb vor fast drei Jahrhunderten in seinem historischen Asthma-Buch (s. S. 2) bereits die typischerweise nachts auftretenden Asthmaanfälle. Heute wissen wir, daß sämtliche Organfunktionen tageszeitliche Variationen, Zirkadianrhythmen, aufweisen [721]. Hierzu gehören Körpertemperatur, Herzfrequenz, Blutdruck, Hormonsekretion, renaler Plasmafluß, Elektrolytausscheidung und ganz besonders auch der Bronchialmuskeltonus. Aus Peak-flow-Protokollen geht deutlich hervor, daß etwa 70% stationärer (!) Asthmapatienten eine deutliche Verschlechterung der Bronchialobstruktion während der Nacht oder in den frühen Morgenstunden („morning dipping") erkennen lassen [857]. Schon normalerweise findet man zirkadiane Schwankungen des bronchialen Strömungswiderstandes [871], die infolge der bronchialen Hyperreaktivität des Asthmapatienten aber sehr viel stärker ausgeprägt sind. Es läßt sich sogar eine direkte Beziehung zwischen dem Ausmaß der Hyperreaktivität gegenüber Histamin und der zirkadianen Amplitude des Atemwiderstandes erkennen [727].
Als *exogene Auslöser* für das nächtliche Asthma werden diskutiert:
▶ Abkühlung der Atemwege durch Mundatmung
▶ gastroösophagealer Reflux
▶ mechanische Faktoren wie die liegende Position während des Schlafens
▶ nächtliche Exposition gegenüber Allergenen, z.B. Hausstaubmilben

Als *endogene Faktoren* werden diskutiert:
▶ Erniedrigung des Adrenalinspiegels im Blut
▶ Abnahme der Kortisonsekretion aus den Nebennieren

4 Klinik

- erhöhter Vagustonus
- Zunahme von Entzündungsvorgängen in den Atemwegen während der Nacht

Wie das Schema der Abbildung 51 zeigt, führen alle diese Mechanismen zu einer erhöhten Tendenz zur *Mediatorfreisetzung* aus Mastzellen, Makrophagen, Eosinophilen und Neutrophilen. Einige Mediatoren wirken direkt spasmogen (s. S. 35 ff.), andere bewirken das Bild einer *Entzündung*, erhöhen die Permeabilität der kleinen Blutgefäße in der Bronchialschleimhaut und erzeugen so ein *Schleimhautödem*, das seinerseits die Bronchiallichtung verengt und außerdem mechanisch und/oder über *vagale Reflexmechanismen* (C-Faser-Endigungen, Irritanzrezeptoren) die Bronchokonstriktion verstärkt. Der Mangel an Adrenalin, das über seinen alpha-adrenergen Effekt vasokonstriktiv und damit antiödematös wirkt, macht sich ebenfalls bemerkbar [37]. Die Gewichtung der einzelnen Faktoren läßt sich im Augenblick noch nicht sicher beurteilen (neue Übersichten bei [451a, 498a]).

Insbesondere ist die Rolle des bei Asthmapatienten gehäuft vorkommenden *nächtlichen gastroösophagealen Refluxes* mit möglicher „Mikroaspiration" in den Atemwegen noch Gegenstand der Diskussion (Übersichten bei [284, 938a]).

Die mit der Bronchokonstriktion verbundene Atemnot führt zu einer Weckreaktion („Arousal"), die den Patienten aufwachen läßt. Häufig ist es in diesem Stadium nicht mehr möglich, mit einem beta-adrenergisch wirkenden Dosier-Aerosol allein die Bronchokonstriktion ganz zu beseitigen – vermutlich wegen des auf Beta-Adrenergika nicht ansprechenden *Schleimhautödems*. Der beste Schutz gegenüber dem nächtlichen Asthma ist eine gute therapeu-

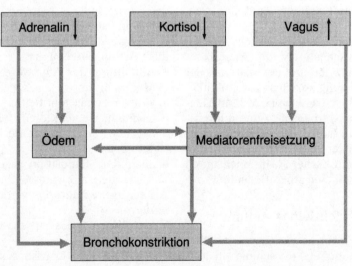

Abbildung 51 Pathogenese des nächtlichen Asthmas. Einzelheiten s. Text.

tische Einstellung während des Tages, die die Gabe von antientzündlich wirkenden Prophylaktika und die abendliche Gabe eines Theophyllin-Retard-Präparates sowie die inhalative Applikation eines der neuen langwirkenden Beta-Adrenergika *Formoterol* oder *Salmeterol* umfaßt. Auch der Kaliumkanalaktivator *Cromakalim*, der bei oraler Applikation eine lange Plasmahalbwertszeit von bis zu 24 Stunden hat, scheint eine Schutzfunktion gegenüber dem nächtlichen Asthma zu besitzen [925].

4.9 Status asthmaticus

Der Status asthmaticus ist die größte physische und psychische Bedrohung, die es für einen Asthmapatienten im Laufe seiner Krankheit geben kann. Es handelt sich um einen akut lebensgefährlichen Zustand, der durch die moderne englische Bezeichnung „*acute severe asthma*" besser charakterisiert wird als durch den deutschen Begriff „*Status asthmaticus*" [238, 905].

Leider gibt es bis heute immer noch keine Einigung über eine verbindliche *Definition* des „Status asthmaticus". Einzelne Autoren haben den Begriff auf alle Asthmazustände ausgedehnt, die ungenügend auf die Behandlung ansprechen. Andere wiederum haben die Dauer der Atemnot zur Definitionsgrundlage gemacht, wobei die Angaben zwischen sechs und 24 Stunden schwanken. Die Grenzen zwischen dem schweren Asthmaanfall und dem beginnenden Status asthmaticus sind somit verschwommen (Übersicht bei [905]). Nach der eigenen Auffassung sollte die Diagnose eines Status asthmaticus gestellt werden, wenn ein seit Stunden anhaltender Zustand schwerer Ruhedyspnoe besteht, der sich durch die Therapie mit Bronchospasmolytika allein nicht mehr durchbrechen läßt.

Weshalb es mit Bronchospasmolytika nicht mehr gelingt, den meist extrem erhöhten Bronchialwiderstand zu senken, hat mehrere Ursachen. Zum einen spricht die glatte Bronchialmuskulatur nur noch ungenügend auf Bronchospasmolytika an: Ob daran eine *Resistenzentwicklung* der beta-adrenergen Rezeptoren durch die meist vorausgegangene exzessive Inhalation beta-adrenerger Substanzen schuld ist, wird an anderer Stelle diskutiert (S. 197). Zum anderen gibt es keinen Zweifel daran, daß sich die Pathogenese der Bronchialobstruktion im Status asthmaticus von der Pathogenese des akuten Asthmaanfalls in einem wesentlichen Punkt unterscheidet: Kranke, die im Status asthmaticus gestorben sind, lassen bei der Obduktion stets eine extreme *Verstopfung der Atemwegslichtungen* durch hochviskösen Schleim erkennen, der kaum von der Bronchialschleimhaut zu lösen ist. Auch endoskopisch kann man am Patienten diesen eingedickten Schleim beobachten. Daraus geht hervor, daß die Bronchialobstruktion im Status asthmaticus zum überwiegenden Teil durch eine Schleimobturation zustande kommt, die natürlich durch Bronchospasmolytika allein nicht zu beeinflussen ist. Für die Sekretretention ist eine *Störung der mukoziliaren Klärfunktion* verantwortlich. Welche Faktoren die starke Schleimsekretion auslösen, ist jedoch bisher unbekannt. Hilding [333] hat schon vor nunmehr 50 Jahren nachgewiesen, daß Schleimpfropfen, die bei einem Patienten mit Status asthmaticus fest im Bronchialbaum haften und vom mukoziliaren System scheinbar nicht mehr zu eliminieren sind, in einer gesunden Gänsetrachea mit intaktem Flimmermechanismus ohne weiteres transportiert werden.

Messungen über das Ausmaß der Bronchialobstruktion sind bei Patienten im Status asthmaticus nur selten durchgeführt worden, weil sie dem schwer dyspnoischen Patienten kaum zumutbar sind. Während sich die Messung im Bodyplethysmographen von vornherein verbietet, ist eine exakte Bestimmung der Sekundenkapazität oder des Peak flow nicht nur schwierig, sondern für den Patienten auch gefährlich, weil das Atemstoßmanöver die Obstruktion noch weiter verschlimmern kann. Die Oszillationsmethode ist ebensowenig geeignet, weil die im Status zu erwartenden Werte weit außerhalb des Meßbereichs der Methode liegen (s. S. 88).

Bei einem Patienten, der wegen eines therapierefraktären Status asthmaticus intubiert und beatmet werden mußte, stellt die Messung des Atemwiderstandes dagegen kein technisches Problem mehr dar. Aus eigenen Messungen dieser Art kann geschätzt werden, daß der bronchiale Strömungswiderstand des Statuspatienten in einem Bereich zwischen 30 und 60 cmH$_2$O/l/sec liegen dürfte. Diese um das 10–20fache erhöhten Werte bedeuten für den Kranken eine enorme Steigerung seiner Atemarbeit, die ein jugendlicher Patient erstaunlich lange aufzubringen vermag. Es ist aber kein Wunder, wenn nach stundenlangem Kampf die Atemmuskulatur allmählich erschöpft und das notwendige Atemminutenvolumen einfach nicht mehr leisten kann. Erschwerend wirkt sich die Tatsache aus, daß die Atemmuskulatur zusätzlich unter ungünstigen Ausgangsbedingungen zu arbeiten hat. Durch das im Status asthmaticus stets vorhandene Volumen pulmonum auctum steht der Thorax in Inspirationsstellung und die Längen-Spannungs-Relation, die die Leistung der Muskelfasern bestimmt, gerät in einen immer ungünstigeren Bereich, so daß die Muskulatur ermüdet (s. Abb. 52) [75, 177]. Die *Ermüdung der Atemmuskulatur* wurde früher gegenüber den Störungen der intrapulmonalen Atemmechanik viel zu sehr im Hintergrund gesehen und statt dessen die immer stärker zunehmende *Behinderung der Exspirationsphase* überbewertet. Die normalerweise passiv ablaufende Phase der Ausatmung erfordert durch die extreme Bronchialobstruktion einen zusätzlichen Kraftaufwand, der die Entleerung der überblähten Lunge nicht einmal verbessert, sondern durch die Erhöhung des intrapulmonalen Drucks nur noch eine zusätzliche „dynamische" Kompression der Atemwege von außen hervorruft. Dieser Vorgang ist bereits als exspiratorischer Atemwegskollaps beschrieben worden (s. S. 15).

Die *Ermüdbarkeit der Atemmuskulatur* hängt aber von vielen Bedingungen ab. Grundsätzlich scheint der *Zwerchfellmuskel* frü-

Abbildung 52 Abhängigkeit der isometrischen Kraftentfaltung der Atemmuskulatur in Abhängigkeit von der Atemlage bei sieben Gesunden und bei sieben Patienten mit fortgeschrittener Atemwegsobstruktion. Die Inspirationsmuskulatur (Sog = PI_{max}) arbeitet unter um so ungünstigeren Bedingungen, je stärker die Atemlage in Richtung Totalkapazität verschoben ist (z.B. Volumen pulmonum auctum). Die Abhängigkeit der Funktion der Exspirationsmuskulatur (Druck = PE_{max}) von der Höhe des aktuellen Lungenvolumens ist weniger stark ausgeprägt.

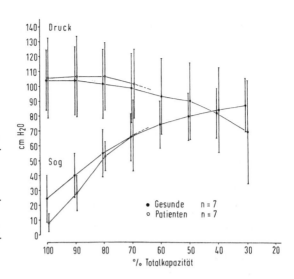

her zu ermüden als die *Interkostalmuskulatur* und die Atemhilfsmuskulatur. Letztlich sind die zur Ermüdung führenden metabolischen Vorgänge in der Muskulatur nicht restlos geklärt (Übersicht bei [158]). Muskelfasern mit hoher O_2-Aufnahmefähigkeit, z.B. die Typ-I-Fasern, sind durch eine geringere Ermüdbarkeit charakterisiert als die Typ-IIa- und -IIb-Fasern, die eine kleinere O_2-Aufnahmekapazität besitzen. Im Zustand der *Hypoxie* nimmt die Tendenz zur Ermüdung erheblich zu.

Die einfachste Methode zur Beurteilung des Funktionszustandes der Atemmuskulatur ist die Messung des *maximalen inspiratorischen Drucks* unter statischen Bedingungen, auch PI_{max} genannt (s. Abb. 52). Erreicht der Patient bei Spontanatmung bereits einen Inspirationsdruck (PI) von *einem Drittel* des maximal möglichen Druckes (PI/PI_{max} = 33%), kommt der Patient im allgemeinen in eine kritische Situation; dies kann je nach Alter, Trainingszustand und anderen Faktoren aber auch schon bei 20% der Fall sein.

Es gibt zwar auch beim *schwerkranken Patienten* grundsätzlich die Möglichkeit, den PI_{max} zu messen. Dies ist aber meist unnötig, da bereits *klinische Zeichen* auf eine Ermüdung der Atemmuskulatur hinweisen. Ein untrügliches Zeichen für eine Ermüdung des Zwerchfells bei einigermaßen noch intakter Funktion der Interkostalmuskulatur ist die *paradoxe inspiratorische Einziehung der Bauchwand.*

Neben den Auswirkungen der Atemwegsobstruktion auf die *Atempumpe* sind aber beim Status asthmaticus auch Auswirkungen auf die *Pumpfunktion des rechten Herzens* von Bedeutung. Auf die generell bei der Atemwegsobstruktion vorhandenen starken intrathorakalen Druckschwankungen wurde bereits an früherer Stelle hingewiesen (s. S. 14 ff.).

Beim Status asthmaticus können sie so stark werden, daß sie zum klinischen Phänomen des *Pulsus paradoxus* führen. Wie das Schema der Abbildung 53 zeigt, ist eine kardiorespiratorische Insuffizienz im Verlaufe eines Status asthmaticus die Folge eines Versagens der *Atemmuskel-* wie der rechtsventrikulären *Herzmuskelpumpe.*

Es gibt eine Reihe *klinischer Kriterien* zur Beurteilung der aktuellen Situation eines Statuspatienten. *Prognostisch schlechte Zeichen* sind:
- Distanzgeräusche bei auskultatorisch „stiller Lunge" (periphere Obstruktion, niedriger Atemfluß)
- Atemfrequenz über 35/min, Puls über 140/min
- Peak-flow-Werte unter 100 l/min, FEV_1 unter 700 ml/s
- inspiratorische Einziehung der Bauchmuskulatur

Zuverlässigstes Kriterium für die Beurteilung der aktuellen Situation und des weiteren Verlaufs eines Status asthmaticus ist jedoch das Verhalten der *arteriellen Blutgaswerte.* Nach ihrer Konstellation kann man drei Stadien unterscheiden (Tabelle 19).

Im *Stadium I* ist der arterielle Sauerstoffdruck noch normal, der arterielle pCO_2 ist infolge einer vorwiegend angstbedingten Hyperventilation sogar erniedrigt; der pH-Wert zeigt eine respiratorische Alkalose mit Werten über 7,45.

Im *Stadium II* wird eine beginnende arterielle Hypoxämie mit pO_2-Werten zwischen 50 und 70 Torr beobachtet, während der arterielle pCO_2 noch im Bereich von 35–48 Torr liegt und der pH-Wert ebenfalls normal ist.

Im *Stadium III* sinkt der arterielle Sauerstoffdruck unter 50 Torr ab, der arterielle pCO_2 steigt über 48 Torr an, der Patient hat eine respiratorische und häufig auch eine zusätzliche metabolische Azidose mit pH-Werten von 7,35 und weniger. Das Stadium III ist Ausdruck einer alveolären Hypoventilation, die teils durch die intrapulmonale Störung des Ventilations-Perfusions-Verhältnisses, überwiegend aber durch die Erschöpfung der Atemmuskulatur zustande kommt.

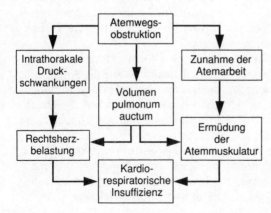

Abbildung 53 Pathophysiologie der kardiorespiratorischen Insuffizienz beim Status asthmaticus.

4.9 Status asthmaticus

Tabelle 19 Stadieneinteilung des Status asthmaticus nach der Konstellation der arteriellen Blutgase.

	PaO_2		$PaCO_2$		pH-Wert
	Torr	kPa	Torr	kPa	
Stadium I	über 70	über 9,0	unter 35	unter 4,5	über 7,45
Stadium II	50–70	6,5–9,0	35–48	4,5–6,5	um 7,40
Stadium III	unter 50	unter 6,5	über 48	über 6,5	unter 7,35

Das *EKG* zeigt außer einer Sinustachykardie die Zeichen der Rechtsherzbelastung, insbesondere eine Rechtsdrehung der elektrischen Herzachse und ein ausgeprägtes P pulmonale (s. S. 94). Häufig sind auch supraventrikuläre und ventrikuläre Rhythmusstörungen zu beobachten. Ihre Ursachen sind teils die Hypoxämie, teils der vorausgegangene Abusus beta-adrenerger Dosier-Aerosole.

Was letztlich den Status asthmaticus ausgelöst hat, läßt sich retrospektiv nur bei einem Teil der Patienten abklären. Tabelle 20 zeigt, daß er akute bronchopulmonale *Infekt die Hauptursache* ist. Mit weitem Abstand, aber immerhin an zweiter Stelle, folgt ein Therapiefehler – das brüske Absetzen einer laufenden Kortikosteroidbehandlung; auf dieses Problem wird im Therapiekapitel noch näher eingegangen (s. S. 226 ff.). Gefährlich kann für einen Asthmatiker auch die Inhalation von Reizgasen sein. So kam einer meiner Patienten durch die Inhalation eines Desinfektionsmittels in einen so schweren Status, daß er trotz sofortigen Notarzteinsatzes nicht mehr gerettet werden konnte. Zweifellos können aber auch psychische Faktoren bei der Auslösung eines Status asthmaticus beteiligt sein. Ich erinnere mich an einen Patienten, dem bei der Visite für den nächsten Tag die Entlassung angekündigt wurde und der daraufhin innerhalb von 24 Stunden im Vollbild des Status

Tabelle 20 Ursachen für die Auslösung des Status asthmaticus bei 156 Krankenhauspatienten.

	Zahl	Anteil
akuter bronchopulmonaler Infekt	56	36%
Absetzen der Kortikosteroidtherapie	14	9%
akute Reizgasexposition	9	6%
eindeutiger Zusammenhang mit psychischen Faktoren	9	6%
Therapie mit Beta-Rezeptorenblockern	5	3%
versehentliche Einnahme von Azetylsalizylsäure	2	1%
Ursache unbekannt	61	39%
	156	100%

asthmaticus war. Am Ende der Tabelle 20 rangieren zwei medikamentöse Ursachen, die insgesamt selten sind, aber an die unbedingt gedacht werden muß. Bei einem Patienten mit Analgetikaasthma besteht immer die Gefahr, daß der Patient angesichts der vielen im Handel befindlichen Kombinationspräparate doch einmal ein Mittel verordnet bekommt, das ein für ihn gefährliches Antiphlogistikum oder Analgetikum enthält (s. S. 136 ff.). Beta-Rezeptorenblocker (auch in Form von Augentropfen!) sind bei *allen* Asthmapatienten grundsätzlich kontraindiziert.

4.10 Dauerasthma

Asthma unterscheidet sich von anderen Atemwegserkrankungen dadurch, daß die Symptomatik in typischer Weise anfallsartig auftritt. Zwischen den einzelnen Asthmaanfällen können anfangs völlig beschwerdefreie Intervalle liegen. Je länger die Krankheit besteht und je ungenügender sie behandelt worden ist, um so mehr wandelt sich jedoch das „Anfallsasthma" in ein „Dauerasthma". Dies war in den schon 35 Jahre alten Untersuchungen von Ogilvie [631] bei 530 von 1000 Patienten der Fall. Pathologisch-anatomisches Substrat des Dauerasthmas oder „inveterierten" Asthmas ist ein irreversibler Umbau der Bronchialwand („Remodelling", s. S. 8).
Von 52 eigenen Patienten, die bereits ein Dauerasthma hatten, gaben 41 Patienten an, daß sie mindestens zehn Jahre lang eine typische Anfallssymptomatik hatten, bevor auch die „beschwerdefreien Intervalle" nicht mehr ganz beschwerdefrei blieben. Bei den übrigen elf Patienten hatte sich das Dauerasthma aber schon innerhalb von fünf Krankheitsjahren entwickelt. In allen elf Fällen war die Krankheit allerdings von Anfang an ausgesprochen schwer zu behandeln gewesen. Vier Patienten hatten außer ihrem Asthma noch Bronchiektasen, drei Patienten hatten eine bronchopulmonale Aspergillose.
Wenn man von der seltenen Ausnahme des reinen Pollenasthmas absieht, kommt das Dauerasthma beim exogen-allergischen Asthma und beim Intrinsic-Asthma gleich häufig vor. In diesem fortgeschrittenen Krankheitsstadium ist eine weitere Differenzierung ohnehin nicht mehr sinnvoll: Einerseits kommt eine spezifische Hyposensibilisierungstherapie zu spät, andererseits handelt es sich bereits um Fälle von *„Mixed-Asthma"*, die auf eine Fülle von exogenen Reizen mit starken bronchospastischen Zuständen reagieren.
Patienten mit Dauerasthma sind die Sorgenkinder sowohl der niedergelassenen Ärzte wie der Kollegen in den Krankenhäusern. Häufig ist bei solchen Patienten die Bronchialobstruktion aber noch partiell reversibel. Ein ungenügend behandelter Patient mit Dauerasthma läuft Gefahr, im weiteren Verlauf in das Terminalstadium des obstruktiven Emphysems und des chronischen Cor pulmonale zu geraten, in dem die Behandlungsaussichten nur noch minimal sind.

4.11 Asthmaspätfolgen

4.11.1 Obstruktives Emphysem

Das akute Volumen pulmonum auctum des Asthmaanfalls hat nichts mit einem Emphysem zu tun; es bildet sich nach Abklingen des Asthmaanfalls vollständig zurück und ist im beschwerdefreien Intervall nicht mehr nachweisbar. Je mehr sich die Anfälle häufen, um so größer wird aber die Gefahr, daß es im Gefolge der Lungenüberblähung allmählich doch zur Atrophie von Alveolarsepten und zum pathologisch-anatomischen Bild eines zentrilobulären Lungenemphysems kommt (Übersicht bei [18]). Diese Gefahr ist bei Patienten mit Dauerasthma und mit ständig *rezidivierenden Infekten* (Elastasefreisetzung aus Leukozyten) natürlich am größten.

Es gibt keine exakten Zahlenangaben über die mittlere Krankheitsdauer, nach der bei einem Asthmapatienten mit dem Auftreten eines irreversiblen Emphysems gerechnet werden muß. Die eigenen Erfahrungen sprechen dafür, daß einerseits individuelle Faktoren eine große Rolle spielen, andererseits die Effektivität der durchgeführten Asthmatherapie von Bedeutung ist. Wenn es gelingt, den bronchialen Strömungswiderstand möglichst lange unter der individuellen *„Dyspnoeschwelle"* zu halten, kann die Entwicklung eines sekundären Emphysems auf lange Zeit hinausgezögert werden. Wenn einmal das Vollbild eines ausgeprägten *Emphysems* besteht, wird die Diskrepanz zwischen dem vermeintlich „stummen" Auskultationsbefund und dem unverhältnismäßig hohen Strömungswiderstand der Atemwege bzw. der stark eingeschränkten relativen Sekundenkapazität immer größer. Zusätzlich zu der für das Asthma typischen exspiratorischen Strömungsbehinderung ist nun auch ein Atemwegskollaps vorhanden, den der Patient manchmal zu verhindern versucht, indem er spontan bei der Ausatmung die Lippen spitzt (*„pursed-lips breathing"*) (s. S. 248 ff.). In diesem Krankheitsstadium ist der Patient kaum noch belastbar, weil er schon bei kleinsten körperlichen Anstrengungen eine unüberwindliche Atemnot bekommt, die auf die gewohnten bronchospasmolytisch wirkenden Dosier-Aerosole nicht genügend anspricht, weil sie jetzt nicht mehr „bronchialer", sondern „pulmonaler" Genese ist, also nicht mehr durch das Asthma, sondern durch das Emphysem ausgelöst wird.

Funktionsanalytisch ist an das Bestehen eines *sekundären Emphysems* dann zu denken, wenn der Atemstoß erheblich stärker eingeschränkt ist, als es der unter Ruheatmung gemessenen Atemwegsresistance entspricht. Auch die Relation zwischen dem intrathorakalen Gasvolumen bzw. funktionellen Residualvolumen als Ausdruck der Lungenüberblähung einerseits und der Atemwegsresistance als Ausdruck der Bronchialobstruktion andererseits läßt einen eventuellen Rückschluß auf die Entwicklung eines irreversiblen Emphysems zu (Tabelle 21). *Klinische Befunde* wie der verlängerte Tiefendurchmesser des Thorax, die ausgefüllten Supraklavikulargruben, der Sahlische

Tabelle 21   Hinweise auf ein obstruktives Lungenemphysem (*keine Beweise!*).

1. *Inspektion*:
   – verlängerter Tiefendurchmesser des Thorax
   – ausgepolsterte Supraklavikulargruben
   – verbreiterte Interkostalräume
   – paradoxe inspiratorische Einziehung der Flanken („Zwerchfell-Thoraxwand-Antagonismus")
   – Sahlischer Venenkranz an der unteren Thoraxapertur

2. *Auskultation*:
   – diffus abgeschwächtes Atemgeräusch („silent chest")
   – leise Herztöne

3. *Perkussion*:
   – tiefstehende, wenig atemverschiebliche untere Lungengrenzen
   – aufgehobene oder stark verkleinerte absolute Herzdämpfung
   – hypersonorer Klopfschall (bei asthenischem Habitus normal!)

4. *Thoraxröntgenbild*:
   – vermehrte Strahlentransparenz der peripheren Lungenfelder
   – Rarefizierung der Lungengefäßzeichnung („amputierte Hili")
   – steil gestelltes, tropfenförmiges Herz
   – verlängerter Retrosternalraum (seitliche Aufnahme!)

5. *Elektrokardiogramm*
   – periphere Niedervoltage
   – Drehung der elektrischen Herzachse in der Sagittalebene
   – eventuelle Rechtsbelastungszeichen (s. Tabelle 7, S. 94)

6. *Lungenfunktion*
   – irreversible, d.h. durch Bronchospasmolytika nicht beeinflußbare Erhöhung des intrathorakalen Gasvolumens (IGV), der funktionellen Residualkapazität (FRC), der Totalkapazität (TC) und des Residualvolumenanteils an der Totalkapazität (RV % TC)
   – unverhältnismäßig stark eingeschränkte Sekundenkapazität im Vergleich zur Höhe der Atemwegs-Resistance
   – Zeichen eines exspiratorischen Atemwegskollapses
   – pharmakodynamisch unbeeinflußbare „Restobstruktion"

Venenkranz im Bereich der Thoraxapertur, die tiefstehenden, kaum noch verschieblichen unteren Lungengrenzen, die breiten Interkostalräume und die paradoxe inspiratorische Einziehung der Flanken (Zwerchfell-Thoraxwand-Antagonismus) sind erst zu beobachten, wenn der emphysematöse Umbau der Lunge schon weit fortgeschritten ist.

Ähnlich verhält es sich mit den röntgenologischen und elektrokardiographischen Befunden. Quoad vitam hängt das Schicksal eines Asthmapatienten allerdings nicht so sehr vom Ausmaß seines Emphysems ab, sondern mehr noch von den Auswirkungen seiner Asthmakrankheit auf den kleinen Kreislauf und das rechte Herz, auf die im folgenden Abschnitt eingegangen werden soll.

4.11.2 Chronisches Cor pulmonale

Bei jedem schweren Asthmaanfall kommt es zu einer akuten pulmonalarteriellen Drucksteigerung, die völlig reversibel ist. So ist es eine geläufige klinische Beobachtung, daß ein P pulmonale im EKG wieder verschwindet, wenn der Asthmaanfall abgeklungen ist. Im Laufe von Jahren und Jahrzehnten kann sich jedoch ein *persistierender pulmonaler Hochdruck* entwickeln. Dies ist um so eher der Fall, je früher der Patient pathologische Ruheblutgaswerte bekommt. Ein Asthmapatient mit jahrelang bestehender *Dauerhypoxämie* hat so gut wie immer auch einen erhöhten Pulmonalarteriendruck und – als Anpassung daran – eine Hypertrophie des rechten Ventrikels („Cor pulmonale"). Auf die Unzuverlässigkeit der EKG-Zeichen und die neuen Möglichkeiten der Echokardiographie für die Diagnose eines chronischen Cor pulmonale wurde an anderer Stelle bereits eingegangen (s. S. 94 f.).

In diesem fortgeschrittenen Krankheitsstadium kann die Therapie mit Bronchospasmolytika problematisch werden. Die Inhalation von Überdosen aus einem beta-adrenergisch wirkenden Dosier-Aerosol oder eine zu hoch dosierte orale Theophyllintherapie haben bei einem jugendlichen Asthmatiker außer einem Händezittern meist keine weiteren Auswirkungen; bei einem durch Druckbelastung und Hypoxämie vorgeschädigten Herzen können jedoch Rhythmusstörungen und pektanginöse Beschwerden die Folge sein.

Patienten mit *chronischem Cor pulmonale* haben in der Regel ein *Dauerasthma* mit ständig erhöhten bronchialen Strömungswiderständen, die sich medikamentös nicht mehr normalisieren lassen. Ein zusätzliches Ereignis wie ein scheinbar harmloser interkurrenter Bronchialinfekt kann das Faß zum Überlaufen bringen und zu einer manifesten Rechtsherzinsuffizienz mit Ruhedyspnoe, Hepatomegalie und peripheren Ödemen führen – eine prognostisch alarmierende Entwicklung.

4.11.3 Pulmonale Kachexie

Asthmakinder bleiben gegenüber ihren gesunden Altersgenossen oft im Wachstum zurück [694]. Die Therapie mit Kortikosteroiden ist nicht allein daran schuld: Kinder, die häufig Asthmaanfälle haben, ohne unter einer Dauertherapie mit Steroiden zu stehen, fallen ebenfalls durch ihre retardierte Körpergröße und ihr niedriges Körpergewicht auf – selbst dann, wenn das Körpergewicht auf die aktuelle Körpergröße des Kindes bezogen wird.

Im Erwachsenenalter kann die Gewichtsabnahme mancher Asthmatiker so weit gehen, daß die Bezeichnung „pulmonale Kachexie" durchaus berechtigt ist. Allerdings läßt sich hier ebenfalls die Auswirkung einer langjährigen Kortikoidtherapie nicht sicher abtrennen. Kortikosteroide führen infolge ihres unvermeidlichen katabolen Effektes zu einer Atrophie der Haut, der Muskulatur und der Knochen, die zweifellos zu einer Gewichtsabnahme führen muß. Dem wirkt teilweise der

„cushingoide" Effekt mit Zunahme des subkutanen Fettgewebes – vor allem in der Stamm- und Nackenregion – entgegen. Es besteht jedoch insgesamt der klinische Eindruck, daß die Kachexie langjähriger Asthmatiker nicht allein eine Folge der Therapie sein kann, sondern mit der erhöhten Atemarbeit zusammenhängen muß [18].

Die ausgeprägtesten Formen der Kachexie kommen bei Patienten vor, die bereits ein sekundäres obstruktives Emphysem entwickelt haben. Hier ergibt sich eine Parallele zu Patienten mit chronisch-obstruktiver Atemwegserkrankung, die dem Bild des *„Pink puffer"* entsprechen [327]. Bei ihnen stehen das Emphysem und die Belastungsdyspnoe im Vordergrund. Sie sind ebenfalls kachektisch, ohne daß eine Kortikosteroidtherapie daran beteiligt sein muß. Der Gegentyp des *„Blue bloater"*, der meist übergewichtig ist und früh pathologische Blutgaswerte entwickelt, ist bei Asthmapatienten eine ausgesprochene Rarität.

4.12 Prognose und Mortalität

„Ein Asthmatiker keucht sich bis ins hohe Alter..." Dieser Aphorismus des kanadischen Klinikers William Osler [637] ist heute ein Jahrhundert alt; die Statistiken scheinen ihn auf den ersten Blick immer noch zu bestätigen. Falsch ist aber sicherlich der Satz, daß man „an Asthma nicht stirbt"; die Asthmamortalität hat in den letzten Jahren vielmehr zu statt abgenommen (Übersichten bei [118, 790]). Zweifellos stirbt nur ein kleiner Teil der Asthmatiker an den Folgen der Krankheit selbst [685]. So ergab schon vor über 30 Jahren eine in der Mayo-Klinik in Rochester durchgeführte postmortale Studie [530], daß von 304 Asthmapatienten nur 35 im Status asthmaticus und nur 31 an Folgezuständen ihrer Krankheit gestorben waren. Die große Mehrzahl von 238 Patienten war an Todesursachen gestorben, die nichts mit dem Asthma zu tun hatten. Selbst Patienten, die scheinbar eindeutig im Status asthmaticus gestorben sind, zeigen mitunter bei der Obduktion völlig andere Todesursachen [360]. Wie viele Patienten im Status asthmaticus wirklich ihrer eigentlichen Krankheit zum Opfer fallen, ist nicht genau bekannt.

Allerdings ist die *Asthmamortalität* in den einzelnen Ländern *sehr unterschiedlich* (Übersicht bei [932]). Auf 100 000 Einwohner kommen in den USA 1,4, in Kanada 1,8, in Dänemark 2,7, in Deutschland 3,0, in England 3,2, in Australien 4,0, in Neuseeland 8,0 Asthmatodesfälle. Dies bedeutet, daß jährlich in der Bundesrepublik über 2000 Menschen an Asthma sterben. Die unterschiedliche Asthmamortalität in den einzelnen Ländern ist gelegentlich auf die unterschiedlichen Auffassungen von Asthmatherapie zurückgeführt worden [125, 126, 140, 336, 508, 544]. Es läßt sich jedoch zeigen, daß die Mortalität einen engen Zusammenhang mit der Prävalenz aufweist: Länder mit geringer Asthmaprävalenz wie die USA haben auch eine geringe Mortalität, Länder mit einer hohen Prävalenz wie Neuseeland haben eine entsprechend höhere Mortalität. Darüber hinaus scheinen rassische Faktoren eine Rolle zu spielen: In Neuseeland ist die Mortalität trotz gleicher Umweltbedingungen bei den Maori doppelt so hoch wie bei den eingewanderten Polynesiern, bei den Polynesiern ist sie wiederum fast doppelt so hoch wie bei Einwanderern aus europäischen Ländern.

Eine weitere Erklärung für die Zunahme der Mortalität, z.B. eine Verdoppelung in den USA zwischen 1978 und 1986 [790], könnte auch in der allgemeinen *Verbesserung der Lebenserwartung* und dem Erreichen eines höheren Lebensalters liegen. Tatsächlich hat sich die Mortalität für die oberen Altersgruppen sehr viel mehr erhöht als für die jüngeren Asthmapatienten. Schwankungen bei den in den statistischen Jahrbüchern angegebenen Mortalitätszahlen kommen auch dadurch zustande, daß die Diagnose „Asthma" selten auf dem Totenschein als *Todesursache* angegeben wird. Wie wichtig solche Faktoren sind, zeigt der abrupte Anstieg von Asthma als vermeintliche Todesursache nach *Wechsel des Diagnose-Codes* von ICD-8 auf ICD-9 in Neuseeland ab 1978 [118, 370a] (Abb. 54).

Die Zunahme von Asthmatodesfällen bei *jungen Asthmatikern* im Alter zwischen fünf und 34 Jahren bleibt aber augenblicklich noch völlig unklar (Übersicht bei [790]). Folgende Ursachen sind zu diskutieren:
▶ Zunahme schwerer Krankheitsverläufe in jüngerem Lebensalter
▶ Fehler in der Therapie des Arztes (s. S. 285)
▶ Fehler im Verhalten des Patienten (s. S. 289)

Unter den *möglichen Therapiefehlern* ist wiederholt die hochdosierte Therapie von inhalativen Beta-Adrenergika zusammen mit oralen Theophyllinpräparaten, in den letzten Jahren auch besonders von Fenoterol [157a, 803a] in die Diskussion gebracht worden (Übersichten bei [372, 773, 790]). Die bisherigen Untersuchungen zu dieser Frage halten aber einer kritischen Prüfung nicht stand [63, 565a, 916]. Für den Anstieg von Asthmatodesfällen dürfte eher eine *Unter*therapie als eine *Über*therapie verantwortlich zu machen sein; auch ungenügende Aufklärung des Patienten über die Wirkung der einzelnen Antiasthmatika und ein aus *mangelnder Aufklärung* resultierendes Fehlverhalten im Falle einer Symptomverschlechterung dürften mit im Spiel sein.

Nach eigenen klinischen Eindrücken gibt es auch gerade bei *jüngeren Asthmatikern* besonders *schwere Krankheitsverläufe* mit foudroyanten Verschlechterungen, von denen nur drei Beobachtungen innerhalb eines einzigen Jahres erwähnt seien: Ein 15jähriges Mädchen schläft, während die Eltern einige Tage verreist sind, bei ihrer Freundin im Bett und stirbt im akuten Asthmaanfall, ohne daß die neben ihr schlafende Freundin irgend etwas davon wahrnimmt. Ein 18jähriger Asthmatiker bekommt nachmittags während eines Fußballspiels mehrfach Asthmaanfälle, die nach Inhalation aus einem beta-adrenergischen Dosier-Aerosol rasch wieder verschwinden. Auf dem Heimweg vom Fußballplatz stirbt er in einer Telefonzelle. Eine 30jährige Ärztin (!) nimmt trotz ihrer Asthmakrankheit an einem Nepal-

Trekking teil, schleppt sich von einer Etappe zur anderen, muß während des Rückfluges von einem mitfliegenden Arztkollegen intubiert und beatmet werden, ist aber trotz sofortiger Zwischenlandung nicht mehr zu retten.

Diese Beispiele unterstreichen die Erfahrung, daß bei manchen asthmatischen Kindern und Jugendlichen das *Dyspnoeempfinden* einer Bronchialobstruktion ungenügend ausgebildet ist, besonders wenn es sich um eine überwiegend *periphere Obstruktion* mit ausgeprägter *Überblähung der Lunge* handelt.

Jahr für Jahr sterben in unserem Land immer noch etwa 200 Asthmatiker, ohne das 30. Lebensjahr erreicht zu haben. Nur durch eine bessere *Asthmatikerschulung* und durch eine *Optimierung der antiasthmatischen Therapie* kann es gelingen, die Mortalität bei jungen Asthmatikern zu senken; denn abgesehen von der Gefahr eines plötzlichen Asthmatodes ist die Prognose der Krankheit im Kindes- und Jugendlichenalter sogar wesentlich besser als im Erwachsenenalter.

Die Aussichten, daß ein *Kind* im Laufe des Wachstums sein *Asthma völlig verliert,* werden in der Literatur allerdings unterschiedlich beurteilt; die angegebenen Zahlen liegen zwischen 29% bei schwedischen Kindern [440] und 57% bei französischen Kindern [884].

In neuerer Zeit gibt es zur *Prognose des kindlichen Asthmas* eine ausgezeichnete *prospektive Studie aus den Niederlanden* [271]. Von 119 Asthmakindern im Alter von sechs bis 14 Jahren konnten 101 Patienten durch eingehende Untersuchungen einschließlich Lungenfunktionsprüfungen und bronchialer Provokationsteste 14 bis 20 Jahre lang, *bis zum Erwachsenenalter* von 22 bis 31 Jahren (im Mittel 26 Jahre), verfolgt werden. Es ergab sich, daß *mehr als die Hälfte* bis zum Erwachsenenalter *symptomfrei* geworden waren; 43% hatten nach wie vor Asthmasymptome, 29% mußten dauernd mit Antiasthmatika behandelt werden. Für die Gesamtgruppe ergab sich im Laufe des Wachstums eine *Abnahme der bronchialen Hyperreaktivität* gegenüber Histamin. Je stärker der Hyperreaktivitätsgrad und die klinische Asthmasymptomatik in der Kindheit waren, um so geringer war die Wahrscheinlichkeit einer Spontanremission während der Pubertät.

Nach einer älteren, nicht-prospektiven *deutschen Studie* [529] ist die Chance einer Spontanheilung schlecht, wenn die Krankheit bereits in den ersten Lebensjahren begonnen hat. Atopische Kinder mit zusätzlicher Neurodermitis und/oder Heufieber haben am wenigsten Aussichten, ganz beschwerdefrei zu werden. Die schon erwähnte *australische Longitudinalstudie* [653] hat ebenfalls gezeigt, daß 63% atopische Kinder schon im Alter unter acht Jahren – überwiegend infolge einer Hausstaubmilbensensibilisierung – Asthmasymptome hatten und eine bronchiale Hyperreaktivität aufwiesen. Diese Gruppe war hinsichtlich eines Weiterschwelens der Asthmasymptomatik über die Pubertätszeit hinaus mehr gefährdet als die erst im Alter oberhalb von zehn Jahren erkrankenden Kinder, die *häufiger an Rhinitis* und seltener an Asthma erkrankten. Die frühe Manifestation einer Atopie am Respirationstrakt („*early-onset atopy*") scheint nach dieser Studie einen besonders gravierenden Prognosefaktor für das kindliche Asthma darzustellen. Die augenblicklich größte prospektive Studie über den Verlauf des kindlichen Asthmas ist die „*Tucson Children Respiratory Study*" [510a]. Von 1246 Kindern, die in den Jahren 1980 bis 1984 geboren worden sind, konnten 1090 bis zum Alter von elf Jahren nachuntersucht werden. Die Asthmainzidenz in diesem Alter war mit 22,6% sehr hoch. Zwar hatten nur 72% dieser Kinder ein „aktives Asthma"; dies entspricht aber immer noch einer Inzidenz von über 15%. Jedes zehnte Kind hatte bereits innerhalb des ersten Lebensjahres das für Asthma typische „*Wheezing*" gezeigt. Besondere *Risikofaktoren* hinsichtlich der Entwicklung der so früh erworbenen Asthmakrankheit waren

▶ die Familienanamnese (Asthma der Mutter deutlich größerer Risikofaktor als Asthma des Vaters, größtes Risiko = beide Eltern Asthmatiker)
▶ Zeichen des Atopiestatus, z.B. atopisches Ekzem (Neurodermitis)
▶ erhöhtes Immunglobulin E im Nabelschnurblut
▶ Eosinophilie im Blut des neun Monate alten Kindes
▶ positive Allergenhauttests nach sechs Jahren

Unabhängig von den Atopie-assoziierten Faktoren spielen für den Verlauf des kindlichen Asthmas offensichtlich auch *Virusinfektionen* eine Rolle. Sie triggern den Beginn eines primär allergischen Asthmas, können aber auch per se Asthma auslösen und sind häufigste Ursache eines Intrinsic-Asthmas im Kindesalter (vgl. Abb. 49).

An 114 asthmatischen Schulkindern aus Southhampton ist nachgewiesen worden, daß eine auffallende Parallelität zwischen Verschlechterungen der Peak-Flow-Werte und akuten *Rhinovirusinfektionen* besteht [349a]. Es wurde schon darauf hingewiesen, daß Rhinoviren am ICAM-1-Rezeptor von Nasen- und Bronchialepithelzellen anhaften können und über eine Freisetzung von Zytokinen aus Epithelzellen die gleiche Entzündungsreaktion in der Bronchialschleimhaut induzieren, wie dies bei der Allergeninhalation der Fall ist (s. Abb. 2, S. 10).

Für den *im Erwachsenenalter* erkrankenden Asthmapatienten sind die Möglichkeiten einer Spontanheilung denkbar gering. Dennoch ist die Prognose quoad vitam als günstig zu bezeichnen. In einer kalifornischen Verlaufsstudie betrug über einen Beobachtungszeitraum von neun Jahren hinweg die jährliche Mortalität bei den Asthmatikern 1,9% im Vergleich zu 1,2% bei den nicht-asthmatischen Personen. Die Differenz von 0,7% ergab die asthmaspezifische Exzeßmortalität pro Jahr, die aber weit überwiegend durch Tod im höheren Lebensalter bedingt war [113].

Eine epidemiologische Studie aus England und Wales ist zu ähnlichen Ergebnissen gekommen: Von 2547 Asthmatikern, die über sechs Jahre beobachtet und mit einer ähnlich strukturierten Gruppe von Nicht-Asthmatikern verglichen wurden, ergab sich eine jährliche Mortalität von 1,21% bei den Asthmatikern

4 Klinik

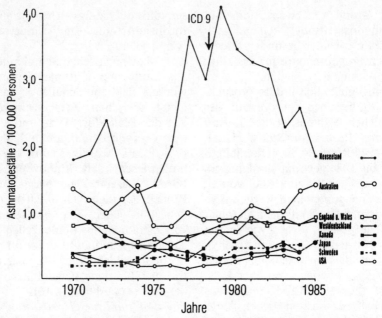

Abbildung 54 Entwicklung der Asthmamortalität bei jungen Asthmapatienten im Alter zwischen fünf und 34 Jahren in acht Ländern [370a]. Neben Unterschieden zwischen den einzelnen Ländern bis zum Faktor 10 und mehr ist im Trend ein leichter Anstieg der Asthmamortalität zwischen 1970 und 1985 zu erkennen. Die Abbildung zeigt aber auch am Beispiel der Einführung des Diagnose-Codes ICD-9 im Jahre 1978 in Neuseeland die Problematik von Totenscheindiagnosen.

und von 0,73% bei den Nicht-Asthmatikern (s. Abb. 54). Die Differenz ergibt eine asthmaspezifische Exzeßmortalität von 0,48% pro Jahr. Die Prognose des einzelnen Patienten hängt aber entscheidend von individuellen Faktoren und auch von der Asthmaform ab. So haben Patienten mit *Intrinsic-Asthma* generell eine *schlechtere Prognose* als Patienten mit *exogen-allergischem Asthma* [506].

5 Therapie

5.1 Überblick

Asthma ist eine *polyätiologische Erkrankung*, und selbst die *Pathogenese* ist von einem Patienten zum anderen unterschiedlich. Entsprechend der auf Seite 6 gegebenen Definition besteht das morphologische Substrat der Asthmakrankheit in einer *Entzündung der Bronchialwand*. Daraus leitet sich logischerweise die Konsequenz ab, daß das Hauptziel der Asthmatherapie die Beseitigung dieser Entzündung sein muß.

In den letzten Jahren sind weltweit eine Reihe von *„Guidelines"* und *„Konsensuspapiere"* erschienen, die die Asthmatherapie vereinheitlichen und verbessern sollen (Übersicht bei [449a]):
- International Consensus Report von 1992 [580a]
- Empfehlungen der Deutschen Atemwegsliga von 1994 [914a]
- Guidelines der British Thoracic Society von 1990 und 1997 [110a]
- Global Initiative for Asthma (GINA) der WHO und des NHLBI von 1995 [580b]
- National Asthma Education and Prevention Program (NAEPP) des NIH von 1997 (580c)

Die Unterschiede zwischen den Konsensuspapieren sind im wesentlichen durch die unterschiedlichen Definitionen des *Asthmaschweregrades* bedingt. Die *Deutsche Atemwegsliga* [914a] differenziert bisher zwischen drei Schweregraden der Krankheit, die im wesentlichen nach den Symptomen und dem Peak-Flow definiert werden. In diesem Buch wird schon seit der dritten Auflage vor über zehn Jahren folgende *Graduierung* vorgenommen:
- *Leichtgradiges Asthma:* sporadisch auftretende Bronchokonstriktionen im Rahmen körperlicher Anstrengung, saisonaler Allergenbelastung oder interkurrenter respiratorischer Infekte mit langen, weitgehend beschwerdefreien Intervallen.
- *Mittelschweres Asthma*: perenniales Asthma mit unregelmäßigen, spontan oder nach exogenen Reizen, häufig auch nachts auftretenden, protrahiert verlaufenden Bronchokonstriktionen.
- *Schweres Asthma:* der Patient hat ständig Symptome und kaum noch beschwerdefreie Intervalle. Er schläft nur selten ohne Asthmaanfall nachts durch. Mehrfach im Jahr treten durch rezidivierende Bronchialinfekte akute Exazerbationen auf. Häufig empfindet der Patient seine schwere Bronchialobstruktion subjektiv kaum noch, weil er daran gewöhnt ist und sich körperlich kaum noch belastet.

Gegenwärtig arbeitet das *National Heart, Lung and Blood Institute* (NHLBI) an einer neuen Klassifikation, die über die einfache Einteilung in leichtgradiges, mittelschweres und schweres Asthma („mild, moderate,

severe asthma") hinaus auch berücksichtigt, ob Symptome ständig vorhanden sind oder nur „intermittierend" (bis zu zweimal wöchentlich) auftreten. Dies bedingt die Einteilung in *vier* (statt in drei) Kategorien:
- leichtgradiges *intermittierendes* Asthma
- leichtgradiges *persistierendes* Asthma
- mittelschweres persistierendes Asthma
- schweres persistierendes Asthma

Der „*Internationale Konsensusreport*" [364a] macht das Verhalten des morgens und abends vom Patienten gemessenen Peak-Flow-Wertes zur Therapiebasis: Nach Art einer *Verkehrsampel* werden drei Zonen unterschieden. *Grüne Zone* bedeutet, daß alles in Ordnung ist: Das Asthma ist gut kontrolliert, die Peak-Flow-Werte bewegen sich zwischen 80 und 100% vom Normalwert oder individuell besten Wert, die Schwankungen zwischen Morgen und Abend betragen weniger als 20%. *Gelbe Zone* bedeutet, daß Vorsicht angezeigt ist: Die Peak-Flow-Werte liegen zwischen 50 und 80% des Normal- oder individuell besten Wertes, die Peak-Flow-Schwankungen betragen 20 bis 30%. Die *rote Zone* signalisiert medikamentöse Alarmbereitschaft: Der Peak-Flow liegt unterhalb von 50% des Normal- oder individuell besten Wertes. Wenn trotz bronchospasmolytischer Eigenbehandlung der Peak-Flow-Wert unter 50% bleibt, ist unverzügliche ärztliche Hilfe erforderlich.

5.1.1 Therapeutisches Stufenprogramm

Ein breit anwendbares Stufenprogramm muß das Ziel haben, Polypragmasie, Untertherapie oder Übertherapie zu vermeiden und eine individuell am Krankheitsstadium und an der klinischen Symptomatik orientierte effektive (= wirksame) wie effiziente (= erfolgreiche) Behandlung zu verwirklichen [914b].
In den angelsächsischen Stufenplänen wird das Konzept der „*Reliever*" (= Bronchodilatatoren) und „*Controller*" (= Entzündungshemmer) verfolgt, dem sich die Deutsche Atemwegsliga bisher *nicht* angeschlossen hat, weil einige Antiasthmatika sowohl Controller- wie Reliever-Funktionen haben:
- *Theophyllin* wirkt in niedriger Dosis antiinflammatorisch und immunmodulierend, wird aber auch hochdosiert zur Bronchodilatation und im Notfall sogar parenteral gegeben.
- *Betaagonisten* werden als Reliever eingesetzt, die beiden langwirkenden β_2-Adrenergika Formoterol und Salmeterol spielen aber auch als Controller eine Rolle.
- *Glukokortikoide* sind aufgrund ihrer breiten antiinflammatorischen Wirkung die wichtigsten Controller, können bei einem drohenden Status asthmaticus aber auch Reliever sein.
- *Leukotrien-Rezeptor-Antagonisten* und -Biosynthesehemmer wirken überwiegend antiinflammatorisch, gleichzeitig aber auch leicht bronchospasmolytisch.

In den neuen NHLBI-Guidelines wird wahrscheinlich nicht mehr zwischen „Controller" und „Reliever", sondern zwischen „*Long-term control*" und „*Quick-release drugs*" unterschieden, was in etwa einer Einteilung in „*Basistherapie*" und „*Akuttherapie*" gleichkäme.

Im Vorwort des Konsensusreports [364a] werden die einzelnen Länder ausdrücklich ermutigt, auf der Basis des Konsensuspapiers eigene Behandlungspläne zu entwickeln [364a]. Die *Deutsche Atemwegsliga* [914a] hat sich im wesentlichen an den Konsensusreport gehalten, allerdings in Anpassung an das am Peak-Flow orientierte „Ampelschema" die Schweregrade von vier auf drei Stufen reduziert und spezifisch deutsche Besonderheiten der Asthmatherapie berücksichtigt. Während im Internationalen Konsensusreport die *Asthmatherapie bei Kindern* nicht berücksichtigt ist, wird sie in den Liga-Empfehlungen bewußt sehr ausführlich gehalten; denn Asthma ist inzwischen die häufigste Erkrankung im Kindesalter.

Die Deutsche Atemwegsliga formuliert für die Asthmatherapie folgende Ziele:
▶ Wiederherstellung und Erhaltung einer normalen oder bestmöglichen Lungenfunktion
▶ Vermeidung von Asthmaanfällen
▶ Verhinderung einer krankheitsbedingten Beeinträchtigung der körperlichen und geistigen Entwicklung

Die Behandlung sollte grundsätzlich auf derjenigen Stufe einsetzen, die dem *augenblicklichen Schweregrad des Krankheitsbildes* entspricht. Wenn die Symptome auf der gegenwärtigen Stufe nicht zu beherrschen sind, ist der Übergang auf die nächsthöhere oder sogar auf die Maximalstufe angezeigt. Wenn eine stabile Atemsituation erreicht ist, wird die Medikation unter Beachtung der Symptome und der Peak-Flow-Werte schrittweise reduziert („Step-down", Tabellen 22 und 23).

Die Mehrzahl der Asthmapatienten ist in stabilen Krankheitsphasen durch die regelmäßige Inhalation einer *topisch wirkenden antiinflammatorischen Substanz* und eines *kurz wirkenden β_2-Adrenergikums bei Bedarf* („on demand") gut eingestellt. Um den Tagesverbrauch an β_2-Adrenergika so gering wie möglich zu halten, kann zusätzlich ein Anticholinergikum inhaliert werden, etwa in Form der fixen Kombination Fenoterol + Ipratropium.

Es ist wahrscheinlich, daß künftig auch die langwirkenden β_2-Adrenergika *Formoterol* und *Salmeterol* bereits in *Stufe 1* eingesetzt werden, weil sich der Bedarf an inhalativem Glukokortikoid dadurch reduzieren läßt (s. S. 203). Auch die *Leukotrien-Rezeptor-Antagonisten* werden in einem überarbeiteten Liga-Schema möglicherweise auf allen Stufen zu finden sein (s. S. 192 f.).

In der *Stufe 2 des bisherigen Liga-Schemas* wird zunächst die inhalative Kortikoiddosis erhöht; dies ist für den Patienten immer noch mit wesentlich weniger Risiko verbunden als die etwaige Anwendung eines oralen Glukokortikoids. Zusätzlich kommen der Einsatz eines oralen retardierten Theophyllin-Präparats, eines oralen retardierten β_2-Adrenergikums oder die regelmäßige Inhalation eines langwirkenden

Tabelle 22 Stufenplan der Deutschen Atemwegsliga zur Asthmatherapie bei Erwachsenen [914a], gegenwärtig in Überarbeitung.

Stufe 1	Stufe 2	Stufe 3
Merkmale	*Merkmale*	*Merkmale*
– Symptome häufiger als dreimal pro Woche bis täglich – Peak flow 60 bis 80% des Sollwertes	– Symptome mehrfach täglich und häufiger auch nachts – Peak flow morgens unter 60% des Sollwertes	– ständige Symptome von erheblicher Intensität – körperliche Aktivität deutlich eingeschränkt – Peak flow morgens unter 50% des Sollwertes – ausgeprägte tageszeitliche Schwankungen
Behandlung	*Behandlung*	*Behandlung*
Regelmäßige Inhalation einer topisch wirksamen, antiinflammatorischen Substanz Inhalatives Glukokortikoid: Beclometasondipropionat oder Flunisolid 250–1000 µg/Tag oder Budesonid 200–800 µg/Tag oder Fluticason 150–500 µg/Tag Alternativ: Cromoglicinsäure (ggf. in Kombination mit einem β_2-Adrenergikum), Nedocromil und Inhalation eines kurz wirksamen β_2-Adrenergikums bei Bedarf (ggf. in Kombination mit einem Anticholinergikum) *Leukotrien-Rezeptor-Antagonisten?*	Regelmäßige Inhalation eines topisch wirksamen Glukokortikoids: Beclometasondipropionat oder Flunisolid 250–2000 µg/Tag bzw. Budesonid 200–1600 µg/Tag oder Fluticason 150–1000 µg/Tag und Inhalation eines kurz wirksamen β_2-Adrenergikums bei Bedarf (ggf. in Kombination mit einem Anticholinergikum) und eine oder mehrere der folgenden Substanzen: – orales, retardiertes Theophyllin-Präparat – regelmäßige Inhalation eines lang wirksamen β_2-Adrenergikums – orales, retardiertes β_2-Adrenergikum	Regelmäßige Inhalation eines topisch wirksamen Glukokortikoids: Beclometasondipropionat oder Flunisolid 250–2000 µg/Tag bzw. Budesonid 200–1600 µg/Tag und Inhalation eines kurz wirksamen β_2-Adrenergikums bei Bedarf (ggf. in Kombination mit einem Anticholinergikum) und eine oder mehrere der folgenden Substanzen: – orales, retardiertes Theophyllin-Präparat – regelmäßige Inhalation eines lang wirksamen β_2-Adrenergikums – orales, retardiertes β_2-Sympathomimetikum und – regelmäßige Einnahme eines oralen Glukokortikoids

β_2-Adrenergikums in Frage. Besonders zur *Vorbeugung nächtlicher Bronchokonstriktionen* ist die abendliche Einnahme eines Theophyllin-Retard-Präparates nach wie vor am besten geeignet. Bei schlech-

5.1 Überblick

Tabelle 23   Stufenplan der Deutschen Atemwegsliga zur Asthmatherapie bei Kindern [914a], gegenwärtig in Überarbeitung.

Stufe 1	Stufe 2	Stufe 3
Merkmale – gelegentliche, kurz anhaltende und geringe Symptome < einmal pro Monat – Lebensqualität und Schlaf nicht beeinflußt	*Merkmale* – Symptome < einmal pro Woche – Lebensqualität und Schlaf beeinflußt	*Merkmale* – kontinuierliche Symptome – Lebensqualität und Schlaf deutlich beeinträchtigt
Behandlung Kurz wirksames β_2-Adrenergikum bei Bedarf, gegebenenfalls vor körperlicher Belastung	*Behandlung* Kurz wirksames β_2-Adrenergikum bei Bedarf, gegebenenfalls vor körperlicher Belastung zusätzlich regelmäßige Gabe antientzündlicher Substanzen: Inhalation mit – Cromoglicinsäure 8–80 mg/Tag, verteilt auf 3–4 Dosen und/oder – topisch wirksames Glukokortikoid 200–1000 µg/Tag Oral: – Ketotifen 2mal täglich 1 mg Bei ungenügendem Effekt zusätzlich eine oder mehrere der folgenden Substanzen: – kontinuierliche Inhalation eines β_2-Adrenergikums – Inhalation eines Anticholinergikums – retardiertes Theophyllin-Präparat	*Behandlung* Kurz wirksames β_2-Adrenergikum bei Bedarf, gegebenenfalls vor körperlicher Belastung regelmäßige Gabe antientzündlicher Substanzen: Inhalation mit – Cromoglicinsäure 8–80 mg/Tag, verteilt auf drei bis vier Dosen und/oder – topisch wirksames Glukokortikoid 200–2000 µg/Tag Bei ungenügendem Effekt zusätzlich eine oder mehrere der folgenden Substanzen: – kontinuierliche Inhalation eines β_2-Adrenergikums – Inhalation eines Anticholinergikums – retardiertes Theophyllin-Präparat zusätzlich orales Glukokortikoid – intermittierend oder längerfristig unter Ermittlung des Minimalbedarfs – Initialdosen von 2 mg/kg KG/Tag können erforderlich sein
Langwirkende β_2-Adrenergika? *Leukotrien-Rezeptor-Antagonisten?*		

ter Theophyllin-Verträglichkeit (Schlafstörungen, Herzpalpitationen, Magen-Darm-Unverträglichkeiten) ist ein lang wirkendes β_2-Adrenergikum als Dosier-Aerosol aber eine gute Alternative. Wahrscheinlich wird im neuen Liga-Schema auch ein Leukotrien-Rezeptor-Antagonist auf dieser Stufe zu finden sein.

Erst in der *dritten Therapiestufe* werden *orale Steroide* eingesetzt. Sie können aber – zumindest kurzzeitig – auf jeder Therapiestufe notwendig werden, um eine akute Asthmaexazerbation zu beherrschen. Ihr Einsatz ist immer dann indiziert, wenn sich die klinische Symptomatik und/oder der Peak-Flow verschlechtern und sich durch Erhöhung der inhalativen Glukokortikoiddosis nicht beeinflussen lassen, wenn der Bedarf an Bronchodilatatoren steigt, wenn der Peak-Flow unter 50 % des individuellen Bestwerts fällt und wenn es zu einer Häufung nächtlicher Asthmaanfälle kommt.

Wie Tabelle 23 zeigt, sind für die *Asthmatherapie im Kindesalter* einige Besonderheiten zu berücksichtigen. Die Asthmadefinition weicht grundsätzlich nicht von derjenigen im Erwachsenenalter ab, allerdings kann bei Kindern die Grenzziehung zwischen rezidivierender obstruktiver Bronchitis und Asthma bronchiale schwierig sein. Eine Zuordnung zum Asthma wird um so leichter fallen, je deutlicher die Hinweise auf eine atopische Disposition und/oder Krankheit sind. Letztlich entscheidet der Krankheitsverlauf in den ersten Lebensjahren über die genaue Diagnose (vgl. S. 131 ff.).

Im Gegensatz zum Erwachsenen steht beim Kind die antiinflammatorische Behandlung bisher noch nicht auf *Stufe 1*. Bei *leichtgradigem Asthma* mit kurz anhaltenden und geringen Symptomen, z.B. bei körperlichen Belastungen, genügt zunächst die Verordnung eines *kurz wirksamen β_2-Adrenergikums als Dosier-Aerosol* zur bedarfsorientierten Anwendung, insbesondere vor körperlichen Belastungen. In *Stufe 2* wird bei Kindern zunächst eine nichtsteroidale antiinflammatorische Substanz versucht, beispielsweise *Cromoglicinsäure*. Die Kombination aus β_2-Adrenergikum + Cromoglicinsäure hat bei dem im Kindesalter besonders häufigen *Anstrengungsasthma* eine gute Schutzwirkung.

Führt die Therapie innerhalb von ein bis zwei Monaten nicht zur gewünschten Kontrolle der Asthmasymptome und zu einer ausreichenden Verbesserung des Peak-Flow, sollte aber auch bei Kindern ein *topisch wirksames Glukokortikoid* eingesetzt werden. Weiterhin sind als nächste Schritte die *regelmäßige Inhalation eines β_2-Adrenergikums*, die *Inhalation eines Anticholinergikums* und die Verordnung eines *retardierten Theophyllin-Präparats* zu erwägen.

Bei Kindern mit kontinuierlichen Asthmasymptomen, eingeschränkter Lebensqualität und deutlich beeinträchtigtem Schlaf wird – wie beim Erwachsenen – in der *Stufe 3* intermittierend oder auch längerfristig ein orales Glukokortikoid eingesetzt und in der Folgezeit in kleinen Schritten soweit wie möglich reduziert.

Die langwirkenden β_2-Adrenergika spielen auch im Therapiekonzept des Asthmas von Kindern und Jugendlichen eine zunehmende Rolle und werden sicherlich im neuen Stufenplan der Deutschen Atemwegsliga berücksichtigt sein. Der Stellenwert der *Leukotrien-Rezeptor-Antagonisten* für die Asthmatherapie im Kindesalter bleibt hingegen noch abzuwarten (z.B. Montelucast für Kinder > 6 Jahre).

Neben der medikamentösen Therapieeinstellung gehört zu einem umfassenden Asthmatherapieprogramm die *Schulung des Asthmapatienten* bzw. der *Eltern* eines asthmakranken Kindes, die richtige Anleitung in der *Peak-Flow-Messung* und die Einschätzung und Beobachtung der aktuellen Schwere der Asthmakrankheit, die Vermeidung und Kontrolle von Asthmatriggern und die *Anleitung zur Selbsthilfe* des Patienten im Falle einer akuten Asthmaexazerbation („Coping"-Programm).

Die erwähnten nationalen und internationalen Konsensuspapiere leiden darunter, daß die *Definition der Asthmaschweregrade* unterschiedlich und teilweise unscharf ist. Gemeinsam ist bei allen Stufenplänen das *Fehlen von prospektiven Anwendungsstudien* und von Validisierungen nach „Outcome"-Kriterien. In letzter Zeit sind einzelne Studien publiziert worden, deren Ergebnisse aber noch keinen eindeutigen wissenschaftlichen Beweis für die Effizienz der einzelnen Konsensuspapiere erbringen konnten (Übersicht bei [528a]).

Ungelöst ist auch das Problem des „*Step-down*" – die Reduktion der Medikamente nach objektiven Parametern (Peak-Flow, Entzündungsparameter) und subjektiven Krankheitssymptomen (Symptom-Score). Die brennendste Frage, ob und wann bei leichtgradigem intermittierendem oder persistierendem Asthma eine *inhalative Glukokortikoidbehandlung* beendet werden kann, ist bislang nicht schlüssig zu beantworten [297b, 501b]. Hier gibt es für die praktische Therapie augenblicklich nur das geplante und kontrollierte *Trial-and-Error-Verfahren*. Unsicher ist bislang auch die Frage, ob ein „*Monitoring*" der asthmatischen Entzündung (s. S. 170) die Effizienz der Asthmatherapie zu verbessern vermag.

Natürlich kann ein *therapeutischer Stufenplan* nicht alle individuellen Probleme des betroffenen Patienten lösen. Jeder Asthmapatient hat „sein" Allergenspektrum, „seine" besonderen Triggermechanismen, „seine" spezifischen Aktivierungs- und Entzündungsvorgänge. Zu komplex ist das Netzwerk der Asthmapathogenese, um angesichts der Fülle der beteiligten Zellen, Nerven und Mediatoren beim einzelnen Patienten irgend etwas über den Erfolg einer erstmalig eingeleiteten oder über die Auswirkungen einer nach Monaten reduzierten Therapie vorhersagen zu können.

5.1.2 Systematik der therapeutischen Einflußmöglichkeiten

Bei der Darstellung spezieller Therapieformen soll aus didaktischen Gründen in diesem Buch eine Reihenfolge bevorzugt werden, die nichts mit der praktischen Bedeutung der einzelnen Therapieprinzipien zu tun hat. Sie orientiert sich an den einzelnen pathogenetischen Schaltstellen der Kausalkette zwischen dem Auslösemechanismus (z.B. Sensibilisierung) und der Reaktion des Zielorgans (z.B. Bronchokonstriktion). Wie Tabelle 24 zeigt, können *vier pathogenetische Ebenen* unterschieden werden:

▶ Immunreaktion
▶ Entzündungsreaktion
▶ Mediatorebene
▶ Reaktion des Zielorgans, z.B. der glatten Bronchialmuskulatur

Wenn ein Asthmapatient auf die Inhalation eines Allergens mit einem Asthmaanfall reagiert, so findet eine

Tabelle 24 Therapeutische Einflußmöglichkeiten auf vier pathogenetischen Ebenen (*erste Anwendung beim Patienten, ** Tierexperimente, *** In-vitro-Ergebnisse).

	Angriffspunkte	Einflußmöglichkeiten
Immunreaktion	Allergen	Expositionsprophylaxe
	Immunmodulation	Hyposensibilisierung mit T-Zell-Epitopen*, Switch von TH2 zu TH1**, IFN-γ*
	IgE-Synthese	Anti-rIL-4, rhIL-4-RA**
	IgE-Wirkung	rhu-MAb-E25*
Entzündungsreaktion	Zellaktivierung	Anti-IL-5, rhIL-5-RA**
	Zelladhäsion	Antikörper gegen ICAM-1, VLA-4 oder VCAM-1** Selektinblocker**
	Apoptose	Anti-CD69-Antikörper**
Mediatiorebene	Mediatorsynthese	Glukokortikoide, Transkriptionsfaktoren***, Anti-Sense-DNS***
	Mediatorenfreisetzung	Cromoglicinsäure, Nedocromil, Lipoxygenasehemmer
	Mediatorwirkungen	Anti-H1, Anti-LT, Anti-PAF*, Anti-TX**
Muskelzelle	Rezeptoren	Beta-Adrenergika/Anticholinergika
	Kuppelungsproteine	Pertussis-Toxin***
	Adenylzyklase (AC)	Forskolin***
	cAMP	Theophyllin, PDI-Isoenzym-4-Hemmer*
	GC, cGMP	Stickstoffmonoxid, iNOS**
	Kalzium	Ca-Kanalblocker*, Calmodulinantagonisten**
	Kalium	K-Kanalaktivatoren*
	Myosinphosphorylierung	Proteinkinase-C-Inhibitoren***
	Aktin	Choleratoxin***

Kettenreaktion statt, die sich auf allen vier Ebenen – und auch hier wieder an verschiedenen Angriffspunkten – unterbrechen läßt. Viele der in Tabelle 24 angegebenen Interventionsmöglichkeiten sind aber noch überwiegend theoretischer Art. Einige sind bisher nur in vitro möglich, andere haben sich erst im Tiermodell bewährt.

Auf der *Ebene der Immunreaktionen* ist die praktisch wichtigste und wirksamste Einflußmöglichkeit die Expositionsprophylaxe gegenüber sensibilisierenden Allergenen. Die Hyposensibilisierung wird seit vielen Jahrzehnten empirisch praktiziert, wird aber in ihren Effekten zunehmend kritischer betrachtet.

Möglicherweise könnten sowohl die Erfolge verbessert als auch die Gefahren einer anaphylaktischen Reaktion vermieden werden, wenn es gelingen sollte, *T-Zell-Epitope* zur „maßgeschneiderten" Immuntherapie einzusetzen (s. S. 180 f.). Eine *Immunmodulation* mit Interferongamma oder eine andere Möglichkeit der Umleitung des TH2-Weges auf den TH1-Weg zeigen bislang keine ausreichenden klinischen Wirkungen. Ermutigend sind hingegen die experimentellen Ergebnisse mit *Anti-rIL-4* oder mit *IL-4-Rezeptor-Antagonisten*, um die IL-4-abhängige IgE-Synthese zu supprimieren. Erste klinische Erfolge liegen mit der Anwendung eines rekombinanten humanisierten Maus-Antikörpers gegen IgE *(rhu-MAb-E25)* vor [103a, 221a]. Es handelt sich um einen IgG1-Antikörper, der gegen ein einzelnes Epitop des $Fc_\varepsilon RI$-Rezeptors gerichtet ist. Nach intravenöser Gabe ist es möglich, die allergeninduzierte Sofortreaktion [103a], aber auch die duale Reaktion [221a] zu verhindern. Da der Antikörper nach einmaliger Gabe zu einer Senkung des freien IgE im Serum über mindestens zwei Wochen zu führen vermag, ist möglicherweise eine „*Anti-IgE-Therapie*" in greifbare Nähe gerückt.

Zur Beeinflussung der *Entzündungsreaktion* wäre eine Unterbrechung der Zellaktivierung, insbesondere eine Verhinderung der Eosinophilen-Aktivierung durch *Anti-IL-5* oder durch einen *IL-5-Rezeptor-Antagonisten* erfolgversprechende Ansätze, die bislang allerdings nicht über tierexperimentelle Ergebnisse hinausgekommen sind. Verfolgt wird gegenwärtig auch die *Induktion einer Apoptose* über *Anti-CD-69-* oder *Anti-CD-95*-Antikörper, um die durch IL-5 verlängerte Lebenszeit der Eosinophilen wieder zu normalisieren.

Auf der *Mediatorebene* gibt es ebenfalls verschiedene Möglichkeiten der Einflußnahme, die einen Teil der antientzündlichen Steroidwirkung betreffen, etwa die Ausschaltung von Transkriptionsfaktoren oder die inhalative Applikation von „Anti-Sense-Oligonukleotiden" (s. S. 223). Im klinischen Einsatz sind seit langem Substanzen, die die *Mediatorfreisetzung* reduzieren, etwa *Cromoglicinsäure* oder *Nedocromil*, und seit kurzem *Lipoxygenasehemmer*. Wirksam sind auch Substanzen, die die Effekte bereits freigesetzter Mediatoren verhindern sollen. Hier spielen *Histamin-1-Rezeptor-Antagonisten und Leukotrien-Rezeptor-Antagonisten* eine Rolle, während Anti-PAF- oder

Anti-Thromboxan-Substanzen bislang keine überzeugenden klinischen Wirkungen gezeigt haben. Die ältesten und nach wie vor vom Akuteffekt her wirksamsten Substanzen greifen im Bereich der Zielorgane an, insbesondere an der glatten Bronchialmuskulatur, deren Kontraktion letztlich die Asthmasymptomatik auslöst. Wir verfügen in den *Beta-Adrenergika* über hochpotente *Bronchospasmolytika*, die in jedem Fall den Bronchospasmus zu beeinflussen vermögen – gleichgültig, über welchen Triggermechanismus er eingeleitet und über welche Mediatoren er ausgelöst worden ist *("Overall-Dilatatoren")*. Die Beta-Adrenergika wirken über membranständige Rezeptoren, ebenso die *Anticholinergika*. Die dritte Gruppe von Bronchospasmolytika, die *Theophyllin-Derivate*, haben vielfältige intrazelluläre Angriffspunkte, von denen die Hemmung der Phosphodiesterasen 1 bis 7 (PDE 1–7) nur ein, möglicherweise nicht einmal der wichtigste, Angriffspunkt ist.

Wie Tabelle 24 zeigt, sind weitere Substanzen in der Entwicklung, die den Tonus der glatten Bronchialmuskelzelle auf anderen Ebenen beeinflussen. Hierzu gehörten die *Kalziumkanalblocker*, die *Kaliumkanalaktivatoren* und die *Calmodulinhemmer*. Einflußmöglichkeiten im Bereich der *Kupplungsproteine (G-Proteine)*, der *Guanylzyklase (iNOS, NO⁻)* und der *Proteinkinasen* befinden sich in der Experimentierphase. Ihre Effekte sind mehr aus theoretischen Gründen und zum Verständnis der Biochemie der Muskelkontraktion von Bedeutung.

Ein Therapiekonzept *allein* führt bei einem Patienten selten zum Erfolg, sondern es ist im allgemeinen notwendig, therapeutische Maßnahmen, die auf verschiedenen Ebenen wirken, miteinander zu kombinieren (neuere Übersichten bei [39, 617, 860, 861]). Praktische Vorschläge für sinnvolle Kombinationen und die Reihenfolge ihres Einsatzes sind bereits im Rahmen des therapeutischen Stufenprogramms gegeben worden.

5.1.3 Monitoring der asthmatischen Entzündung

Da der Verlauf der Asthmakrankheit wesentlich von den Entzündungsvorgängen in den Atemwegen abhängt, wäre ein klinisch anwendbares Entzündungs-Monitoring wünschenswert. Einfache Entzündungsparameter wie Blutsenkungsgeschwindigkeit (BSG) oder C-reaktives Protein (CRP) sind ungeeignet, da sie beim Asthma – mit Ausnahme eines interkurrenten Infekts – nicht pathologisch verändert sind.

Eine größere Rolle spielt hingegen der Nachweis von Mediatoren aus Eosinophilen, Mastzellen und Neutrophilen. Es gibt sensitive Radioimmunoassays für den Nachweis von ECP (eosinophiles kationisches Protein), für *Mastzellen-Tryptase* und für *MPO* (Myeloperoxidase) aus Neutrophilen. Alle drei Marker können im *Blut*, in der *Bronchiallavage* wie im *Sputum* bestimmt werden. Darüber hinaus hat neuerdings auch die Bestimmung von *EPX* (Eosinophilen-Protein X) im Urin Bedeutung erlangt (Übersichten bei [486a] und [882a]). Die *ECP-Bestimmung im Serum* hat bisher nicht die in sie gesetzten

Erwartungen erfüllt, weil sie für den Nachweis einer Entzündung in der Bronchialschleimhaut nicht sensitiv genug ist. Etwas besser schneidet die Bestimmung des *EPX im Sputum* ab. Beide Methoden zusammen erreichen aber nicht einmal die Sensitivität des einfach meßbaren Peak-Flow [486a].

Aussichtsreicher scheinen Methoden zum Nachweis von EPO (Eosinophilen-Peroxidase) und von *HNL* (Humanes Neutrophilen-Lipocalin) zu sein: EPO ist ein spezifischerer Marker der allergischen Entzündung als ECP, und eine HNL-Erhöhung beweist im Falle einer akuten Asthmaverschlechterung die infektiöse Ursache durch interkurrente Bakterien- oder Virusinfektion.

Ein anderer Ansatz für das klinische Entzündungs-Monitoring ist die Messung von *Stickstoffmonoxid (NO) in der Exspirationsluft* (Übersicht bei [502a]). Die Messung des exhalierten NO wird aber durch eine Reihe von Störgrößen beeinflußt, insbesondere durch die Kontamination durch NO aus dem *Nasen-Rachen-Raum*, wo es schon physiologischerweise in größeren Mengen gebildet wird. Akute oder chronische Infekte in diesem Bereich können somit eine Entzündung im Bereich der unteren Atemwege vortäuschen. Noch gibt es kaum Vergleichsuntersuchungen der NO-Messung mit Bronchialschleimhautbiopsien oder broncho-alveolärer Lavage (BAL). Zur Optimierung der Asthmatherapie ist im Augenblick das vom Patienten selbst geführte Symptomtagebuch zusammen mit dem Peak-Flow-Protokoll immer noch das einfachste und zuverlässigste Hilfsmittel [501a].

5.2 Expositionsprophylaxe und Antigenkarenz

Es wurde auf Seite 123 schon darauf eingegangen, daß die Innenraumallergene zu den wichtigsten Ursachenfaktoren für die Zunahme der Asthmaprävalenz gehören (Tabelle 25). Neben den Berufsallergenen ist der „Hausstaub" von besonderer Bedeutung. Er stellt ein Gemisch aus Parti-

Tabelle 25   Typischer Verlauf einer „Spektrumverbreiterung" von der anfänglichen monovalenten Gräserpollenallergie zur polyvalenten Allergie.

Anfallssymptomatik	positive Hautreaktionen auf:

1. Streng saisonal
   Mai – Juli
   ↓
	Gräserpollen

2. Übersaisonal
   Febr. – Sept.
   ↓
	dto. + Bäumepollen
	+ Kräuterpollen

3. Perennial
   Jan. – Dez.
   ↓
	dto. + Hausstaubmilben
	+ Tierepithelien

4. Dauerasthma unspezifische Hyperreaktivität	dto. + Schimmelpilze + Medikamente etc.

keln biologischen Ursprungs dar, deren Konzentration wiederum vom Grad der Abdichtung unserer Wohnungen abhängt.

Ein weltweites Problem ist die Zunahme der Sensibilisierung gegenüber den beiden *Hausstaubmilben* Dermatophagoides pteronyssinus et farinae; eine geringere Bedeutung haben Dermatophagoides microceras, Euroglyphus maynei und Blomia tropicalis. Insgesamt gibt es inzwischen über 140 verschiedene Milbenarten, die im Hausstaub nachgewiesen worden sind (Einzelheiten bei [563a]).

Bekannt sind sieben verschiedene „Dermatophagoides-Allergene" mit der Bezeichnung *Der p1 – 7*. Überwiegend handelt es sich um Enzyme, entweder um Zystein-Proteasen (p1) und Serin-Proteasen (p3) oder um Amylase (p4) bzw. Chymotrypsin (p6). *Das Major-Allergen p1* wird mit den Faeces der Milben ausgeschieden, während p2 Bestandteil des Milbenkörpers darstellt.

Zum Nachweis der Milben bzw. ihrer Allergene stehen mehrere Methoden zur Verfügung. Am einfachsten ist der Nachweis von Guanin, eines Stoffwechselprodukts der Hausstaubmilben, mit Hilfe des Acarex®-Streifentests. Zuverlässiger, allerdings auch erheblich teurer, sind die ELISA-Inhibition, die RAST-Inhibition oder der spezifische Nachweis von Der p1 mit monoklonalen Antikörpern.

Eine Allergenkonzentration von mehr als 2 mcg Der p1/g Staub gilt bereits als Risikoschwellenwert für eine mögliche Hausstaubmilbensensibilisierung; ab 10 mcg Der p1/g Staub (entsprechend etwa 500 Milben) besteht die Gefahr einer asthmatischen Reaktion. Die Deutsche Multicenter-Atopie-Studie (MAS) an über 1000 Neugeborenen zeigte im Alter von drei Jahren bereits bei 5,5% der untersuchten Kinder im RAST den Nachweis einer Milbensensibilisierung [890a].

Neben den Milben gibt es im Hausstaub noch eine Fülle anderer biologischer Substanzen wie Schimmelsporen, Bakterien, Algen, Küchenschaben, Hautschuppen und – bei Anwesenheit von Haustieren – auch Tierepithelien von Katzen, Hunden, Meerschweinchen oder Goldhamstern (Übersichten bei [86, 378, 563a, 669, 690, 900]).

Die *Milben* befinden sich mit anderen Hausstaubbestandteilen in einer Art ökologischem Gleichgewicht. So dienen *Hautschuppen* beispielsweise sowohl den Milben wie den *Schimmelpilzen* als Hauptnahrungsmittel. Die Milben bevorzugen den Eiweißanteil, die Schimmelpilze vorwiegend den Fettanteil der Hautschuppen. Temperatur, Luftfeuchtigkeit und die ständige Abschilferung von Hautschuppen in Kissen, Deckbett und Matratze während des Schlafens bieten den Milben ideale Bedingungen, denn sie gedeihen am besten bei einer Temperatur von 15–35 °C und einer Luftfeuchtigkeit von 50–75%. Das Schlafzimmer eines Patienten mit Milbenasthma sollte daher möglichst trocken und kühl gehalten werden. Als außerordentlich wirksam haben sich milbenundurchlässige Matratzenüberzüge erwiesen (*„Encasing"*), weil die Milben dann nicht mehr an die Hautschuppen gelangen und „verhungern".

5.2 Expositionsprophylaxe und Antigenkarenz

Neben den Hausstaubmilben kommen – insbesondere in der Landwirtschaft – auch *Vorratsmilben* als inhalative Allergene in Betracht. Untersuchungen auf deutschen Bauernhöfen haben gezeigt, daß mindestens 20% der Exponierten im Hauttest positiv reagieren. Zur Testung kommerziell erhältlich sind Extrakte der Vorratsmilben Acarus siro, Lepidoglyphus destructor und Tyrophagus putrescentiae; potentielle Allergiequellen sind aber auch Acarus farris, Glycophagus domesticus und Glomia tjibodas (Einzelheiten bei [563a]). Die Majorallergene Lep d1 und d2 sowie Blo t5 scheinen – wie beim Hausstaubmilbenallergen Der p1 – überwiegend mit den Fäzes der Milben ausgeschieden zu werden.

Als weitere Bestandteile des Hausstaubs sind auch *Küchenschaben* von potentiell allergener Wirkung (z.B. Allergen Per a1). Über die konkrete Häufigkeit von Sensibilisierungen gegenüber den Tausenden von Mitgliedern der Schabenfamilie (Blattidae) liegen jedoch kaum zuverlässige Angaben vor. Es existiert auch bislang kein Testextrakt.

Von großer praktischer Bedeutung sind im häuslichen Bereich jedoch Sensibilisierungen gegenüber *Tierhaaren*. Es wurde bereits auf die berufsbedingten Expositionen gegenüber Tierhaarallergenen eingegangen (s. S. 141 ff.). Darüber hinaus werden aber auch in mindestens jedem dritten deutschen Haushalt Tiere gehalten, und es gibt inzwischen mehr Hunde und Katzen als Kinder.

Die Sensibilisierungsrate von Schulkindern gegenüber *Katzen* liegt im Bereich von 10% [297c]. Die schon erwähnte Deutsche Multicenter-Atopie-Studie (MAS) ergab bereits bei dreijährigen Kindern eine Sensibilisierungsrate von 5% gegenüber *Katzen* und 1,6% gegenüber Hunden [466a].

Das Majorallergen der Katze, Fel d1, ist Bestandteil des Speichels. Da Katzen regelmäßig ihr Fell belecken, gelangen ständig getrocknete Allergenpartikel in die Raumluft und erreichen leicht die Bronchiolen, da mindestens die Hälfte der Partikel kleiner als 2 µm sind. Das *wöchentliche Waschen* einer im Haushalt gehaltenen Katze ist zwar kein Ersatz für die völlige Entfernung des Tiers, stellt aber eine durchaus sinnvolle Maßnahme zur Allergenreduktion dar.

Leider kommt es bei fast der Hälfte der Katzenallergiker zu einer Sensibilisierung bereits durch *indirekte* Allergenexposition: Die Betroffenen haben keinen unmittelbaren Kontakt mit einer Katze, sondern werden in Schulen, Kindergärten, ja sogar in öffentlichen Transportmitteln gegenüber Katzenallergenen durch „Carrier" sensibilisiert.

Bei *Hunden* kommt zwar das Hauptallergen Can f1 ebenfalls im Speichel vor; Hautschuppen und Haare haben aber für die Sensibilisierung eine größere Bedeutung. Eine indirekte Sensibilisierung ist deutlich seltener als bei Katzen.

Wer in seiner Wohnung einmal gegen die Sonne schaut, wird die Myriaden von Schwebeteilchen entdecken, die bei entsprechenden Allergenquellen auch „*Aero-Allergene*" enthalten können. Es ist aber schwierig, auf rein physikalische

173

Weise – etwa durch leistungsfähige *Filterapparate* – eine Reinigung der Innenraumluft zu erreichen [378]. Generell können zur unspezifischen Staubbekämpfung und spezifischen Elimination von Allergenen folgende Maßnahmen empfohlen werden:
▶ Trockenhalten der Räume, keine Teppiche, sondern möglichst Parkett- oder Kunststoffböden.
▶ Häufige Reinigung von Polstermöbeln und Matratzen, ggf. zusätzliches „Encasing".
▶ Bevorzugung der Fußbodenheizung gegenüber der Radiatorheizung („Wärmeflucht" der Milben aus Teppichen und Matratzen).
▶ Finanziell aufwendige Geräte zur Hausstaubbekämpfung wie Raumionisatoren oder Raumluftfilteranlagen sind in ihrer Effizienz unsicher (Übersicht bei [378]).
▶ Sanierung von Schimmelpilzbrutplätzen wie Zimmerpflanzen, Klimaanlagen, feuchten Tapeten, Holzpaneelen, besondere Vorsicht vor Holzverschalungen und Wandtapeten in Naßräumen.
▶ Keine Tiere im Haushalt, keine Tierfelle, kein Spielzeug aus Naturfell.

Seit einiger Zeit gibt es ein *Akarizidum* auf der Basis von Benzoesäureestern in Kombination mit Polymeren bzw. Festkörpern (Acarosan®, Fa. Allergopharma). Nach den eigenen Erfahrungen ist damit eine zuverlässige Milbenabtötung im Haushalt möglich [90]. Hinweise (wenn auch keine Beweise) für die klinische Wirksamkeit bei Milbenallergikern liegen vor [406].

Besondere Schwierigkeiten mit der Allergenkarenz ergeben sich zwangsläufig für die zahlreichen *beruflichen Tätigkeiten*, bei denen *Tierhaarallergien* vorkommen. Davon betroffen sind Tierärzte, Zoologen, Landwirte, Tierpfleger, Pferdepfleger, Hirten, Melker, Hufschmiede, Sattler, Metzger, Jäger, Präparatoren, Pelzhändler, Pinselmacher, Bürstenbinder, Kürschner, Polsterer, nicht zuletzt auch Beschäftigte der Leder- und Filzindustrie. Die bei solchen Berufen in Frage kommenden Antigene sind vor allem Haare von Pferden, Rindern, Hunden, Katzen, Ziegen, Hammeln, Kaninchen und anderen Nagern. Es ist klar, daß bei einem Patienten auch dann, wenn der Beruf nicht mehr ausgeübt wird, Kontaktmöglichkeiten mit den betreffenden Antigenen bestehen. Dies ist häufig ein Grund dafür, weshalb die Patienten trotz aufgegebenen Berufs ihre Asthmasymptomatik nicht verlieren. Andere Berufsallergene, wie Stäube von Mehl, Getreide, verschiedene Holzarten, Kaffee- und Kakaobohnenstaub, Futtermittel- und Insektenstäube, natürlich auch berufliche Arzneimittelallergene, sind so spezifisch für den Arbeitsplatz, daß ein Berufswechsel automatisch zur Besserung der Asthmasymptomatik führt (s. S. 141 ff.).
Der beste Schutz gegenüber einem berufsbedingten Asthma besteht natürlich darin, von vornherein gefährdende Berufe zu meiden. Für Kinder und Jugendliche mit eindeutiger Atopieanamnese ist daher eine vernünftige Berufswahl von entscheidender Bedeutung.

5.2 Expositionsprophylaxe und Antigenkarenz

Besonders wirksam, aber mitunter auch schwer praktikabel ist die Allergenkarenz im Falle einer *nutritiven Allergie*. Die *Schimmelpilze*, eine der potentesten inhalativen Allergengruppen, sind häufig an der Auslösung einer nutritiven Allergie beteiligt, weil Schimmelpilzantigene offenbar die Barriere der Magen-Darm-Schleimhaut besonders leicht passieren können. Schimmelpilze befinden sich in Obst, Gemüsen, Salaten, Fruchtsäften, alkoholischen Getränken, natürlich auch in Käsesorten.

Daß *alkoholische Getränke* Asthmaanfälle auslösen, wird von vielen Patienten angegeben. Häufig sind es Reaktionen auf *Schimmelpilze* wie Ustilago (z.B. Bier) oder Botrytis

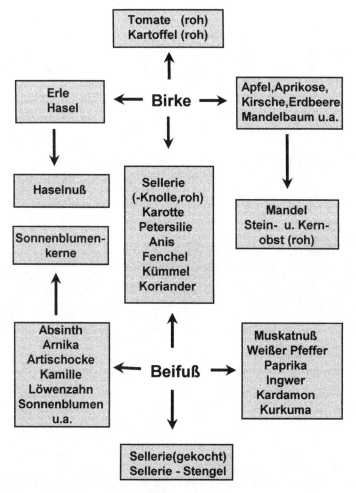

Abbildung 55 Kreuzreaktionen bei Birken- und Beifußpollenallergie gegenüber nutritiven Allergenen.

(z.B. Wein). Oft handelt es sich aber auch um *unspezifische Reaktionen*: So enthalten manche Weinsorten Histamin, Sulfite oder andere Substanzen, die erst sekundär eine Mediatorfreisetzung auslösen. Ich hatte z.B. einen Pollinosepatienten, der alle Alkoholsorten, nicht aber Apfelwein und den ebenfalls aus Äpfeln gebrannten Calvados vertrug. Heute wissen wir, daß fast die Hälfte der Patienten, die auf Baumpollen von Hasel, Erle, Weide, Birke reagieren, gleichzeitig auch eine nutritive Allergie auf *Äpfel* aufweisen. Es handelt sich um eine *Kreuzantigenität*. Das Problem der kombinierten inhalativen und nutritiven Allergie ist durch die Entdeckung der *Profiline* sehr aktuell geworden (Übersicht bei [883b]). Es handelt sich um Polypetide mit Molgewichten zwischen 12 und 15 kD, die in zahlreichen eukaryontischen Zellen, insbesondere in Pflanzenzellen, nachgewiesen worden sind.

Wärend im Falle der *Birkenallergiker* die Kreuzreaktion gegen Äpfel durch das Birken-Hauptallergen Bet v1 ausgelöst wird, sind im Falle der Kreuzreaktion von *Beifußallergikern* die Sellerie-Profiline in 35–60% der betroffenen Asthmatiker von Bedeutung. Abbildung 55 zeigt, mit welchen nutritiven Allergien bei Birken- und Beifußpollenallergikern zu rechnen ist. Ob eine ständige Belastung des Organismus durch Profiline einen Booster-Effekt im Sinne eines zunehmenden Sensibilisierungsgrades auslösen kann, ist noch Gegenstand der Diskussion.

Beim *Intrinsic-Asthma* scheint auf den ersten Blick eine Expositionsprophylaxe nicht in Frage zu kommen. Über 10% der Patienten mit Intrinsic-Asthma haben jedoch eine *Salizylatunverträglichkeit* (s. Analgetikaasthma, S. 136 ff.). Auf die bei solchen Patienten kontraindizierten Arzneimittel wurde bereits im Kapitel 4.6.2 eingegangen. Darüber hinaus sind aber auch sämtliche Nahrungsmittel zu meiden, die mit *Benzoesäure* oder *Sorbinsäure* konserviert sind. Künstliche Farbstoffe wie Tartrazin-Gelb sind als Asthmaauslöser bislang überbewertet worden. Die Tartrazinintoleranz betrifft nur einen sehr kleinen Teil der Patienten mit Analgetikaasthma.

Eine wichtige Expositionsprophylaxe besteht für alle Asthmapatienten in der Meidung *unspezifischer Umweltreize* wie Tabakrauch, Kaltluft, Nebel, Staub. Besonders gefährlich sind reizende Dämpfe, Gase oder Stäube. Auf den notwendigen *Berufswechsel* bei *chemisch-irritativem Asthma* wurde bereits eingegangen (s. S. 141 ff.).

5.3 Beeinflussung des Atopiesyndroms und der IgE-Synthese

Voraussetzung dafür, daß inhalative Allergene unserer Umwelt ein Asthma auslösen können, ist die Überstimulierbarkeit des IgE-bildenden Immunsystems – der Atopiestatus. Er ist zum größeren Teil genetisch, zum kleineren Teil durch exogene Faktoren bedingt (s. S. 64 ff.). Eine „*Atopieprophylaxe*" kann allein den exogenen Faktoren gelten. Hier spielt die Frage der *Säuglingsernährung* eine entscheidende Rolle. Nach einer Untersuchung in Finnland [730, 731] manifestiert sich bei einem fa-

5.3 Beeinflussung des Atopiesyndroms und der IgE-Synthese

miliär belasteten Neugeborenen eine Atopie dreimal häufiger nach Kuhmilchernährung als nach Brustmilchernährung. Eine *Stillperiode von wenigstens sechs Monaten* stellt somit bei Kindern mit dem hereditären Risiko einer atopischen Erkrankung eine wirksame prophylaktische Maßnahme dar. Sie kann möglicherweise eine Sensibilisierung nicht verhindern, zumindest aber bis zum 3. Lebensjahr und vielleicht auch länger hinausschieben. Worauf der Schutzeffekt des Stillens beruht, ist bisher unsicher. Wahrscheinlich führt das *sekretorische IgA* der Muttermilch zu einem Schutz des Darmepithels, aber auch des Bronchialepithels vor dem Eindringen allergen wirkender Proteine [889].

Eine weitere *Atopieprophylaxe* besteht darin, feste Nahrungsmittel, die mutmaßlich allergen wirken könnten, erst vom 6. Lebensmonat an zuzufüttern und „klassische" Nahrungsmittelallergene wie Fisch, Honig, Nüsse, Schokolade, Eier etc. bis zum 2. Lebensjahr möglichst zu vermeiden [72, 730]. Die Elimination eventueller inhalativer Allergene (z.B. Tiere im Haushalt) sollte eine Selbstverständlichkeit sein.

Eine *Therapie des Atopiesyndroms* läßt sich im Augenblick noch nicht verwirklichen. Es gibt aber experimentelle Hinweise dafür, daß es möglich ist, die Überstimulierbarkeit des IgE-bildenden Systems zu beeinflussen. Während es mit der Hyposensibilisierungstherapie immer nur gelingt, eine Toleranz des IgE-bildenden Immunsystems gegenüber einigen wenigen Allergenen zu erreichen, könnte die unspezifische Suppression des IgE-bildenden Systems

in ferner Zukunft in der Lage sein, aus einem Atopiker einen Nicht-Atopiker zu machen. Durch Induktion von *antiidiotypischen Antikörpern*, die gegen die spezifische Antigenbindungsstelle gerichtet sind, gelingt es im Tierexperiment, die IgE-Bildung zu verhindern oder zumindest zu reduzieren [898]. Durch Vorbehandlung mit einem *monovalenten Hapten*, das am IgE-Molekül lediglich eine einzelne Antigenbindungsstelle blockiert und somit eine Brückenbildung mehrerer Antikörpermoleküle verhindert, konnte im Tierversuch eine Prophylaxe sowohl IgE-vermittelter als auch IgG-vermittelter allergischer Reaktionen erzielt werden. Die Wirksamkeit dieses Prinzips der Haptenhemmung ist bei der Dextranunverträglichkeit klinisch erwiesen [531, 704], hat für die Therapie des exogen-allergischen Asthmas aber bislang keine praktische Bedeutung erlangt.

Ein anderer experimenteller Ansatz ist der Versuch, mit Teilen der Fc-Region des menschlichen IgE-Moleküls eine *Blockade des Fc_ε-I-Rezeptors der Mastzelle* zu erreichen und auf diese Weise die Mediatorfreisetzung aus Mastzellen zu hemmen [532]. Hamburger [303] hat mit Hilfe eines *Pentapeptids (Human IgE-Pentapeptide = HEP)* in vitro die Histaminfreisetzung sowie in vivo die Hautreaktion hemmen können. Klinische Studien mit HEP waren leider mehr oder weniger enttäuschend. Beobachtungen, wonach Standard-Human-Gammaglobulin bei einigen Patienten die Symptome der Pollinosis günstig zu beeinflussen vermag, beruhen möglicherwei-

se auf einem blockierenden Effekt des Fc-Anteils der IgG-Moleküle [710, 814].
Erfolgversprechender scheint der Einsatz von *Anti-IgE-Antikörpern* zu sein. Durch den rekombinanten humanisierten murinen monoklonalen Antikörper *rhu-MAb-E25*, der gegen ein einzelnes Epitop von $Fc_\varepsilon RI$ gerichtet ist, kann das freie IgE im Serum reduziert und die allergeninduzierte Sofort- wie Spätreaktion beeinflußt werden [103a, 221a].
Durch die unbegrenzten Möglichkeiten der Gentechnologie ergeben sich für ein *„Switching" von IgE- auf IgM/IgG-Produktion* neue Ansatzpunkte:
▶ Umleitung der TH2-Funktion des Atopikers auf TH1-Funktion.
▶ Inhibition des aus TH2-Zellen freigesetzten Interleukin 4.
▶ Blockade des *IgE-Bindungsfaktors sCD23* durch monoklonale Antikörper.
▶ *Interferon-γ* und *Interferon-α* wirken als Gegenspieler des Interleukin 4, könnten somit ebenfalls die IgE-Produktion vermindern.
▶ Ausschaltung des *Interleukin 4* oder Blockade seines Rezeptors.
Alles konzentriert sich im Augenblick auf das *Interleukin 4,* da ohne IL-4 keine IgE-Produktion stattfindet. Neben der Anwendung monoklonaler Anti-IL-4-Antikörper gibt es zwei weitere interessante Ansätze: Da über die Alpha-Kette des Interleukin-4-Rezeptors allein noch keine Signalwirkung zustande kommt, kann man diesen Teil des Rezeptors mit einem *IL-4-Rezeptor-Antikörper* (IL-4R-AK) blockieren. Eine andere denkbare Möglichkeit wäre die Bindung des gelösten IL-4-Rezeptors durch einen entsprechenden Antikörper gegen *sIL-4R*.

5.4 Spezifische Hyposensibilisierung (Immuntherapie)

Die spezifische Hyposensibilisierung gegenüber Allergenen, im angelsächsischen Schrifttum meist als „immunotherapy" bezeichnet, ist eine empirisch gewachsene Therapieform, die auf eine 80jährige Geschichte zurückblickt. Entsprechend umfangreich und unübersichtlich ist inzwischen die Literatur zu diesem Thema [100, 106, 157c, 171, 233, 252, 255, 259–261, 294, 405, 536, 620, 648, 704, 711, 724, 889, 891, 909, 914, 940, 943]. Heute wird der klinische Wert der Hyposensibilisierung jedoch beim Asthma immer zurückhaltender beurteilt [477, 914, 919]. Eine Meta-Analyse von 20 plazebokontrollierten Studien hat eine zwar signifikante, aber quantitativ nur geringe Verbesserung des Asthmakrankheitsverlaufs durch die spezifische Immuntherapie gezeigt, wobei zusätzlich noch berücksichtigt werden muß, daß negative Studien seltener als positive publiziert werden (Einzelheiten bei [7a]). Für eine spezifische Immuntherapie mit Allergenextrakten kommen naturgemäß nur Patienten mit exogenallergischer Hauptursache und hier wiederum nur Patienten mit kurzer Krankheitsanamnese und schmalem Sensibilisierungsspektrum (z.B. Pollenallergie) in Frage, und selbst dann handelt es sich nie um eine Monotherapie, sondern immer nur um eine *begleitende Maßnahme neben*

5.4 Spezifische Hyposensibilisierung (Immuntherapie)

der *medikamentösen Asthmatherapie* [364a, 914a].

In der berechtigten Kritik an der viel zu breiten und ungezielten Anwendung in der Praxis sollte allerdings nicht ganz vergessen werden, daß es sich bei der Hyposensibilisierung im Gegensatz zur medikamentösen Therapie um eine kausale oder wenigstens *semikausale Therapieform* handelt. Daher sollten nach Ausschöpfen der Möglichkeiten einer *Expositionsprophylaxe* oder bei nicht eliminierbaren *ubiquitären Allergenen* wie *Gräser-, Bäume- oder Kräuterpollen* zumindest bei jedem einzelnen Patienten Überlegungen über die individuellen Erfolgsaussichten einer zusätzlichen Hyposensibilisierung angestellt werden.

Es gibt zahlreiche unkontrollierte, aber auch kontrollierte, retrospektive wie prospektive Studien, die statistisch eine *Überlegenheit* der Hyposensibilisierung gegenüber Placeboinjektionen beim *Pollenasthma* beweisen [106, 171, 405, 909, 914, 943]. Die Ergebnisse einer Hyposensibilisierung gegenüber anderen Allergenen wie *Hausstaubmilben, Schimmelpilzen* und *Tierhaaren* sind weit weniger ermutigend [96, 106, 247, 289, 734, 787, 878]. Von zwölf lege artis durchgeführten kontrollierten Studien an Patienten mit Rhinitis und/oder Asthma konnte nur in sieben Studien eine Symptomverbesserung gegenüber der Plazeboreihe nachgewiesen werden [503a]. Die Erfolge betrafen etwa zur Hälfte die Asthma- wie die Rhinitispatienten. Dies wurde bei den Asthmapatienten aber in 84% durch systemische Nebenwirkungen unter der Hyposensibilisierungsbehandlung erkauft, was in der Rhinitisgruppe nur bei 16% der Fall war. Gegenwärtig läuft die multizentrische *PAT-Studie* (= präventive Allergietherapie), die Auskunft darüber geben soll, ob eine rechtzeitige Hyposensibilisierungsbehandlung bei atopischen Kindern in der Lage ist, einen *„Etagenwechsel"*, z.B. von allergischer Rhinitis zu allergischem Asthma, zu verhindern. Weshalb die Behandlung beim allergischen Asthma erheblich schlechtere Erfolge hat als bei der *allergischen Rhinitis*, ist bis heute unbekannt. Immerhin scheint eine Hyposensibilisierung bei Patienten mit *dualen Allergenreaktionen* in der Tendenz die allergische *Spätreaktion* zu dämpfen [58] – eine Beobachtung, die mit aller Vorsicht darauf schließen läßt, daß die Hyposensibilisierung die allergenbedingte Hyperreaktivität reduzieren könnte.

Das empirische Prinzip der Hyposensibilisierung beruht seit je darauf, durch die parenterale Zufuhr eines primär auf dem Inhalationsweg sensibilisierenden Allergens durch systematische Dosissteigerung eine *Toleranz* gegenüber dem betreffenden Allergen zu induzieren.

Es sind theoretisch mehrere Ebenen vorstellbar, auf denen der Prozeß der IgE-vermittelten Immunreaktion innerhalb der Bronchialwand unterbrochen werden kann. Die alte These von der *Induktion blockierender IgG-Antikörper* kann zur Erklärung des Hyposensibilisierungseffekts allein nicht ausreichen [369, 370, 940]. Zwar ist unter der Therapie ein manchmal dramatischer Anstieg von blockierenden Antikörpern, überwie-

Tabelle 26 Hypothesen über den Immunmechanismus der spezifischen Hyposensibilisierungstherapie.

– Bildung blockierender IgG$_4$-Antikörper
– Umleitung der T-Zell-Regulation vom TH2- auf den TH1-Weg
– Stimulation von IgE-Suppressor-T-Zellen
– Bildung von antiidiotypischen Antikörpern
– Abnahme der Freisetzungsbereitschaft („releasability") der Mastzellen

gend der IgG$_4$-Subklasse, von 4 auf bis zu 95% der gesamten IgG-Fraktion nachzuweisen [302]; was in der Bronchialwand selbst passiert, bleibt aber unbekannt. Wenn man sich den kurzen Weg des inhalierten Allergens von der Oberfläche des Bronchialepithels zu seinem korrespondierenden Antikörper auf der Mastzelle innerhalb der Bronchialschleimhaut vergegenwärtigt, fällt die Vorstellung schwer, daß die blockierenden Antikörper von der Blutbahn aus in ausreichender Menge in die Bronchialschleimhaut gelangen sollen, um den explosionsbereiten Mastzellen ihr Allergen rechtzeitig „wegzuschnappen" und auf diese Weise die Zündung zu entschärfen.

Es gibt heute andere Vorstellungen über den Mechanismus der Hyposensibilisierungstherapie, die in Tabelle 26 stichwortartig zusammengefaßt sind. Es handelt sich aber lediglich um *Hypothesen*, für die es zwar einige experimentelle Befunde, aber noch keine Beweise gibt.

Die attraktivste Hypothese ist im Augenblick der *„Switch"* der T-Zell-Regulation vom TH2- auf den TH1-Weg (s. Abb. 56). Wenn es gelingt, ohne anaphylaktische Zwischenfälle eine ausreichend hohe Dosis von 6–12 mcg Majorallergen zu applizieren, so läßt sich unter der spezifischen Hyposensibilisierung tatsächlich zeigen, daß im Falle einer allergischen Rhinitis bei nasaler Provokation durch das entsprechende Allergen weniger TH2-typische Zytokine wie Interleukin 4 und 5 freigesetzt werden [557b].

Wie Abbildung 56 zeigt, ist für die Umschaltung von TH2 auf TH1-Funktion nicht das gesamte Allergenmolekül notwendig, sondern nur ein aus zehn bis 30 Aminosäuren bestehendes Polypeptid (P_1, P_2, P_3), mit dem die zugehörigen *T-Zell-Epitope* Kontakt haben muß, damit eine T-Zell-Reaktion erfolgt. Durch solche Peptide lassen sich T-Zellen maximal stimulieren, während B-Zellen nicht darauf reagieren, da sie mit dem kompletten Allergenmolekül Kontakt haben müssen [117a, 229a]. Eine Immuntherapie mit *„T-Zell-Epitop-Peptiden"* hätte somit den großen Vorteil, daß eine maximale T-Zell-Stimulierung möglich ist, ohne eine B-Zell-vermittelte anaphylaktische Reaktion befürchten zu müssen. Bislang ungelöst ist das Problem, die für jeden einzelnen Patienten notwendige Kombination aus mehreren T-Zell-Epitopen in Form eines *„Allergogramms"* zu ermitteln. Dies scheitert im Augenblick noch an den hohen Kosten [229a].

5.4 Spezifische Hyposensibilisierung (Immuntherapie)

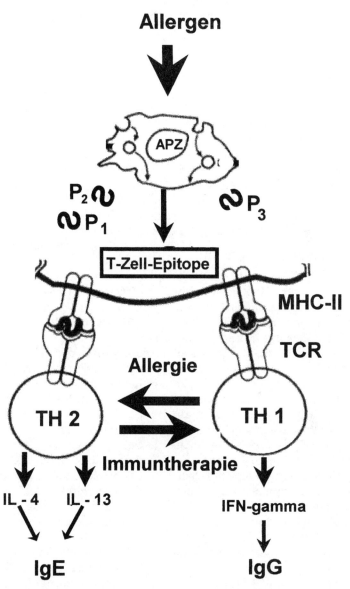

Abbildung 56 Switch vom TH2- auf den TH1-Weg als möglicher Wirkmechanismus einer spezifischen Immuntherapie. Durch eine Hyposensibilisierung mit T-Zell-Epitop-Peptiden (P_1, P_2, P_3) könnte eine maximale Stimulation der T-Zellen erreicht und gleichzeitig eine B-Zell-vermittelte anaphylaktische Reaktion vermieden werden (Mod. nach [229a]). APZ = antigenpräsentierende Zelle, TCR = T-Zell-Rezeptor).

Mit einem einzelnen „nicht-maßgeschneiderten" T-Zell-Epitop-Peptid aus Ragweed-Pollen-Majorallergen Amb a1 (Allervax®) waren bisher die klinischen Ergebnisse mehr oder weniger enttäuschend: 27 Zentren in Kanada und den USA sahen bei fast 1000 Patienten im Vergleich zu Plazebo nur eine geringe Besserung der Krankheitssymptome. Immerhin war gegenüber der Plazebogruppe aber eine eindeutige Reduktion der laufenden medikamentösen Behandlung möglich [557b].

5.4.1 Allergenextrakte und ihre Anwendung

Die nicht immer befriedigende Wirkung einer Hyposensibilisierungsbehandlung mag damit zusammenhängen, daß bisher mit *Extrakten* statt mit chemisch genau definierten *Proteinen* hyposensibilisiert werden mußte [412, 488, 688, 897]. Im Augenblick sind zur quantitativen Kennzeichnung von Allergenextrakten teils noch historische, teils bereits neuere *Einheiten* gebräuchlich:
▶ *Gewichts-Volumen-Einheit (G/V):* Trockengewicht des allergenen Ausgangsmaterials in Relation zum Volumen der Extraktionsflüssigkeit
▶ *Noon-Einheit (NU):* Extrakt aus 1 µg Ausgangsmaterial pro 1 ml Extraktionsflüssigkeit
▶ *Protein-Stickstoff-Einheit (PNU):* 1 PNU = 10 ng Protein-Stickstoff
▶ *Histamin-Äquivalenz-Prick-Einheit (HEP):* Allergenmenge, die im Prick-Test die gleiche mittlere Reaktion hervorruft wie 1 mg/ml Histamindihydrochlorid
▶ *Biologische Einheit (BU):* bei manchen Herstellern Bezug auf eine festgelegte durchschnittliche Quaddelgröße ohne Bezug zur Histaminreaktion, bei anderen Herstellern 1/1000 HEP-Einheit
▶ *Internationaler Standard (IS):* Vergleich mit gefriergetrockneten internationalen Referenzpräparaten der WHO bzw. des National Institute for Biological Standards and Control (NIBSC); verfügbar sind unter anderem Lieschgras-Pollen, Ragweed-Pollen und Hausstaubmilben-Antigen p1 (Dermatophagoides pteronyssinus)
▶ *Skin activity reference allergen/ histamin (SARAH)*
▶ *Activity unit by RAST (AUR):* 1 AUR = 100 PNU = 1/200 SARAH

Die *Qualität der Allergenextrakte* hängt von mehreren Kriterien ab:
▶ Reinheitsgrad hinsichtlich unspezifischer Irritanzien, nicht-allergener Proteine und anderer undefinierter Bestandteile *(Diafiltration)*
▶ Einheitlichkeit der Extrakte von Charge zu Charge *(isoelektrische Fokussierung)*
▶ gute Stabilität ohne Verlust der biologischen Aktivität *(Gefriertrocknung)*
▶ hohe „Immunogenität" bei möglichst reduzierter „Allergenität" *(Allergoidbildung)*

Das Ziel, den Patienten durch die Hyposensibilisierungsbehandlung so wenig wie möglich zu gefährden und gleichzeitig eine möglichst hohe immunogene Potenz zu erreichen, war Anlaß für die chemische Modifika-

5.4 Spezifische Hyposensibilisierung (Immuntherapie)

tion der nativen Allergene durch Bildung sog. *Allergoide* (Tab. 27). Die bisher im Handel befindlichen Allergoidpräparate sind im Augenblick die Tyrosin-Allergoid-Gräserpollen und -Bäumepollen = (TA) das Fa. Smith Kline Beecham (modifiziert mit Glutaraldehyd, anschließend an Tyrosin adsorbiert), das Allergovit der Fa. Allergopharma (modifiziert mit Formaldehyd) und das Purethal-Gräser der Fa. HAL (modifiziert mit Glutaraldehyd).

Während in den ersten fünf Jahrzehnten der Hyposensibilisierungstherapie wässerige Extrakte üblich waren, wird heute bevorzugt mit *Semi-Depot-Extrakten* hyposensibilisiert. Es gibt drei Gruppen von Präparaten:
▶ pyridinextrahierte, aluminiumpräzipitierte Präparate (= PEAP)
▶ tetrahydrofuranextrahierte, aluminiumpräzipitierte Präparate (= TEAP)
▶ an L-Tyrosin gekoppelte Extrakte (z.B. Tyrosin-Allergoid, TA)

Trotz aller Anstrengungen enthalten die meisten handelsüblichen Hyposensibilisierungsextrakte heute immer noch eine „Allergensuppe", die aus zahlreichen molekularen Einzelallergenen besteht. Mehrere Arbeitsgruppen haben aber immerhin schon mehr als 40 Einzelallergene genau identifizieren und anschließend klonieren können.

Die heute angewandten Verfahren zur *Allergenauftrennung* sind
▶ RAST-Inhibition
▶ Immunelektrophorese („Immunoblot")
▶ Disodiumdodecyl-Polyacrylamidelektrophorese (= DSD-PAGE, „Western-Blot")
▶ isoelektrische Fokussierung
▶ Ionenaustausch-Chromatographie
▶ Gel-Filtration

Diese Methoden der *Einzelallergenanalyse* haben es möglich gemacht, die individuelle Sensibilisierung eines Patienten gegenüber einzelnen Proteinfraktionen eines Gesamtallergens genau zu erfassen *(„Allergoprint", „Allergogramm")*.

Die bisher isolierten und klonieren molekularen Allergene haben eine sehr unterschiedliche antigene Po-

Tabelle 27 In Deutschland registrierte Allergenextrakte (* = modifizierte Allergene, ° = sublinguale Anwendung).

Herstellerfirma	subkutane Injektion	orale Anwendung
Allergopharma	Novo-Helisen-Depot Allergovit*	Novo-Helisen oral
HAL	Depot-Hal, Depot-Hal-S, Purethal*	Hal-oral
Scherax	ALK-depot, ALK-SQ	ALK-oral SQ
Smith-Kline Beecham	ADL, TA*	SDL oral ORALVAC°

tenz. *„Majorallergene"* bewirken definitionsgemäß bei mindestens 50% der sensibilisierten Patienten eine Reaktion, während *„Minorallergene"* nur bei höchstens 10% der sensibilisierten Patienten Reaktionen auslösen. Der Rest wird als *„Mediumallergene"* bezeichnet.

Die *orale Hyposensibilisierung* wurde schon vor Jahren als mögliche Behandlungsmethode für Kinder im Alter unter zehn Jahren empfohlen [941], da in diesem Alter der Darm für hochmolekulare Eiweißkörper durchlässig ist.

Neuerdings sind sogar bei sublingualer Anwendung eines wäßrigen Milbenextrakts (Stallergen®) auch bei erwachsenen Patienten mit perennialem Asthma ermutigende Ergebnisse erzielt worden [107a].

Die Standardtherapie dürfte aber vorerst in der Anwendung von *Semi-Depot-Extrakten* bestehen, die tief subkutan an der Streckseite des Oberarmes, etwa handbreit oberhalb des Ellenbogens, injiziert werden. Es ist darauf zu achten, daß die Injektion zuverlässig zwischen Haut und Muskulatur und nicht etwa oberflächlich in das unter der Haut liegende Fettgewebe erfolgt, weil dies leicht zu schmerzhaften Knotenbildungen führt. Die Herstellerfirmen liefern in der Regel drei verschiedene Flaschen mit den Nummern 1 bis 3, die auch farblich gekennzeichnet sind. Man beginnt mit 0,1 ml aus Flasche 1. Bei hochgradig sensibilisierten Personen empfiehlt sich die Vorschaltung einer stark verdünnten Lösung (Flasche 0 oder noch weniger).

Die alten *wässerigen Behandlungsextrakte* haben heute nur noch wenige Indikationen. Schnellsensibilisierungen („intensive treatment") oder gar Stoßdesensibilisierungen („rush-desensitization") gehören unter allen Umständen in die Hände eines Fachmanns und sollten nur unter klinischen Bedingungen durchgeführt werden. Ihre Hauptindikation ist die *Bienen- und Wespengiftallergie*.

Der optimale *Zeitpunkt* für eine Hyposensibilisierungsbehandlung hängt in erster Linie von den Zeiten der jeweiligen Allergenexposition ab:
▶ Bei Hausstaubmilben besteht eine mehr oder weniger kontinuierliche Exposition über das ganze Jahr hinweg *(„perenniale Exposition");* wirksamer als die Hyposensibilisierung ist hier aber die Milbensanierung (s. S. 172 f.).
▶ Bei einer isolierten Gräserpollenallergie ist die Exposition auf die Monate Mai bis Juli begrenzt *(„saisonale Exposition").*
▶ Selten kommt auch einmal eine diskontinuierliche Exposition während des ganzen Jahres vor, etwa bei einer kombinierten Sensibilisierung gegenüber Pollen von *Frühblühern* wie Erle und Hasel (Monate Februar bis März) und gegenüber Pollen von *Spätblühern* wie Beifuß und Goldrute (Monate August bis September).

Es ist grundsätzlich nicht ratsam, ein „perenniales" Allergen mit einem „saisonalen" oder ein „frühsaisonales" mit einem „spätsaisonalen" Allergen zu kombinieren. Wenn eindeutige Hinweise darauf bestehen, daß ein Asthma sowohl durch eine saisonale Exposition wie durch eine perenniale Exposition ausgelöst und

5.4 Spezifische Hyposensibilisierung (Immuntherapie)

unterhalten wird, sollte der *saisonalen* Komponente zunächst der Vorzug gegeben werden.
Die Mischung verschiedener Einzelallergene in einem Extrakt beeinträchtigt den Behandlungserfolg nicht, solange durch die gegenseitige Verdünnung die Mindestdosis der einzelnen Komponenten nicht deutlich unterschritten wird. Da der Hyposensibilisierungserfolg von der Höhe der erreichten Enddosis abhängt, sollte jedoch als Regel gelten, daß eine Extraktkombination nicht mehr als *drei, maximal fünf* verschiedene Allergene enthält. Der RAST hat gezeigt, daß die einzelnen Pflanzengattungen einer gemeinsamen Familie kreuzreagieren. Dies betrifft in erster Linie die *Gräserpollen*, bei denen die üblichen Mischextrakte (6- bzw. 12-Gräser-Mischungen) offensichtlich durch ein einziges repräsentatives Gras wie Knäuelgras oder Roggen ersetzt werden können. Liegt jedoch eine Allergie gegen *Pollen verschiedener Pflanzenfamilien* vor, so müssen diese einzeln bei der Extraktkombination berücksichtigt werden (z.B. *Bäumepollen* wie Birke, Hasel, Weide, Erle oder *Kräuterpollen* wie Goldrute, Beifuß etc.).
Bei einer Pollenallergie mit breitem Reaktionsspektrum gegenüber frühblühenden Bäumen, Gräsern und spätblühenden Kräutern kann es schwierig sein, die Injektionen im Rest des Jahres zwischen September und Februar „unterzubringen". Grundsätzlich sollte angestrebt werden, daß die Höchstdosis bereits *vor* der Blühperiode erreicht worden ist.
Für die Dauer einer Hyposensibilisierungsbehandlung sind bislang meist drei Jahre empfohlen worden. Vieles spricht aber dafür, daß eine Hyposensibilisierung nur so lange wirkt, wie sie durchgeführt wird [157b].
Unter einer Hyposensibilisierungsbehandlung verändern sich beim Patienten eine Reihe von leicht meßbaren *immunologischen Parametern*. Die spezifischen *IgE-Antikörper* nehmen anfangs noch weiter zu, ohne daß bereits *blockierende IgG-Antikörper* vorhanden sind. Dieses „*IgE-Fenster*" kann für eine vorübergehende Verschlechterung der klinischen Symptomatik verantwortlich sein. Nach spätestens zwei Monaten Therapiedauer kommt es jedoch zu dem erwünschten kontinuierlichen Anstieg blockierender Antikörper, zunächst vom Subtyp IgG_1, später überwiegend vom *nichtkomplementaktivierenden Subtyp IgG4*. Dadurch besteht unter einer Hyposensibilisierungstherapie *nicht* die Möglich-keit einer *Immunkomplexbildung* mit den potentiellen Gefahren einer Typ-III-Erkrankung der Lunge (s. S. 117). Die Konkurrenz zwischen dem unter der Hyposensibilisierungsbehandlung stark erhöhten IgG_4 mit IgG_1 könnte sogar zu einer verminderten Komplementaktivierung führen [302]. Dies ist aber noch hypothetisch; letztlich ist auch die IgG_4-Bestimmung keine sichere In-vitro-Methode zur Erfolgsbeurteilung einer Hyposensibilisierungsbehandlung. Ausschlaggebend sind das Verhalten der *klinischen Symptomatik* und die objektive *Beurteilung des Hyperreaktivitätsgrades* mit Hilfe von spezifischen und unspezifischen bronchialen Provokationstesten (s. S. 97).

5.4.2 Nebenreaktionen und Kontraindikationen

Eine Hyposensibilisierungsbehandlung birgt bei unsachgemäßer Durchführung potentielle Risiken. Bei 22 publizierten tödlichen Zwischenfällen [778] lag die Schuld 16mal beim Arzt, fünfmal beim Patienten, einmal waren die Umstände unvorhersehbar. 1986 wurde dem Paul-Ehrlich-Institut 76 schwere Schockzwischenfälle anläßlich von Hyposensibilisierungen gemeldet, von denen drei zum Tode führten, und zwar ausschließlich aufgrund ärztlichen Fehlverhaltens. Zwischen 1987 und 1991 sind in den USA mindestens 16 Asthmatodesfälle beobachtet worden, die mit einer Hyposensibilisierungstherapie in Zusammenhang standen (Einzelheiten bei [692b]). In England ist die Zahl der Hyposensibilisierungsbehandlungen in der Praxis stark zurückgegangen, seitdem die vorgeschriebene Verweildauer des Patienten nach der Injektion von ursprünglich 30 Minuten auf zwei Stunden verlängert worden ist [778]. Bei den *Zwischenfällen* und *Nebenwirkungen* einer Hyposensibilisierungsbehandlung muß man zwischen Lokalreaktionen, Organreaktionen und Allgemeinreaktionen unterscheiden [512]:
- *Lokalreaktionen*: Rötung und Schwellung am Injektionsort 5 cm bis zu gelenkübergreifender Ausdehnung
- *Organreaktionen*: rhinokonjunktivale Reizung, leichte Bronchokonstriktion bis zu schwerem Asthmaanfall
- *Allgemeinreaktionen*: Urtikaria, anaphylaktischer Schock

Bei der Ausdehnung der Quaddeln über 5 cm sollte man vorsorglich in die Gegend des Allergendepots 0,3 bis 0,5 mg Adrenalin, verdünnt in 10 ml NaCl, injizieren.

Die schwerste Allgemeinreaktion ist der *anaphylaktische Schock,* der zum Glück bei den Semidepotpräparaten extrem selten geworden ist. Alarmsymptome sind Brennen, Jucken und Hitzegefühl unter der Zunge, im Rachen, auch in den Handtellern und Fußsohlen. Wenn dieses Vorstadium übersehen wird, entwickelt der Patient rasch eine generalisierte Urtikaria, manchmal ein gefährliches Larynxödem, immer eine schwere Bronchospastik. Zum Vollbild des anaphylaktischen Schocks gehören schließlich die Tachykardie, der fliegende, kaum mehr fühlbare Puls und der rapide Blutdruckabfall. In dieser Situation kommt alles darauf an, schnell zu handeln. Mittel der Wahl ist Adrenalin 0,5 mg – verdünnt auf 10 ml 0,9%ige NaCl-Lösung –, welches langsam intravenös injiziert werden muß. Danach sollten durch die gleiche Kanüle ein Antihistaminikum und ein wasserlösliches Kortikosteroidpräparat injiziert werden. Anschließend erhält der Patient zur Volumensubstitution eine HAES-Infusion und noch einmal 0,3 bis 0,5 mg Adrenalin entweder subkutan oder intramuskulär.

In weitgehender Übereinstimmung mit dem Ausschuß Immuntherapie der Europäischen Akademie für Allergologie und klinische Immunologie (EAACI) [477] und den Empfehlungen des Ärzteverbands Deutscher Allergologen (ÄDA) [11] gelten heute gegenüber einer Hyposensibilisierung die folgenden Kontraindikationen:

Absolute Kontraindikationen:
- medikamentös nicht beherrschbare Asthmasymptomatik
- Autoimmunerkrankungen und andere Erkrankungen des Immunsystems
- Lungentuberkulose und andere chronische Infekte
- fehlende Patientencompliance, schwere psychische Störungen
- potentielle Gefährdung durch Adrenalin im Falle einer anaphylaktischen Reaktion: koronare Herzerkrankung, Hyperthyreose, schwere Hypertonie, Therapie mit Beta-Rezeptorenblockern

Relative Kontraindikationen:
- unrealistische Erfolgsaussichten einer Hyposensibilisierung
- Schwangerschaft (weder Beginn noch Fortsetzung!)
- schwere atopische Dermatitis
- Kinder unter fünf Jahren (schwer beherrschbare Nebenwirkungen!)
- Erwachsene über 50 Jahre

Als relative Kontraindikation von seiten des Arztes muß eine fehlende oder mangelhafte allergologische Ausbildung und Erfahrung angesehen werden. Die tägliche Praxis zeigt, daß gegen diesen Grundsatz noch allzuoft verstoßen wird.

5.5 Prophylaktika

Wenn es nicht gelingt, die Pathomechanismen der Immun- und Entzündungsreaktion zu unterbrechen, kann man therapeutisch auf der nächsttieferen Ebene eingreifen – nämlich auf der *Mediatorebene*. Abbildung 57 zeigt, daß alle Faktoren der Atemwegsobstruktion letztlich eine Folge *direkter* oder *indirekter* Mediatorwirkungen sind. Dies betrifft den Bronchialmuskelspasmus wie das Bronchialschleimhautödem

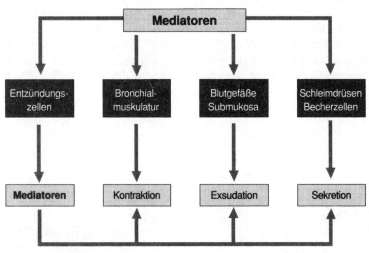

Abbildung 57 Mediatoreffekte an verschiedenen Zielorganen. Einzelheiten s. Text.

wie die gesteigerte Mukussekretion. Noch wichtiger ist der *indirekte* Weg über die Rekrutierung von Entzündungszellen, die weitere Mediatoren bilden, die ihrerseits wieder Entzündungszellen aktivieren und auf diese Weise einen Circulus vitiosus unterhalten (s. S. 35 ff.).
Es gibt *drei Möglichkeiten*, um diesen Kreis zu unterbrechen:
▶ Hemmung der Mediator*synthese*
▶ Hemmung der Mediator*freisetzung*
▶ Blockade der Mediator*wirkung*

Die stärksten Substanzen zur *Hemmung der Mediatorsynthese* sind die *Glukokortikoide*. Auf sie wird wegen ihrer vielfältigen sonstigen Wirkungen an anderer Stelle ausführlicher eingegangen (s. S. 215 ff.). Die Substanzen, die im folgenden dargestellt werden, wirken teils peripher im Bereich der *Zielzellen*, teils im Bereich der *mediatorproduzierenden Zelle*, teils haben sie einen *doppelten Effekt*. In den ersten drei Auflagen dieses Buches wurden sie unter der Bezeichnung *Antiallergika und Mastzellprotektiva* zusammengefaßt. Der letztere Begriff erscheint jedoch aus heutiger Sicht zu eng gefaßt; denn eine Protektion der Mastzellen allein ist *nicht* in der Lage, das Mediatorpotential ausreichend zu reduzieren, die Entstehung einer Entzündung in der Bronchialwand zu verhindern und die bronchiale Hyperreaktivität zu beeinflussen.
Ein Beweis für die Richtigkeit dieser Behauptung ist die Tatsache, daß *Beta-Adrenergika* einen deutlichen mastzellprotektiven Effekt besitzen. Sie hemmen aber weder die Spätreaktion (s. Abb. 58), noch haben sie antiinflammatorische Wirkungen oder beeinflussen die bronchiale Hyperreaktivität (s. S. 48).
Tabelle 28 zeigt, daß die Glukokortikoide an den Mastzellen fast keine Wirkung haben. Dennoch sind sie unsere stärksten antiinflammatorischen Substanzen, weil sie neben vielen anderen Effekten auch die Mediatorsynthese in *Epithelzellen, Eosinophilen* und *Makrophagen* hemmen. *Theophyllin* hat einen mastzellprotektiven Effekt und wirkt auch an T-Lymphozyten, an Eosinophilen und an Makrophagen. Die einzigen Substanzen mit einer stärkeren protektiven Wirkung sowohl auf Mastzellen wie auf Eosinophilen und Makrophagen sind augenblicklich neben den Glukokortikoiden und einigen neu entwickelten Substanzen (s. S. 192) die Cromoglicinsäure (DNCG) bzw. ihre Nachfolgesubstanz, das Nedocromil.

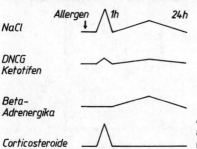

Abbildung 58 Einfluß verschiedener Antiasthmatika auf die bronchiale Sofort- und Spätreaktion. Einzelheiten s. Text.

Tabelle 28 Protektiver Effekt verschiedener Substanzen auf Mastzellen (Mz), Eosinophile (Eo), Makrophagen (Ma) und Bronchialepithelzellen (EP).

	Mz	Eo	Ma	Ep
DNCG, Nedocromil	++	+	+	+
Beta-Adrenergika	+++	Ø	Ø	+
Theophyllin	++	+	+	Ø
Glukokortikoide	Ø	+++	++	+++ (inhal.)

5.5.1 Zellprotektiva (DNCG, Nedocromil, Ketotifen)

Ein Medikament mit mastzellstabilisierender Wirkung, das sich weltweit in der Asthmaprophylaxe bei Kindern und Jugendlichen bewährt hat, ist das *Dinatriumcromoglykat (DNCG, Cromoglicinsäure)*. Erst im Rahmen des neuen Konzepts von der Bedeutung der Entzündung für die Asthmapathogenese findet auch die Wirkung von DNCG auf andere Entzündungszellen mehr Beachtung.

Der *Wirkungsmechanismus des DNCG* ist bis heute erst teilweise bekannt [217]. Wahrscheinlich wird der für die Kontraktion der Mikrofilamente und damit für die Ausstoßung der Mastzellgranula verantwortliche *Kalziumeinstrom* in die Mastzelle unterdrückt [19, 574]. Letztlich kommt es innerhalb der Mastzelle zu einer Zunahme des zyklischen Adenosinmonophosphats, woran wahrscheinlich auch eine Hemmung der Phosphodiesterase mitbeteiligt ist [468, 699]. Darüber hinaus wird diskutiert, ob DNCG möglicherweise ein Protein mit dem Molekulargewicht von 78 kD induziert, das die Sekretion von Mediatoren natürlicherweise kontrolliert und eine Art „Ausschaltmechanismus" für die Mediatorfreisetzung bewirken könnte [699]. Schließlich sind auch andere, nicht an die Mastzellen gebundene Wirkungen des DNCG, z.B. an den J-Rezeptoren und an den C-Fasern, zu diskutieren (s. S. 31 ff.).

DNCG ist als Dosier-Aerosol mit 1 mg Wirksubstanz pro Hub, als Pulverkapsel mit 20 mg Wirksubstanz oder als Inhalationslösung im Handel. Der Inhalt einer Kapsel wird vom Patienten 4 × täglich mit Hilfe eines speziellen Inhalators („Spinhaler") inhaliert. Obwohl die Einzeldosis beim Dosier-Aerosol (2 Hübe à 1 mg) nur ein Zehntel so hoch ist wie bei der Pulverkapsel, ist der klinische Effekt – vermutlich durch eine günstigere Verteilung in den Atemwegen – fast gleich gut.

DNCG hat in mehreren bronchialen Provokationsmodellen eine Schutzwirkung: bei der spezifischen Allergenprovokation, beim Anstrengungsasthma und – geringer – bei der SO_2-induzierten Bronchokonstriktion. Bei Patienten mit Analgetikaintoleranz (s. S. 136) schwächt es die Aspirin-induzierte Bronchokonstriktion ab. Hingegen hat DNCG keinen Einfluß auf die unspezifi-

sche bronchiale Provokation mit Azetylcholin, Methacholin oder Carbachol. Es hat bei *Kindern* einen deutlich besseren Schutzeffekt als bei Erwachsenen, insbesondere wenn es sich um die *exogen-allergische Asthmaform* handelt (Übersichten bei [19, 84, 317, 624]).
DNCG ist auch in *Kombination mit Beta-2-Adrenergika* im Handel (Aarane®, Allergospasmin®, Ditec®). Mit Hilfe dieser Kombinationspräparate ist eine fast vollständige Prophylaxe gegenüber dem Anstrengungsasthma möglich.
Inzwischen gibt es eine Weiterentwicklung der Cromoglicinsäure, das *Nedocromil-Natrium (Tilade®)*. Es handelt sich um das Dinatriumsalz einer Pyranochinolindikarbonsäure. Wie beim Intal® erfolgt die Applikation per inhalationem als Dosier-Aerosol. Die Dosierung beträgt 2 bis 4×4 mg pro Tag (= 2 bis 4×2 Hübe). Die bisher vorliegenden Untersuchungen sprechen dafür, daß Nedocromil insbesondere die für den ersten Allergenkontakt zuständigen *Mukosamastzellen* schützt (s. S. 36 f.). Es wirkt außer auf die Mastzellen auch auf alle *anderen Entzündungszellen* protektiv; der Blutbasophile scheint die einzige Zelle zu sein, bei der Nedocromil keine Wirkung hat (Übersichten bei [344, 346]).
Aufgrund dieser Eigenschaften hat Nedocromil einen etwas stärkeren antiinflammatorischen Effekt als DNCG [187, 222]. Es besitzt in der Schutzwirkung bei verschiedenen Provokationsmodellen auch ein etwas breiteres Spektrum: Es schützt außer gegenüber Allergenen [21] auch gegenüber einer Reihe nicht-allergener Stimuli wie körperliche Belastung [771], kalte Luft und Hyperventilation [715], Nebel [714], hyper- und hypotone NaCl-Lösungen [639], Schwefeldioxid [20] und Adenosinmonophosphat [21]. Aufgrund dieser Eigenschaften kann Nedocromil auch bei der im *Erwachsenenalter* dominierenden *nicht-allergischen Asthmaform* versucht werden.
Sowohl für DNCG [148, 439, 822] wie für Nedocromil [21, 417] ist ein Effekt auf die *bronchiale Hyperreaktivität* nachgewiesen worden. DNCG scheint bei einzelnen Patienten sogar besser zu wirken als ein inhalatives Steroid [418]. Nedocromil ist in einer ersten Studie über sechs Wochen dem Beclometason – in allerdings sehr niedriger Tagesdosis von 400 μg – ebenbürtig gewesen [52, 79]. Inzwischen gibt es weitere klinische Studien an Patienten mit leichtgradigem Asthma, die auf einem internationalen Workshop vor zwei Jahren ausführlich diskutiert worden sind [45b].
Ketotifen ist eine antiinflammatorische Substanz mit etwas anderen Eigenschaften: Es beeinflußt geringer als DNCG und Nedocromil die Mediatorfreisetzung, hat aber zusätzlich einen Effekt auf die peripheren Mediatorwirkungen. Ketotifen ist ein Derivat des Zykloheptathiophen, das seit über zwei Jahrzehnten unter dem Namen *Zaditen®* im Handel ist. Es wird nicht per inhalationem, sondern per os angewandt ($2 \times$ täglich 1 Kapsel à 1 mg Ketotifen).
Ketotifen schützt gegenüber der Allergenprovokation und der SO_2-Provokation, es hat bei Patienten mit Analgetikaasthma einen hem-

menden Effekt auf die orale oder inhalative Aspirin®-Provokation. Im Gegensatz zu DNCG und Nedocromil wird die Anstrengungsreaktion aber höchstens ganz geringfügig gehemmt, und auch auf die unspezifische Provokation mit Methacholin und Carbachol hat Ketotifen keinen Einfluß (Übersicht bei [624]). In manchen Langzeitstudien [655, 836] war allerdings Ketotifen nicht signifikant wirksamer als Plazebo.

Azelastin (Allergodil Tabs®) à 2 mg ist eine ebenfalls per os zweimal täglich zu applizierende Substanz mit prophylaktischer Langzeitwirkung und akuter Protektion vor der durch Anstrengung, Nebel, Histamin und Allergene induzierten Bronchokonstriktion [865]. Die Substanz ist auch als Nasenspray zur topischen Pollinosetherapie (*Allergodil Nasenspray®*) im Handel.

5.5.2 Mediatorantagonisten: Antihistaminika, Antileukotriene, PAF-Antagonisten

Wenn es nicht gelingt, die Mediatorsynthese und die Mediatorfreisetzung therapeutisch zu beeinflussen, gibt es noch die Möglichkeit, die Wirkung der bereits freigesetzten Mediatoren an den peripheren Zielzellen zu antagonisieren. Die älteste Substanzgruppe dieser Art sind die *Antihistaminika*.

Histaminerge H_1-*Rezeptoren* gibt es im Bereich der glatten Bronchialmuskulatur, der Blutgefäße, der Mukosa, der bronchialen Epithelzellen, der Makrophagen und der Mastzellen. Die glatte Bronchialmuskulatur verfügt darüber hinaus auch über H_2-Rezeptoren, die im Gegensatz zu den H_1-Rezeptoren leichte bronchodilatatorische Effekte vermitteln (vgl. Abb. 12, S. 29).

Antihistaminika blockieren die bronchiale Provokation durch inhaliertes Histamin mehr oder weniger vollständig; sie haben darüber hinaus auch eine leichte Schutzwirkung bei der *Anstrengungsreaktion* und bei der durch inhalative Allergene ausgelösten *Sofortreaktion*.

In der klinischen Asthmatherapie haben die Antihistaminika dennoch mehr oder weniger enttäuscht. Selbst beim saisonalen Pollenasthma als dem Prototyp eines reinen exogen-allergischen Asthmas lassen sich durch Antihistaminika nur in sehr hohen Dosierungen geringe klinische Effekte nachweisen. Weshalb demgegenüber bei der allergischen Rhinitis und Konjunktivitis H_1-Antagonisten besser wirken, ist bis heute nicht geklärt.

Möglicherweise sind die älteren Antihistaminika wegen ihres sedierenden Begleiteffekts zu niedrig dosiert worden. Mit den neueren, nicht oder nur wenig sedierenden H_1-Blockern *Astemizol (Hismanal®*, lange Eliminationshalbwertszeit von 10 Tagen!), *Terfenadin (Teldane®)* und *Loratadin (Clarytine®, Lisino®)* sind höhere Dosierungen möglich, die durchaus einen antiinflammatorischen Effekt haben könnten. So hemmt beispielsweise der selektive H_1-Blocker *Cetirizin (Zyrtec®)* die Eosinophilenmigration, möglicherweise über eine verminderte Freisetzung von PAF [535].

Cetirizin scheint ein antientzündliches Spektrum zu haben, das über die alleinige H_1-Rezeptorblockierung nicht mehr zu erklären ist. Die gegenwärtig laufende *ETAC-Studie* (= Early Treatment of the Atopic Child) soll bei 800 Kleinkindern im Alter von 18–24 Monaten mit atopischer Familienanamnese klären, ob Cetirizin vielleicht in der Lage ist, die Entwicklung einer bronchialen Hyperreaktivität und eines allergischen Asthmas oder zumindest einen „Etagenwechsel" von Neurodermitits und/oder Rhinitis zum Asthma bronchiale zu verhindern.

Sehr viel größere Bedeutung als die Antihistaminika werden in nächster Zeit die *Antileukotriene* gewinnen, weil die antiasthmatischen Wirkungen stärker und die systemischen Nebenwirkungen deutlich geringer sind (neuere Übersicht bei [442a]). 60 Jahre nach der Erstbeschreibung der *„Slow-reacting-substance of anaphylaxis (SRS-A)"* ist es erstmalig möglich, entweder Bildung oder Wirkung dieser Substanz durch Lipoxygenase-Inhibitoren oder Leukotrien-Rezeptor-Antagonisten zu beeinflussen.

In Abbildung 12 auf Seite 29 ist gezeigt, daß die glatte *Bronchialmuskulatur* über Leukotrienrezeptoren (LT) verfügt. Leukotriene haben aber noch eine Reihe weiterer Zielzellen wie Schleimdrüsen, Becherzellen, Bronchialepithelzellen, Kapillarendothelzellen und zahlreiche Entzündungszellen, insbesondere auch eosinophile Granulozyten.

Leukotriene können über mindestens zwei verschiedene Rezeptortypen wirken: LTB4 über den *BLT-Rezeptor*, LTD4 und LTE4 über den *CysLT-Rezeptor*. Letzterer besitzt zwei Subtypen, wobei aber die heute verfügbaren Leukotrien-Rezeptor-Antagonisten ausschließlich den *CysLT-1-Rezeptor* besetzen.

Leukotriene haben gegenüber Histamin eine erheblich stärkere und länger anhaltende *bronchokonstriktorische Wirkung*. Sie führen darüber hinaus bei Asthmapatienten zu einem über mehrere Tage andauernden erheblichen Anstieg der *Hyperreaktivität*. Außerdem haben sie eine stimulierende Wirkung auf die Mukussekretion und steigern die vaskuläre Permeabilität und die Plasmaexsudation. LTB4 ist zudem eine potente *chemotaktische Substanz*, die zur Infiltration der Bronchialschleimhaut durch Entzündungszellen, insbesondere eosinophile Granulozyten, führt. Es wundert daher nicht, wenn eine Beeinflussung der Leukotrienbildung oder der Leukotrienwirkung klinisch zu einer Besserung der Asthmasymptomatik zu führen vermag.

Von den *Leukotrien-Biosynthese-Hemmern* spielen Inhibitoren des 5-Lipoxygenase-aktivierenden Proteins *(= FLAP-Inhibitoren)* noch keine klinische Rolle, wohl aber Substanzen, die die 5-Lipoxygenase (5-LOX) direkt hemmen. Das bislang nur oral verfügbare und in den USA zugelassene *Zileuton* (Zyflo®) zeigt in einer Tagesdosis von 1,2–2,4 g eine Beeinflussung der allergenprovozierten Bronchokontriktion, hemmt die entzündliche Spätreaktion, senkt die bronchiale Hyperreaktivität, hat eine protektive Wirkung gegenüber unspezifischen Stimuli und führt zu einem reduzierten Bedarf an Beta-Adrenergika und Steroiden (Übersicht bei [864b]). An unerwünschten Wirkungen sind Kopfschmerzen und gastrointestinale Unverträglichkei-

ten beobachtet worden, sehr selten auch reversibler Anstieg der Leberenzyme und passagere Leukopenie.
Leukotrien-Rezeptor-Antagonisten wirken – ähnlich den Antihistaminika – durch kompetitive Hemmung der Leukotriene an ihrem zugehörigen Rezeptor, wobei die heute verfügbaren Rezeptorantagonisten nur den *CysLT-1-Rezeptor* besetzen. In die klinische Therapie eingeführt sind die beiden oral in Tablettenform zu applizierenden Substanzen *Zafirlukast* (Vanticon® oder Accolate® 2 × 20 mg/Tag) und *Montelukast* (Singulair® 1 × 10 mg, Kinder ab 6. Lj. 5 mg am Abend); *Panlukast* (Ultair®) wird bald folgen. Leukotrien-Rezeptor-Antagonisten haben eine – im Vergleich zu den Beta-Adrenergika allerdings nur schwache – bronchodilatierende Wirkung, reduzieren die Hyperreaktivität, hemmen sowohl die allergische Früh- wie die Spätreaktion, führen zu einer Besserung des Asthma-Symptom-Score mit Abnahme der nächtlichen Bronchokonstriktionen sowie der Anstrengungsreaktion [816a] und lassen sowohl Bronchodilatatoren wie Glukokortikoide einsparen. Im Vergleich zu den 5-LOX-Inhibitoren haben Zafirlukast wie Montelukast kaum Nebenwirkungen. Die besten „Responder" sind erwartungsgemäß Patienten mit *Analgetika-Asthma* [696a] (s. S. 136 ff.).
Von allen Entzündungsmediatoren wurde lange Zeit dem *plättchenaktivierenden Faktor* (PAF) die größte Bedeutung zugemessen, weil er in der Lage ist, die Wirkung sämtlicher anderer Mediatoren um ein Vielfaches zu potenzieren. Es wurde daher auf der ganzen Welt fieberhaft nach PAF-Antagonisten gesucht (Übersichten bei [38, 44, 442, 481, 604a, 918, 922]).
Die bislang stärkste Substanz, das Triazolobenzodiazepin *Apafant* (WEB 2086), hat leider in klinischen Studien enttäuscht [604a]. Auch der noch deutlich potentere PAF-Antagonist SR 27417 A war nicht in der Lage, die allergeninduzierte Früh- oder Spätreaktion nennenswert zu beeinflussen [213a]. Der Stellenwert von PAF als Mediator für die asthmatische Entzündung scheint somit bisher überbewertet worden zu sein, und die eigene, schon vor fast zehn Jahren geäußerte Skepsis hat sich leider bewahrheitet [604a].

5.6 Bronchospasmolytika

Bronchospasmolytika waren lange Zeit die am meisten eingesetzten Antiasthmatika (Übersichten bei [139, 330, 381–383, 393, 407, 537, 591, 722, 774, 835, 853, 926]). Es gibt auch heute noch kaum einen Asthmatiker, der nicht vorübergehend oder ständig auf die Hilfe eines Bronchospasmolytikums angewiesen wäre. Bronchospasmolytika wirken direkt an der glatten Bronchialmuskelzelle. Außerdem stimulieren sie den *Flimmermechanismus* und verbessern damit die *muköziliäre Clearance* [387], sie senken den Tonus der glatten Muskulatur der Pulmonalarterien und damit auch den *pulmonalarteriellen Druck,* und sie besitzen einen *protektiven Effekt auf Mastzellen.* Sie haben nur einen Nachteil: Sie beeinflussen nicht die Entzündung und nicht die bronchiale Hyperreaktivität des Patienten.

In zwei unabhängig voneinander durchgeführten Doppelblindstudien ist schon vor zehn Jahren bei Patienten mit exogen-allergischem Asthma der Effekt einer alleinigen Behandlung mit einem Beta-Adrenergikum (Terbutalin) mit einer inhalativen Steroidbehandlung (Budesonid) auf die unspezifische bronchiale Hyperreaktivität verglichen worden [404, 438]. In einer der beiden Studien ergab sich nach vier Wochen, in der anderen nach sechs Monaten unter dem inhalativen Steroid eine deutliche Besserung der Hyperreaktivität mit Zunahme der PC_{20} gegenüber Methacholin [404] bzw. gegenüber Histamin und dem Beta-Rezeptorenblocker Propranolol [438]. Unter der Monotherapie mit einem Beta-Adrenergikum blieb die Hyperreaktivität unverändert bestehen [404], oder sie zeigte in der Tendenz sogar eine Verschlechterung [438]. Bei Asthmapatienten mit einem hohen Hyperreaktivitätsgrad (am einfachsten nachzuweisen durch starke zirkadiane Schwankungen im Peak-Flow-Protokoll) sollten Bronchospasmolytika daher stets zusammen mit einem inhalativen Steroidpräparat eingesetzt werden (s. S. 223 ff.).

Voraussetzung für jegliche Therapie mit Bronchospasmolytika ist der Nachweis, daß die vorhandene Bronchialobstruktion tatsächlich in erster Linie auf einer Bronchokonstriktion beruht. Abgesehen vom Ausnahmefall des Status asthmaticus dürfte diese Voraussetzung bei der Mehrzahl der Patienten gegeben sein. Dennoch sollte man sich in der Praxis stets durch einen einfachen *Bronchospasmolysetest* von der Reversibilität einer nachgewiesenen Atemwegsobstruktion überzeugen (s. Abb. 36, S. 80).

Es genügt, Vitalkapazität und Sekundenkapazität zu messen, den Patienten anschließend ein oder zwei Hübe aus einem beta-adrenergisch wirkenden Dosier-Aerosol inhalieren zu lassen und die Messung nach zehn Minuten zu wiederholen. Normalisiert sich die Sekundenkapazität, dann liegt eine völlig reversible Obstruktion vor. Ändert sie sich um weniger als 10%, so handelt es sich um eine durch Bronchospasmolytika nur wenig beeinflußbare Obstruktion. Man kann jedoch noch nicht von „funktionell irreversibler Obstruktion" sprechen, da es in solchen Fällen manchmal gelingt, durch die Vorbehandlung mit einem inhalativen oder oralen Kortikosteroid das Ansprechen der Bronchialmuskulatur auf Bronchospasmolytika wieder herzustellen. Auf diese *permissive Wirkung* der Kortikosteroide wird an anderer Stelle noch eingegangen (s. S. 218). Bessert sich der Atemstoß beim Broncholysetest um mehr als 10%, ohne jedoch den Normalbereich zu erreichen, so kann man von einer partiell reversiblen Obstruktion sprechen. Auch solche Patienten sollten – zumindest zusätzlich – mit Bronchospasmolytika behandelt werden.

Wie bereits in einem früheren Kapitel ausgeführt worden ist (s. S. 22 ff.), beruht ein bronchospasmolytischer Effekt letztendlich immer auf Vorgängen, die den Myofibrillen Kalzium entziehen bzw. kein Kalzium von außen zu ihnen gelangen lassen. Die theoretisch hierfür in Frage kommenden Möglichkeiten sind auf S. 27 erwähnt worden.

5.6 Bronchospasmolytika

Gegenwärtig praktikabel ist von diesen Möglichkeiten lediglich die Verhinderung des Kalziuminflux vom Extrazellularraum in die glatte Muskelzelle mit Hilfe der im Handel befindlichen *Kalziumkanalblocker* („*Kalziumantagonisten*"), z.B. mit Nifedipin (Adalat®), Verapamil (Isoptin®), Gallopamil (Procorum®), Diltiazem (Dilzem®) oder Isradipin (Lomir®).

Bisher ist aber lediglich nachgewiesen, daß *Kalziumantagonisten* eine partielle Protektion gegenüber der durch Histamin oder Methacholin induzierten Bronchokonstriktion bewirken (Übersicht bei [796]). Darüber hinaus verbessern sie die Wirkung anderer Bronchodilatatoren, z.B. von Beta-Adrenergika. Sie beeinflussen jedoch weder den basalen Tonus der glatten Bronchialmuskulatur, noch können sie eine einmal eingetretene Bronchokonstriktion beseitigen [83, 115, 414, 479, 551, 647, 725, 726, 901]. Auf die geringe prophylaktische Wirkung von Kalziumantagonisten beim exercise-induced Asthma ist bereits eingegangen worden (s. S. 141), ebenso auf den bei hohen Dosen vorhandenen inhibierenden Effekt auf die Mediatorfreisetzung der Mastzellen (s. S. 36 ff.).

Es ist bisher noch ungeklärt, weshalb Kalziumantagonisten an der glatten Gefäßmuskulatur hervorragend wirken, während sie an der glatten Bronchialmuskulatur nur einen ungenügenden Effekt haben. Möglicherweise ist der Grund darin zu sehen, daß der Kalziumeinstrom in die glatte Bronchialmuskulatur kaum über potentialabhängige Kanäle (VDC), sondern ganz überwiegend über rezeptorkontrollierte Kanäle (ROC) zustande kommt (Einzelheiten s. S. 25 ff.). Die gegenwärtig verfügbaren Kalziumantagonisten spielen jedenfalls für die Asthmatherapie kaum eine Rolle (Übersicht bei [796]).

Die *traditionellen Bronchospasmolytika* wirken letztlich auch über das Kalzium (vgl. Abb. 11, S. 26):
▶ *Beta-Adrenergika* führen über Beta-Rezeptor, Kupplungsprotein (G-Protein), Adenylzyklase, Erhöhung des zyklischen Adenosinmonophosphats in der glatten Muskelzelle, Induktion der Proteinkinase A und Aktivierung der CaMg-ATPase zu einer Ausschleusung von Kalzium in den Extrazellularraum.
▶ *Anticholinergika* blockieren den Muskarinrezeptor der glatten Bronchialmuskulatur, verschließen damit den rezeptorkontrollierten Kalziumkanal (ROC) und verhindern auf mindestens zwei Wegen die Verfügbarkeit von Kalzium in der Myofibrille.
▶ *Theophyllinderivate* beeinflussen ebenfalls den Kalziumflux innerhalb der glatten Muskelzelle, teils über eine Phosphodiesterasehemmung, teils über bislang unbekannte biochemische Mechanismen.

Es ist möglich, daß künftig auch Kaliumkanalaktivatoren als Bronchospasmolytika Bedeutung gewinnen könnten. Nach den ersten klinischen Studien scheint insbesondere *Cromakalim* aufgrund seiner langen Plasmahalbwertszeit eine Schutzfunktion gegenüber dem nächtlichen Asthma zu besitzen [925]. Die abendliche Inhalation eines langwirkenden Beta-Adrenergikums ist aber eine wirksamere und nebenwirkungsärmere Alternative.

5.6.1 Beta-Adrenergika

Die Beta-Adrenergika *(Synonyma:* Beta-Mimetika, Sympathikomimetika, Sympathomimetika, Beta-Rezeptoren-Agonisten) wirken über den *Beta$_2$-*Rezeptor der glatten Bronchialmuskulatur (vgl. Abb. 12, S. 29). Neben ihm gibt es noch einen weiteren dilatatorisch wirkenden, *peptidergen Rezeptor* mit dem *vasoaktiven intestinalen Peptid (VIP)* als mutmaßlichem Agonisten, dessen physiologische Bedeutung jedoch noch nicht ganz klar ist. Wie bereits in einem früheren Kapitel ausführlicher dargestellt wurde (s. S. 29), ist VIP wahrscheinlich der Neurotransmitter des *non-adrenergen inhibitorischen Systems (NAIS).* Da dieses Neuropeptid mit 28 Aminosäuren relativ hochmolekular ist und daher schlecht in die Mukosa eindringt, konnte durch Inhalation von VIP bei Asthmapatienten bislang keine eindeutige Bronchodilatation erzeugt werden, ebensowenig durch andere, ähnliche Neuropeptide wie Peptid Histidin-Isoleuzin (PHI), Peptid Histidin-Methionin (PHM) oder Neuropeptid-Y (NPY). Über den *Prostaglandinrezeptor* kommen teils bronchodilatatorische Effekte (PGE$_1$, PGE$_2$), teils bronchokonstriktorische Effekte (PGD$_2$, PGF$_{2\alpha}$, TXA$_2$) zustande. Ebenso verhält es sich mit dem Histaminrezeptor, wobei der bronchokonstriktorisch wirkende H$_1$-Rezeptor gegenüber dem bronchodilatatorischen H$_2$-Rezeptor dominiert. Über die anderen in Abbildung 12 dargestellten Rezeptoren kommen ausschließlich *bronchokonstriktorische Effekte* zustande.

Für den aktuellen Tonus der glatten Bronchialmuskulatur scheinen der beta-adrenerge Rezeptor (Tonusverminderung) und der cholinerge bzw. muskarinerge M$_3$-Rezeptor (Tonuserhöhung) die Hauptrolle zu spielen. Die über diese beiden Rezeptoren wirkenden Beta-Adrenergika und Anticholinergika stehen daher zusammen mit den Theophyllinderivaten in der klinischen Asthmatherapie ganz im Vordergrund.

5.6.1.1 Wirkungsmechanismus

Der stärkste natürliche Bronchodilatator unseres Organismus ist das Hormon *Adrenalin.* Es hat gleichermaßen Alpha- wie Beta-Rezeptor-Effekte. Möglicherweise hat in bestimmten Situationen auch die Alpha-Rezeptoren-stimulierende Wirkung des Adrenalins eine Bedeutung, weil es auf diese Weise zu einer Vasokonstriktion und zu einem Abschwellen der Bronchialschleimhaut kommt, die ebenso wie die durch Beta-Rezeptoren vermittelte Relaxation der glatten Bronchialmuskulatur zu einer Erweiterung der Atemwegslichtungen führt.

Die Beta-2-Adrenergika sind – besonders wenn sie inhaliert werden – die stärksten bronchospasmolytischen Substanzen, über die wir augenblicklich verfügen. Man kann sie als *„Overall-Dilatatoren"* bezeichnen, da sie jeden Bronchospasmus unabhängig von seiner Genese beseitigen und verhindern können. Sie wirken somit *kurativ und protektiv* zugleich. Hinsichtlich der Protektion beim Anstrengungsasthma (s. S. 138 ff.) füh-

ren die Beta-Adrenergika vor DNCG, Theophyllin und Anticholinergika. Außer ihrer Wirkung auf die glatte Bronchialmuskulatur zeichnen sich die Beta-Adrenergika noch durch *andere Effekte* aus (Übersichten bei [581, 591, 609, 821]):
► Sie reduzieren die Permeabilität des Endothels im Bereich der Venolen und haben somit einen antiödematösen Effekt.
► Sie haben einen inhibitorischen Effekt auf die parasympathischen Ganglien (s. Abb. 12, S. 29) und wirken damit indirekt auch als Anticholinergika.
► Sie verbessern die mukoziliäre Clearance.
► Sie senken den Druck im kleinen Kreislauf.
► Sie haben einen positiv-inotropen Effekt auf das Myokard.
► Sie erhöhen die Kontraktilität des Zwerchfells.

Möglicherweise führt bei der inhalativen Applikation auch die Stimulation von Beta-Rezeptoren der Bronchialepithelzellen durch *Freisetzung von EpDRF* indirekt zu einer Tonusverminderung der Bronchialmuskulatur.
Bei *systemischer Applikation,* z.B. in Tablettenform, haben die modernen Beta$_2$-Adrenergika so wie ihre Vorgänger leider immer noch einen *tremorogenen Effekt* auf die quergestreifte Skelettmuskulatur. Im Grunde ist dies nicht einmal eine „Nebenwirkung", weil der Tremor genauso wie die Wirkung an der glatten Bronchialmuskulatur über Beta$_2$-Rezeptoren zustande kommt. Das Ausmaß des tremorogenen Effekts der Beta-Adrenergika wird durch viele individuelle Faktoren moduliert, nicht zuletzt durch zentralnervöse Faktoren. Patienten, die schon konstitutionell eine Tremorneigung haben, klagen besonders stark über diese Nebenwirkung. Bei solchen Patienten ist es unbedingt ratsam, auf eine orale Therapie zugunsten einer inhalativen Therapie mit Beta-Adrenergika zu verzichten. Man kann bei den meisten Patienten beobachten, daß unter einer Beta-Adrenergika-Therapie der Tremor im Laufe einiger Wochen abnimmt.
Die Frage, ob mit dem Tremor auch der bronchialerweiternde Effekt nachläßt, war lange Zeit Gegenstand der Diskussion [93, 189, 347, 394, 466, 552, 686, 694, 830, 945]. Es ist ein allgemeingültiges biologisches Prinzip, daß die Dauerstimulation durch einen Agonisten im Laufe der Zeit zur Abnahme oder verminderten Ansprechbarkeit der zugehörigen Rezeptoren führt. Dieses Phänomen, das in der Literatur als „*Down-Regulation*" bezeichnet wird, ist auch für die Beta-Rezeptoren nachgewiesen worden, allerdings nur experimentell in vitro an einzelnen Zellen, meist an Lymphozyten [686, 830].
Die „Down-Regulation" der Beta-Rezeptoren an Lymphozyten korreliert jedoch nicht mit dem Ansprechen des Bronchialsystems auf Beta-Adrenergika [112, 834]. Sowohl bei Kindern wie bei Erwachsenen ist nachgewiesen, daß unter einer Therapie mit Beta-Adrenergika zwar die Rezeptorendichte abnimmt, die Maximalwirkung eines Beta-Adrenergikums aber um höchstens 20% abnimmt [695]. Die klinische Relevanz der „Down-Regulation" ist somit zu

vernachlässigen, und die theoretische Möglichkeit einer Tachyphylaxie oder Toleranzentwicklung gegenüber Beta-Adrenergika spielt für die praktische Therapie keine Rolle. Nach brüskem Absetzen einer hochdosierten Therapie mit Beta$_2$-Adrenergika kann allerdings ein Rebound-Phänomen mit einer vorübergehenden Steigerung der bronchialen Hyperreaktivität beobachtet werden [881].

Down-Regulation und Toleranzentwicklung zeigen möglicherweise deshalb keinen direkten Zusammenhang, weil die *Rezeptorreserve („spare receptors")* im Bereich des Bronchialsystems sehr groß ist. Zur Erzeugung eines maximalen bronchospasmolytischen Effekts bedarf es nur eines Bruchteils der zur Verfügung stehenden Beta-Rezeptoren. Dies bedeutet, daß ein beträchtlicher Teil der Gesamtrezeptorpopulation, nämlich die Rezeptorreserve eliminiert werden kann, bis es zu einer klinisch nachweisbaren Reduktion des Wirkeffekts am Organ kommt. Erst bei völliger Erschöpfung der Rezeptorreserve, etwa durch eine maximale parenterale Stimulation mit Beta-Adrenergika, kann sich eine Toleranzentwicklung bemerkbar machen (Einzelheiten bei [581, 834]). Aufgrund von etwa 40 prospektiven Studien kann heute festgestellt werden, daß es unter einer Langzeittherapie mit beta-adrenergisch wirkenden Dosier-Aerosolen *innerhalb der Atemwege nicht* zu einer Wirkungsabnahme kommt.

5.6.1.2 Applikationsformen

Die Bronchusselektivität der modernen Beta-Adrenergika ist in erster Linie durch ihre pharmakodynamischen Eigenschaften begründet. Sie kann aber zusätzlich durch pharmakokinetische Faktoren noch weiter verbessert werden. Hierzu gehört die direkte intrabronchiale Applikation als Aerosol. Allerdings muß bei der Inhalationstherapie von vornherein davon ausgegangen werden, daß *höchstens 10–30%* der applizierten Dosis in den Tracheobronchialbaum gelangen.

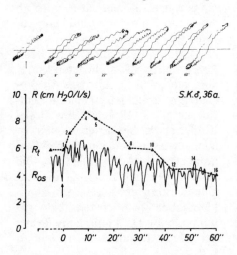

Abbildung 59 Eintritt des bronchospasmolytischen Effekts durch ein beta-adrenergisch wirkendes Dosier-Aerosol nach kurz vorhergehendem Widerstandsanstieg (oszillatorische Resistance R_{os} und bodyplethysmographische Resistance R_t), der auf einer durch den Kältereiz des Treibgases induzierten Reflexbronchokonstriktion beruht. In den oben registrierten bodyplethysmographischen Druck-Strömungs-Diagrammen läßt sich ebenfalls ablesen, daß sich die Kurven kurz nach der Applikation des Aerosols zunächst zur Abszisse hin neigen und sich dann erst allmählich als Ausdruck des bronchospasmolytischen Effekts aufrichten. Als Beweis für die Synchronmessung sind die superponierten Oszillationen erkennbar.

5.6 Bronchospasmolytika

Abbildung 59 zeigt, daß der bronchospasmolytische Effekt bei der Inhalation aus einem beta-adrenergisch wirkenden Dosier-Aerosol innerhalb von Sekunden auftritt. Die Dosier-Aerosole standen jedoch lange Zeit im Kreuzfeuer der Kritik, weil der Verdacht bestand, daß die in England beobachtete Häufung von Asthmatodesfällen in den 60er Jahren auf die Inhalation von Isoprenalin zurückzuführen sei [801]. Wahrscheinlich ist die $Beta_1$-Wirkung des Isoprenalins am Herzen dafür verantwortlich gewesen. Aber auch die β_2-selektiven Dosier-Aerosole, die uns seit über zwei Jahrzehnten zur Verfügung stehen, sind in die Kritik geraten, nachdem eine Untersuchung aus Neuseeland [157a] einen vermeintlichen Zusammenhang zwischen Asthmatodesfällen und der Verordnung von Fenoterol als Dosier-Aerosol gefunden hatte. Eine epidemiologische Studie aus Kanada [803a] hat über das Fenoterol hinaus für die gesamte Gruppe der β_2-Adrenergika eine vermeintliche Assoziation mit dem Risiko eines Asthmatodes gefunden. Eine sehr sorgfältige Meta-Analyse [565a] hat aber gezeigt, daß die in den beiden Arbeiten gezogenen Schlußfolgerungen nicht zulässig waren. Das Problem der beiden Fall-Kontroll-Studien bestand darin, daß aus statistischen Assoziationen fälschlicherweise Kausalschlüsse gezogen wurden.

Die heutigen Dosier-Aerosole (s. Tabelle 29) mit den $Beta_2$-Adrenergika Terbutalin, Salbutamol, Fenoterol, Reproterol, Carbuterol, Hexoprenalin, Procaterol, Pirbuterol, Tulobuterol, Formoterol und Salmeterol haben im Gegensatz zum Isoprenalin kaum noch kardiale $Beta_1$-Wirkungen. Auch die in den Dosier-Aerosolen enthaltenen *Treibgase* sind in therapeutischen Dosen sicher harmlos. Dennoch besteht bei der Asthmatherapie mit Dosier-Aerosolen unbestreitbar nach wie vor die Gefahr der unkontrollierten Anwendung durch den Patienten.

Dies trifft besonders für *Kinder* zu, die es schon im Alter von 3–6 Jahren lernen können, richtig aus dem Dosier-Aerosol zu inhalieren. Dennoch sollte ein Kind ohne Kontrolle der Eltern kein Dosier-Aerosol in die Hand bekommen, da es die beim Spielen und Herumtollen auftretenden „Exercise"-Reaktionen damit unterdrücken kann und auf diese Weise einen viel zu hohen Tagesverbrauch an Beta-Adrenergika erreicht. Es ist besser, bei solchen Kindern die Form der *Pulverinhalation* anzuwenden, weil die Eltern dann eine genaue Kontrolle darüber haben, wie viele Pulverkapseln ihr Kind im Laufe des Tages verbraucht hat. Sowohl Fenoterol wie Salbutamol sind als Pulverkapsel im Handel (Berotec Inhaletten Kapseln® à 0,2 mg, Sultanol Rotadisk® Pulver à 0,2 und 0,4 mg). Ein Problem der Pulverinhalation besteht darin, daß der Patient in der Lage sein muß, für die korrekte Inhalation einen inspiratorischen Mindestfluß zu erzeugen, der beispielsweise bei dem weit verbreiteten *Multidose-Pulverinhalationssystem* Turbohaler® der Firma Pharma-Stern bei 30 Litern pro Minute liegt. Bei Patienten mit sehr schwerer Atemwegsobstruktion ist daher auf ein treibgashaltiges Dosier-Aerosol noch nicht ganz zu verzichten.

5 Therapie

Tabelle 29 Auswahl der wichtigsten Bronchospasmolytika (DA = Dosier-Aerosol).
*langwirkendes DA, °treibgasfreies DA, +Retardtabletten, HFKW-DA (in nächster Zeit werden weitere Dosier-Aerosole auf HFKW umgerüstet).

Freiname	Handelsname	Hersteller	1 Hub DA	1 Tablette
Beta-2-Adrenergika:				
Bambuterol	Bambec	Pharma-Stern	–	10 mg
Carbuterol	Pirem	Gödecke	0,10 mg	2,0 mg
Clenbuterol	Spiropent	Thomae	–	20 mcg
Fenoterol	Berotec 200	Boehringer	0,20 mg	2,5 mg
	Berotec 100	Ingelheim	0,10 mg	–
Formoterol	Foradil P*°	Novartis	12 mcg	–
	Oxis*°	Pharma-Stern	12 mcg	–
Hexoprenalin	Etoscol	Byk Gulden	0,20 mg	0,50 mg
Pirbuterol	Zeisin	3 M Medica	0,20 mg	10/15 mg
Procaterol	Onsukil	Grünenthal	–	50/100 mcg
		Lab. Miguel	10 mcg	–
Reproterol	Bronchospasmin	Asta Pharma	0,50 mg	20 mg
Salbutamol	Sultanol, Volmac⁺	Glaxo Wellcome	0,10 mg	4,0/8,0 mg⁺
	Loftan⁺	Cascan"	–	4,0/8,0 mg⁺
	Epaq*	3M Medica/ Asta Medica		
	Broncho Spray	Klinge		
	Salmundin Spray	Mundipharma		
	Salbu Easyhaler	Orion		
Salmeterol	Serevent*/aeromax*	Glaxo/Cascan	50 mcg	–
Terbutalin	Bricanyl	Pharma-Stern	0,25 mg	7,5 mg⁺
	Aerodur°	Pharma-Stern	0,50 mg	
Tulobuterol	Atenos	UCB	–	2,0 mg
	Brelomax	Abbott	–	2,0 mg
Anticholinergika:				
Ipratropium	Atrovent	Boehringer Ing.	0,02 mg	
Oxitropium	Ventilat	Thomae	0,10 mg	
(Kombination Ipratropium + Fenoterol)	Berodual	Boehringer Ingelheim	0,02 mg + 0,05 mg	
Theophyllin-Retardpräparate:				
Theophyllin	Aerobin	Farmasan	–	200/300/400 mg
	Afonilum retard	Minden	–	125/250/375/500 mg
	Bilordyl	Fisons	–	100/250 mg
	Broncho retard	Klinge	–	100/200/350/500 mg
	Cronasma	Thiemann	–	250/350/400 mg
	Euphylong	Byk Gulden	–	250/375 mg
	Pulmidur	Pharma-Stern	–	200/300 mg
	Pulmo-Timelets	Temmler	–	300 mg
	Solosin retard	Cassella Riedel	–	135/270 mg
	Unilair retard	3 M Medica	–	200/300/450 mg
	Uniphyllin	Mundipharma	–	200/400/600 mg
Theophyllin-Äthylendiamin	Euphyllin CR	Byk Gulden	–	150/250/350 mg
	Phyllotemp retard	Mundipharma	–	225/350 mg
Cholintheo-phyllinat	Euspirax	Asche	–	400/600 mg

Gegenwärtig werden die bislang in den Dosier-Aerosolen verwendeten Fluorchlorkohlenwasserstoffe *(FCKW)* durch Hydrofluorchlorkohlenwasserstoffe *(HFKW, HFA)* ersetzt. Epaq® (Salbutamol, Firma Asta Medica und 3 M Medica) ist das erste Dosier-Aerosol dieser Art. Die meisten anderen handelsüblichen Dosier-Aerosole werden demnächst nach und nach ebenfalls von FCKW auf HFKW (HFA) umgerüstet.

Bei *Kindern unter fünf Jahren* empfiehlt es sich, zur Erleichterung der Inhalation aus dem Dosier-Aerosol einen *Spacer* zu verwenden (s. S. 225) oder die Inhalation von Beta-Adrenergika-Lösungen aus einem *Düsenvernebler* zu bevorzugen (s. S. 251 ff.).

Bei *Kleinkindern unter 18 Monaten* kann man grundsätzlich auch eine Inhalationstherapie mit Beta-Adrenergika versuchen. Ihre Effektivität ist unter Pädiatern aber umstritten (Übersicht bei [229]). Eine inhalative Therapie mit *Anticholinergika* wie Ipratropium oder Oxitropium ist in diesem Lebensalter oft wirksamer [706].

Nicht nur bei Kindern, sondern auch bei vielen Erwachsenen kann die *richtige Inhalation aus einem Dosier-Aerosol* Schwierigkeiten bereiten. Die fehlende Wirksamkeit beruht häufig auf einer fehlerhaften Inhalationstechnik. Die beste intrabronchiale Deposition ist dann zu erreichen, wenn das Dosier-Aerosol in 3–4 cm Abstand vor den geöffneten Mund gehalten wird. Eine möglichst periphere Aerosol-Deposition ist aber zur Erzielung eines bronchospasmolytischen Effekts gar nicht unbedingt notwendig. Es genügt, wenn das Beta-Adrenergikum sicher einen Bereich *unterhalb der Glottis* erreicht. Wie schon in einem früheren Kapitel erwähnt, scheint sich die glatte Bronchialmuskulatur wie ein *Synzytium* zu verhalten, so daß ein Erreichen der Beta-Rezeptoren im Bereich der Trachea und der großen Bronchien auch zu einem Mitreagieren der glatten Bronchialmuskulatur in den peripheren Teilen des Tracheobronchialbaums führt. Je nach Kooperationsmöglichkeit des Patienten kann er das Dosier-Aerosol *vor* oder *in* den geöffneten Mund halten, er kann das Mundstück aber auch ohne Wirkungsverlust mit den Lippen umschließen. Man sollte dem Patienten unbedingt klarmachen, daß er zunächst ruhig auszuatmen hat und das Öffnungsventil erst während der langsamen Inspiration zu öffnen hat. Nach tiefer Inspiration sollte er möglichst lange den Atem anhalten, damit das inhalierte Aerosol sedimentieren kann.

Für *ältere Patienten* und für *Kinder*, die die einzelnen Manöver nicht recht koordinieren können, sind zusätzliche Spacer zu empfehlen. Solche Systeme sind unter den Namen *Synchrono-Aerosol®* (Rhone-Poulenc Fisons), *Inhalationshilfe®* (Boehringer Ingelheim), *3 M Spacer®* (3 M Media), *Aerochamber®* (Trudell), *Nebuhaler®* (Astra), *Volumatic®* (Glaxo), *Rondo®* (Klinge), *Fisonair®* (Rhone-Poulenc Fisons) im Handel. Für Säuglinge und Kleinkinder gibt es besondere Spacer wie Babyhaler® (Glaxo) und Aerochamber® (Trudell). Weitere Alternativen sind Dosier-Aerosole mit einer durch den inspiratorischen Sog getriggerten Ventilöffnung (Etoscol®-Synchron-Inhalator, Zeisin®-Autohaler®) oder die schon erwähnte Pulverinhalation (Rotahaler Glaxo®), Inhalator Ingelheim®, Turbohaler®). Bei Patienten mit sehr schwerer Bronchialobstruktion, insbesondere bei Patienten mit Dauerasthma, kann die Inhalation eines Beta-Adrenergikums aus einem *Düsenverneblers*, einem *Ultraschallvernebler* oder einem *IPPB-Respirator* effektiver sein als die Inhalation aus einem Dosier-Aerosol [180] (s. S. 251 f., 253 ff.).

Von überwiegend theoretischem Interesse ist die Beobachtung, daß der Spraystoß aus dem Treibgas-Aerosol unmittelbar nach der Applikation ganz kurz zu einem scheinbar paradoxen Anstieg des Atemwiderstandes führt (s. Abb. 59, S. 198). Es handelt sich um die kurzzeitige Auslösung des schon mehrfach erwähnten bronchokonstriktorischen Vagusreflexes, welcher in diesem Fall durch den Kältereiz des Treibgases induziert wird. Der Anstieg des Atemwiderstandes ist so gering und so kurzdauernd, daß er vom Patienten nur selten subjektiv bemerkt wird; er hat auch kaum eine klinische Relevanz.

Kontinuierliche Messungen der *spezifischen Atemwegs-Resistance* unmittelbar nach der Inhalation aus einem Dosier-Aerosol haben gezeigt, daß der bronchospasmolytische Effekt schon nach 30 Sekunden beginnt. Dies ist sogar auch bei Pulver-Aerosolen der Fall [783]. Es ist schwer verständlich, wie die pulverisierte Substanz in so kurzer Zeit durch das Bronchialepithel und die Submukosa an die glatte Bronchialmuskulatur gelangen soll.

Möglicherweise stimuliert das inhalierte Pulver bereits Beta-Rezeptoren, die auf Bronchialepithelzellen nachgewiesen worden sind. Dadurch könnte die Produktion von *„Epithelial derived relaxing factor" (EpDRF)* in Gang gesetzt werden, der über Stickstoffmonoxid (NO^-) als Transmitter zu einer schnellere initialen Tonusminderung der Bronchialmuskulatur führt [879].

Man kann somit *drei Phasen in der Wirkung eines Dosier-Aerosols* unterscheiden:
▶ Der Kältereiz des Treibgases bzw. der mechanische Reiz des Pulver-Aerosols stimuliert sensible Vagusrezeptoren im oberen Respirationstrakt und führt nach wenigen Sekunden zu einer kurzzeitigen Reflexbronchokonstriktion.
▶ Die Freisetzung von EpDRF aus Bronchialepithelzellen bewirkt bereits innerhalb der ersten Minute den Beginn der Bronchodilatation.
▶ Der bronchospasmolytische Haupteffekt kommt erst in der dritten Phase über eine direkte Wirkung an den $Beta_2$-Rezeptoren der glatten Bronchialmuskulatur zustande.

Die Entwicklung zweier langwirkender Beta-Adrenergika hat die klinische Asthmatherapie sehr bereichert: *Formoterol* (Foradil P®, Oxis Turbohaler®) und *Salmeterol* (Serevent®, aeromax®) wirken bei einmaliger inhalativer Applikation über zehn bis zwölf Stunden lang, so daß eine zweimalige Dosierung pro Tag ausreicht. Die abendliche Inhalation schützt etwa gleich gut gegenüber *nächtlichen Asthmaanfällen* wie die orale Einnahme eines langwirkenden Theophyllin-Präparates (s. S. 208 ff.). Der bronchospasmolytische Effekt tritt bei Formoterol schneller ein als bei Salmeterol.

Salmeterol ist ein Beispiel dafür, wie es gelungen ist, nach Aufklärung der Primärstruktur und Klonierung des Beta-Rezeptors das bisherige Salbutamol so zu verändern, daß ein langer apolarer „Schwanz" eine Interaktion mit den innerhalb der Zellmembran gelegenen Domänen des Beta-Rezeptors ermöglicht (s. Abb. 10, S. 24) und durch das „Sticking" den polaren „Kopf" des Moleküls länger am Rezeptor fixiert. Auf diese Weise haftet Salmeterol in vitro 30mal länger am Beta-Rezeptor-Molekül als Salbutamol [642].

Anfangs bestand die Hoffnung, daß *Salmeterol* und *Formoterol* nicht nur als Bronchodilatator, sondern auch als „Controller" wirksam sein könnten, da protektive Effekte auf Mastzellen und andere Entzündungszellen nachgewiesen wurden. Inzwischen gehen alle gegenwärtigen Therapieempfehlungen [110a, 580a–c, 914a] dahin, auf keinen Fall eine Monotherapie mit einem langwirkenden Beta-Adrenergikum durchzuführen, sondern immer gleichzeitig auch ein inhalatives Glukokortikoid zu verordnen (s. S. 223 ff.).

Soeben ist die in neun Ländern durchgeführte multizentrische *FACET-Studie* (= Formoterol and Corticosteroid Establishing Therapy) abgeschlossen worden [627a], die bewiesen hat, daß *Formoterol* und *Budesonid* synergistische Effekte haben: zwölf Monate lang erhielten 852 Asthmapatienten 200 mcg Budesonid + 24 mcg Formoterol pro Tag, 800 mcg Budesonid + 24 mcg Formoterol pro Tag oder die beiden unterschiedlichen Budesonid-Tagesdosen + Plazebo.

Sowohl bei der niedrigen wie bei der hohen Budesonid-Tagesdosis war Formoterol in der Lage, die morgendlichen und abendlichen Peak-Flow-Werte deutlich zu verbessern, die zirkadianen Peak-Flow-Schwankungen zu glätten und die Asthmaexazerbationen zu reduzieren. Die alleinige Inhalation von 800 mcg Budesonid pro Tag brachte deutlich schlechtere Ergebnisse als die Inhalation von 200 mcg Budesonid + 12 mcg Formoterol. Die Ergebnisse der FACET-Studie könnten dazu führen, daß bereits für die Therapie bei *leichtgradigem persistierendem Asthma* die Kombination aus langwirkendem Beta-Adrenergikum und niedrig dosiertem inhalativen Steroid oder Glukokortikoid empfohlen wird (s. S. 162 ff.).

Für die *orale Therapie* (Abb. 60) mit Beta-Adrenergika stehen auch *Retardpräparate* mit ausgezeichneter Galenik zur Verfügung, z.B. das osmotisch kontrollierte Retardsystem Volmac® sowie Loftan®. Bambuterol (Bambec®) ist ein Prodrug, das erst bei der Lungenpassage zur eigentlichen Wirksubstanz hydrolisiert wird; es erreicht damit eine gewisse Organspezifität. Die Deutsche Atemwegsliga hat orale β-Adrenergika in ihren Stufenplan aufgenommen (siehe Seite 164). Grundsätzlich sollte aber immer zunächst eine *inhalative Therapie* mit β-Adrenergika angestrebt werden; denn der bronchospasmolytische Effekt eines β-Adrenergikums tritt bei oraler Applikation sehr viel langsamer ein, und die Ge-

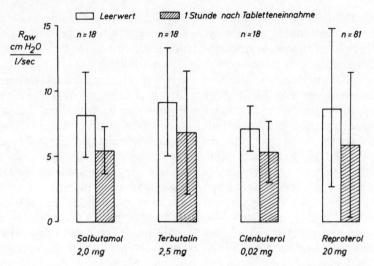

Abbildung 60 Einfluß von 4 verschiedenen Beta-2-Adrenergika auf den Atemwegswiderstand. Die Darstellung zeigt, daß die einzelnen Präparate eine etwa gleich starke bronchospasmolytische Wirkung haben. R_{aw} = Atemwegsresistance.

samtwirkung ist stets schwächer als bei der inhalativen Anwendung. Hinzu kommen unerwünschte systemische Effekte wie tachykarde Herzrhythmusstörungen.

In letzter Zeit sind erhebliche Zweifel aufgekommen, ob eine bronchospasmolytische *„Basistherapie"* zweckmäßiger ist als eine an den jeweiligen Symptomen des Patienten orientierte *„Bedarfstherapie"* mit einem inhalativen Beta-Adrenergikum. Eine *neuseeländische Studie* [768] an 64 Patienten hat gezeigt, daß die Anwendung von Fenoterol zur akuten Bronchospasmolyse bei interkurrenter Bronchokonstriktion einer präventiven Basistherapie mit 4 × täglich 400 µg Fenoterol als Pulver-Aerosol nach einem Behandlungszeitraum von einem halben Jahr *überlegen* war. Es handelte sich aber durchweg um Patienten mit *„leichtgradigem Asthma"*; dennoch sind die Ergebnisse dieser Studie unberechtigterweise als repräsentative Stichprobe für die Grundgesamtheit aller Asthmatiker angesehen worden. Eine *kanadische Studie* an 341 Patienten mit klinisch etwas schwerergradigem Asthma („moderate severity") kam dann auch zu dem gegensätzlichen Ergebnis, daß die bronchospasmolytische Basistherapie einer bedarfsorientierten Therapie überlegen war [132a].

Aus diesen beiden Studien kann der Schluß gezogen werden, daß entsprechend dem bisherigen Liga-Stufenschema (s. S. 164) bei Patienten mit leichtgradigem Asthma und nur sehr sporadischen Bronchokonstriktionen eine an den Symptomen des Patienten orientierte *Bedarfstherapie* mit einem inhalativen β-Adrenergikum empfohlen werden kann. Übersteigt die erforderliche Tagesdosis aber die Größenordnung von acht Hüben eines der herkömmlichen β_2-adrenergen Dosier-Aerosole, so sollte eine bronchospasmolytische *Basistherapie* mit 4 × täglich zwei Hüben oder bei den neuen Substanzen *Formoterol* und *Salmeterol* mit 2 × täglich zwei Hüben durchgeführt, zusätzlich aber grundsätzlich immer auch ein *inhalatives Glukokortikoid* verordnet werden (s. S. 223 ff.).

Für die *parenterale Therapie* stehen Fenoterol (Partusisten®), Terbutalin (Bricanyl®) und Reproterol (Bronchospasmin®) zur Verfügung. Die subkutane oder intravenöse Therapie mit Beta-Adrenergika kann versucht werden, wenn bei einem plötzlich auftretenden schweren Bronchospasmus ein Dosier-Aerosol keinen Effekt mehr zeigt. Sie ist auch zur *Selbsthilfe* für den Patienten geeignet. Eine wichtige Indikation ist der Status asthmaticus (s. S. 262 ff.).

5.6.2 Anticholinergika (Antimuskarinika)

Die Monotherapie mit einem Anticholinergikum kommt für einen Asthmapatienten nur ganz selten in Frage, da Asthmatiker sehr viel schlechter auf ein Anticholinergikum ansprechen als Patienten mit chronisch-obstruktiver Bronchitis. Anticholinergika sind aber wertvolle *Kombinationspartner:*

▶ Zusammen mit Beta-Adrenergika wirken sie synergistisch und reduzieren damit die potentiellen Nebenwirkungen einer beta-mimetischen Therapie [614].

▶ Zusammen mit oralen Theophyllin-Retardpräparaten wirken sie additiv in der Protektion vor nächtlichen Bronchokonstriktionen [150].

Die Asthmatherapie mit Anticholinergika ist in der Volksmedizin in Form der aus Stechapfelblättern (Datura stramonium) hergestellten *Asthma-Zigarette* seit langem bekannt. Sie hat innerhalb der letzten Jahre durch die Entwicklung neuer, nebenwirkungsfreier Tropasäureester und durch die bequeme Applikationsweise als Dosier-Aerosol eine weltweite Verbreitung gefunden (Übersichten bei [614, 625]). Grundlage der Asthmatherapie mit Anticholinergika ist die Bedeutung der vagusinduzierten Bronchokonstriktion für die Auslösung der Asthmasymptomatik (s. S. 31 ff.).

Natürlich hat die Blockade des *cholinergen (muskarinergen) Rezeptors* der glatten Bronchialmuskulatur mit Hilfe eines Anticholinergikums nur dann einen Sinn, wenn die vorhandene Obstruktion überwiegend oder zumindest teilweise durch eine Stimulation der cholinergen Rezeptoren – in erster Linie durch den Vagusüberträgerstoff *Azetylcholin* – ausgelöst worden ist. Dies ist durchaus nicht bei jedem Asthmapatienten so. Daher muß im einzelnen Fall durch einen *Bronchospasmolysetest* zunächst einmal geprüft werden, ob der Patient auf ein Anticholinergikum überhaupt anspricht („Responder"). Wenn er das tut, stellt die anticholinergische Therapie für ihn die harmloseste und ungefährlichste Form der bronchospasmolytischen Therapie dar.

Säuglinge und *Kleinkinder* scheinen besonders günstig auf Anticholinergika zu reagieren [335]. Bei *Erwach-*

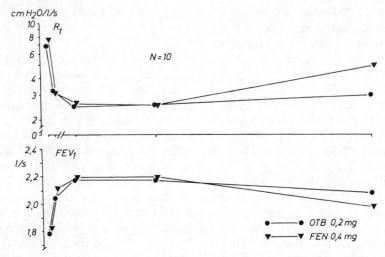

Abbildung 61 Vergleich zwischen einem beta-adrenergisch wirkenden Dosier-Aerosol (FEN = Fenoterol, Berotec®) und einem anticholinergisch wirkenden Dosier-Aerosol (OTB = Oxitropiumbromid, Ventilat®); Doppelblindversuch an zehn Asthmapatienten. Das Anticholinergikum hat nicht nur einen gleich guten bronchospasmolytischen Effekt, sondern außerdem eine längere Wirkungsdauer als das Beta-Adrenergikum. R_t = Atemwegs-Resistance, FEV_1 = Atemstoßwert.

senen verhält es sich hingegen umgekehrt: Je älter der Patient, um so besser sein Ansprechen auf ein Anticholinergikum [614, 625].
Es gibt bislang die beiden *Tropasäureester Ipratropium und Oxitropium* als Atrovent® und Ventilat® im Handel, folgen wird bald das sehr lang wirkende *Thiotropium*. Abbildung 61 zeigt die Ergebnisse eines Doppelblindversuches, aus dem hervorgeht, daß Oxitropium (Ventilat®) einen ebenso guten bronchospasmolytischen Effekt zeigt wie das Beta-Adrenergikum Fenoterol (Berotec®). Die in der Abbildung zu erkennende gleichförmige Wirkung geht über sechs Stunden hinaus. Oxitropium ist daher aufgrund seiner langen Wirkungsdauer eher zur Protektion gegenüber nächtlichen Asthmaanfällen geeignet als Ipratropium.

Neben der direkten Beeinflussung des Bronchialmuskeltonus haben sowohl Ipratropium wie Oxitropium einen – allerdings sehr *geringen – mastzellprotektiven Effekt*, indem sie durch Blockade des cholinergen Rezeptors die Mediatorfreisetzung der Mastzelle reduzieren (Übersicht bei [614]).
Läßt man vor einer experimentellen *Antigenprovokation* einen Patienten Ipratropium oder Oxitropium inhalieren, so wird die bronchokonstriktorische Reaktion abgeschwächt [286]. Dies ist ein weiterer Hinweis für die schon erwähnte Rolle vagaler Reflexe, die auch bei der vermeintlich nur durch Allergene induzierten Asthmareaktion beteiligt sind. Die Arbeitsgruppe von Gold in San Francisco [280, 281] hat im Tierexperiment zeigen können, daß eine

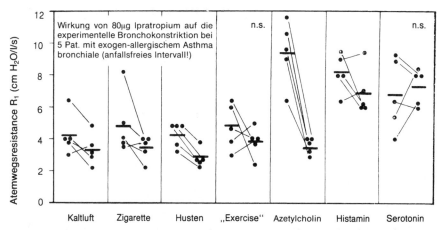

Abbildung 62 Untersuchung des protektiven Effekts der Vorinhalation eines Anticholinergikums (Ipratropium, Atrovent®) bei der experimentellen Bronchokonstriktion durch vier verschiedene unspezifische Reize und drei pharmakodynamische Reize bei fünf Patienten mit exogen-allergischem Asthma im anfallsfreien Intervall. Eine eindeutige Schutzfunktion ist gegenüber Kaltluft, Zigarettenrauch, Husten und Azetylcholin festzustellen. Individuell unterschiedlich ist das Verhalten bei der „Exercise"-Reaktion und beim Histamin. Der Serotoninbronchospasmus bleibt völlig unbeeinflußt (n. s. = nicht signifikant).

isolierte Allergenzufuhr in eine Lungenseite auf dem Reflexweg auch zu einer Bronchokonstriktion der Gegenseite zu führen vermag. Anticholinergika haben allerdings einen rein *protektiven* Effekt, während Beta-Adrenergika und Theophyllin-Derivate bei der Allergenprovokation auch eine *kurative* Wirkung entfalten.
Wir haben in eigenen Versuchen nachgewiesen, daß auch die durch Kaltluft oder durch Tabakrauch provozierte Reflexbronchokonstriktion durch Ipratropium blockiert wird (s. Abb. 62). Beim exercise-induced Asthma sind die Ergebnisse widersprüchlich: Es gibt Patienten, die auf Ipratropium ansprechen, und andere, die es nicht tun, dafür aber auf Cromoglykat reagieren (s. S. 138 ff.). Worauf diese individuellen Unterschiede beruhen, läßt sich bisher nicht beantworten. Beim experimentellen pharmakodynamischen Bronchospasmus sind die Ergebnisse ebenfalls unterschiedlich: Erwartungsgemäß läßt sich der Azetylcholinbronchospasmus so gut wie vollständig verhindern, der Histaminbronchospasmus ist dagegen nicht sicher zu beeinflussen (s. Abb. 62).
Außer Ipratropium, Oxitropium und (demnächst) Thiotropium ist eine *Kombination aus Ipratropium und Fenoterol* als Dosier-Aerosol im Handel (Berodual®). Der funktionelle Synergismus zwischen Anticholinergikum einerseits und Beta-2-Adrenergikum andererseits [614] hat dazu geführt, daß die pro Hub freigesetzte Fenoteroldosis geviertelt werden konnte. Es liegt auf der Hand, daß damit die Gefahr beta-ad-

renerger Nebenwirkungen am Herzen (Tachykardie) oder an der Skelettmuskulatur (Tremor) reduziert worden ist.
Es ist zu hoffen, daß in absehbarer zeit selektive M_3-Agonisten (z.B. 4-DAMP) zur Verfügung stehen werden. Ipratropium und Oxitropium blockieren nämlich nicht nur den M_3-Rezeptor der glatten Bronchialmuskulatur, sondern gleichzeitig auch den M_2-Rezeptor an den Nervenendigungen des Vagus (s. Abb. 12, S. 29). Sie greifen damit in einen sinnvollen negativen Feedback-Mechanismus ein und verhindern, daß das freigesetzte Azetylcholin rückwirkend über eine Stimulation des M_2-Rezeptors seine weitere Bildung und Freisetzung unterbricht. Sollte es gelingen, klinisch anwendbare *selektive M_3-Antagonisten* zu entwickeln, so könnten die Anticholinergika, die augenblicklich in der Behandlung der chronisch-obstruktiven Atemwegserkrankung (COPT) eine Renaissance erleben, auch beim Asthma eine größere Bedeutung erlangen, als sie sie augenblicklich besitzen.

5.6.3 Theophyllin und andere Methylxanthine

Theophyllin ist ein 1,3-Dimethylxanthin, das in der Volksmedizin als Tee oder Kaffee seit Jahrtausenden (möglicherweise schon seit der Steinzeit) angewandt wird. Im Gegensatz zu den Beta-Adrenergika und den Anticholinergika ist Theophyllin per inhalationem nicht genügend wirksam. Die orale Therapie mit *Theophyllin-Retardpräparaten* ist daher zwangsläufig mit systemischen Nebenwirkungen verbunden. Erst die routinemäßige Durchführung von *Blutspiegelkontrollen* hat die Theophyllintherapie zu einer kalkulierbaren und kontrollierbaren Therapie gemacht (Übersichten bei [33, 123, 186, 553, 629, 804, 824, 859, 903]). In letzter Zeit werden allerdings in Anbetracht der ungünstigen Relation zwischen Nutzen und Nebenwirkungen zunehmende Zweifel am Wert der oralen Theophyllintherapie geäußert [458, 584]; von einzelnen Autoren wurde es sogar schon als obsolet angesehen [458].

Jetzt scheint das Theophyllin aber für die Asthmatherapie wieder hochinteressant zu werden: Nach experimentellen und klinischen Befunden der allerletzten Jahre wirkt es *antiinflammatorisch* wie *immunregulatorisch* und kann damit die dem Asthma zugrundeliegende Entzündung beeinflussen [43a, 47a, 184a, 640a, 681a, 852a]. Noch vor kurzer Zeit sind wir davon ausgegangen, daß Theophyllin im Gegensatz zu den Glukokortikoiden nicht in der Lage ist, die für das Asthma typische bronchiale Hyperreaktivität zu reduzieren [202]. Neuere Untersuchungen bei Kindern zeigen jetzt jedoch, daß dies zumindest bei leichtgradigem Asthma durchaus der Fall sein kann [844a].

Der immunmodulierende und antiinflammatorische Theophyllineffekt ist somit nicht nur in vitro, sondern auch in vivo nachweisbar: Neueste klinische Untersuchungen mittels bronchoalveolärer Lavage (BAL) [852a] und Bronchialschleimhautbiopsie [184a] zeigen einen antiinflammatorischen Effekt bereits bei relativ niedrigen Theophyllindosen.

5.6 Bronchospasmolytika

Bis heute ist es unsicher, wie die vielfältigen Theophyllinwirkungen auf der molekularen Ebene zustande kommen. Am überzeugendsten schien jahrelang die These von der *Phosphodiesterasehemmung* zu sein, bis es unsicher wurde, ob die notwendigen Theophyllinkonzentrationen von 10^{-4} bis 10^{-3} molar therapeutisch überhaupt erreichbar sind. Wegen einer oder zwei fehlender Zehnerpotenzen hat eine ständige Suche nach anderen Erklärungsmöglichkeiten für die Theophyllinwirkung stattgefunden. An der *Mastzelle* ist von mehreren Untersuchern ein *purinerger Rezeptor* nachgewiesen worden, dessen Agonist – das *Adenosin* bzw. *Adenosintriphosphat* – durch Theophyllin kompetitiv gehemmt wird. Die antiallergische Wirkung des Theophyllins und anderer Methylxanthine kann daher über einen *Adenosinantagonismus* an der Mastzellmembran erklärt werden [507].

Ob auch der bronchospasmolytische Effekt des Theophyllins über den purinergen Rezeptor an der glatten Bronchialmuskulatur zustande kommt, ist eine bis heute offene Frage. Befunde mit dem noch nicht im Handel befindlichen Enprofyllin lassen einen Adenosinantagonismus an der glatten Bronchialmuskulatur eher unwahrscheinlich werden. Es ist bekannt, daß die N-1-Methylgruppe für die adenosinantagonistische Wirkung des Theophyllins verantwortlich ist. Obwohl Enprofyllin diese Methylgruppe nicht mehr besitzt, hat es dennoch eine ausgeprägte bronchospasmolytische Wirkung [656].

Gegenwärtig spricht alles dafür, daß der bronchospasmolytische Effekt des Theophyllins *nicht* über einen spezifischen Membranrezeptor vermittelt wird. Letztlich bewirkt Theophyllin auf der zellulären Ebene eine Verschiebung des Kalziums von den Myofibrillen in Richtung sarkoplasmatisches Retikulum (so wie die Beta-Adrenergika und Anticholinergika), ohne daß jedoch etwas über die einzelnen biochemischen Schritte bekannt ist.

In den letzten Jahren scheint die *Phosphodiesterasehemmung* als zellulärer Wirkmechanismus des Theophyllins wieder favorisiert zu werden (Übersicht bei [864a]), nachdem inzwischen sieben verschiedene *Isoenzyme* der Phosphodiesterase (PDE) bekannt sind. Wünschenswert wäre eine gezielte Beeinflussung des *Isoenzyms 4*, über das die meisten Entzündungszellen und auch die glatte Bronchialmuskulatur verfügen. PDE-4-Inhibitoren führen aber zu einer unangenehmen und schwer beeinflußbaren Übelkeit (z.B. Zardaverin). Wahrscheinlich ist es gerade das ungezielte und breite Wirkungsspektrum auf die gesamte Großfamilie der Phosphodiesterasen, die die vielfältigen Theophyllin-Wirkungen erklärt [123, 493, 501, 518, 553, 819, 823, 906]:

▶ Bronchodilatation
▶ antiinflammatorischer und immunmodulierender Effekt
▶ Steigerung der mukoziliären Clearance
▶ Zunahme der Atemmuskelkontraktilität
▶ Abnahme des Dyspnoeempfindens
▶ Hemmung der Mediatorfreisetzung und der entzündlichen Spätreaktion

▶ Abdichtung des Endothels der Venolen
▶ Drucksenkung im kleinen Kreislauf
▶ zentrale Atemstimulation

Über den *therapeutischen Bereich* des Theophyllin-Blutspiegels herrscht in der Literatur keine Einmütigkeit. Während in den USA im allgemeinen Spiegel zwischen 10–20 mg/l angestrebt werden, gehen die Europäer eher in Richtung etwas niedrigerer Blutspiegel. Ein protektiver Effekt des Theophyllins, z.B. gegenüber dem Anstrengungsasthma, ist auch schon mit Blutspiegeln unter 10 mg/l nachgewiesen worden [494]. Insgesamt kann der Bereich der „therapeutischen Blutspiegel" auf eine Spanne von *5–20 mg/l* ausgedehnt werden, je nach dem therapeutischen Ziel, das angestrebt wird.

Theophyllin ist damit ein Arzneimittel mit weitaus *geringerer therapeutischer Breite*, als es bei den Beta-Adrenergika und den Anticholinergika der Fall ist. Oberhalb des Bereichs von 20 mg/l treten Unruhe, Herzklopfen, Kopfschmerzen, Brechreiz, Schlaflosigkeit auf; bei Konzentrationen oberhalb von 40 mg/l besteht die Gefahr zerebraler Krampfanfälle. Aber selbst Theophyllin-Tagesdosen, die zu therapeutischen Blutspiegeln unter 20 mg/l führen, verursachen relativ häufig subjektiv unangenehme *Nebenwirkungen*. In einer eigenen Erhebung an 306 Krankenhauspatienten wurden Theophyllin-Retardtabletten nur bei 51,7% der Männer und 55,4% der Frauen ohne jegliche subjektiven Nebenwirkungen toleriert [600]. Bei 4% der Männer und 11,5% der Frauen waren die Nebenwirkungen so stark, daß die Theophyllintherapie abgebrochen werden mußte. Es handelte sich der Häufigkeit nach um gastrointestinale Beschwerden, Herzpalpitationen, Schlaflosigkeit oder migräneartige Kopfschmerzen. Beunruhigend sind Berichte aus den USA, wonach bei Kindern die Aufmerksamkeit und die Leistungen in der Schule unter einer Theophyllintherapie beeinträchtigt werden [266, 682, 907].

Hinsichtlich der *Theophyllinelimination* bestehen außerordentlich große individuelle Unterschiede mit stark wechselnden Plasmahalbwertszeiten zwischen Extremen von *drei und zehn Stunden.* Theophyllin und andere Methylxanthine werden fast ausschließlich über die *Leber* metabolisiert – und zwar durch ein mikrosomales Zytochrom-P-450-Enzymsystem, das durch zahlreiche exogene Substanzen aktiviert werden kann. So haben *Raucher* eine erhöhte Theophyllin-Clearance, weil die im Zigarettenrauch befindlichen toxischen Substanzen vom gleichen P-450-Enzym inaktiviert werden und daher im Laufe der Zeit zu einer Enzyminduktion führen. Auch bei *Kindern* und *Jugendlichen* sind die Clearance-Raten deutlich erhöht. Umgekehrt führt die Therapie mit Chinolonen, Cimetidin oder Erythromycin zu einer Clearance-Abnahme. Besonders stark ist die Theophyllin-Clearance bei Patienten mit Leberzirrhose und mit Rechtsherzinsuffizienz (dekompensiertes Cor pulmonale) reduziert (vgl. Abb. 63).

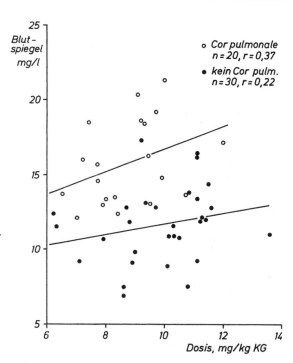

Abbildung 63 Verhalten des Theophyllin-Blutspiegels 14 Stunden nach der abendlichen Einnahme des Retardpräparats Uniphyllin® in Relation zur applizierten Theophyllindosis. Man erkennt, daß zwischen Theophyllindosis und Theophyllin-Blutspiegel nur eine geringe, klinisch nicht relevante Korrelation besteht. Patienten mit Cor pulmonale zeigen aufgrund einer verlängerten Theophyllin-Clearance bei gleicher Dosis 3–5 mg/l höhere Blutspiegel.

Aufgrund der großen individuellen pharmakokinetischen Unterschiede ist eine schematische Theophyllindosierung nach kg Körpergewicht nicht möglich. Abbildung 63 zeigt, daß nur eine sehr lockere Korrelation zwischen der Theophyllindosis und der gemessenen Blutspiegelkonzentration besteht.
Es bereitet aber heute keine Schwierigkeit mehr, Theophyllin-Blutspiegel routinemäßig beim Patienten zu messen *(„Drugmonitoring")*. Es stehen hierfür die *Hochdruckchromatographie (HPLC)*, der *Radioimmunoassay (RIA)* und der *Enzymimmunoassay (EMIT)* zur Verfügung. Neuere Methoden sind der *Fluoreszenzpolarisationsimmunoassay (FPIA)* und der sehr spezifische Theophyllinnachweis mit Hilfe *monoklonaler Antikörper* (ATT = Acculevel Theophylline Test, Fa. Syntex). Für diesen und andere *Streifentests*, z.B. Seralyzer®, genügen kleine Kapillarblutmengen in der Größenordnung von 10 bis 12 µl [503]. Bei *Kleinkindern* kann die Theophyllinbestimmung im *Speichel* eine Kompromißlösung darstellen.
Eine besondere Rolle spielt das „Drugmonitoring" bei kritisch kranken Patienten, insbesondere beim *akuten schweren Asthma* und beim *Status asthmaticus*. In diesen Situationen muß die Theophyllintherapie intravenös – am besten per infusionem – durchgeführt werden. Auf Einzelheiten wird im Kapitel 5.15 näher eingegangen (s. S. 262 ff.).
Während die *parenterale* Theophyllintherapie seit je einen festen Platz

in der Asthmatherapie hatte, ist die *orale* Theophyllintherapie lange Zeit umstritten gewesen. Der mangelhafte klinische Effekt muß aus heutiger Sicht darauf zurückgeführt werden, daß die applizierten Dosen zu niedrig waren bzw. durch die heute mögliche Blutspiegelbestimmung nicht kontrolliert werden konnten.

Früher hat man angenommen, daß Theophyllin aufgrund seiner schlechten Wasserlöslichkeit auch schlecht resorbiert wird. Man hat daher lange Zeit versucht, die Löslichkeit durch Äthylendiamin, Monoäthanolamin, Salizylsäureamid, Natriumglyzinat, Cholin oder Adenosin zu verbessern. Es hat sich jedoch gezeigt, daß *reines Theophyllin* ausgezeichnet resorbiert wird und eine fast 100%ige Bioverfügbarkeit aufweist. Wie Tabelle 29 auf Seite 200 zeigt, sind heute zahlreiche (fast schon zu viele) Theophyllin-Retardpräparate im Handel, und es kommen Jahr für Jahr neue hinzu. Freisetzungskinetik, Bioverfügbarkeit und Verträglichkeit der einzelnen Präparate sind unterschiedlich. Wichtig für die Auswahl sind das erforderliche Dosierungsintervall (3×, 2×, 1× täglich) und das stets neue Experiment, ob der Patient die für den therapeutischen Blutspiegelbereich erforderliche Tagesdosis ohne gravierende Nebenwirkungen toleriert.

Es ist zu empfehlen, die Tagesdosis erst allmählich zu steigern, bis folgende *Enddosis pro kg Körpergewicht und Tag* erreicht ist:
12 mg bei Erwachsenen
16 mg bei Kindern im Alter von sieben bis 14 Jahren
20 mg bei Kinder im Alter von einem bis sechs Jahren
8 mg bei Patienten mit chronischem Cor pulmonale

Wenn man die Möglichkeit hat, den Theophyllin-Blutspiegel bestimmen zu lassen, sollten *„Steady-state"-Bedingungen* abgewartet werden, die etwa nach 3tägiger Behandlung mit der angegebenen Enddosis erreicht sind. Nach den eigenen Erfahrungen [402] empfiehlt es sich, den *Talwert („Trough-Wert")* zu wählen, der je nach Galenik acht bis 16 Stunden nach der letzten Tabletteneinnahme bzw. unmittelbar vor der nächsten Tabletteneinnahme liegt. Ist der Wert im therapeutischen Bereich zwischen 5 und 20 mg/l, so genügen während der Dauertherapie sporadische Kontrollen im Abstand von einigen Monaten. Steht die Möglichkeit einer Theophyllinspiegelbestimmung nicht zur Verfügung, so bleibt keine andere Wahl, als sich nach dem *klinischen Ergebnis* einschließlich *Peak-Flow-Protokoll* zu richten und die Tagesdosis allmählich so lange zu steigern, bis die ersten subjektiven Nebenerscheinungen wie Unruhegefühl, Schlafstörungen oder Herzklopfen auftreten.

Die Unverträglichkeiten von seiten des Magen-Darm-Trakts wie Übelkeit, Appetitlosigkeit, Völlegefühl lassen sich nach den eigenen Erfahrungen herabsetzen, wenn man den Hauptteil oder sogar die *gesamte Tagesdosis* kurz vor dem Schlafengehen einnehmen läßt. Im nächsten Kapitel wird darauf eingegangen, daß es auf diese Weise außerdem gelingt, die *nächtlichen Atemnotzustände* und die Startschwierigkeiten am nächsten Morgen *(„morning-dip")* zu verhindern.

Schwer zu beurteilen ist im Augenblick noch die *klinische Bedeutung* des erst seit kurzem bekannten antiinflammatorischen Theophyllineffekts. Wir verfügen in den inhalativen Glukokortikoiden bereits über potente, nebenwirkungsarme antiinflammatorische Substanzen (s. S. 223 ff.), und ein überadditiver Effekt durch die Kombination mit einem oralen Theophyllinpräparat ist bisher noch nicht nachgewiesen worden; zudem ist im Gegensatz zu den inhalativen Glukokortikoiden beim Theophyllin grundsätzlich eine systemische Anwendung notwendig. Gerade dies könnte aber für den zusätzlichen Einsatz von Theophyllin ein Argument sein: Antiasthmatische Effekte lassen sich durch eine Theophyllininhalation erst mit Mammut-Dosen erzielen, die bereits zu therapeutischen Blutspiegeln führen [159a]. Dies läßt daran denken, daß Theophyllin grundsätzlich auf dem Blutweg in das Bronchialsystem gelangen muß. Hier wiederum käme eine Beeinflussung der Endothelzellen in Frage. Angesichts der vielfältigen Theophyllin-Wirkungen auf Zellaktivierungsvorgänge könnte es möglich sein, daß die *Expression von Adhäsionsmolekülen* wie VCAM-1 und VLA-4 gehemmt und damit die Migration von Entzündungszellen aus den Kapillaren in die Bronchialschleimhaut verhindert wird [47a] (s. S. 44 f.). Damit wären zwei Angriffsrichtungen auf die dem Asthma zugrundeliegende Entzündung der Atemwege möglich: eine Richtung vom Atemwegslumen her über inhalierte Glukokortikoide und eine Gegenrichtung von der Blutseite her über systemisch (oral oder intravenös) appliziertes Theophyllin.

5.7 Chronobiologische Kombinationstherapie mit Bronchospasmolytika

Eine optimale bronchospasmolytische Therapie hat sich an den tageszeitlichen Variationen des Atemwegsquerschnitts zu orientieren (*„Chronopharmakologie"*, neuere Übersicht bei [476a]). Je besser es gelingt, die bronchospasmolytische Therapie mit der „inneren Uhr" zu synchronisieren, um so geringer wird der Arzneimittelverbrauch und um so besser der klinische Effekt sein [450]. Dies ist am besten durch die Kombination mehrerer Bronchospasmolytika mit unterschiedlichem Angriffspunkt und unterschiedlicher Applikationsform zu erreichen [33, 46, 372, 773].

Zunächst muß jedoch bei jedem einzelnen Patienten durch den *Bronchospasmolysetest* nachgewiesen worden sein, daß die Kombinationspartner auch einzeln bronchospasmolytisch wirksam sind. Dies betrifft ganz besonders die Anticholinergika, auf die ein Teil der Asthmapatienten nicht oder kaum reagiert („Nonresponder").

Vergleicht man den Effekt der beiden anderen Bronchospasmolytikagruppen miteinander, so haben Beta-Adrenergika im Mittel einen besseren bronchospasmolytischen Effekt als Theophyllinderivate. Nach den eigenen Erfahrungen ist ein „Beta-Adrenergika-Responder" aber auch ein „Theophyllin-Responder", so daß man sich auf den Broncholysetest mit je einem anticholinergisch und einem beta-adrenergisch wirkenden Dosier-Aerosol beschränken kann. Die Kombination mehrerer Bron-

chospasmolytika kann zu folgendem Ergebnis führen:
- Der Kombinationseffekt entspricht der Summe der Einzeleffekte (*„additive" Wirkung*).
- Der Kombinationseffekt ist größer als die Summe der Einzeleffekte (*„überadditive" Wirkung*).
- Die Kombinationspartner erreichen in *submaximaler Dosis* einen besseren bronchospasmolytischen Effekt, als ihn ein einzelner Kombinationspartner bei maximaler Dosierung erreichen kann.
- Die Kombinationspartner wirken über unterschiedliche pharmakologische Mechanismen (z.B. Beta-Adrenergika + Theophyllin) im Sinne eines *„funktionellen Synergismus"*.
- Die Senkung eines erhöhten Atemwegswiderstandes durch eine Arzneimittelkombination muß nicht auf einem bronchospasmolytischen Effekt allein beruhen, es können auch Wirkungen an anderen Zielorganen wie Flimmerepithel, Schleimsekretion und Vasokonstriktion in der Submukosa (z.B. Adrenalin) beteiligt sein (*„physiologischer Synergismus"*).

Für den Kliniker bietet beispielsweise die Kombination von Beta-Adrenergika und Theophyllinderivaten in submaximaler Dosierung den Vorteil, daß Nebenwirkungen der einen oder anderen Substanzklasse vermieden werden können. Überadditive Wirkungen sind für die Kombination aus dem Beta-Adrenergikum Fenoterol und dem Anticholinergikum Ipratropium (Berodual®) nachgewiesen worden [630]. Aus diesem Grund verordne ich diese Kombination gern als „Reliever", ein langwirkendes Beta-Adrenergikum (Formoterol oder Salmeterol) dagegen zur bronchospasmolytischen Basistherapie.

Diese beiden Beta-Adrenergika sind dank ihrer langen Wirkung ausgezeichnet in der Lage, einen Schutzeffekt über die *ganze Nacht* hinweg sicherzustellen. Auch *Anticholinergika*, besonders das sehr protrahiert wirkende Oxitropium (Ventilat®), schützen zumindest teilweise vor nächtlichen Asthmaanfällen [150]. Nach vorläufigen klinischen Studien scheint der *Kaliumkanalaktivator Cromakalim* zwar in der Lage zu sein, vor nächtlichem Asthma zu schützen, kann aber bei einer Dosis oberhalb von 0,25 mg aufgrund seiner gefäßdilatierenden Wirkung zu Kopfschmerzen führen [925].

Nach den eigenen Erfahrungen sind die zweimal tägliche Inhalation eines langwirkenden Beta-Adrenergikums und die einmalige abendliche Einnahme eines Theophyllin-Langzeitpräparates am besten geeignet, nächtlichen Atemnotzuständen vorzubeugen [600].

Die *Einmalgabe* eines Theophyllin-Langzeitpräparates am Abend ist aber nur in der Lage, die Nacht und den nächsten Morgen zu überbrücken, weil danach die Blutspiegel – in Abhängigkeit von der Theophyllin-Clearance – in den subtherapeutischen Bereich unter 8 mg/l absinken. Dies ist nach eigener Auffassung ein „Sicherheitsventil": Da bei Patienten mit chronischem Cor pulmonale mit einer verringerten Theophyllin-Clearance zu rechen ist (s. Abb. 63), kann die Blutspiegellücke bis zur nächsten abendlichen Theophyllineinnahme vor einer Kumulation und eventuellen Überdosierung schützen. In dieser Zeit reicht die am Morgen beginnende Inhalationstherapie aus einem langwirkenden Dosier-Aerosol zur Bronchospasmolyse aus.

Bei Zweifeln an der Patienten-Compliance empfiehlt es sich, dem Patienten durch einen gelegentlichen *Auslaßversuch* zu demonstrieren, daß ihm die abendliche Theophyllineinnahme tatsächlich hilft. Macht er dann die Erfahrung, daß er nachts mit Atemnot aufwacht, so ist er viel besser motiviert, subjektiv unangenehme Theophyllinnebenwirkungen, insbesondere die Durchschlafstörung, in Kauf zu nehmen. Passiert beim Auslaßversuch nichts, so ist die weitere abendliche Theophyllingabe nicht mehr notwendig.

Bei besonders „theophyllinempfindlichen" Asthmapatienten kann man versuchsweise ein *retardiertes Beta-Adrenergikum* per os (z.B. Bambec®, Volmac®, Loftan®) oder besser noch ein *langwirkendes inhalatives Beta-Adrenergikum allein* wie Formoterol (Oxis®, Foradil P®) oder Salmeterol (Severent®, aeromax®) einsetzen (s. S. 203).

Bei Asthmapatienten scheint das Vorkommen eines *nächtlichen gastroösophagealen Refluxes* gehäuft vorzukommen (Übersichten bei [381, 938a]). Sowohl Theophyllin als auch Beta-Adrenergika senken den Tonus des unteren Ösophagussphinkters und erhöhen somit die Refluxgefahr. Da der Reflux eine *vagale Reflexbronchokonstriktion* auslöst (s. S. 34), kann die abendliche Inhalation eines langwirkenden *Anticholinergikums* wie Oxitropium einen zumindest partiellen Schutzeffekt bewirken (s. S. 205 ff.).

Bei einem eindeutigen nächtlichen Reflux und endoskopisch nachgewiesenen entzündlichen Veränderungen im unteren Ösophagus ist die zusätzliche orale Behandlung mit einem *Antazidum* zu empfehlen. Am wirksamsten hat sich die prophylakti-sche Therapie mit einem Protonenblocker vom Typ des Omeprazol (Antra®) erwiesen.

5.8 Inhalative und systemische Kortikosteroide

Kortikosteroide sind zweifellos die stärksten Asthmamittel, die wir besitzen. Hätten sie keine Nebenwirkungen, wäre die symptomatische Asthmatherapie beinahe problemlos. Im Gegensatz zu gelegentlichen Berichten über „steroidresistente" Asthmatiker kommt es nach den eigenen Erfahrungen kaum jemals vor, daß ein Asthmapatient von Anfang an nicht auf Kortikosteroide reagiert. Bei den nicht ausreichend auf Kortikosteroide ansprechenden Patienten handelt es sich ausnahmslos um langjährige Krankheitsfälle mit bereits vorhandenen Zeichen des obstruktiven Emphysems oder mit nicht beherrschbaren rezidivierenden Atemwegsinfekten (Übersicht bei [604]).

In der am Anfang dieses Buches gegebenen Asthmadefinition stehen die Entzündung und die Hyperreaktivität im Mittelpunkt. Sowohl die *Entzündung* als morphologisches Substrat wie die *Hyperreaktivität* als pathophysiologisches Hauptsymptom der Asthmakrankheit werden durch Kortikosteroide beeinflußt. In den meisten Fällen dürfte das eine die Folge des anderen sein,

indem es letztlich der antiinflammatorische Kortikosteroideffekt ist, der auch die Besserung der Hyperreaktivität bewirkt (Übersichten bei [138, 144, 202, 218, 438, 728]).
Dadurch sind Kortikosteroide im Gegensatz zu den Bronchospasmolytika in der Lage, den Langzeitverlauf der Asthmakrankheit zu beeinflussen. Bei allen Patienten, die eine ganzjährige, chronische Asthmasymptomatik haben, sollten aus diesem Grund *inhalative Kortikosteroide* früher als bisher üblich eingesetzt werden (vgl. Stufenprogramm auf S. 162 ff.).
Die noch bei vielen Ärzten und Patienten herrschende Furcht vor etwaigen Nebenwirkungen durch eine Steroid-Langzeittherapie ist nicht mehr berechtigt, seit wir über *inhalativ* anwendbare Steroide verfügen, die in vernünftiger Dosierung fast frei von systemischen Nebenwirkungen sind.

5.8.1 Wirkungsweise der Kortikosteroide beim Asthma

Wenn bislang von *Kortikosteroiden* oder kürzer von *Steroiden* die Rede war, so sind im Rahmen der Asthmatherapie einzig und allein die *Glukokortikosteroide* oder *Glukokortikoide* gemeint. Das wichtigste im Körper gebildete Glukokortikosteroid ist das *Kortisol*. Die mittlere von den Nebennieren täglich sezernierte Kortisolmenge beträgt 20 mg (Übersichten bei [130, 225, 384, 546, 547]). Die immer breiter gewordene Palette der künstlich synthetisierten Glukokortikoide hat im Vergleich zum Kortisol eine Wirkungsverstärkung und eine Verschmälerung des Wirkungsspektrums gebracht, indem die mineralokortikoiden Nebeneffekte des Kortisols zugunsten der entzündungshemmenden Wirkung ganz in den Hintergrund getre-

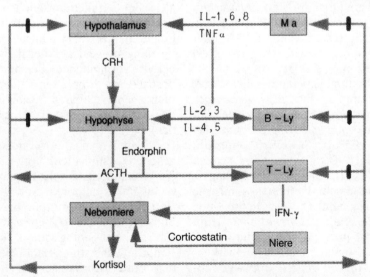

Abbildung 64 Interaktionen zwischen Hypothalamus-Hypophysen-Nebennieren-Achse und Immunsystem. Ma = Makrophagen, Ly = Lymphozyten. Einzelheiten s. Text.

ten sind [546, 547]. Die Glukokortikosteroide wurden bislang meist als „*Streßhormone*" angesehen. Heute setzt sich immer mehr die Auffassung durch, daß ihnen darüber hinaus eine wichtige physiologische Bedeutung im Zusammenhang mit der Modulation von Immunreaktionen zukommt (Übersicht bei [225]).

Wie Abbildung 64 zeigt, gibt es auf mehreren Ebenen eine *Interaktion* zwischen dem *Hypothalamus-Hypophysen-Nebennieren-System* einerseits und dem *Immunsystem mit Makrophagen, B-Lymphozyten und T-Lymphozyten* andererseits. Es ist eine alte klinische Beobachtung, daß sich eine Asthmasymptomatik vorübergehend spontan bessern kann, wenn der Patient Fieber bekommt. Darauf beruhen die empirische Behandlung mit Eigenblut oder die künstliche Erzeugung von Fieber durch Terpentinabszesse. Wir wissen heute, daß das fiebererzeugende Pyrogen identisch mit dem Interleukin 1 ist, das ebenso wie Il-6, Il-8 und TNF-α aus Makrophagen freigesetzt wird. Es bewirkt neben vielen anderen Effekten am Hypothalamus eine Stimulation von *Corticotropin releasing hormone (CRH, Corticoliberin)*, damit eine Freisetzung von *adrenokortikotropem Hormon (ACTH)* aus dem Hypophysenvorderlappen und letztlich eine Synthesesteigerung von *Kortisol* in der Nebenniere. Tatsächlich ist bei akuten Fieberzuständen das Plasmakortisol zumindest initial erhöht.

Tabelle 30 Wirkungen der Glukokortikoide beim Asthma.

Angriffspunkte	wahrscheinlicher Wirkungsmechanismus
Immunreaktion	▶ Hemmung der Antigenpräsentation durch Makrophagen ▶ Suppression sämtlicher Lymphozytenpopulationen ▶ Aktivitätshemmung von Makrophagen, Eosinophilen und Langerhans-Zellen (?), nicht dagegen von Mastzellen ▶ Hemmung der Produktion und/oder Freisetzung von Zytokinen
Mediatorsynthese	▶ Blockade des Phospholipidmetabolismus, am stärksten in Makrophagen und Eosinophilen, aber auch in Mastzellen und Neutrophilen, besonders auch in Bronchialepithelzellen *(bei inhalativer Applikation)* ▶ Hemmung der Gen-Transkription und Blockade von Transkriptionsfaktoren bei Interleukin-induzierter Zellaktivierung von Entzündungszellen und Lymphozyten
Mediatorfreisetzung	▶ unspezifischer membranstabilisierender Effekt in Leukozyten und vielen anderen Zellen *(extrem hohe Dosen!)*
Zielorgane	▶ permissive Wirkung auf die glatte Bronchialmuskulatur („anti-down-regulation effect"), wahrscheinlich durch Interaktion mit kortikoidresponsiven Elementen der DNS für Beta-Rezeptoren (CREB) ▶ Reduktion der Mukusproduktion und Stimulation der Surfactant-Synthese („anti-glue effect") ▶ Endothelabdichtung in den kleinen Blutgefäßen der Mukosa („anti-leakage effect")

Abbildung 64 zeigt, daß auch die aus T-Lymphozyten freigesetzten Interleukine 2, 3, 4 und 5 auf ähnliche Weise den Kortisolspiegel erhöhen können. Aus T-Lymphozyten stammendes Interferon-Gamma (IFN-γ) und renales Corticostatin scheinen dagegen nicht zentral anzugreifen, sondern direkt auf die Nebennierenrinde zu wirken [225].

Auf der anderen Seite stimulieren *ACTH* und *Endorphin,* die beide aus dem gleichen Prohormon *(Proopiomelanocortin)* stammen, die Aktivität von T-Lymphozyten. Hierin besteht ein auffallender Gegensatz zum peripheren Hormon Kortisol, dessen immunsuppressive Wirkungen bei hoher Dosierung bekannt und therapeutisch genutzt werden. Kortisol supprimiert Makrophagen, B-Lymphozyten und T-Lymphozyten.

Ein im Rahmen der Asthmatherapie wichtiger Angriffspunkt der Glukokortikoide sind neben den Zellen des Immunsystems vor allem die *Effektorsysteme* einschließlich der *Entzündungszellen* und der in ihnen synthetisierten *Mediatoren* (s. Tabelle 30).

Daß Glukokortikoide eine ausgeprägte *antiallergische Wirkung* haben und die entzündliche Spätreaktion hemmen, ist bereits auf Seite 45 ff. erwähnt worden. Steroide sind in der Lage, den Abbau der Membranphospholipide aus Entzündungszellen zu hemmen und damit Synthese und Freisetzung neu generierter Mediatoren mit bronchokonstriktorischer Wirkung, insbesondere von Leukotrienen, HETEs, Prostaglandin D_2 und $F_{2\alpha}$, Thromboxan A_2 und auch von plättchenaktivierendem Faktor (PAF), zu verhindern.

Kortikosteroide wirken – zumindest teilweise – über ein Regulatorprotein, das *Lipocortin.* Es handelt sich um ein Polypeptid mit einem Molekulargewicht von 40 kD, das die *Phospholipase* A_2 hemmt und auf diese Weise sowohl die Entstehung von *Arachidonsäure* und ihrer Metaboliten.

Ein Teil des antiasthmatischen Effekts der Kortikosteroide dürfte auch auf einer *direkten Wirkung* im Bereich der glatten Bronchialmuskulatur beruhen. Hier spielt besonders die Potenzierung der Beta-Adrenergika-Wirkung eine Rolle. Dieser Mechanismus wird als „permissive Wirkung" der Glukokortikoide bezeichnet [362, 820]. Es wurde bereits auf Seite 24 erwähnt, daß Glukokortikoide in der Lage sind,

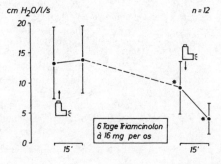

Abbildung 65 Einfluß einer mehrtägigen oralen Kortikosteroidtherapie auf die Reagibilität der Atemwege gegenüber einem beta-adrenergisch wirkenden Dosier-Aerosol (Fenoterol) bei zwölf Patienten mit anfangs scheinbar irreversibler Bronchialobstruktion. Durch die sechstägige Glukokortikoidbehandlung wird die Reaktion auf Fenoterol wiederhergestellt („permissiver Effekt"). Ordinate = Atemwegs-Resistance.

5.8 Inhalative und systemische Kortikosteroide

eine „*Up-Regulation*" der Beta-Rezeptoren zu bewirken – wahrscheinlich über eine Erleichterung des Transkriptionsvorgangs von den Beta-Rezeptor-Genen (CREB) auf die Boten-RNS (s. S. 220 f.). Abbildung 65 zeigt Ergebnisse einer Studie, die an zwölf Patienten mit einer anfangs auf Beta-Adrenergika scheinbar „resistenten" Bronchialobstruktion durchgeführt wurde. Aus der Abbildung geht hervor, daß es durch eine sechs Tage lange Steroidbehandlung mit der üblichen therapeutischen Dosis von 16 mg Triamcinolon pro Tag möglich war, die Ansprechbarkeit der Bronchialmuskulatur gegenüber einem betaadrenergisch wirkenden Dosier-Aerosol wiederherzustellen. Ähnlich ist der Effekt einer mehrtägigen ACTH-Therapie (vgl. Abb. 71 auf S. 237), nur ist hier das natürliche Steroidhormon *Kortisol* für die Wirkung verantwortlich. An Blutlymphozyten ist nachgewiesen worden, daß schon physiologischerweise die zirkadianen Schwankungen des Kortisolspiegels ausreichen, um die *Dichte der Beta-Rezeptoren* zu beeinflussen (Einzelheiten bei [558, 604]).

Wie die *Glukokortikoideffekte auf der Zellebene* zustande kommen, ist inzwischen weitgehend bekannt (s. Abb. 66). Glukokortikoide wirken im Gegensatz zu Beta-Adrenergika nicht über einen Membranrezeptor, sondern über einen *zytoplasmatischen Glukokortikoidrezeptor (GC-R)*, dessen Struktur aufgeklärt und der inzwischen klonierbar ist. Es handelt sich um ein aus 770 Aminosäuren bestehendes Polypeptid, das für alle natürlichen oder synthetischen Steroide mit Glukokortikoidwirkung identisch ist. Rezeptoren für andere Steroide wie Mineralokortikoide, Progesteron, Östrogen und Vitamin D weisen eine sehr ähnliche Struktur auf (Einzelheiten bei [225]). Entscheidend für die Glukokortikoidwirkung in einer Zelle ist zum einen die *Zahl der freien Glukokortikoidrezeptoren*, zum anderen die *Affinität* des speziellen Glukokortikoids zu seinem Rezeptor, auch *Rezeptorbindungsaffinität* genannt (s. Tabelle 31).

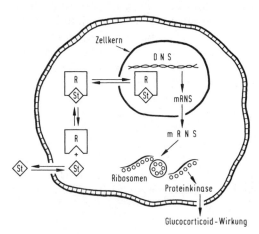

Abbildung 66 Wirkungsmechanismus der Glukokortikoide innerhalb der Zellen der glatten Bronchialmuskulatur. St = Steroid, R = Rezeptor. Die bisher noch unsichere Rolle des Hitze-Schock-Proteins ist in der Abbildung nicht berücksichtigt (s. Text).

Der zytoplasmatische Glukokortikoidrezeptor besteht aus drei Abschnitten – einer *glukokortikoidbindenden Region*, einer *DNS-bindenden Region* und einer funktionell unklaren *immunogenen Region*. Die DNS-bindende Region („Domäne") wird durch ein *Hitze-Schock-Protein* von 90 kD (Hsp 90) „maskiert" (Einzelheiten bei [566]). Hitze-Schock-Proteine gehören zur Familie der *„Streßproteine"*, die bislang nur nach ihrer Molekularmasse unterschieden werden und offensichtlich für alle Körperzellen des Menschen, aber auch alle anderen Lebewesen bis zu den Bakterien, als Schutzmechanismen gegenüber Streßauswirkungen von Bedeutung sind (Übersicht bei [392]).

Findet das in die Zelle gelangte Steroidmolekül Kontakt mit der glukokortikoidbindenden Domäne des Rezeptors, so löst sich das Hitze-Schock-Protein vom Rezeptor und gibt die DNS-bindende Domäne frei. Der *Glukokortikoid-Rezeptor-Komplex* gelangt in den *Zellkern* und bekommt mit seiner DNS-bindenden Region Kontakt mit den Genbezirken, die für die Synthese von Regulatorproteinen kodieren.

Hinsichtlich des *molekularen Wirkungsmechanismus* der Glukokortikoide haben sich über die Phospholipasehemmung hinaus neue Aspekte ergeben: So spricht vieles dafür, daß ein Glukokortikoid in der Lage ist, als direkter *Gegenspieler eines Interleukins* zu fungieren und damit beispielsweise zu verhindern, daß eine Entzündungszelle durch das betreffende Interleukin aktiviert wird.

Der molekulare Wirkungsmechanismus ist in Abbildung 67 schematisch dargestellt: Alle an der Asthmapathogenese beteiligten Zellpopulationen verfügen in ihrer Zellmembran über *Zytokin-Rezeptoren* (s. S. 35 ff.). Ihre Besetzung führt zu einer sterischen Umformung, die innerhalb der Zelle eine Kettenreaktion auslöst. Sie beginnt mit einer Aktivierung von Transkriptionsproteinen, z.B. von Aktivierungsprotein 1 (AP-1) und von nukleärem Faktor B (NF-κB). Ein *aktivierter Transkriptionsfaktor* erleichtert das Ablesen der Basensequenz in einer umschriebenen Genregion, die im Falle eines B-Lymphozyten beispielsweise für ein bestimmtes Immunglobulin, im Falle eines Eosinophilen für ein kationisches Protein kodiert (Übersicht bei [47b]).

Das *Glukokortikoidmolekül* hingegen findet im Gegensatz zum Interleukin in der Membran keinen spezifischen Rezeptor vor, sondern muß erst die Zellmembran passieren, bis es auf den zugehörigen zytoplasmatischen Glukokortikoid-Rezeptor trifft (GC-R). Der Glukokortikoid-Rezeptor-Komplex wirkt nun ähnlich einem Transkriptionsfaktor, indem er an ganz bestimmten Genstrukturen, den *„glukokortikoidresponsiven Elementen* (GRE)", den Transkriptionsvorgang beeinflußt, d.h. verstärkt ober abschwächt. Im ersteren Fall können Regulatorproteine von der Art des *Lipocortin*, aber auch ganz spezifische Proteine wie *Beta-Rezeptoren* (über „kortikoidresponsive Elemente für Beta-Rezeptoren = CREB") gebildet werden.

5.8 Inhalative und systemische Kortikosteroide

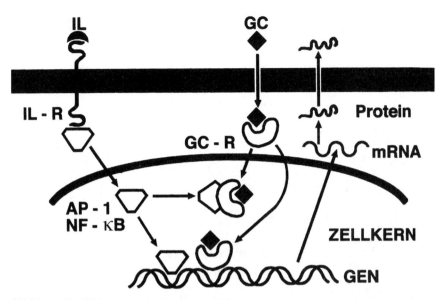

Abbildung 67 Wirkungsmechanismus von Glukokortikoiden (GC) als direkte Gegenspieler von Interleukinen (IL) im Bereich einer Entzündungszelle, z.B. eines eosinophilen Granulozyten. IL-R = Interleukin-Rezeptor, GC-R = Glukokortikoid-Rezeptor, AP-1 = Aktivierungsprotein 1, NF-κB = nukleärer Faktor.

Die *hemmenden Effekte der Glukokortikoide* können auf zweierlei Weise erklärt werden: Einmal führt die Anlagerung des Glukokortikoid-Rezeptor-Komplexes an die zugehörigen glukokortikoidresponsiven Elemente (GRE) dazu, daß in diesem Bereich der durch Transkriptionsfaktoren eingeleitete Transkriptionsvorgang blockiert wird. Andererseits können sie sich aber auch – wie Abbildung 67 zeigt – schon vor der eigentlichen Transkription mit den Transkriptionsfaktoren AP-1 oder NF-κB zu einem Komplex vereinigen. Beide Vorgänge führten dazu, daß das Glukokortikoid die Antwort einer Entzündungszelle auf ein Interleukin verhindert: Ein durch Interleukin 4 stimulierter B-Lymphozyt bildet beispielsweise keine IgE-Antikörper, ein durch Interleukin 5 stimulierter Eosinophiler keine basischen Proteine mehr.

Der entzündungshemmende Effekt beruht somit auf einer Repression der Zellantwort auf zahlreiche Zytokine wie IL-1, IL-2, IL-3, IL-6, IL-8, TNF-alpha und GM-CSF.

Der *Transkriptionsfaktor NF-κB* wurde erstmalig in B-Lymphozyten nachgewiesen, die Leichtketten vom Typ κ bilden. Die Befunde der letzten Jahre sprechen aber dafür, daß NF-κB ubiquitär in zahlreichen Zellen vorkommt und insbesondere in Immun- und Entzündungszellen den wichtigsten Transkriptionsfaktor darstellt. Er ist ein Heterodimer aus den zwei Proteinen *p 50* und *p 65*. Beide sind im Zytoplasma an ein drittes Protein gebunden, das al-

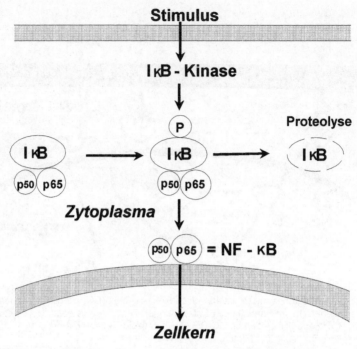

Abbildung 68 Zentrale Rolle des Transkriptionsfaktors NF-κB. Erläuterung s. Text.

lein durch seine Bindung κB inhibiert und daher IκB genannt wird (s. Abbildung 68).

Durch zahlreiche Stimuli wie Zytokine, Oxidanzien, Rhinoviren kommt es zur Aktivierung einer *IκB-Kinase*, die IκB phosphoryliert und damit eine rasche *Proteolyse* von IκB bewirkt. Der freigewordene Transkriptionsfaktor NF-κB kann nunmehr mit seinen beiden Subunits p 50 und p 65 in den Zellkern dringen und mit Promoterregionen von Genen Kontakt bekommen, die für proinflammatorisch wirkende Zytokine (GM-CSF, TNF-alpha, IL-1, IL-2, IL-6), für Chemokine (IL-8, Eotaxin), für Adhäsionsmoleküle (ICAM-1, VCAM-1, E-Selektin), für Enzyme (induzierbare NO-Synthetase = iNOS, induzierbare Zyklooxygenase 2 = iCOX-2, 5-Lipoxygenase) oder für Rezeptoren (IL-2-Rezeptor, T-Zell-Rezeptor) kodieren (neuere Übersicht bei [45a]).

Angesichts der zentralen Rolle von NF-κB als Transkriptionsfaktor von Entzündungszellen wird gegenwärtig nach *Inhibitoren* gesucht, die anders als Glukokortikoide frei von unerwünschten endokrinen, metabolischen oder sonstigen systemischen Nebenwirkungen sind. Die Oxidanzien N-Acetylcystein (NAC), Vitamin C oder Vitamin D hemmen die Aktivierung von NF-κB, sind aber nur schwach und zu kurz wirksam. Auch Interleukin 10 hemmt die IκB-Kinase und verhindert damit das Freiwerden von NF-κB.

Ein anderer gegenwärtig noch experimenteller Ansatz besteht darin, die hemmende Wirkung der Glukokortikoide nachzuahmen und die NF-κB-Promoterregionen durch „Anti-Sense-Oligonukleotide" zu blockieren. Letztere müßten aber per inhalationem appliziert werden, da eine generelle Inhibition von NF-κB in allen Körperzellen in Anbetracht der großen Bedeutung dieses Transkriptionsfaktors für die Immunantwort und andere Abwehrmechanismen unübersehbare Folgen hätte.

5.8.2 Inhalative Kortikosteroidtherapie

Der antiasthmatische Effekt der Steroide ist letztlich eine *Summe aus Effekten* an Bronchialepithelzellen, Mastzellen, Makrophagen, Eosinophilen, Lymphozyten, glatter Bronchialmuskulatur, glatter Gefäßmuskulatur und Schleimdrüsen. Alle befinden sich in der Bronchialwand, alle verfügen über Steroidrezeptoren. Daraus folgt, daß die *topische Applikation* von Steroiden die Methode der Wahl sein müßte, um die Steroidbelastung des übrigen Organismus so gering wie möglich zu halten.

Die Versuche einer inhalativen Anwendung von Glukokortikoiden begannen bereits mit der ersten systemischen Anwendung des Kortisons vor über 40 Jahren, scheiterten aber zunächst daran, daß Substanzen mit starkem antiphlogistischem Effekt selten eine ausreichende *Oberflächenwirkung* hatten. Die Entwicklung von stärker *lipophilen Steroiden* für die dermatologische Therapie hat die Entwicklung inhalierbarer topischer Glukokortikoide sehr gefördert – zumal die an der Haut zu beobachtende *Atrophie* zum Glück an der Bronchialschleimhaut *nicht* zu beobachten ist. Dies scheint durch mehrere Faktoren begünstigt zu werden: einen höheren Zellumsatz im Bereich des Bronchialepithels, eine fehlende Inhibierung der pulmonalen Fibroblasten und keine Beeinflussung der Hyaluronsäuresynthese durch Steroide [109]. *Hauptzielorgan* der *inhalativen* Steroidtherapie ist wahrscheinlich das

Tabelle 31 Inhalierbare Glukokortikoide mit mittlerer Erwachsenendosis und relativer Rezeptorbindungsaffinität (RBA, Dexamethason = 100), M = Möllmann u. Barth 1988 [546], R = Rohdewald u. von Eiff 1990 [717], * = Rohdewald [719a].

Glukokortikoid	Handelspräparate	Tagesdosis	RBA (M)	RBA (R)
Beclometasondipropionat	Aero Bec®, Sanasthmax®, Viarox®, Beclomet®, Becloturimant®	1000 mcg	80	43
Beclometasonmonopropionat	(Wirkform)	–	1022	1345
Betametasonvalerat	(nicht im Handel)	–	1700	–
Budesonid	Pulmicort®	800 mcg	845	935
Dexamethasonisonikotinat	Auxiloson®	1000 mcg	10	1,1
Fluticasonpropionat	Flutide N®, Atemur®	500 mcg	–	1800*
Flunisolid	Inhacort®	1000 mcg	346	180
Triamcinolonacetonid	Azmacort®	800 mcg	233	361

Bronchialepithel, das logischerweise auch am leichtesten erreichbar ist. Glukokortikoide hemmen die Zytokin- und Mediatorsynthese in Bronchialepithelzellen und unterbrechen damit die Entzündungskaskade bereits ganz am Anfang (s. S. 52 f). Es gibt inzwischen zahlreiche klinische Studien, die beweisen, daß eine inhalative Steroidtherapie die entzündlichen Veränderungen in der Bronchialschleimhaut und in der broncho-alveolären Lavage, die bronchiale Hyperreaktivität, die Peak-Flow-Werte wie den Symptomen-Score des Patienten zu bessern vermag. Eine der überzeugendsten Studien aus den letzten Jahren von Haahtela und Mitarbeitern [297a] hat gezeigt, daß auch Patienten mit nur leichtgradigem Asthma so früh wie möglich mit einem inhalativen Steroid behandelt werden sollten.

In Tabelle 31 sind die gegenwärtig verfügbaren inhalativen Glukokortikoide mit Handelsnamen, Tagesdosis und *relativer Rezeptorbindungsaffinität (RBA)* zusammengestellt. Mit der Höhe der Rezeptoraffinität korreliert die Stärke der Steroidwirkung. Kleine Unterschiede hinsichtlich der RBA machen sich aber wahrscheinlich klinisch nicht sicher bemerkbar [32, 230, 815]; das älteste inhalative Steroid, das Dexamethasonisonikotinat hat allerdings im Vergleich zu den neueren topischen Steroiden eine so extrem niedrige RBA, daß der Einsatz dieser Substanz für die Asthmatherapie nicht mehr empfohlen werden kann.

Beclometason hat in der inhalierten Form als *Dipropionat* zwar auch eine zu niedrige RBA. Es wird jedoch nach Eindringen in die Bronchialschleimhaut durch eine lokale Esterase zu Beclometason-*Monopropionat* hydrolysiert, das die eigentliche lokale Wirkform darstellt. Von allen gegenwärtig verfügbaren topischen Steroiden besitzt *Fluticason* die höchste RBA. *Budesonid* und *Flunisolid* sind keine Ester, sondern Azetale, die die unmittelbare Wirkform darstellen und von der Anwesenheit der Gewebsesterase *un*abhängig sind.

Die Relation zwischen lokaler und systemischer Steroidwirkung variiert zwischen den einzelnen Präparaten (Übersichten bei [426, 558]). Eindeutige *klinische Unterschiede* in den Wirkungen sind zwischen Beclometason, Budesonid, Flunisolid, Triamcinolonacetonid und Fluticason jedoch *nicht* nachzuweisen. Unter Pädiatern wird die Frage noch kontrovers diskutiert, ob inhalative Steroide auch im *Kindesalter* absolut unbedenklich sind oder zu Wachstumsstörungen führen können [484]. Neben einer guten *topischen Wirkung* sind für die klinische Anwendung eines inhalativen Steroids *folgende Faktoren* von Bedeutung:

▶ Da bei der Inhalation die Hauptmenge des Glukokortikoids verschluckt wird und der primär inhalierte Anteil ebenfalls teilweise vom Ziliarsystem wieder nach oben befördert wird und dann letztlich auch im Magen landet, muß ein inhalatives Steroid *schwer resorbierbar* sein.
▶ Der Anteil, der doch resorbiert wird, muß möglichst bei der ersten Leberpassage inaktiviert werden *(„First-pass-Effekt")*.
▶ Der dann noch in die systemische Blutzirkulation gelangende

5.8 Inhalative und systemische Kortikosteroide

kleine Steroidanteil muß möglichst schnell aus dem Plasma verschwinden (*„Plasma-Clearance"*).

Die modernen inhalativen Steroide *Beclometason, Budesonid, Flunisolid, Triamcinolon-Acetonid* und *Fluticason* [109] erfüllen in hohem Maße diese Voraussetzungen. Steroidale Allgemeinwirkungen sind bei der Inhalationstherapie mit diesen Substanzen nur bei Überschreitung der *doppelten therapeutischen Dosis* zu befürchten [94, 142, 144, 307, 426, 728, 847, 850, 912].

Während systemische Wirkungen beim Erwachsenen zu vernachlässigen sind, spielt im Kindesalter die potentielle *Wachstumsretardierung* durchaus eine Rolle. Offen ist augenblicklich, ob die mit *Knemometrie* (= Unterschenkellänge) festgestellten und von Wochen auf Jahre hochgerechneten Wachstumsverzögerungen wirklich zutreffen (Einzelheiten bei [484] und [694]).

Eine inhalative Steroidtherapie mit Dosier-Aerosolen erfordert in jedem Fall die Verwendung eines *Spacer* (Synonyma: *Inhalationsbox, Expander*). Es handelt sich um einen künstlichen Totraum mit Volumina zwischen 125 ml (Aerochamber®) und 750 ml (Volumatic®). Die individuelle Spacer-Größe richtet sich nach dem Teilchenspektrum des jeweiligen Dosier-Aerosols (Einzelheiten bei [230, 275, 425, 673, 735, 745, 849]).

Die Herstellerfirmen bieten daher eigene, speziell auf ihr Dosier-Aerosol zugeschnittene und auch nur dazu passende *Spacer* an:
- ▶ Volumatic® (750 ml) für Sanasthmyl/Sanasthmax® und Flutide®
- ▶ Nebulator® (730 ml) für Pulmicort®
- ▶ Inhacort-Spacer® (320 ml) für Inhacort®

Über die *optimale Form und Größe eines Spacer* gibt es inzwischen eine umfangreiche Literatur (Einzelheiten bei [230, 275, 425, 673, 735, 745, 849]). Hinsichtlich der Aerosol-Ausbringungsrate erscheint die *Birnenform* am besten geeignet, das optimale *Spacer-Volumen* ist aber vom speziellen Teilchenspektrum des Dosier-Aerosols abhängig [745]. Je kleiner das Volumen der Inhalierkammer, um so höher die Abscheidungsrate gröberer Wirkstoffpartikel; je größer das Volumen, um so höher die Aerosol-Ausbringrate, aber um so geringer das Rückhaltevermögen der Inhalierkammer für die nicht-bronchialgängigen großen Partikel. Für Kinder und Säuglinge sind besondere Spacer und Inhalierhilfen im Handel. Die Benutzung eines Spacer zur Inhalation von Steroiden hat folgende *Vorteile:*
- ▶ Die intrabronchiale Deposition wird von 10 auf etwa 30 % verbessert, so daß die gleiche Dosis einen erheblich besseren klinischen Effekt bringt [849].
- ▶ Die Gefahr der Candida-Kolonisation und Candida-Infektion in der Mundhöhle wird deutlich reduziert [735], und die unter inhalativen Steroiden häufig zu beobachtende Dysphonie tritt seltener auf.
- ▶ Mit Hilfe eines Spacer sind bereits Kleinkinder vom ersten Lebensjahr an in der Lage, mit oronasaler Maske aus einem Steroid-Dosier-Aerosol zu inhalieren [91].

Die künftige Alternative zum treibgashaltigen Steroid-Dosier-Aerosol wird sicherlich die *Pulverinhalation* darstellen; entsprechende Geräte (z.B. Pulmicort Turbohaler® und Flutide Rotadisc®) stehen zur Verfügung. Die Pulverinhalation vermag zu einer ähnlich guten bronchialen Deposition zu führen wie die Spacer-Inhalation; nach eigenen Beobachtungen scheint sogar die Dysphoniehäufigkeit bei der Pulverinhalation geringer zu sein.

Wieviel systemisches Steroid sich bei einem Patienten durch die inhalative Steroidtherapie ersetzen läßt, hängt von vielen individuellen Faktoren ab. Bei korrekter Inhalationstechnik mit Hilfe eines Spacer kann man davon ausgehen, daß sich bei der Mehrzahl der Patienten 2,5 bis 7,5 mg Prednisonäquivalent einsparen lassen [846]. Es gibt einige Patienten, bei denen es gelingt, sogar Prednisontagesdosen von 10 mg und mehr völlig durch ein inhalatives Steroid zu ersetzen (Übersicht bei [558]).

Dies führt zu der Frage, ob die unterschiedliche Steroidapplikationsweise etwas mit dem individuell unterschiedlichen Ansprechen der Patienten zu tun hat. So gelangt das inhalative Steroid gegenüber der systemischen Gabe in sehr viel höheren Konzentrationen an die Bronchialepithelzellen. In einem früheren Kapitel wurde darauf hingewiesen, welche Rolle gerade die *Bronchialepithelzellen als Trigger für die bronchiale Hyperreaktivität* spielen (s. S. 52 ff.).

Bei Asthmapatienten, die gleichzeitig unter einer *Rhinitis* leiden, ist damit zu rechnen, daß eine Umstellung von der systemischen auf die topische Steroidtherapie die Symptome von seiten der Rhinitis aufflackern läßt. Für solche Fälle empfiehlt es sich, gleichzeitig auch an der Nase eine lokale Kortikoidtherapie einzuleiten, z.B. mit *Beclometason (Beconase®)*, mit *Budesonid (Pulmicort Topinasal®)*, mit *Flunisolid (Syntaris®)* oder mit *Fluticason (Flutide nasal®)*. Im übrigen sollte bei der Umstellung die systemische Steroiddosis immer nur in kleinen Schritten reduziert werden, da es sonst zu einem für den Patienten sehr unangenehmen Adynamiesyndrom („Morning stiffness") kommen kann, bei dem es sich mit großer Wahrscheinlichkeit um ein Kortikoidentzugssyndrom handelt [384]. Auch durch Anwendung eines Spacer und durch Ausspülen des Mundes nach jeder Steroidinhalation lassen sich die zwar harmlosen, den Patienten aber etwas belästigenden *lokalen Nebenwirkungen* wie Heiserkeit und Rauhigkeitsgefühl im Rachen nicht ganz vermeiden. Die inhalative Steroidtherapie erfordert daher vom Arzt wie vom Patienten mehr Einsatz (Aufklärung) und mehr Zuverlässigkeit (Compliance-Problem), als es bei einer systemischen Therapie mit Tabletten oder gar mit Depotinjektionen der Fall ist. Vor dem Hintergrund der potentiellen Gefahren einer systemischen Steroidtherapie führt heute jedoch kein Weg mehr an der topischen Steroidanwendung vorbei (Übersicht bei [426]).

5.8.3 Systemische Kortikosteroidtherapie

Trotz der Erfolge in der topischen Kortikosteroidtherapie kommen vie-

5.8 Inhalative und systemische Kortikosteroide

le Patienten nicht ohne eine dauernde oder zumindest zeitweise *orale Therapie mit Steroiden* aus. Im Falle eines *interkurrenten Bronchialinfekts* ist auch bei einem sonst ausreichend mit inhalativen Steroiden behandelten Patienten damit zu rechnen, daß die Asthmasymptomatik aufflackert. Wichtiger als die Therapie mit Antibiotika ist in einem solchen Fall die rechtzeitige, aber nur vorübergehende Gabe oder Dosiserhöhung eines oralen Steroidpräparats (s. S. 239 ff.).

Von den zahlreichen im Handel befindlichen systemischen Steroiden gibt es keines, das man als das „Asthma-Glukokortikoid" herausstellen könnte (s. Tabelle 32). Die *relative Rezeptorbindungsaffinität (RBA)*, die im Zusammenhang mit den inhalativen Steroiden schon erwähnt wurde, spielt für die systemische Steroidtherapie wahrscheinlich nur eine klinisch untergeordnete Rolle. Tabelle 32 zeigt, daß Dexamethason von allen Glukokortikoiden die höchste Rezeptorbindungsaffinität aufweist. Gleichzeitig hat es aber auch die größte suppressive Wirkung im Bereich des Hypothalamus und der Hypophyse. Es gibt keinen Grund zur Annahme, daß es hinsichtlich der Rezeptoraffinität eine Dissoziation zwischen dem Steroidrezeptor im Bereich der Zielzellen im Bronchialsystem und dem Steroidrezeptor im Bereich der zentralen Regelmechanismen gibt. Umgekehrt hat ein Steroidpräparat mit niedriger Rezeptorbindungsaffinität wahrscheinlich einen geringeren Suppressionseffekt, gleichzeitig aber auch zwangsläufig geringere therapeutische Wirkungen (und Nebenwirkungen). Dies unterstreicht noch einmal den Vorteil, den die inhalative Applikationsweise bietet: Hohe Rezeptorbindung bedeutet hier starke topische Wirkung ohne die Gefahr einer Suppression oder einer systemischen Nebenwirkung.

Im Gegensatz zum *pharmakodynamischen In-vitro-Phänomen* der Rezeptorbindungsaffinität handelt es sich bei der *Plasmahalbwertszeit* um ein *pharmakokinetisches In-vivo-Phänomen*. Tabelle 32 zeigt,

Tabelle 32 Pharmakologische Parameter handelsüblicher systemisch wirkender Glukokortikoide. RBA = relative Rezeptorbindungsaffinität, HWZ = Plasmahalbwertszeit in Minuten (Angaben nach [546] und [720]).

Glukokortikoid	Handelspräparate	Äquivalenzdosis	RBA	HWZ
Prednisolon	Decortin, Scherisolon u.a.	5 mg	16	160–240
Prednyliden	Decortilen	6 mg	14	162
Deflazacort	Calcort	6 mg	–	–
Fluocortolon	Ultralan	5 mg	64	48–102
Triamcinolon	Delphicort, Volon u.a.	4 mg	9	200–300
Methylprednisolon	Urbason, Medrate	4 mg	42	141–168
Cloprednol	Syntestan	2,5 mg	64	100–125
Dexamethason	Fortecortin	0,75 mg	100	201–255
Betamethason	Betnesol, Celestan u.a.	0,75 mg	56	300–400

daß die Plasmahalbwertszeiten der einzelnen Glukokortikoide nach oraler Applikation erhebliche Differenzen aufweisen. Für den endogenen Glukokortikoid-Regelkreis bedeutet ein Präparat mit möglichst kurzer Halbwertszeit die geringste Beeinträchtigung, ein Präparat mit langer Halbwertszeit ist mit einer größeren Störung des Regelkreises verbunden. Sieht man das Problem aber von der therapeutischen Seite her, so bedeutet kurze Halbwertszeit wahrscheinlich auch nur kurze Wirkung, lange Halbwertszeit längere Wirkung.

Eine *alternierende* orale Steroidtherapie ist bei einem steroidbedürftigen Asthmapatienten ohnehin nur im Ausnahmefall möglich. Häufig reicht nicht einmal die *zirkadiane* Therapie mit der einmaligen morgendlichen Gabe für 24 Stunden aus. Bei Patienten mit nächtlichen Atemnotzuständen – und das ist die Mehrzahl – kommt man oft um eine Verkürzung der Einnahmeintervalle mit Gabe eines Teils der Tagesdosis am Abend nicht herum. Die Forderung nach einer möglichst kurzen Plasmahalbwertszeit läßt sich somit nur selten mit der Forderung nach einem ausreichenden pharmakodynamischen Effekt der systemischen Kortikoidmedikation in Einklang bringen. Aus diesen Erörterungen leitet sich ab, daß Argumentationen für dieses oder jenes Glukokortikoid allein mit der Rezeptorbindungsaffinität und der Plasmahalbwertszeit für die praktische Asthmatherapie von zweifelhafter Bedeutung sind.

Kortikosteroid-Depotinjektionen führen zu den mit Abstand längsten Plasmahalbwertszeiten (1 Woche und länger!). Natürlich läßt sich auf diese für Arzt und Patienten bequeme Weise ein optimaler therapeutischer Effekt erzielen, doch müssen gleichzeitig unvertretbare Auswirkungen auf andere Organsysteme und auf den endogenen Regelkreis in Kauf genommen werden. Die Anwendung von Kortikosteroid-Kristallsuspensionen sollte daher nur auf Patienten begrenzt werden, die pro Jahr mit zwei oder drei Injektionen auskommen oder wegen mangelnder Compliance auf andere Weise nicht behandelbar sind. Bei allen anderen Patienten ist die an den subjektiven Symptomen und den objektiven Peak-flow-Werten orientierte *orale Therapie* die effektivste und gleichzeitig für den Patienten risikoärmste Art der systemischen Steroidtherapie [180].

Dennoch gibt es keinen Zweifel, daß eine streng nach diesen Regeln durchgeführte langjährige Steroidtherapie zu nachweisbaren Störungen im Bereich des Hypothalamus-Hypophysen-Nebennieren-Systems führt. Der einfachste *Test* zum Nachweis einer durch exogene Kortikoide induzierten Suppression ist die Bestimmung des basalen *Plasmakortisols* und die Messung des Anstiegs unter ACTH, das in nächster Zeit als Schnupfpulver in leicht applizierbarer Form zur Verfügung stehen wird (Fa. Merck). Nach eigenen Erfahrungen ist jedoch die Bestimmung des im *24-Stunden-Urin* ausgeschiedenen *freien Kortisols* vor und nach Depot-ACTH dem Plasmakortisolspiegel an Aussage überlegen [267].

Abbildung 59 zeigt Untersuchungen an zwei Patientengruppen. Eine

5.8 Inhalative und systemische Kortikosteroide

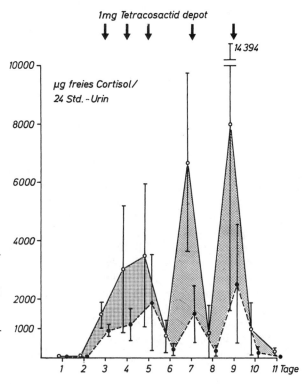

Abbildung 69 Gegenüberstellung der Kortisolausscheidung im 24-Stunden-Urin bei Kortikosteroid-vorbehandelten Asthmapatienten (Punkte) und bei nicht vorbehandelten Asthmapatienten (Kreise) unter sukzessiver Stimulation mit Depot-ACTH. (Nach S. Gallenberger, P. Vecsei, D. Nolte [267].)

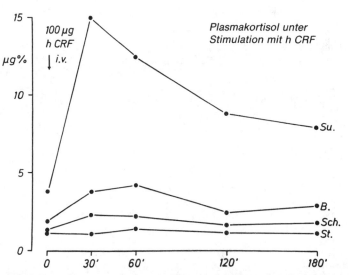

Abbildung 70 Stimulationstest mit humanem Corticotropin-Releasing-Faktor (hCRF) bei drei unter systemischer Steroiddauertherapie stehenden Asthmatikern im Vergleich zu einem inhalativ mit Beclometason behandelten Asthmatiker (oben).

Gruppe wurde über einen Zeitraum von acht Monaten bis acht Jahren mit mindestens 5 mg Prednisonäquivalent pro Tag behandelt, die Kontrollgruppe dagegen hatte keine Glukokortikoide bekommen. Schon der Basalwert des freien Kortisols im 24-Stunden-Urin liegt bei der Kontrollgruppe mit 53,5 ± 28,0 μg höher als der bei den mit Steroiden vorbehandelten Patienten von 32,3 ± 15,5 μg. Bei der Stimulation mit Tetracosactid (Pfeile in Abb. 69) steigen die Urinkortisolwerte ganz erheblich stärker an, als es bei der Steroidgruppe der Fall ist. Immerhin ist die Stimulierbarkeit der Nebennierenrinde trotz langjähriger Steroidmedikation aber immer noch so gut, daß das freie Kortisol im 24-Stunden-Urin bei maximaler ACTH-Stimulation auf das 50- bis 70fache ansteigt.

Die Gefahr einer *Nebennierenrindeninsuffizienz* unter einer systemischen Steroidlangzeittherapie ist somit relativ gering. Die eigentliche Gefahr scheint in einem Suppressionseffekt der exogenen Steroidzufuhr im Bereich des Hypothalamus und des Hypophysenvorderlappens zu liegen, wie dies aus Stimulationsversuchen mit *humanem Corticotropin-Releasing-Faktor (hCRF, Corticorelin, Corticobiss®)* hervorgeht (Übersicht bei [561]).

Abbildung 70 zeigt dies am Beispiel von drei Asthmapatienten, die seit mehreren Jahren unter einer Steroiddauertherapie von 10–15 mg Prednisonäquivalent pro Tag gestanden hatten, im Vergleich zu einem inhalativ mit Beclometason behandelten Asthmapatienten. Wie die Abbildung zeigt, steigt das Plasmakortisol unter hCRF bei den systemisch mit Stero-

Tabelle 33   Mögliche Nebenwirkungen unter einer systemischen Kortikosteroid-Langzeittherapie.

Art der Nebenwirkungen	Häufigkeit			klinische Relevanz		
	häufig	selten	extrem selten	ernst	tolerabel	behandelbar
Wachstumsstörungen (Kinder)	+			+		
Osteoporose	+			+		+
subkapsuläre Linsentrübung	+			+		+
Steroidhaut	+				+	
Übergewicht	+					+
Steroiddiabetes		+		+		+
Cushing-Syndrom		+		+		
NNR-Insuffizienz		+		+		+
Ödeme, Hypertonie		+		+		+
Hypokaliämie		+			+	
Steroidakne, Striae		+			+	
Ulcus duodeni		+				+
Glaukom		+				+
Steroidmyopathie			+	+		
aseptische Knochennekrose			+	+		
akute Psychose			+	+		+

iden behandelten Asthmatikern weniger oder überhaupt nicht an; auch die parallel gemessenen ACTH-Werte im Plasma, die nicht in Abbildung 70 dargestellt sind, zeigten keinerlei Anstieg. Hingegen war bei dem mit Beclometason behandelten Patienten ein ausreichender Anstieg des Plasmakortisols und auch des in der Abbildung nicht dargestellten ACTH (Anstieg von 5 pg/ml auf 50 pg/ml) nachzuweisen.

5.8.4 Nebenwirkungen der systemischen Kortikosteroidtherapie

Die exogene Zufuhr von Glukokortikoiden führt in Abhängigkeit von der Tagesdosis, der Dauer der Behandlung und von individuellen Faktoren zum Bild des *exogenen Cushing-Syndroms*. Die in der Literatur angegebene „*Cushing-Schwellendosis*" von etwa 7,5 mg Prednisonäquivalent ist jedoch nicht allgemein verbindlich, da es individuell von einem zum anderen Patienten Schwankungen bis um einen Faktor 2 gibt.

Mit den *ernstesten Nebenwirkungen* einer systemischen Kortikosteroidbehandlung muß bei *Kindern* gerechnet werden. Besonders gravierend ist die ausgeprägte *Wachstumsstörung*, die bis zum völligen Wachstumsstillstand führen kann (s. Tabelle 33). Bei asthmatischen Kindern sollten daher Kortikosteroide wirklich nur in sehr ernsten Situationen und dann nur kurzzeitig systemisch angewandt werden. Depotinjektionen sind im Wachstumsalter grundsätzlich kontraindiziert [180].

Im *Erwachsenenalter* steht unter den Steroidnebenwirkungen die *Osteoporose* ganz im Vordergrund.

Glukokortikoide verzögern die *Kalziumresorption* aus dem Darm und haben außerdem einen *kalziurischen Effekt*, der zu einem ständigen Verlust von Kalzium führt.

Bislang wurde deshalb zur Osteoporoseprophylaxe die Substitution von *Kalzium und Vitamin D* empfohlen. Daran hat sich nichts geändert bis auf die Tatsache, daß die Vitamin-D-Metaboliten *Alfacalcidol* und *Calcitriol* deutlich wirksamer sind als das D-Vitamin selbst. Für Patienten, die unter einer systemischen Steroidlangzeittherapie von 7,5 mg Prednisonäquivalent pro Tag und mehr sthen, empfiehlt sich die tägliche Gabe von 0,5 g Kalzium zusammen mit einer Kapsel Doss® (Calcitriol) à 1,0 mcg oder einer Kapsel Rocaltrol® (Alfacalcidol) à 0,5 mcg. Bei postmenopausalen Frauen sollte in jedem Fall zusätzlich auch eine *Östrogensubstitution* in Betracht gezogen werden (Östrogen-Pflaster oder orale Zwei-Phasen-Präparate). Die körperliche Bewegung und Belastung des Skeletts ist ein wesentlicher Bestandteil der Osteoporoseprävention (Tabelle 34). Dazu gehört eine planmäßige Osteroporosegymnastik, die der Patient möglichst konsequent selbst durchführen sollte. Besonders wichtig ist die statische Belastung der Wirbelsäule. Falls die aktive körperliche Beweglichkeit durch die Asthmakrankheit zu sehr eingeschränkt ist, kommt als Alternative das Sitzen und Wippen auf einem luftgefüllten Ball (z.B. Pezzi-Ball beim abendlichen Fernsehen) in Frage. Die Osteoporosevorbeugung ist ein essentieller Bestandteil des Asthmatikerschulungsprogramms (s. S. 261 f.).

Tabelle 34 Therapie der Kortikosteroid-Osteoporose.

- Steigerung der körperlichen Aktivität
- falls möglich, zumindest statische Belastung der Wirbelsäule („Pezzi-Ball")
- kalziumreiche Diät
- Verbesserung der Kalziumresorption durch Gabe von Kalzium und Vitamin-D-Metaboliten
- Hemmung des Knochenabbaus durch Gabe von Kalzitonin und/oder von Bisphosphonaten
- Stimulation der Knochenneubildung durch Natriumfluorid

Immer sollte bei einem unter oralen Steroiden stehenden Asthmatiker eine objektive „Bestandsaufnahme" durch *Messung der Knochendichte* erfolgen. Gegenüber der Dualphotonendichtemessung hat sich die *computertomographische Dichtemessung* (QCT) wegen ihres geringeren zeitlichen und finanziellen Aufwands durchgesetzt.

Eine klinisch bereits manifeste Osteoporose äußert sich bei vielen Asthmapatienten in Form von *„Hustenfrakturen"* der Rippen, die nicht selten eine Zufallsentdeckung auf der Thoraxaufnahme chronischer Asthmatiker darstellen. Auch Schmerzen in der Wirbelsäule sind im allgemeinen bereits Ausdruck eines erheblichen Mineralsalzverlusts, der meist schon auf der seitlichen Röntgen-Thorax-Aufnahme auffällt. In fortgeschrittenen Stadien von Osteoporose finden sich die typischen *Fischwirbel* mit Deckplatteneinbrüchen, die das stetige Kleinerwerden der Patienten erklären.

Nach wie vor ist die *Therapie* der fortgeschrittenen Steroid-Osteoporose problematisch. Drei Substanzgruppen stehen zur Verfügung: *Calcitonin, Bisphosphonate* und *Fluoride*.

Es gibt Patienten, die unter Steroiden sehr schnell an Knochenmasse verlieren *(„fast looser")*. Bei ihnen ist zunächst der Versuch mit *Calcitonin* angebracht, um dem Hyperparathyreoidismus entgegenzuwirken und einen raschen antiresorptiven Effekt am Knochen zu bewirken.

Nach den eigenen klinischen Erfahrungen sind die modernen *Bisphosphonate* jedoch wirksamer. Es handelt sich um Substanzen, die durch ihre Affinität zum Kalzium fast selektiv im Knochen angereichert werden und dort noch Wochen nach der Applikation nachzuweisen sind. Bisphosphonate haben einen inhibitorischen Effekt auf *Osteoklasten* und damit einen starken antiresorptiven Effekt. Einige Bisphosphonate wie z.B. Didronel® (Etidronsäure) hemmen leider geringgradig auch die Osteoblasten und behindern somit eine Knochenmineralisierung. Didronel® sollte daher zyklisch angewandt werden: zwei Wochen lang täglich 1 Tablette à 200 mg, danach drei Monate lang Pause und Weiterbehandlung mit Kalzium + Vitamin-D-Metabolit.

Fosamax® (Alendronat) hat im Vergleich zu seiner Osteoklastenhemmung nur einen minimalen Effekt auf Osteoblasten und kann daher kontinuierlich (1 Tablette à 10 mg täglich) gegeben werden. Die Tabletteneinnahme muß morgens *nüch-*

5.8 Inhalative und systemische Kortikosteroide

tern im Sitzen oder Stehen mit mindestens 100 ml Wasser erfolgen, weil eine Deposition der Tablette im unteren Ösophagus, aber auch in tieferen Darmabschnitten zu Schleimhautulzerationen führen kann. Die gleichzeitige Einnahme von Kalzium oder Milch bzw. Milchprodukten ist unter allen Umständen zu vermeiden, weil das Bisphosphonat als Kalziumsalz unwirksam wird.
Es gibt auch *parenteral* anwendbare Bisphosphonate wie Aredia® (Pamidronsäure), Bondronat® (Ibandronsäure) und Ostac® (Clodronsäure). Ersteres führt leider gelegentlich zu passagerer Körpertemperaturerhöhung und grippeartigen Symptomen, die bei den beiden anderen Präparaten nur sehr selten vorkommen; alle drei parenteralen Bisphosphonate sind aber nicht ausdrücklich zur Osteoporosebehandlung, sondern für Osteolysen bei soliden Tumoren, beim Plasmozytom und für den Morbus Paget zugelassen. Nach eigenen Erfahrungen ist besondere Vorsicht bei Patienten mit Intrinsic-Asthma und Analgetika-Intoleranz geboten (protrahierte Bronchokonstriktionen).
Fluoridpräparate (z.B. Ossin®) sind im Anschluß an eine Calcitonin- und/oder Bisphosphonat-Therapie zur Fortsetzungs- und Langzeitbehandlung geeignet. Sie sind die einzigen Präparate, die nicht allein über eine Hemmung der Knochenresorption wirken, sondern eine Knochenneubildung induzieren, wobei die statische Qualität des „fluorinduzierten Knochens" umstritten ist.
Nach der Steroid-Osteoporose steht nach den eigenen Erfahrungen die Gefahr einer *Steroid-Katarakt* an zweiter Stelle. Wenn man bei Patienten, die unter einer langjährigen Steroidtherapie mit mehr als 7,5 mg Prednisonäquivalent pro Tag stehen, routinemäßige Augenuntersuchungen mit der Spaltlampe durchführt, so findet man bei mindestens jedem fünften Patienten eine *subkapsuläre hintere Linsentrübung,* von der die Patienten anfangs nicht viel merken, die aber fortschreitet, wenn es nicht gelingt, die Steroiddosis zu reduzieren. Da die Untersuchung mit der Spaltlampe einfach ist und nur wenige Minuten dauert, sollte sie bei unter systemischer Steroidtherapie stehenden Asthmatikern ebenso zum Kontrollprogramm gehören wie die quantitative Knochendichtemessung. Die sonstigen Gefahren einer Kortikosteroidtherapie sind bekannt: Entgleisung einer diabetischen Stoffwechsellage, Manifestierung eines subklinischen Diabetes, Verschlechterung eines bereits vorhandenen Hypertonus. Die unter Kortikosteroiden immer zu beobachtende leichte Hypokalie erfordert in der Regel keine besonderen Maßnahmen. Das Auftreten einer *Kortikosteroid-Myopathie* ist bei Asthmapatienten eine Seltenheit. Dies gilt nach unseren eigenen Erfahrungen auch für das oft dafür angeschuldigte *Triamcinolon.* Dagegen kommen bei der intramuskulären Injektion von Triamcinolon-Depotpräparaten in der Tat schwere *Muskelatrophien* im unmittelbaren Bereich der Injektionsstelle vor, die völlig therapieresistent sind und ein weiterer Grund dafür sein sollten, von solchen Depotinjektionen möglichst selten oder besser überhaupt nie Gebrauch zu machen.

Die Bedeutung der ulzerogenen Wirkung der Kortikosteroide wird vielfach überwertet. Unvermeidbar ist hingegen bei einem Asthmapatienten, der über Monate und Jahre mit Kortikosteroiden behandelt wird, das allmähliche Auftreten einer *„Kortikoidhaut"*. Es handelt sich um eine pergamentdünne, faltige Haut mit zahlreichen Petechien. Dieser eher harmlose „Tapetenschaden" kann in Anbetracht der Grundkrankheit in Kauf genommen werden. Gelegentlich werden zur Therapie Rutinpräparate empfohlen, ohne daß ihr Nutzen bisher wirklich nachgewiesen wurde. Bei jüngeren Asthmapatienten, die während der Pubertät bereits eine *Akne* hatten, ist damit zu rechnen, daß selbst unter einer niedrigdosierten Kortikosteroidtherapie die Akne wieder aufflammt. Prädilektionsstellen sind der Rücken und das Gesicht. In solchen Fällen empfiehlt es sich, die Kortikosteroidmedikation beizubehalten und gleichzeitig mit einem Tetrazyklinpräparat in niedriger Dosis zu behandeln. Weitere mögliche Steroidnebenwirkungen sind in Tabelle 33 zusammengefaßt.

Es gibt eine Reihe von *Risikopatienten*, bei denen man Nutzen und Schaden einer Kortikosteroidtherapie besonders sorgfältig gegeneinander abwägen muß (s. Tabelle 35):

▶ Patienten mit einer zwar ausgeheilten, aber röntgenologisch sehr ausgedehnten Lungentuberkulose: In solchen Fällen empfiehlt es sich, bei längerer Notwendigkeit *hoher* Steroiddosen (über 20 mg Prednison) eine vorübergehende Chemoprophylaxe mit INH (5 bis 8 mg pro kg Körpergewicht) durchzuführen.

▶ Patienten mit klinisch manifestem Diabetes mellitus: Wenn es sich um einen mit Sulfonylharnstoffpräparaten ausreichend kompensierten Diabetes bei einem Patienten mit deutlichem Übergewicht handelt – eine Konstellation, die bekanntlich oft vorkommt –, dann

Tabelle 35   Risikopatienten für eine Kortikosteroid-Langzeittherapie.

Risikogruppen	Vorsichtsmaßnahmen
Patienten mit aktivierungsgefährdeter Tuberkulose	evtl. Chemoprophylaxe mit INH (nur bei Steroiddosen über 20 mg Prednisonäquivalent)
Patienten mit primärer Osteoporose	cave: Frauen in der Postmenopause und Typ des „Pink puffer"
Patienten mit therapiepflichtigem Diabetes	Umstellung der antidiabetischen Therapie
Patienten mit schwer behandelbarem Bluthochdruck	Triamcinolon bevorzugen, da keine natriumretinierende Wirkung
Glaukompatienten	verstärkte Lokalbehandlung am Auge
Thromboseneigung	evtl. Antikoagulanzien
endogene Psychosen	Dosisreduktion, evtl. Psychopharmaka
Frauen während der Gravidität	(s. S. 274 ff.)

sollte der Patient zunächst einmal zu einer konsequenten Gewichtsreduktion angehalten werden, weil die Kortikosteroidtherapie sich dann automatisch weniger gefährlich auf den Kohlenhydratstoffwechsel auswirkt.
▶ Patienten mit rezidivierenden Ulzera: Bei ihnen passiert kaum etwas, wenn gleichzeitig mit der Kortikosteroidtherapie ausreichend hohe Mengen von Antazida gegeben werden. In besonderen Fällen empfiehlt sich die zusätzliche Therapie mit einem Anticholinergikum (M_1-Rezeptorantagonisten) wie Pirenzepin (Gastrozepin®), besser mit einem H_2-Antagonisten wie Cimetidin (Tagamet®), Ranitidin (Zantic®, Sostril®) oder Famotidin (Pepdul®), bei floridem Ulkus am besten mit Omeprazol (Antra®).
▶ Eine bereits vorhandene Osteoporose wird mit Sicherheit durch die Notwendigkeit einer Kortikosteroidtherapie verschlechtert. Schutz dagegen gibt es kaum; auf die Therapiemöglichkeiten wurde bereits eingegangen (s. S. 232 f.).
▶ Bei Hochdruckpatienten muß man mit Kortikosteroidpräparaten vorsichtig sein, die mineralokortikoide Begleitwirkungen besitzen, wie z.B. Prednison oder Prednisolon.
▶ Bei Glaukompatienten sollte eine Lokaltherapie am Auge mit Parasympathikomimetika (*cave*: nicht mit Beta-Rezeptorenblockern!) eingeleitet und während der Kortikosteroidbehandlung der Augeninnendruck regelmäßig gemessen werden.

▶ Patienten mit einer endogenen Psychose laufen Gefahr, daß Kortikosteroide sowohl zu manischen Zuständen als auch umgekehrt zu Depressionen mit akuter Suizidgefahr führen können. In solchen Fällen gibt es keine andere Wahl, als das Kortikosteroid in der Dosis zu reduzieren. Als symptomatische Maßnahme kommt die Gabe von Neuroleptika in Betracht.

Es gibt kaum einen Zweifel, daß Kortikosteroide hochwirksame Medikamente darstellen, mit denen wir vorsichtig umgehen müssen. Die Furcht vor etwaigen Nebenwirkungen darf aber keinesfalls dazu führen, grundsätzlich auf jegliche Kortikosteroidtherapie zu verzichten und dem schwer behandelbaren Asthmatiker eine der wirksamsten Therapiemöglichkeiten vorzuenthalten.

Wenn die *Relation zwischen Schaden und Nutzen* so gering wie möglich bleiben soll, müssen bei der Kortikosteroidtherapie folgende Grundsätze Beachtung finden:
▶ Der Patient muß über die möglichen Risiken aufgeklärt werden, damit er sich beim Versuch, die Tagesdosis so gering wie möglich zu halten, auch kooperativ verhalten kann.
▶ Es muß unter allen Umständen versucht werden, die systemische Therapie durch eine topische Behandlung mit Kortikoid-Aerosolen wenigstens teilweise zu ersetzen.
▶ Die größte Zurückhaltung muß mit Kortikosteroiden bei Kindern geübt werden. Um bleibende Wachstumsstörungen zu vermeiden, sollte ein asthmatisches Kind

höchstens ein bis drei Monate lang mit maximal drei mg Prednisonäquivalent pro qm Körperoberfläche und Tag behandelt werden. Depotinjektionen sind kontraindiziert.

▶ Ein häufiger und gefährlicher Fehler ist das abrupte Absetzen einer einmal begonnenen Kortikoid-Langzeittherapie; auf diese Weise kann der Patient bis in einen Status asthmaticus gebracht werden (s. Tabelle 20, S. 151).

5.8.5 Steroidalternativen: Depot-ACTH, Immunsuppressiva, Cyclosporin

Das *adrenokortikotrope Hormon (ACTH, Kortikotropin)*, ein aus 39 Aminosäuren bestehendes Peptid, wird im Hypophysenvorderlappen gebildet. Sein Prohormon ist das *Proopiomelanocortin*, aus dem neben dem ACTH noch das melanotrope Hormon, das lipotrope Hormon und das Beta-Endorphin entstehen. Die ACTH-Sekretion wird wesentlich – allerdings nicht ausschließlich – durch einen hypothalamischen Faktor, den *Corticotropin Releasing Factor (CRF)*, ein Peptid mit 41 Aminosäuren, gesteuert.

Während *humanes CRF* erst seit kurzer Zeit verfügbar ist (Corticobiss®) und augenblicklich ausschließlich für diagnostische Zwekke verwendet wird (vgl. Abb. 70 auf S. 229), ist eine ACTH-Therapie mit dem nur aus 24 Aminosäuren bestehenden *synthetischen Tetracosactid* bereits seit langer Zeit möglich.

Entgegen einer weitverbreiteten Meinung sind die aus der Nebennierenrinde unter *maximaler ACTH-Stimulation* endogen freigesetzten Kortisolmengen mit einer hochdosierten exogenen Glukokortikoidtherapie ohne weiteres vergleichbar. Die in Abbildung 69 auf Seite 229 dargestellten Ergebnisse zeigen, daß es durch die einmalige Injektion von 1 mg Tetracosactid i.m. möglich ist, das freie Kortisol im 24-Stunden-Urin von 50 auf 1500 µg, d.h. auf etwa das 30fache, zu steigern. Setzt man die Stimulation der Nebennierenrinde durch Gabe weiterer Tetracosactidinjektionen fort, so kann man von Tag zu Tag immer höhere Kortisolwerte im Urin messen. Wie die Abbildung zeigt, ist am 9. Tag das freie Kortisol im 24-Stunden-Urin auf 8 mg, d.h. auf das 160fache, angestiegen; in einem Einzelfall fand sich sogar eine Steigerung auf das 340fache des Ausgangswertes!

Aus diesen Befunden geht hervor, daß eine mehrtägige ACTH-Therapie durchaus einer hochdosierten externen Glukokortikoidtherapie entspricht, ohne daß sich aus diesen Untersuchungen allerdings genaue Äquivalenzbeziehungen ableiten lassen. Wie die Abbildung 69 auf Seite 229 zeigt, führt eine langdauernde Kortikosteroidvorbehandlung zwar zu einer gewissen Nebennierenrindensuppression, sie läßt aber noch eine ausreichende endogene Kortisolausschüttung erwarten. Abbildung 71 zeigt eine kontrollierte Studie an 20 Patienten mit Asthma, die alternierend entweder mit ACTH oder mit einem oralen Steroidpräparat behandelt wurden. Diese Gruppe erhielt am ersten, zweiten und dritten Tag jeweils 40 mg Triamcinolon per os. Danach wurde die Dosis Tag

5.8 Inhalative und systemische Kortikosteroide

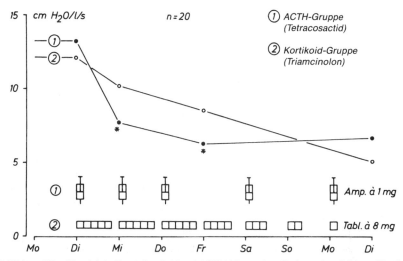

Abbildung 71 Vergleich einer einwöchigen ACTH-Therapie mit einer einwöchigen Kortikosteroidtherapie bei 20 Patienten mit Asthma. Man erkennt, daß der Atemwegswiderstand in der ACTH-Gruppe schneller gesenkt wird als in der Kortikosteroidgruppe. Am Ende der achttägigen Behandlung sind die Ergebnisse jedoch etwa gleich gut.

für Tag um jeweils 8 mg reduziert, so daß am siebten Tag eine Dosis von 8 mg erreicht wurde. Die Patienten der ACTH-Gruppe erhielten am ersten, zweiten, dritten, fünften und siebten Tag jeweils 1 mg (= 1 Amp.) Tetracosactiddepot intramuskulär injiziert. Wie Abbildung 71 zeigt, trat der Effekt auf den Strömungswiderstand der Atemwege in der ACTH-Gruppe zwar etwas schneller ein als in der Kortikoidgruppe; am Ende des Behandlungszeitraumes verhielten sich beide Gruppen aber wieder völlig gleich. Dieses Ergebnis zeigt, daß – zumindest in bezug auf den für die Asthmasymptomatik maßgeblichen Parameter der Atemwegs-Resistance – kein eindeutiger Unterschied zwischen der ACTH-Wirkung und der Kortikoidwirkung besteht. Die Behandlung mit Depot-ACTH kommt für eine Langzeittherapie aus mehreren Gründen *nicht* in Frage:

▶ Durch die Stimulierung nicht nur der Glukokortikoide, sondern auch der Mineralokortikoide ist unter ACTH eine Natrium- und Flüssigkeitsretention mit Blutdruckanstieg und peripheren Ödemen zu erwarten.

▶ Unter ACTH kommt es zu einer noch stärkeren Hypokalie, als es schon unter Kortikosteroiden der Fall ist (dagegen nicht zu Hypertonie!).

▶ Durch Depot-ACTH wird die zirkadiane Kortisolrhythmik in gleicher Weise gestört wie bei den Depot-Kortikoidinjektionen.

Es gibt verschiedene Substanzen, mit denen versucht worden ist, bei Patienten unter systemischer Glukokortikoidtherapie eine Reduktion der erforderlichen Tagesdosis zu erreichen [415]. Das Makrolidantibiotikum *Troleandomycin* ist eine solche Substanz. Es hat aber keinen eigenen antiasthmatischen Effekt, sondern wirkt indirekt dadurch, daß es die Elimination von Methylprednisolon über bisher unbekannte Mechanismen inhibiert [48]. Die Elimination anderer Glukokortikoide bleibt unbeeinflußt. Troleandomycin wird in der Leber metabolisiert und kann bei Tagesdosen über 250 mg hepatotoxische Effekte haben; außerdem wird die Theophyllinelimination ebenfalls verlängert. Aufgrund seines Wirkungsmechanismus ist Troleandomycin aber kaum in der Lage, die unerwünschten Wirkungen einer systemischen Therapie mit Methylprednisolon zu reduzieren [83].

Ein ebenfalls kontrovers diskutiertes Thema ist die *Therapie mit Immunsuppressiva zusätzlich zur systemischen Steroidtherapie.* Vor einigen Jahren konnte eine Arbeitsgruppe aus Seattle [565] nachweisen, daß unter einer niedrigdosierten Therapie mit *Methotrexat* (wöchentlich nur 15 mg per os) in einer randomisierten doppelblinden Crossover-Studie bei 14 steroidpflichtigen Patienten innerhalb von zwölf Wochen eine Reduktion der systemischen Steroiddosis möglich war. Damit würden die Ergebnisse früherer japanischer Untersuchungen in Einklang stehen [568, 569], wonach auch eine *„Chrysotherapie"* mit Goldpräparaten bei Asthmapatienten einen günstigen Effekt hat und nachweislich die bronchiale Hyperreaktivität reduziert. Inzwischen gibt es eine sehr sorgfältig durchgeführte *doppelblinde, plazebokontrollierte Studie* aus Krankenhäusern von London und Umgebung an 60 steroidbedürftigen Asthmapatienten [777]. Die einmalige wöchentliche Gabe von 15 mg *Methotrexat* per os führte nach 24 Wochen zur Reduktion der systemischen Prednisondosis um 50%, während in der Plazebogruppe nur eine Dosisreduktion von im Mittel 16% möglich war. Bei jedem fünften methotrexatbehandelten Patienten konnte das systemische Steroid ganz abgesetzt werden; dies war bei keinem einzigen Patienten der Plazebogruppe der Fall. Nach Absetzen der zusätzlichen Methotrexatgabe stieg der Bedarf an systemischem Steroid innerhalb weniger Wochen wieder in den Bereich der alten Prednisolondosis an [777].

Damit ist eindeutig nachgewiesen, daß Methotrexat tatsächlich einen „steroidsparenden" *Effekt* hat, der in der angewandten, sehr niedrigen Dosis von 15 mg pro Woche wahrscheinlich nicht auf einem immunsuppressiven, sondern auf einem antiinflammatorischen Effekt beruht. Eine Dauertherapie mit Methotrexat ist aber trotz der niedrigen Dosis für den Patienten nicht unbedenklich (Transaminasenerhöhungen!). Eine zweijährige Methotrexattherapie würde bereits die kumulative Dosis von 1,5 g überschreiten und die Durchführung einer Leberbiopsie erforderlich machen. Da Methotrexat ein Dihydrofolat-Reduktase-Inhibitor ist, sind auch hämatologische Nebenwirkungen nicht auszuschließen. Nach unserem gegenwärtigen Wissensstand ist es sicher verfrüht, für steroidbedürftige Asthmapatienten eine zusätzliche Behandlung mit Gold oder mit Antimetaboliten vom Typ der Folsäureantagoni-

sten (Methotrexat) oder Purinantagonisten (Azathioprin) generell empfehlen zu können.
Cyclosporin, das die Ergebnisse der Transplantationschirurgie entscheidend verbessert hat, hemmt selektiv die Aktivierung von T-Lymphozyten. Es bildet mit dem zur Superfamilie der *Immunophiline* gehörenden Cyclofilin einen Komplex, der im T-Lymphozyten die Transkription von Genen für IL-2, IL-3 oder IL-4 blockieren kann. Die Nachfolgesubstanz *FK-506 (Tacrolimus)* bindet an das analoge FK-bindende Protein (FKBP) (Einzelheiten bei [894a]).
In Anbetracht der Korrelation zwischen dem Aktivierungsgrad der TH2-Lymphozyten und dem Asthmaschweregrad ist theoretisch zu erwarten, daß Cyclosporin die asthmatische Entzündung zu hemmen vermag.
Tatsächlich wurde bei kortikoidpflichtigen Asthmapatienten in einem Doppelblindversuch über zwölf Wochen eine zwar nur leichte Verbesserung der Peak-Flow-Werte, aber eine deutliche Reduktion der Asthmaexazerbationen nachgewiesen [6a]. In Anbetracht der potentiellen Nebenwirkungen einer Cyclosporin-Langzeittherapie müssen zunächst einmal weitere Untersuchungen abgewartet werden, bevor eine allgemeine Empfehlung ausgesprochen werden kann.

5.9 Therapie des Bronchialinfekts

Ein akuter viraler Infekt, der für den Gesunden harmlos ist, bedeutet für jeden Asthmapatienten eine Gefahr und zwar aus zwei Gründen: Zum einen wird durch den Virusinfekt selbst schon die Asthmasymptomatik verschlechtert, zum anderen kommt es bei einem ursprünglich viralen Infekt häufig zur *bakteriellen Superinfektion*. Hierin unterscheiden sich Extrinsic-Asthma und Intrinsic-Asthma kaum voneinander. Bei Kranken mit anfänglich reinem exogen-allergischem Asthma besteht zudem die Gefahr, daß rezidivierende Infekte des Respirationstraktes allmählich eine Mischform *("Mixed-Asthma")* entstehen lassen.
Gegen das Auftreten *viraler respiratorischer Infekte* gibt es zur Zeit noch keinen zuverlässigen Schutz. Eine aktive Immunisierung wird in absehbarer Zeit auch kaum möglich sein, weil eine dreistellige Zahl von Viren als Erreger in Frage kommt; die häufigsten sind Parainfluenza-, Rhino-, ECHO-, Adeno- und RS-Viren. Da jeder Bronchialinfekt die Asthmasymptomatik akut aufflackern läßt, besteht die wichtigste therapeutische Maßnahme in der vorübergehenden Anwendung von *systemischen Kortikosteroiden* bzw. in der vorübergehenden Erhöhung der laufenden Kortikosteroiddosis. Nur wenn aufgrund der klinischen und der Sputumbefunde nicht der geringste Zweifel an einem bakteriellen Infekt besteht, sollten zusätzlich zur Steroidtherapie auch *Antibiotika* eingesetzt werden (vgl. Kapitel 3.7, S. 96 f.).

5.9.1 Antibakterielle Chemotherapie

Im Rahmen der Sputumdiagnostik wurde bereits darauf hingewiesen, daß ein interkurrenter bakterieller Bronchialinfekt, der nicht gerade im

Krankenhaus selbst entstanden ist, mit 80%iger Wahrscheinlichkeit auf einer Infektion durch *Streptococcus pneumoniae ("Pneumokokken")* und/oder *Haemophilus influenzae* beruht. Die Gefahr einer unsachgemäßen und dann irreführenden Sputumkultur ist in der Praxis so groß, daß es im Endeffekt für den Patienten nützlicher ist, von Anfang an eine *kalkulierte Chemotherapie* zu versuchen und so zu handeln, als ob es sich um eine Pneumokokken- bzw. um eine Hämophilusinfektion handelte [180, 416].

An dieser Stelle muß noch einmal darauf hingewiesen werden, daß beim Asthmatiker der Befund eines „gelben Auswurfs" nicht gleichbedeutend mit einem bakteriellen Infekt sein muß. Eine Gelbfärbung des Sputums kann einzig und allein auf dem Vorhandensein eosinophiler Granulozyten beruhen, die im Sputum des Asthmapatienten manchmal geradezu exzessiv vermehrt sind. Um einigermaßen sicher einen Bronchialinfekt diagnostizieren zu können, ist eine *mikroskopische Sputumuntersuchung* notwendig. Wenn bei der Durchmusterung des Sputumausstriches bei 100facher Vergrößerung mehr als 20 neutrophile Granulozyten pro Gesichtsfeld zu sehen sind, kann davon ausgegangen werden, daß ein eitriger Bronchialinfekt vorliegt.

An die zur Behandlung geeigneten *antibakteriell wirkenden Substanzen* sind folgende Forderungen zu stellen:
▶ Sie müssen in ihrem Spektrum mit Sicherheit die beiden Keime Pneumokokkus und Hämophilus erfassen.
▶ Ihre pharmakokinetischen Eigenschaften sollten therapeutisch ausreichende Wirkspiegel nicht nur im Blut, sondern möglichst auch im Bronchialsekret garantieren; denn auch dort befinden sich ja die Keime.
▶ Es muß mit der angewandten Substanz eine orale Therapie möglich sein, weil eine parenterale Therapie für die Praxis kaum in Frage kommt.
▶ Bei der Häufigkeit der Asthmakrankheit sollte hinsichtlich der Auswahl des anzuwendenden Antibiotikums nicht zuletzt auch der Faktor der Wirtschaftlichkeit eine Rolle spielen.

Wenn man diese Kriterien zugrunde legt, kommen sechs Substanzgruppen in Frage: *Tetrazykline, Cotrimoxazol, Makrolide, Aminopenizilline, Cephalosporine* und *Chinolone* (Übersicht bei [485]). Eine Aufstellung der im Handel befindlichen Präparate mit den erforderlichen Tagesdosen zeigt Tabelle 36. In bezug auf die klinischen Ergebnisse unterscheiden sich die ersten fünf Präparategruppen nicht sicher voneinander. Dies ist um so bemerkenswerter, als zunächst aufgrund des Wirkungsmechanismus angenommen werden könnte, daß die *bakterizid* wirkenden Substanzen besser abschneiden als etwa die *bakteriostatisch* wirkenden Tetrazykline und Makrolide. Entgegen den In-vitro-Ergebnissen ist mit einem Tetrazyklinpräparat jedoch klinisch ein fast gleich guter Erfolg zu erzielen wie mit bakterizid wirkenden Substanzen.

5.9 Therapie des Bronchialinfekts

Tabelle 36   Therapie des bakteriellen Bronchialinfekts.

Substanzen	Handelspräparate	Dosierung Erwachsene	Dosierung Kinder	Kontra-indikationen
1. Tetrazykline	Achromycin, Hostacyclin, Supramycin, Steclin u.a.	3 × 500 mg	3 × 20 mg/kg	Schwangerschaft, Lebensalter unter 7 Jahren
Doxyzyklin	Vibramycin, Doxitard u.a.	1 × 200 mg	1 × 4 mg/kg	
Minozyklin	Klinomycin	2 × 100 mg	1 × 4 mg/kg	
2. Cotrimoxazol und Analoga	Bactrim, Eusaprim, Omsat, Supristol (= Cotrifamol), Triglobe (= Cotrimazin) u.a.	i.a. 2 × tägl. 2 Tabl. oder 2 × 1 „forte"	(s. Beipackzettel!)	Schwangerschaft
3. Makrolide Erythromycin	Erythrocin, Paediathrocin	3 × 500 mg	3 × 20 mg/kg	
Roxithromycin	Rulid	2 × 150 mg	–	
Clarithromycin	Klacid	2 × 250 mg	–	
Azithromycin	Zithromax	1 × 250 bis 500 mg	1 × 10 mg/kg	
4. Aminopenizilline Ampicillin	Amblosin, Binotal u.a.	3 × 1 g	3 × 30 mg/kg	Penizillinallergie
Pivampicillin	Berocillin, Maxifen u.a.	3 × 700 mg	3 × 20 mg/kg	
Bacampicillin	Penglobe	3 × 800 mg	3 × 20 mg/kg	
Amoxycillin	Amoxypen,	3 × 750 mg	3 × 20 mg/kg	
+Clavulansäure	Augmentan Tabs	3 × 574 mg		
Azidocillin	Syncillin, Nalpen	2 × 750 mg	2 × 20 mg/kg	
5. Cephalosporine Cefaclor	Panoral	3 × 500 mg	3 × 10 mg/kg	Cephalosporinallergie
Cefixim	Cephoral	2 × 200 mg	2 × 4 mg/kg	
6. Chinolone Ofloxacin	Tarivid	2 × 200 mg	–	Schwangerschaft und Stillzeit, Niereninsuffizienz
Ciprofloxacin	Ciprobay	2 × 200 mg	–	
Grepafloxacin	Vaxar	1 × 400 mg	–	

Ein besonderes therapeutisches Problem stellen Patienten dar, die neben ihrem Asthma *Bronchiektasen* haben. Bei ihnen ist das in Frage kommende Keimspektrum sehr breit; häufig liegt eine Mischinfektion mit gramnegativen Erregern vor. Hier erlangen die *Chinolone* oder *Gyrasehemmer* eine besondere Bedeutung (vgl. 6. in Tabelle 36). Sie haben ein sehr breites Spektrum, besonders im gramnegativen Bereich, und brauchen vom Patienten nur 2× täglich eingenommen zu werden. Diese Substanzen sollten wegen ihrer besonderen Wirksamkeit aber nicht sofort bei jedem banalen eitrigen Bronchialinfekt, sondern wirklich nur bei *Problemfällen* als Erstmedikament eingesetzt werden. Zu bedenken sind mögliche Interaktionen mit einer gleichzeitig laufenden Theophyllintherapie (Erhöhung der Theophyllin-Blutspiegel!)

5.9.2 Infektprophylaxe, Schutzimpfungen, adjuvante Therapie

Durch eine Antibiotikatherapie kann der akute bakterielle Infekt meist innerhalb weniger Tage beherrscht werden. Das nächste Infektrezidiv nach unterschiedlich langer Latenzzeit von Tagen, Wochen oder Monaten (*„relapse time"*) ist aber bei Patienten mit langjährigem *Intrinsic-Asthma* und stärkerer *Mukostase* schon so gut wie vorprogrammiert. Es hat nicht an Versuchen gefehlt, die Infektanfälligkeit der Patienten mit Intrinsic-Asthma und mit Mixed-Asthma auf irgendeine Weise zu beeinflussen. Die vielfach geübte *Immunglobulinprophylaxe* [741] scheint virale Infekte verhindern zu können; ein wirksamer Schutz vor bakteriellen Infekten ist aber nicht belegt.

Es ist immer wieder versucht worden, in Analogie zur Hyposensibilisierungstherapie mit Allergenextrakten auch eine subkutane oder intrakutane Impfbehandlung mit den hauptsächlich in Frage kommenden Bronchialkeimen durchzuführen. Man hat hierfür kommerziell hergestellte *Bakteriengemische* (Paspat®, Asthma Impfstoff Berna® etc.), aber auch *„Autovakzinen"* versucht, die aus den patienteneigenen Bakterien (Bronchialsekret, Nasensekret) gewonnen werden. Es ist keine Frage, daß eine aktive Immunisierung gegenüber Bakterien, die insbesondere für die ständig rezidivierenden Infekte eines Patienten mit *Intrinsic-Asthma* verantwortlich sind, von der Pathophysiologie her durchaus sinnvoll erscheint. Die Vorstellungen, durch eine Immuntherapie in die Pathogenese des Intrinsic-Asthmas selbst eingreifen zu können, sind aber weder theoretisch noch experimentell begründet. Zwar sind klinische Erfolge einer Autovakzinebehandlung an Einzelfällen immer wieder behauptet worden. Gerade in der Asthmatherapie spielen Placeboeffekte aber eine so große Rolle, daß die Wirksamkeit eines bestimmten Therapieprinzips ohne *plazebokontrollierte Studien* in Frage gestellt werden muß. Solche Studien sind bisher von sechs verschiedenen amerikanischen Arbeitsgruppen an insgesamt 557 Patienten durchgeführt worden. Im Endergebnis hatten die Autovakzineinjektionen keinen besseren Effekt als die Placeboinjektionen [4, 49, 243, 248, 319, 377].

Die Frage, ob Asthmapatienten gegen *Influenza* geimpft werden sollen, war bislang wegen der raschen Änderung des Virusantigens und der Gefahr einer allergischen Reaktion auf Hühnereiweiß eine umstrittene Frage. Die Deutsche Atemwegsliga empfiehlt die Impfung für Personen über 65 Jahre, für Bewohner von

Pflegeheimen, aber auch für Kinder mit Intrinsic-Asthma [939b].

Zur Immunisierung gegenüber *Pneumokokken* ist ein Impfstoff im Handel *(Pneumovax®)*, der aus 14 verschiedenen Serotypen von Streptococcus pneumoniae besteht und subkutan oder intramuskulär zu injizieren ist. Der Impfschutz hält etwa fünf Jahre an.

Bisher fehlt allerdings der Beweis dafür, daß die Pneumokokkenimmunisierung einen eindeutigen klinischen Effekt hat und zu einer Abnahme der Infektrezidive zu führen vermag. Hinzu kommt die Tatsache, daß Pneumokokken ausgerechnet diejenigen Keime sind, die nach wie vor auf die meisten Antibiotika gut ansprechen. Eine allgemeine Empfehlung zur Pneumokokkenimpfung kann daher *nicht* ausgesprochen werden.

Zur *lokalen Immunisierung* der Bronchialschleimhaut sind Lysate von abgetöteten Bakterien (I.R.S. 19®) und von Ribosomenfraktionen aus Bakterien (Ribomunyl®) im Handel. Wie die immunstimulierende Wirkung zustande kommen soll, ist bisher letztlich unklar [80, 82]. Denkbar ist, daß antigene Substanzen aus der Bakterienwand oder die relativ stark antigen wirkende Ribosomen-RNS über das *„bronchusassoziierte lymphatische Gewebe (BALT)"* immunstimulierend wirken könnten.

Neben der inhalativen ist auch eine *parenterale* und eine *perorale Immunisierung* versucht worden. Die im Handel befindlichen Präparate Broncho-Vaxom®, Luivac® und Ribomunyl® bestehen aus einem gefriergetrockneten Bakterienlysat bzw. aus den Ribosomenfraktionen von Pneumokokken, Hämophilus, Klebsiellen, Branhamella (Neisserien). Es ist möglich, daß sie über das *mukosaassoziierte lymphatische Gewebe* (MALT) im Magen-Darm-Trakt wirken, indem sie das *darmassoziierte lymphatische Gewebe* (GALT) stimulieren. Von hier sollen T-Lymphozyten auf dem Blutweg in die Schleimhaut des Respirationstrakts gelangen und dort Makrophagen stimulieren sowie IgA produzieren. Tatsächlich wurden unter einer Langzeittherapie mit Bakterienlysaten in der broncho-alveolären Lavage (BAL) eine Zunahme der Makrophagenaktivität, ein Anstieg des sIgA-Albumin-Quotienten und ein Anstieg des T-Helfer-T-Suppressor-Lymphozyten-Quotienten nachgewiesen [567].

Es gibt auch einige klinische Studien, die unter einer Langzeittherapie mit Bakterienlysaten eine geringe Abnahme interkurrenter Atemwegsinfekte belegen [13, 82, 235a].

5.10 Therapie der Mukostase

Wenn man bei einem Asthmapatienten einen bronchialen Provokationstest durchführt, so besteht die Hauptreaktion in einer Bronchospastik. Zusätzlich kommt es jedoch auch zur Sekretsteigerung im Tracheobronchialbaum, denn die meisten Patienten husten nach der Provokation Sputum ab. Die Sekretion von *Bronchialschleim („Mukus")* wird aber nicht nur durch *spezifische* allergische Mechanismen, sondern auch durch *unspezifische* Reflexmechanismen ausgelöst (s. S. 31 ff.).

5 Therapie

Wenn das Sekret durch *Hustenmechanismus* und *Mukoziliartransport* nicht eliminiert werden kann, kommt es zur Mukostase. Bei der Mehrzahl der Asthmapatienten steht die *Hyperkrinie/Dyskrinie* gegenüber dem Bronchospasmus eher im Hintergrund. Wenn die Asthmakrankheit jedoch lange genug besteht, wenn es zur Ausbildung von sekundären *Bronchiektasen* gekommen ist oder wenn die Sonderform der *allergischen bronchopulmonalen Aspergillose (ABPA)* vorliegt, kann die Sekretentfernung aus dem Tracheobronchialbaum aber große therapeutische Schwierigkeiten bereiten. Solche Patienten, die häufig ganze Bronchialausgüsse aushusten, stellen ausgesprochene *Problempatienten* dar, weil die *Mukostase* das Auftreten von *Infekten* begünstigt, die wiederum die Asthmasymptomatik verschlechtern und so fort. Da sich dieser Circulus vitiosus auf die Prognose der Krankheit sehr ungünstig auswirkt, ist in solchen Fällen eine Therapie mit *Expektoranzien* und *Mukolytika* sinnvoll.
Eine weitere Indikation ist der *interkurrente Bronchialinfekt*, bei dem sich das vorher bestehende Bild der „trockenen Spastik" („Catarrhe sec") schlagartig ändert, indem die gesteigerte Bronchialsekretion jetzt deutlich in den Vordergrund tritt. Beim schweren akuten Asthma und im Status asthmaticus geht von der exzessiven Verstopfung der Atemwegslichtungen durch hochviskösen Schleim für den Patienten geradezu die Hauptgefahr aus (s. S. 2 ff.).
Ziel einer Therapie mit Mukolytika und Expektoranzien ist es, die Eigenschaften des Mukus selbst zu verändern (Mukolytika im engeren Sinne) oder/und die Transportmechanismen zu verbessern (Expektoranzien im engeren Sinne) (Übersichten bei [188, 526, 557, 678, 768, 807, 906, 951]).
Für die Störung des Sekrettransports sind beim Asthmatiker folgende Faktoren von Bedeutung:
▶ die *Sekretmenge*, die die Transportmechanismen, insbesondere die Zilien, zu bewältigen haben
▶ der Wassergehalt der *Solphase*, in der die Zilien schlagen
▶ die sezernierten makromolekularen *Biopolymere*, *Muzine* und das *sekretorische IgA*
▶ die oberflächenaktiven Substanzen *(„Surfactant")*, die vor allem für den nicht-ziliaren Transport in den kleinsten Atemwegen wichtig sind

Um den Sekrettransport zu verbessern, sind folgende *therapeutische Angriffspunkte* möglich:
▶ Die *Produktion* des Bronchialschleims in den Becherzellen und Schleimdrüsen wird auf irgendeine Weise gebremst.
▶ Die Produktion der *oberflächenaktiven Substanz* in den Pneumozyten vom Typ II und in den Clara-Zellen wird gesteigert.
▶ Der *Flimmermechanismus* wird pharmakodynamisch aktiviert, um die autonome Sekret-Clearance zu verbessern.
▶ Die *Solphase*, in der die Zilien schlagen, wird beeinflußt.
▶ Der bereits sezernierte Mukus (= *Gelphase*) wird in seinen physikalischen und/oder chemischen Eigenschaften verändert.

Tabelle 37 Oral und/oder parenteral anwendbare Expektoranzien und Mukolytika.

ältere Substanzen	neuere Substanzen
Kochsalz, Sole, Wasser Ammonium chloratum (z.B. Mixtura solvens) Radix Ipecacuanhae Kalium jodatum Saponine, z.B. Radix Liquiritiae, Saponariae, Primulae, Polygalae, Sarsaparillae, Quillaiae etc. Ätherische Öle, z.B. Oleum Anisi, Eucalypti, Foeniculi, Menthae piperitae, Thymi etc. Kreosot, z.B. Guajacol, Guaphainesin	*Azetylzystein* (1,2–2,4 g/die): ACC, Bromuc, Durabronchel, Fluimucil, Muciteran, Mucocedyl, Mucret, Pulmicret, Siran u.a. *Carbocystein* (1,5–2,5 g/die): Pulmoclase, Transbronchin *Bromhexin* (24–48 mg/die): Auxit, Bisolvon *Ambroxol* (60–90 mg/die). Ambril, Bronchopront, duramucal, frenopect, Muco-Aspecton, Mucoclear, Mucophlogat, Mucosolvan, Muco-Tablinen, Mucovent, Pulmonal S u.a.

Die zahlreichen Arzneimittel und Arzneimittelkombinationen, die als Expektoranzien angeboten werden, sind eine chemisch und pharmakologisch außerordentlich *heterogene Substanzgruppe* mit ganz unterschiedlichen Angriffspunkten. Für viele von ihnen ist bis heute noch kein exakter Wirkungsnachweis gelungen (Übersicht bei [526]).

Den Mukolytika ist in einem bekannten englischen Asthma-Buch nur ein einziger Satz gewidmet: „*Es gibt keine Beweise dafür, daß Mukolytika in der Behandlung des akuten oder chronischen Asthmas irgendwelche günstigen Wirkungen haben*" [143].

Tatsächlich gibt es bisher nur wenige klinische Studien über den Wert der in Tabelle 37 aufgeführten Mukolytika und Expektoranzien [131, 528].

Die *schwefelhaltigen Mukolytika*, z.B. N-Azetylzystein, sprengen aufgrund ihrer freien SH-Gruppe die Sulfidbrücken und depolymerisieren damit die Muzine des Bronchialsekrets. Die Patienten, die mit Azetylzystein behandelt werden, husten ein weniger visköses, dünnflüssigeres Sekret aus [290, 678]. *Azetylzystein* wird allerdings bisher viel zu niedrig dosiert. Bei der *Paracetamolintoxikation* ist die hochdosierte intravenöse Azetylzysteintherapie sehr wirksam und wird vom Patienten gut toleriert. Gegenüber seinen mukolytischen Eigenschaften wird Azetylzystein künftig in höherer Dosis als *Fänger freier Sauerstoffradikale („Scavenger")* eine zunehmende Bedeutung erlangen (Übersichten bei [137, 269]).

Bromhexin (Bisolvon®) und sein Hauptmetabolit *Ambroxol (Mucosolvan®)* werden als *Sekretomotorika* bezeichnet. Sie führen zu einer Zunahme der Sekretgranula und der lysosomalen Enzyme, die durch Hydrolyse bereits intrazellulär die Muzine zerstören, wodurch ein dünnflüssigerer Schleim produziert wird. Ambroxol soll außerdem die Sekretproduktion der Clara-Zellen stimulieren. Dadurch wird mehr oberflächenaktive Substanz gebildet, die eine *Antiklebstoffunktion („anti-*

glue effect") erfüllt und das Haften von zähem Schleim an der Bronchialschleimhaut verhindert [768].

Die *älteren Expektoranzien* wie Ipecacuanha und Ammonium chloratum – zusammen mit Extractum Liquiritae in der bekannten Mixtura solvens – wirken in erster Linie über eine Vagusreizung, die auf dem Reflexweg zur Produktion eines dünnflüssigen Sekretes in den Becherzellen und Bronchialdrüsen führt. Afferenter Schenkel dieses Reflexbogens sind die sensiblen Vagusendigungen in der Magenschleimhaut. So ist es eine geläufige klinische Beobachtung, daß Patienten mit Magensonde durch die dauernde mechanische Irritation der Magenschleimhaut ebenfalls eine – in diesem Fall unerwünschte – Hypersekretion von Bronchialsekret zeigen. Die seit alters gebräuchlichen ätherischen Öle bewirken möglicherweise durch ihre Ausscheidung in die Bronchialdrüsen und Becherzellen eine Mehrproduktion von wasserreichem, muzinarmem Schleim. Der Wirkungsmechanismus des stärksten bisher bekannten Expektorans, des *Kalium jodatum*, kann nur zum Teil über eine Irritation der Magenschleimhaut zustande kommen. Wenn die Jodzufuhr parenteral erfolgt, wie dies z.B. bei Patienten mit thyreotoxischer Krise geschieht, läßt sich klinisch ebenfalls eine deutliche Hypersekretion von Bronchialschleim beobachten. Trotz seiner guten Wirkung kann Kalium jodatum jedoch wegen seiner möglichen Nebenwirkungen auf die Schilddrüse heute nur noch mit Vorbehalt empfohlen werden. Vorsicht ist in endemischen Kropfgegenden geboten und hier wiederum besonders bei Frauen im mittleren Erwachsenenalter, die unter der Einnahme von Kalium jodatum eine *Hyperthyreosesymptomatik* entwickeln können. Abgesehen von diesen seltenen Beobachtungen schmeckt Kalium jodatum auch so unangenehm, daß selbst Klinikpatienten schwer zu einer wiederholten Einnahme zu bewegen sind.

Die immer noch verbreitete *inhalative Zufuhr* von „Mukopharmaka" ist beim Asthmapatienten problematisch, wenn die angewandte Substanz zu einer Irritation der Bronchialschleimhaut führt; es kommt dann unweigerlich zu einer *Reflexbronchokonstriktion* mit akuter Bronchospastik. Falls NaCl-Inhalationen vertragen werden, haben 2–5%ige (= hypertone) NaCl-Lösungen einen guten mukolytischen Effekt.

Kontraindiziert sind die früher angewandten Inhalationen mit *proteolytisch wirkenden Enzymen* wie Trypsin, Chymotrypsin, Papain, Bromelin oder Streptodornase. Die proteolytische Aktivität des Bronchialsekrets ist bei Asthmapatienten ohnehin schon erhöht – besonders dann, wenn ein interkurrenter Bronchialinfekt besteht. Die aus Leukozyten stammenden lysosomalen Enzyme sind oft an der plötzlichen Verschlechterung der Asthmasymptomatik schuld, weil sie die bronchiale Irritabilität erhöhen.

Auch die Inhalation von *„Detergenzien"* vom Typ des Tyloxapol ist bei Asthmapatienten wenig ratsam, weil sie in der Mehrzahl der Fälle zwar reversible, für den Patienten aber unangenehme Bronchospasmen auslösen können.

Rekombinante humane DNAse (Pulmozyme®) ist ein hochwirksames, aber sehr teures Mukolytikum, das bislang nur bei Mukoviszidose indiziert ist und vorerst für die Asthmatherapie noch kaum Bedeutung hat.

Es wurde schon erwähnt, daß Bronchospasmolytika nicht nur den Tonus der glatten Bronchialmuskulatur beeinflussen, sondern gleichzeitig auch eine *ziliomotorische Wirkung* haben. Beta-Adrenergika und Theophyllinderivate könnte man daher durchaus als *„Mukokinetika"* bezeichnen.

Wir sind heute noch weit davon entfernt, die Wirksamkeit einer mukusaktiven Substanz durch In-vitro-Methoden wie die Messung von Viskosität und Elastizität oder In-vivo-Methoden wie Lungenfunktionsmessungen und muköziliäre Clearance wirklich zuverlässig beurteilen zu können.

Man sollte daher in jedem einzelnen Fall die Indikation von Mukopharmaka sorgfältig abwägen und bedenken, daß einfache Salzinhalationen oder Zwiebeltee oder eine gut gewürzte Hühnerbouillon oder irgendeine andere heiße Flüssigkeit auch expektorierend wirken.

5.11 Physikalische Therapie

In Anbetracht der möglichen Gefahren einer hochdosierten Kortikosteroid-Langzeittherapie ist es um so wichtiger, daß vorher bei jedem Patienten wirklich das übrige therapeutische Repertoire ausgeschöpft worden ist. Bei vielen Patienten könnten dadurch Kortikosteroide vermieden oder wenigstens eingespart werden. Viel zu wenig Beachtung finden immer noch die Möglichkeiten der physikalischen Therapie – insbesondere die aktive Atemtherapie *des* Patienten und *am* Patienten –, die eigentlich zum Basisprogramm jeder Asthmatherapie gehören sollten. Leider sieht die Realität im Augenblick noch so aus, daß die Anwendung der physikalischen Therapie bei der Mehrzahl der Asthmapatienten auf die wenigen Wochen einer Rehabilitation begrenzt ist, während in der übrigen Zeit des Jahres im wesentlichen eine medikamentöse Therapie durchgeführt wird [664a, 747].

Auch in den Akutkrankenhäusern wird der physikalischen Atemtherapie noch zu wenig Bedeutung beigemessen. Auf den Intensivstationen ließen sich viele Atmungs- und Beatmungsprobleme vermeiden, wenn für eine atemphysiologisch sinnvolle Lagerung der Patienten, für eine ausreichende Anfeuchtung der Atemluft, für manuelle Atem- und Expektorationshilfen, für ein besonderes Atemtraining gesorgt würde [401, 913]. Dies sind Beispiele für physikalisch-therapeutische Maßnahmen am Krankenbett, auf die im Rahmen der Therapie des Status asthmaticus noch eingegangen wird (s. S. 262 ff.). Leider gibt es immer noch keine allgemeinverbindliche Definition des Begriffs *„physikalische Therapie"*. Eine natürliche Abgrenzung gegenüber der „von innen" wirkenden medikamentösen Therapie besteht darin, daß zumindest ein Hauptteil der Effekte durch physikalische Einwirkungen „von außen" zustande kommt. Natürlich gibt es Überschneidungen zwischen medikamentöser und physikalischer Therapie. Während an den rein physikalischen Wirkungen einer atemgymnastischen Therapie kaum Zweifel bestehen und auch bei der Respiratortherapie in erster Linie die physikalischen Kräfte einer Maschine zur Wirkung gelangen, stellt die Aerosoltherapie schon ein „Sowohl – als auch" dar: Ihre Wirkungen sind nicht allein von den physikalischen Eigenschaften der inhalierten Partikel, sondern auch von ihrem Inhalt abhängig, da es sich häufig um Medikamenten-Aerosole handelt. Auch die Sauerstoffbehandlung ist dank der Entwicklung leistungsfähiger Sauerstoffkonzentratoren [603] immer mehr zu einer vorwiegend physikalischen Therapieform geworden. Dennoch bleibt zu beachten, daß der Sauerstoff – wie bei einem Medikament – dosisabhängige Wirkungen und Nebenwirkungen verursacht (vgl. S. 255 ff.).

5.11.1 Atemgymnastik und Flutter-Ventil

Es läßt sich nicht leugnen, daß den meisten atemgymnastischen Techniken bis heute noch der wissenschaft-

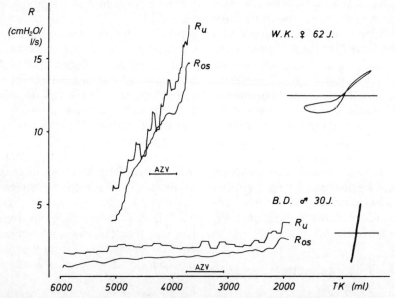

Abbildung 72 Kontinuierliche Registrierung des Atemwiderstandes mit der Oszillationsmethode (R_{os}) und mit der Unterbrechermethode (R_u) während einer langsamen Ausatmung nach vorausgegangener maximaler Inspiration; oben: Patient mit Bronchialobstruktion, unten: lungengesunde Vergleichsperson. Man erkennt die ausgeprägte Volumenabhängigkeit des Atemwiderstandes beim Patienten mit Bronchialobstruktion. Rechts ist jeweils die Form des bodyplethysmographischen Druck-Strömungs-Diagramms dargestellt. AZV = Atemzugvolumen, TK = Totalkapazität. Die Abbildung macht deutlich, daß atemgymnastische Übungen, die den Zustand der überblähten Lunge beseitigen sollen und die Atemlage in der Tendenz nach unten hin verschieben, zwangläufig zu einem unerwünschten Anstieg des Atemwiderstandes führen müssen (nach D. Berger und D. Nolte [76]).

liche Hintergrund fehlt [593]. Das trifft in besonderem Maße für Patienten mit Asthma zu. Es ist immer noch üblich, Asthmakranke dazu aufzufordern, mit aktiver Muskelkraft auszuatmen – im Wunschdenken, man könnte trotz weiterbestehender Bronchialobstruktion die Lungenüberblähung beseitigen und die Entwicklung eines irreversiblen Lungenemphysems aufhalten. Erst langsam wird bei den Atemtherapeuten und Krankengymnastinnen langsam bekannt, daß die *Verschiebung der Atemmittellage* zur Inspirationsstellung hin von der Atemmechanik her ein durchaus sinnvoller Anpassungsmechanismus ist. Aus Abbildung 72 geht hervor, daß der bronchiale Strömungswiderstand schon beim Gesunden, viel stärker aber noch beim Asthmapatienten, vom jeweiligen Lungenvolumen abhängt. Wie die registrierten Kurven zeigen, besteht beim Asthmapatienten eine atemabhängige Beeinflussung des bronchialen Strömungswiderstandes bis zum Faktor 3. In dem gegebenen Beispiel ist der Atemwiderstand nach voller Inspiration 5, am Ende des Exspiration aber mehr als 15 cmH$_2$O/l/s. Der Asthmapatient hat demnach eine *„volumenabhängige Obstruktion"*.

Fordert man einen solchen Patienten zu einer möglichst vollständigen „Entleerung" seiner Lungen auf, so verschiebt man damit das aktuelle Lungenvolumen künstlich in einen für die Strömungsmechanik immer ungünstigeren Volumenbereich. Hinzu kommt die Gefahr, daß die willkürliche Forcierung der physiologischerweise passiv ablaufenden Exspirationsphase infolge Anstiegs des intrathorakalen Drucks in den positiven Bereich hinein zu einem Tracheobronchialkollaps und damit zu einer weiteren Erhöhung des ohnehin erhöhten Strömungswiderstandes führt *(„druckabhängige Obstruktion")*.

Nicht zuletzt auch am Verhalten der *arteriellen Blutgase* läßt sich ableiten, daß es ungünstig ist, wenn man den Asthmapatienten zu einer künstlichen Verschiebung der Atemmittellage zur Exspirationslage hin zwingt. Wie Abbildung 73 zeigt, wäre es für die Höhe des arteriellen Sauerstoffdruckes sogar eher wünschenswert, wenn der Asthmapa-

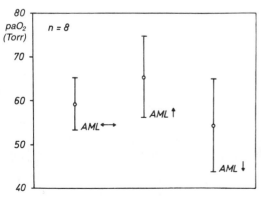

Abbildung 73 Verhalten des arteriellen Sauerstoffdrucks (paO$_2$) bei acht Patienten mit bereits vorhandenem obstruktivem Emphysem.
Eine willkürliche Erhöhung der Atemmittellage (AML) führt zu einer Verbesserung des paO$_2$, eine willkürliche Erniedrigung der AML führt zu einer Verschlechterung des paO$_2$.

tient seine Atemmittellage noch weiter anheben könnte. Diesem Manöver sind leider von seiten der Atemmuskulatur Grenzen gesetzt. Denn die *Inspirationsmuskulatur* gerät in eine immer ungünstigere Ausgangssituation: Die innere Längen-Spannungs-Beziehung ihrer Muskelfasern wird um so ungünstiger, je stärker der Patient seine Atmung in Inspirationsrichtung verschiebt [75]. Wie Abbildung 52 (S. 149) zeigt, ist die Kraftentfaltung der Inspirationsmuskulatur im Bereich des Residualvolumens am größten und nimmt in Richtung auf die Totalkapazität hin kontinuierlich ab.

Aufgrund dieser Zusammenhänge ist es wenig sinnvoll, die Atemlage eines Asthmapatienten in irgendeiner Richtung – weder nach oben noch nach unten – künstlich zu verändern; denn es gibt keine praktikable Möglichkeit, allein durch Atmungsgymnastik die *Überblähung der Lungen* rückgängig zu machen [73, 779]. Dies muß in erster Linie durch die Ausschöpfung aller zur Verfügung stehenden medikamentösen Maßnahmen versucht werden. Wenn es gelingt, eine wirksame Senkung des Bronchialwiderstandes zu erreichen, bildet sich auch die Lungenüberblähung weitgehend zurück. Schon seit alters konzentriert sich die Atemtherapie auf ein systematisches Training der *Zwerchfellatmung („Basis")* – und zwar unter der Zielvorstellung, die unteren Lungenabschnitte besser zu belüften und so eine *„Kaudalisation" der Ventilation* zu erreichen. Diese Vorstellung hat sich bislang durch objektive Messungen nicht belegen lassen. Zwar gelingt es durch eine Verbesserung der Zwerchfellatmung, die Gesamtventilation zu steigern, zu einer nennenswerten Umverteilung der Luft von apikal nach kaudal kommt es jedoch nicht.

Von den *pathophysiologischen Grundlagen* her können alle jene atemgymnastischen Techniken empfohlen werden, die einem konsequenten Training der Inspirationsmuskeln einschließlich des Zwerchfells dienen, um auf diese Weise die Gesamtventilation zu steigern [27, 30, 31, 364, 465, 585, 640, 780]. Dies ist am Anfang nur mit Hilfe eines erfahrenen Atemtherapeuten möglich. Auch der Nutzen des *„Pursed-lips-breathing"* ist durch mehrere Untersucher nachgewiesen worden [73, 364, 562]. Eine zusätzliche Bereicherung erfährt die Atemgymnastik durch die Methode des *„Biofeedback"*. Der Patient kontrolliert dabei durch einen einfach meßbaren Lungenfunktionsparameter, z.B. die Vitalkapazität, die Effektivität seiner atemgymnastischen Übungen. Eine Verbesserung des Meßwertes stimuliert ihn von selbst dazu, seine Anstrengungen um so intensiver fortzusetzen.

Statt der Lippenbremse kann ein Patient auch durch ein Ventil-Mundstück atmen, das während der Exspirationsphase einen einstellbaren Widerstand ermöglicht. Im Endeffekt sind solche *PEP-Masken* (für „positive expiratory pressure") nicht wirksamer als das einfache Spitzen der Lippen.

Eine Bereicherung stellt hingegen das *„Flutter-Ventil"* (VRP 1 und 2) dar, weil es außer einer exspiratorischen Flußverlangsamung und damit Vermeidung eines exspiratorischen Atemwegskollaps auch zur Sekretmobilisierung in den Atemwegen beiträgt. Das kleine Gerät ähnelt in Form und Größe einer Trillerpfeife und ähnlich ist auch das Wirkprinzip, nur werden Druckwellen erzeugt, die nicht im hörbaren Bereich liegen. Beim langsamen Atmen in das Flutter-Gerät wird eine knapp 30 g schwere Stahlkugel, die den Ausatmungsweg versperrt, in einem Trichter rhythmisch angehoben und – je nach Position des Gerätes und der Stärke der Ausatmung – ein Oszillieren mit Frequenzen zwischen minimal 2 und maximal 32 Hz erzeugt. Die Oszillation teilt sich der Luftsäule im gesamten Bronchialsystem mit und ist durch Handauflegen sogar bis zur Brustwand spürbar. Der größte Effekt wird im Bereich der individuellen Resonanzfrequenz von Atemwegen, Lunge und Thorax erzielt, die bei den meisten Patienten bei 8 bis 14 Hz liegt, bei Asthmapatienten aber stark schwanken kann. Der Patient muß versuchen, das Gerät so zu halten, daß er so genau wie möglich „seine" Resonanzfrequenz trifft; dann nämlich sind die Druckwellen durch den Resonanzeffekt am stärksten.

Es sind zwei Ziele, die mit dem Flutter-Gerät erreicht werden sollen:
▶ Wie bei der Lippenbremse wird durch den künstlichen Widerstand ein exspiratorischer Kollaps der kleinen Atemwege verhindert.
▶ Durch die Oszillationen wird hochviskoses Sekret von der Bronchialwand „abgeschert" und kann damit besser expektoriert werden.

Mit dem *Pari VRP 2* ist die Kombination mit Düsenvernebler möglich. Wichtig ist, daß das gelöste Sekret nicht ausgehustet, sondern ausgehaucht wird („huffing"). Hinsichtlich der zu eliminierenden Sputummenge ist das Flutter-Gerät ebenso wirksam wie die für einen Patienten sehr viel schwerer zu erlernende *autogene Sekretdrainage*.

5.11.2 Aerosoltherapie

Von den Indikationen der Aerosoltherapie beim Asthma war schon im Rahmen der Bronchospasmolytika, der Kortikosteroide und der Mastzellstabilisatoren die Rede. Gegenüber den anderen Formen der Arzneimittelzufuhr hat die Inhalation den Vorteil der selektiven Wirkung am Bronchialsystem und der damit vermiedenen Belastung des gesamten Organismus. Im allgemeinen ist auch eine niedrigere Dosierung möglich, häufig tritt die Wirkung schneller ein. *Nachteile der Aerosoltherapie* sind die Unmöglichkeit einer wirklich exakten Dosierung und die Unsicherheit, ob das Aerosol überhaupt in diejenigen Abschnitte des Bronchialsystems gelangt, in denen es wirken soll. Schon beim Lungengesunden ist es schwierig, mit einem inhalierten Aerosol alle Abschnitte des Tracheobronchialbaumes zu erreichen [182, 420]. Dies ist im eingeengten Bronchialsystem des Asthmapatienten natürlich noch problematischer, zumal obstruierte und nicht-obstruierte Atemwegslichtungen nebeneinander vorkommen [287].
Die Inhalation von Medikamenten hat daher nur bei *Substanzen mit relativ großer therapeutischer Brei-*

te einen Sinn; denn es ist zu bedenken, daß jede Aerosoltherapie immer auch eine Form der oralen Therapie darstellt: Selbst bei optimaler Inhalationstechnik und adäquatem Teilchenspektrum gelangen nur 10–30% der inhalierten Menge ins Bronchialsystem, der Rest wird verschluckt und verhält sich dann nicht anders als ein oral eingenommenes Arzneimittel.

Ungeeignet für die Inhalationstherapie beim Asthmapatienten sind alle Substanzen, die zu einer Irritation des Bronchialsystems führen. Expektoranzien, Mukolytika und Antiphlogistika, deren Inhalation in der Therapie der chronischen Bronchitis durchaus ihre Berechtigung hat, führen beim Asthmapatienten zu einer so starken *Reflexbronchokonstriktion*, daß ihr Schaden meist größer ist als ihr Nutzen (s. S. 31 ff.).

Die Ablagerung *("Deposition")* eines inhalierten Aerosols im Bronchialsystem folgt zwar strengen physikalischen Gesetzmäßigkeiten. Sie wird aber von zahlreichen *Unsicherheitsfaktoren* beeinflußt [183, 435, 655]. Von Bedeutung sind in diesem Zusammenhang die individuelle Geometrie des Bronchialsystems, die Teilchengröße und das Teilchenspektrum, die Atemstromstärke während der Inhalation, die Frage, ob das Aerosol über ein kurzes Mundstück, über ein längeres Schlauchsystem, im Neben- oder Hauptschluß zugeführt wird. Der Wirkungsgrad eines Aerosols ist grundsätzlich um so geringer, je tiefer es in das Bronchialsystem eindringen soll. Einzelheiten gehen aus der Tabelle 38 hervor.

Für die Asthmatherapie kommen folgende Formen der Aerosolapplikation in Frage (neuere Übersicht bei [513]):

▶ Feuchtinhalation („Nebelkammer")
▶ Dampfvernebler
▶ Düsenvernebler mit oder ohne Sichter
▶ Ultraschallvernebler
▶ Treibgasvernebler („Dosier-Aerosole")
▶ Pulverinhalation

Tabelle 38 Depositionsort von Aerosolen in Abhängigkeit von der Teilchengröße (nach Dirnagl [182]).

Abkürzung	Zielgebiet	Atmung	Teilchengröße (µm) Ø	Wirkungsgrad ca.	Verbleib des Rests*
N	Nase	N	> 12	80 ... 100%	oLW/gBr
oLW	Mund/Nase/Trachea	M	> 20	80 ... 100%	gBr
gBr	große Bronchien	M	6 ... 20	30 ... 50%	oLW/mBr
mBr	mittlere + kleine Bronchien	M	3 ... 6	30 ... 50%	gBr/Alv
Alv	terminale Bronchiolen, Alveolen	M/N	1 ... 3	10 ... 30%	WA/mBr

M = Mundatmung, WA = Wiederausatmung, N = Nasenatmung, oLW = obere Luftwege.
* Von der Medikamentenmenge, die primär in Mund, Rachen und im Bereich des Ziliarepithels deponiert wird, gelangt ein erheblicher Teil später durch Verschlucken in den Magen.

Als Treibgase in Dosier-Aerosolen wurden bislang *Fluorchlorkohlenwasserstoffe (FCKW)* verwandt, die aber wegen der Zerstörung unserer Ozonschicht nach und nach durch *HFKW (Hydrofluorkohlenwasserstoffe)* bzw. *HFA (Hydrofluoralkane)* ersetzt werden. Seit Mitte 1996 sind auf dem deutschen Markt von den Firmen Asta Medica, 3M Medica und Glaxo Wellcome die ersten HFKW-betriebenen Dosier-Aerosole im Handel. Die vollständige FCKW-HFKW-Substitution dürfte sich allerdings noch bis zum Jahre 2005 hinziehen.

Die forcierte Suche nach FCKW-freien Alternativen führte zu deutlichen Verbesserungen der schon seit langem bekannten *Pulverinhalation.* Seit acht Jahren ist mit dem *Turbohaler®* ein Multidose-System im Handel, das von den meisten Patienten gleich gut akzeptiert wird wie das herkömmliche Treibgas-Dosier-Aerosol.

In Zukunft wird es *Multidose-Systeme* geben, mit denen sich durch auswechselbare Kartuschen unterschiedliche Substanzen inhalieren lassen (z.B. Bulk-Inhaler von Asta Medica). Interessante Alternativen wie das System *BINEB* (= Boehringer Ingelheim Nebulizer) oder das *MAGhaler-System* (Mundipharma) sind augenblicklich in der Entwicklung.

Die *häusliche Inhalation aus Düsenverneblern* ist für Asthmapatienten notwendig, die sowohl mit dem Dosier-Aerosol wie mit der Pulverinhalation Schwierigkeiten haben [180]. Da der Patient beim Inhalationsvorgang nur ruhig ein- und auszuatmen braucht, bedarf diese Form der Inhalationstherapie keiner besonderen Atemtechnik (Kleinkinder, Erwachsene mit besonders schwerer Atemwegsobstruktion und ausgeprägten atemmechanischen Veränderungen!). Die im Handel befindlichen Düsenvernebler liefern über elektrische Kompressoren oder Druckluft einen kontinuierlichen Aerosolstrom. Als Trägerlösung soll sterile 0,9%ige Kochsalzlösung verwendet werden. Die Einatmung sollte nur noch über ein Mundstück durchgeführt werden (keine Gesichtsmaske!). Die Möglichkeit, den Verneblungsvorgang während der Exspirationsphase per Hand abzuschalten, reduziert den Arzneimittelverbrauch.

Viele der von der Industrie angebotenen Verdampfer, Dampfvernebler, Kompressoren und Ultraschallgeräte sind mangelhaft. Zu empfehlen sind die *Düsenvernebler* der Firmen Pari (Inhalierboy, Walkboy), Heyer (Pro Domo) und Saluta (Kombinette). Bei Düsen- wie bei Ultraschallverneblern besteht die Gefahr der *Verunreinigung* mit fakultativ pathogenen Keimen aus der Umwelt sowie aus dem Respirationstrakt und den Händen des Patienten. Das Inhalationsgerät ist daher täglich unter fließendem Wasser zu reinigen und mit einem sauberen Tuch sorgfältig zu trocknen. Von der Anwendung größerer Gefäße mit Inhalationslösung zu mehrwöchigem Gebrauch ist wegen der Kontaminationsgefahr und der Inaktivierung einiger Medikamente durch Lichteinfluß abzuraten [180].

5.11.3 Respiratortherapie

Die Respiratorbeatmung kann für den Asthmapatienten im Extremfall des medikamentös nicht mehr beherrschbaren Status asthmaticus von lebensrettender Bedeutung sein (s. S. 262 ff.). Von dieser Ausnahmesituation abgesehen, ist die Respiratortherapie beim Asthma nur selten indiziert. In den 70er Jahren ist eine wahre Flut von kleinen Respiratoren auf den Markt gekommen, die meist nach dem *IPPB–Prinzip* arbeiten (= *„intermittent positive pressure breathing"*) [328]. Als Generator dienen entweder Kompressoren, Preßluft- oder Sauerstoffflaschen. Die Beatmung des Patienten erfolgt über ein Mundstück; den Atemrhythmus gibt der Patient selbst vor („getriggerte assistierte Beatmung"). Von einem Respirator kann dem Patienten Atemarbeit abgenommen werden. Dies ist aber bis auf den erwähnten Ausnahmefall des Status asthmaticus überhaupt nicht notwendig, wenn er noch über eine funktionstüchtige Atemmuskulatur verfügt und unter Ruhebedingungen ein normales pCO_2 aufweist. Vielfach werden Respiratoren mit dem Ziel einer wirkungsvolleren Inhalationstherapie eingesetzt. Es gibt Studien, aus denen hervorzugehen scheint, daß die Eindringtiefe eines durch IPPB applizierten Aerosols besser ist als bei der herkömmlichen Inhalation. Dieser Unterschied kommt jedoch wahrscheinlich einzig und allein durch eine unzureichende Inhalationstechnik des Patienten zustande. Wir konnten in eigenen Untersuchungen zeigen, daß ein Bronchodilatator, der aus einem einfachen Dosier-Aerosol inhaliert wird, ebenso wirkungsvoll ist, als wenn die Inhalation aus einem IPPB-Gerät erfolgt.

Mitunter kann ein Respirator auch eine Art atemgymnastischer Gerätehilfe darstellen. Patienten, die an ein IPPB-Gerät angeschlossen werden, ändern nämlich schon nach kurzer Zeit ihren Atemtyp: Sie atmen tiefer und langsamer. Dieser Effekt ist von der pathophysiologischen Seite her sehr erwünscht; er ist aber auf einfachere Weise auch durch eine aktive Atemtherapie zu erreichen. Die subjektive Besserung, die viele Patienten der Respiratortherapie zuschreiben, dürfte zum einen Teil auf der Konditionierung einer langsameren und tieferen Atmung, zum anderen Teil auf einem reinen Plazeboeffekt beruhen. Anders verhält es sich mit der Beatmung über eine *Nasenmaske* mit Hilfe eines *volumenkontrollierten Respirators* in Form der modernen handlichen Geräte vom Typ des Lifecare, die geräuscharm arbeiten, nur noch ein Gewicht von 12 bis 13 kg haben und nicht viel größer sind als eine Autobatterie. Zu Beginn der nasalen Überdrucksbeatmung ist vor allem nachts mit einem Leck über die Mundhöhle zu rechnen, das durch eine Erhöhung des angebotenen Atemminutenvolumens ausgeglichen werden muß. Überraschenderweise kommt es bei den meisten Patienten nach einigen Nächten zu einem Verschwinden des Lecks – ein Adaptationsvorgang der Gesichts- und Mundmuskulatur, über den bisher wenig bekannt ist. Ebenso überraschend ist die erst seit wenigen Jahren bekannte Erfahrung, daß eine nächtliche Beatmung in der Lage ist, am folgenden Tag auch bei Spontanatmung die Blutgassituation des Patienten zu verbessern. Da gleichzeitig atemmechanisch eine Zunahme des maximalen Inspirationsdrucks (PI_{max}, s. S. 149) nachzuweisen ist, muß angenommen werden, daß die nächtliche Beatmung zu einer *Erholung der tagsüber ermüdeten Atemmuskulatur* führen kann. Der Einsatz eines volumenkontrollierten Respirators kommt jedoch nur für Asthmapatienten in Frage, die infolge ihrer Krankheit eine medikamentös nicht mehr ausreichend behandelbare Obstruktion mit einer bereits in Ruhe vorhandenen *globalen respiratorischen Insuffizienz* aufweisen. Über die Indikation und die Effizienz einer *häuslichen Selbstbeatmung* gibt es bislang aber noch nicht die gleichen prospektiven Studien, wie es sie für die Sauerstoff-Langzeittherapie gibt (s. unten). Grundsätzlich sollte die Indikation immer in einer Klinik gestellt werden, weil nur hier die wichtigsten Parameter über die Effizienz der nasalen Maskenbeatmung gemessen werden können.

5.11.4 Sauerstofftherapie

Die Sauerstofftherapie kommt in der Regel erst dann in Betracht, wenn ein Asthmapatient in Ruhe eine eindeutige *arterielle Hypoxämie* hat und aufgrund dieser Tatsache kaum noch körperlich belastbar ist [165, 528, 607, 675]. In solchen ausgesuchten Fällen kann die Heimtherapie mit Sauerstoff wertvoll sein (Übersichten bei [515, 664]). Die *Indikation* [179] dazu sollte aber unbedingt unter klinischen Bedingungen gestellt werden, da Sauerstoff bei einem Patienten auch ungünstige Auswirkungen haben kann – besonders dann, wenn bereits außer der Hypoxämie auch eine Hyperkapnie vorhanden ist. Es muß erst durch entsprechende Voruntersuchungen sichergestellt sein, daß es unter der häuslichen Sauerstoffbehandlung nicht etwa zu einer gefährlichen CO_2-Retention kommt (s. Tabelle 39). Bei dafür geeigneten Patienten kann unter einer *O_2-Langzeittherapie*, die allerdings rund um die Uhr, vor allem aber nachts, durchzuführen ist, die körperliche Belastbarkeit der Patienten zunehmen. Die durch die Hypoxämie entstandene Polyglobulie geht zurück, der Pulmonalarteriendruck nimmt ab, die elektrokardiographischen Zeichen der Rechtsherzbelastung können eine Tendenz zur Rückbildung zeigen, die jährlichen Krankenhausaufenthalte werden reduziert, die allgemeine Lebensqualität der Patienten bessert sich, und die Lebenserwartung nimmt zu [559, 589, 603, 667].

Tabelle 39 Voraussetzungen für den Einsatz einer Sauerstoff-Heimtherapie bei Patienten mit respiratorischer Insuffizienz.

- vorherige Ausschöpfung aller verfügbaren medikamentösen und physiotherapeutischen Möglichkeiten
- therapieresistente kardiorespiratorische Insuffizienz mit dauernder oder nächtlicher Erniedrigung des arteriellen pO_2 unter 55 Torr (7,3 kPa).
- Ermittlung der erforderlichen Sauerstoffdosis für einen arteriellen pO_2 von mehr als 60 Torr (8 kPa)
- Abklärung der Frage einer möglichen CO_2-Retention unter der O_2-Therapie

Die *häusliche Anwendung von Sauerstoff* scheiterte bisher an den hohen Unkosten: Sie war wegen der ständig erforderlichen Nachlieferung mit O_2-Flaschen auch sehr umständlich für den Patienten. Seit einigen Jahren gibt es *Sauerstoffkonzentratoren*, die Raumluft mit Hilfe eines Kompressors durch ein Molekularsieb pressen, das Sauerstoffmoleküle durchläßt und Stickstoffmoleküle zurückhält. Die Sauerstofftherapie mit einem solchen Gerät ist ohne weiteres geeignet, die bisherige Therapie mit O_2-Gasflaschen zu ersetzen.

Durch die Entwicklung *tragbarer Flüssigsauerstoffsysteme* (z.B. Heimox® der Fa. Linde) stellt die Zufuhr von O_2 auch unter körperlicher Belastung für den Patienten kein Problem mehr dar [441, 606].

5.12 Behandlung psychischer Faktoren

Es wurde in einem vorangegangenen Kapitel (s. S. 66 ff.) schon betont, daß psychische Faktoren nicht die eigentliche Asthmaursache darstellen. Dennoch bestimmen sie aber den Verlauf der Krankheit in so weitreichendem Maße, daß eine Therapie ohne Berücksichtigung dieser Zusammenhänge unvollständig bliebe. Strenggenommen handelt es sich ebenfalls nur um eine Form der symptomatischen Therapie, weil sie die Krankheitsursache nicht beseitigen und damit auch nicht „zur Heilung" führen kann. In einzelnen Fällen, ganz besonders bei Asthmakindern, kann die Eliminierung psychischer Faktoren aber den Verbrauch von Asthmamitteln einschließlich von Kortikosteroiden erheblich reduzieren.

Natürlich wäre es ideal, wenn jeder Asthmapatient, bei dem vordergründig psychische Faktoren im Spiel sind, einer fachgemäßen psychotherapeutischen Abklärung und Behandlung zugeführt werden könnte. Dies scheitert im Augenblick aber an den Realitäten: Es gibt zu viele Asthmatiker und zu wenige Therapeuten. In dieser Situation bleibt dem behandelnden Arzt oft keine andere Wahl, als die Rolle des Psychotherapeuten mit zu übernehmen. Viele Probleme lassen sich schon gemeinsam mit dem Patienten klären, indem man ihm einfach Zeit widmet und ihm zuhört. Oft ist dem Kranken allein damit geholfen, daß es ihm möglich ist, seine Konflikte einem anderen mitzuteilen.

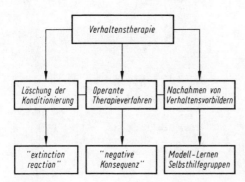

Abbildung 74 Möglichkeiten der Verhaltenstherapie bei Asthmapatienten.

5.12 Behandlung psychischer Faktoren

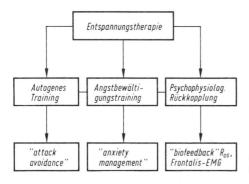

Abbildung 75 Möglichkeiten der Entspannungstherapie bei Asthmapatienten.

Während es auf dem Gebiet der medikamentösen Asthmatherapie in den letzten Jahren große Fortschritte gegeben hat, stellt die Therapie des psychischen Teils der Erkrankung nach wie vor ein Problem dar. Grundsätzlich kommen zwei Therapiearten in Frage, die durchaus nebeneinander angewandt werden können: die Verhaltens- und die Entspannungstherapie (s. Abb. 74 und 75).

Die *Verhaltenstherapie* könnte man als eine Art *„psychologischer Hyposensibilisierung"* bezeichnen, wobei allerdings das Prinzip der kontinuierlichen Reizsteigerung, wie es für die Allergenhyposensibilisierung typisch ist, nicht angewandt werden kann.

Es wurde bereits darauf hingewiesen, daß konditionierte Reaktionen am besten zu *löschen* sind, indem die *unkonditionierte Reaktion unterdrückt* wird. Dies gelingt nach wie vor am wirkungsvollsten durch eine optimale medikamentöse Therapie: Wenn der Asthmapatient mit der Erwartung einschläft, daß er zur gewohnten Zeit um 2 Uhr früh mit einem Asthmaanfall aufwacht, bleibt dieses Ereignis aus, wenn durch eine ausreichende medikamentöse Therapie für eine Stabilisierung des Bronchialsystems gesorgt ist. Dies bestätigt erneut, daß psychische Faktoren nur dann einen Asthmaanfall auslösen können, wenn von der somatischen Seite her die Voraussetzungen dafür gegeben sind.

Wenn bei der Auslösung von Asthmaanfällen operante Konditionierungen eine Rolle spielen, müssen folgerichtig auch *operante Therapieverfahren* eingesetzt werden. Ihr Ziel ist es, aus der gewohnten „*positiven Konsequenz*" eine „*negative Konsequenz*" zu machen. Dies erfordert im Falle eines asthmatischen Kindes eine *optimale Kooperation der Mutter*, die wiederum zunächst einmal eine genaue Aufklärung über die psychopathologischen Zusammenhänge voraussetzt. Es ist schon vor Jahren nachgewiesen worden, daß allein die räumliche Trennung vom Elternhaus *(„Parentektomie")* genügt, um bei einem asthmatischen Kind die Krankheitssymptome zu bessern [679].

Ähnliches gilt sinngemäß für den erwachsenen Asthmapatienten. Bei ihm ist nicht die Mutter, sondern der Lebenspartner die Hauptbezugsperson, deren Verhalten im Sinne der übertriebenen Bevormundung einerseits oder der übertriebenen Unterwürfigkeit andererseits für die Ausprägung der Krankheitssymptom von großer Bedeutung ist. Eine wichtige Form der Verhaltenstherapie bei solchen Patienten ist das *Modell-Lernen*, das am besten in *Selbsthilfegruppen* realisierbar ist. Viele Asthmapatienten lassen eine spontane Besserung ihrer Beschwerden erkennen, wenn sie „unter sich" sind und keinerlei Möglichkeiten und vor allem auch keinerlei Notwendigkeiten mehr haben, ihrer gesunden Umwelt irgend etwas vorzuspielen. Die Selbsthilfegruppe ist für einen Asthmatiker auch nützlich, weil er von anderen, vielleicht „erfahreneren" Asthmatikern lernen kann, wie er sich im Falle eines drohenden Asthmaanfalls am besten zu verhalten hat. Möglichkeiten, die *Angst* als Auslöser akuter Asthmaanfälle zu beeinflussen, bieten die Methoden der *Entspannungstherapie* (s. Abb. 75). Es gibt eindrucksvolle Belege für den akuten Effekt einer *Hypnose beim Asthma*. Die gleichen Ergebnisse wie durch Fremdhypnose lassen sich aber unter bestimmten Voraussetzungen auch durch eine Eigenhypnose erzielen, wie sie z.B. das autogene Training darstellt [504]. Wichtigste Voraussetzung für einen Erfolg ist allerdings die Kooperation des Patienten.

Das *autogene Training* ist eine psychotherapeutische Methode, die den geringsten Aufwand erfordert und so gut wie von jedem Asthmapatienten, der dazu bereit ist, durchgeführt werden kann. Prinzipiell ist die Vermittlung des autogenen Trainings als Einzeltherapie, in Form von Gruppensitzungen oder als Frontalunterricht möglich. Am meisten erreicht wird durch die Form der offenen oder geschlossenen Kleingruppe mit sechs bis zwölf Asthmapatienten, da die sich entwickelnde Eigendynamik der Gruppe den Verlauf der Einübungsphase meist positiv beeinflußt. Zwischen den einzelnen Übungen, die mindestens drei bis sechs einzelne Sitzungen erfordern, sollte der Therapeut möglichst auch eine Beziehung zur persönlichen, familiären und sozialen Situation des Patienten herstellen. Zwischen den in mehrtägigem bis einwöchigem Abstand stattfindenden Sitzungen übt der Patient selbständig Tag für Tag ein- bis fünfmal. Als Optimum kann die jeweils dreimalige Übung, morgens, mittags und abends, empfohlen werden. Das Gesamtprogramm des autogenen Trainings besteht aus zwei Abschnitten – der mehr somatisch bezogenen Grundstufe und der darauf aufbauenden Oberstufe, die mit optischen Wahrnehmungen, Bildern, Vorstellungen arbeitet und einige methodische Beziehungen zur Psychoanalyse hat.

Von den *sechs Grundübungen* des autogenen Trainings sind für den Asthmapatienten die *Atemübung* („es atmet mich") und die *Sonnengeflechtsübung* („Sonnengeflecht strömend warm") die wichtigsten Übungen.

Diese beiden Übungen bieten nämlich Ansatzpunkte für eine *kombinierte psychotherapeutische und physiotherapeutische Behandlung*, auf die im Kapitel 5.11.1 bereits verwiesen wurde. Die beiden genannten Übungen passen hervorragend in das pathophysiologische Konzept der optimalen Atmung im Asthmaanfall. Die Übungsformel „es atmet mich" soll den Patienten dazu bringen, die Aus-

atmungsphase passiv ablaufen zu lassen. Dies erfordert, daß er sich entspannen und seine Angst überwinden lernt. Ein leichtes Spitzen der Lippen während der Exspirationsphase kann ihm dabei helfen *("Pursed-lips-breathing")* (s. S. 248 ff.).
Die Übungsformel „Sonnengeflecht strömend warm" kann dem Patienten die beiden Atemphasen bewußtmachen, wenn er mit dem Vorgang der Ausatmung das spürbare Wärmegefühl im Bauchraum verbinden lernt. Dies trägt dazu bei, die paradoxe exspiratorische Kontraktion des Zwerchfells zu vermeiden und die Inspirationsphase zu verbessern.
Ein Atemtherapeut, der neben der Atemgymnastik gleichzeitig das autogene Training beherrscht, wäre die ideale Person, die eine derartige Kombination aus atemgymnastischen Übungen, Verhaltenstherapie und autogenem Training durchführen könnte.
Untersuchungen der letzten Zeit sprechen dafür, daß sich möglicherweise auch *Yoga* und *Pranayama* als konzentrative Entspannungsübungen in der Asthmatherapie einsetzen lassen [240a, 786]. Pranayama ist einer von acht verschiedenen Schritten zur Kontrolle von Körper und Geist in der alten hinduistischen Yogalehre und beschäftigt sich besonders mit der Kontrolle der Atmung. Die *Pranayama-Übungen* verfolgen drei atemphysiologisch durchaus sinnvolle Ziele:
▶ Senkung der Atemfrequenz
▶ Verlängerung der Exspirationszeit auf das Doppelte der Inspirationszeit
▶ endinspiratorische Apnoe bis zum Doppelten der Exspirationszeit

Eine in Nottingham durchgeführte doppelblinde, placebokontrollierte Crossover-Studie an 18 Asthmapatienten hat gezeigt, daß insbesondere die Übung zur Verlängerung der Exspirationszeit in der Lage war, die unspezifische bronchiale Hyperreaktivität zwar gering, aber gegenüber den Placeboübungen statistisch signifikant zu reduzieren [786].
Möglicherweise gewinnen im Rahmen der Entspannungstherapie auch Methoden des *„Biofeedback"* an Bedeutung [478]. Wenn man beispielsweise einen Asthmapatienten an ein *Oszillationsgerät* (s. S. 88 f.) anschließt und ihm seinen aktuellen Atemwegswiderstand visuell oder akustisch rückmeldet, so lernt er es allmählich, so zu atmen, daß der vom Gerät angezeigte Wert möglichst gering ist. Ein Nachteil dieser Methode besteht aber noch darin, daß der Patient diesen Effekt nur teilweise über eine vegetative Entspannung erreicht. Im Vordergrund steht die Verschiebung der Atemmittellage nach oben, die aus rein atemmechanischen Gründen zu einem Abfall des Atemwiderstandes führt (s. Abb. 72, S. 248) und unerwünscht ist, weil der Asthmatiker ohnehin schon ein Volumen pulmonum auctum hat.
Eine weitere Möglichkeit des Biofeedback-Trainings scheint die Rückmeldung der Aktionsstrompotentiale vom Musculus frontalis zu bieten. Asthmatiker haben im Vergleich zu Gesunden höhere EMG-Amplituden. Wenn es dem Patienten gelingt, sich so zu entspannen, daß sich das *Frontalis-Elektromyogramm (EMG)* normalisiert, dann führt dies in aller Regel auch zu einem Abfall des Bronchialmuskeltonus. Weshalb

der Spannungszustand der quergestreiften Gesichtsmuskulatur in so auffallender Weise mit dem Spannungszustand der glatten Bronchialmuskulatur übereinstimmt, ist allerdings noch ein neurophysiologisches Rätsel (Übersicht bei [598]).

5.13 Kurort- und Klimabehandlung

Schon seit dem Altertum gibt es Heilbäder, in denen bevorzugt Asthmakranke behandelt werden. Eines der ersten war das Asklepieion auf der Insel Kos. Über die angewandten medizinischen Behandlungsmethoden wissen wir nicht viel. An den Zahlen der jährlich nach Kos gepilgerten Patienten ist aber abzulesen, daß sie irgendeinen Behandlungserfolg registriert haben müssen. Erst in den letzten Jahren bekommt die Kurort- und Klimatherapie des Asthmas eine – wenn auch noch schmale – wissenschaftliche Grundlage [664a]. Im Falle des exogen-allergischen Asthmas läßt sich der pathophysiologische Hintergrund für den Erfolg von Heilkuren noch am besten erklären. Im Hochgebirge wie an der See zeichnet sich die Luft durch ihre besondere Allergenarmut aus. Dies betrifft nicht nur die *Pollenallergene*, sondern auch die *Hausstaubmilbe*, die z. B. im Hochgebirge nicht die geeigneten Lebensbedingungen vorfindet (Übersicht bei [469, 470]). Eine erstaunliche Besserung findet man allein durch eine *klimatische Veränderung* aber auch bei Patienten mit *Intrinsic-Asthma*. Hier sind die Zusammenhänge nur zum kleinen Teil bekannt. Es ist zu verstehen, wenn sich ein Patient wegen seines hyperreaktiven Bronchialsystems in einer warmen Umgebung am wohlsten fühlt. Individuell außerordentlich unterschiedlich wirkt sich aber der Faktor Luftfeuchtigkeit aus. Es gibt Patienten, die sich in einem trockenen Wüstenklima deutlich bessern (z.B. Ägypten, Oase Tozeur in Tunesien, Arad in Israel), während sich andere in einer feucht-warmen Umgebung wohler fühlen. Das letztere trifft für die „Heilstollen" zu, mit denen überraschende, allerdings nur kurz anhaltende Effekte erzielt werden.

Die klimatische Veränderung allein ist aber heute nicht mehr Grund genug, um einen Asthmapatienten in einen Kurort zu schicken. Wichtiger sind die modernen medizinischen Möglichkeiten, über die alle *Asthmakurorte* inzwischen verfügen. An die Stelle der ehemaligen Sanatorien, in denen vorwiegend in Sole gebadet und Sole inhaliert wurde, sind Fach- und Spezialkliniken getreten, in denen alle für den Asthmapatienten notwendigen diagnostischen Möglichkeiten wie Allergiediagnostik, Lungenfunktionsprüfung und bronchologische Untersuchungen eingesetzt werden können [664a, 747].

Nicht selten ist es der Aufenthalt an einem Kurort, der viele Patienten zum erstenmal mit den Möglichkeiten der *physikalischen Therapie* vertraut macht. Die entspannte Atmosphäre außerhalb des grauen Alltags ist eine gute Voraussetzung für das Erlernen des autogenen Trainings einerseits und der wichtigsten Grundbegriffe der Atemgymnastik andererseits. Ein weiterer Schwerpunkt muß die konsequente Aufklärung des Patienten über seine Krankheit sein; auf diese Weise könnte in den Kurorten der Grundstein zu der unbedingt notwendigen Kooperation des Patienten mit seinem Hausarzt gelegt werden. Denn nur der aufgeklärte Patient wird dazu bereit sein, mögliche Unannehmlichkeiten seiner Behandlung (z. B. Kortikosteroidtherapie) einzusehen und zu ertragen [527, 749, 939].

Es ist immer eine Kombination vieler Teilfaktoren, die den günstigen Einfluß eines Kurortaufenthaltes ausmachen. Da spielt einmal die Distanz vom gewohnten beruflichen und häuslichen Milieu eine Rolle. Das letztere trifft in besonderem Maße für Asthmakinder zu, die nach der Trennung vom Elternhaus manchmal innerhalb weniger Tage überraschende Besserungen ihrer zu Hause vermeintlich kaum behandelbaren Krankheit zeigen. Auf den psychologischen Hintergrund solcher Beobachtungen wurde auf Seite 66 ff. schon eingegangen.

5.14 Patientenschulung

Asthma ist eine chronische, mitunter lebenslange Krankheit wie Diabetes, Bluthochdruck oder rheumatoide Arthritis. Eine noch so gute Therapie bleibt ungenügend, solange sie der Patient nicht korrekt durchführt. Kaum eine andere chronische Krankheit zeigt einen so wechselhaften Verlauf wie das Asthma bronchiale. Der Patient muß auf Phasen drohender Verschlechterung vorbereitet sein und wissen, wie er sich im Notfall selbst helfen kann. Hier ist die systematische Patientenschulung ein wichtiger Bestandteil zur Optimierung der Therapie (Einzelheiten bei [661, 663, 664a, 939]).

Ihre Grundlagen sind in verschiedenen Einrichtungen wie Universitätskliniken, pneumologischen Rehabilitationskliniken und Asthmakurorten erarbeitet worden. In Anbetracht der großen Zahl von Patienten sollte die Asthmatikerschulung aber primär Aufgabe des behandelnden Arztes sein (Übersichten bei [391a, 645, 666, 937]).

Am leichtesten läßt sich ein Schulungsprogramm im Rahmen eines mehrwöchigen Rehabilitationsverfahrens an einem Kurort realisieren (Übersicht bei [663, 664a]). Grundsätzlich ist eine Schulung aber auch diskontinuierlich über einen längeren Zeitraum vom niedergelassenen Pneumologen aus durchführbar [319a].

Die Lerninhalte umfassen Grundlagen über die Entstehung der Asthmakrankheit, über die Zusammenhänge mit Allergenen und Infekten, über die Bedeutung möglicher Auslöser einschließlich psychogener Faktoren, die Wirkungsweise der wichtigsten Antiasthmatika mit Unterscheidung von sofort wirkenden und protrahiert wirkenden Substanzen. Der Patient sollte den richtigen Umgang mit dem Peak-flow-Meter, dem Dosier-Aerosol, dem Spacer und mit Inhalationsgeräten lernen.

Auch Fragen der Allergenkarenz, Empfehlungen zur Ernährung, Möglichkeiten der Atemgymnastik einschließlich der Antiosteoporosegymnastik, des autogenen Trainings, der Vermeidung von Anstrengungsasthma durch sinnvollen Sport [471, 483] sowie Probleme in Arbeit und Beruf, richtiges psychosoziales Verhalten, nicht zuletzt auch das Verhältnis des Patienten zu seinem Lebenspartner oder das Verhältnis einer Mutter zu ihrem asthmatischen Kind, sollten Themen der Patientenschulung sein.

Für die Schulung durch den niedergelassenen Arzt gibt es eine ganze Reihe von *strukturierten Programmen*, die teilweise von pharmazeutischen Firmen kostenlos abgegeben werden. Die Organisation der Patientenschulung kann den örtlich unterschiedlichen personellen und technischen Voraussetzungen angepaßt werden; sie sollte aber grundsätzlich immer mit einem strukturierten Programm erfolgen. Entsprechend den guten Erfahrungen aus der Diabetikerschulung empfiehlt sich ein Unterricht in kleinen Gruppen von vier bis acht Patienten [938]. Zu Beginn der Schulung sollte zunächst einmal der Wissensstand der Patienten ermittelt werden. Wie der Unterricht im einzelnen didaktisch erfolgt, kann variabel sein, ebenso die verwendeten Lernmittel wie Schaubilder, Videofilme oder interaktive Programme [760a]. Im Rahmen der Schulung sollte genügend Zeit für Rückfragen der Patienten und für eine Wiederholung von wesentlichen Schulungsinhalten sein. Am Ende steht ein *Wissenstest*, der beispielsweise in Form der „Multiplechoice"-Fragen durchgeführt werden kann. Wesentlicher sind aber das Verhalten des einzelnen Patienten nach Abschluß der Schulung und die praktische Überprüfung, inwieweit die Zielvorstellungen eines differenzierten Behandlungsprogrammes von dem geschulten Patienten auch tatsächlich verwirklicht werden. Hierfür sind *Asthmatagebücher* mit *Peak-Flow-Protokollen* gut geeignet. Die Auswertung solcher Analysen führt im Feedback zu einer weiteren Verbesserung der Patientenschulung.

Die *Effizienz von Schulungsprogrammen* ist durch die Abnahme von Krankenhausaufenthalten, Arbeitsunfähigkeitstagen, durch eine Besserung des Allgemeinbefindens und der Lebensqualität der Patienten in *Evaluationsuntersuchungen* dokumentiert [155a, 350a, 663, 666, 760a, 939, 939a]. Eines der wichtigsten Schulungsziele ist die Selbstbeherrschung des asthmatischen Notfalls, um die größte Bedrohung für den Patienten, den Status asthmaticus, gar nicht erst entstehen zu lassen.

5.15 Therapie des Status asthmaticus

Den Status asthmaticus könnte man als einen Zustand der verpaßten Möglichkeiten bezeichnen. In den meisten Fällen tritt er nämlich nicht plötzlich und unerwartet aus einem akuten Asthmaanfall heraus auf, sondern er entwickelt sich ganz allmählich im Laufe von Stunden bis Tagen (s. S. 147 ff.). Charakteristisches Zeichen ist die „*Crescendosymptomatik*", die wiederum zu einem ständig zunehmenden Verbrauch von Bronchospasmolytika führt. Das Vollbild des Status asthmaticus ließe sich in den meisten Fällen vermeiden, wenn der Patient bereits in diesem Zustand des „*Prä-Status*" in ein Krankenhaus käme.

Dennoch ist die Prognose selbst schwerer Fälle von Status asthmaticus weit günstiger als bei anderen Ursachen respiratorischer Insuffizienz. Dies setzt allerdings voraus, daß im Krankenhaus eine optimale, an den pathophysiologischen Grundlagen orientierte Therapie durchgeführt wird und der Patient nicht etwa durch die Therapie selbst Schaden erleidet. Beispiele hierfür sind die bedenkenlose Sedierung oder der vorschnelle Einsatz der kontrollierten Beatmung.

5.15.1 Medikamentöse Therapie

Die medikamentöse Therapie beim schweren Asthmaanfall und beim Status asthmaticus zielt auf die im Vordergrund stehenden *pathophysiologischen Mechanismen*:
▶ Bronchospasmus
▶ Mukosaödem
▶ Mukostase
▶ Ermüdung der Atemmuskulatur

Im Gegensatz zum leicht- und mittelgradigen Asthma treten gegenüber dem sonst führenden Bronchialmuskelspasmus die anderen Obstruktionsmechanismen immer mehr in den Vordergrund. Sie sind durch Bronchospasmolytika allein nicht beeinflußbar, sondern erfordern den parenteralen Einsatz hoher Glukokortikoiddosen.

Glukokortikoide
Alle intravenös applizierbaren Glukokortikoidpräparate liegen in veresterter Form vor und müssen durch Hydrolasen erst in die Wirkform überführt werden. Danach erfolgt die Bindung des Glukokortikoids an den intrazellulären Glukokortikoid-rezeptor mit den konsekutiven biochemischen Veränderungen, auf die auf S. 219 bis 222 ausführlich eingegangen worden ist. Eine klinische Wirkung kann daher frühestens *15 bis 30 Minuten* nach intravenöser Injektion eines wasserlöslichen Glukokortikoidpräparates erwartet werden. Das Maximum der Wirkung dürfte erst nach zwei bis vier Stunden eintreten. Es hat wenig Sinn, eine höhere Initialdosis als maximal 250 mg Prednisolonäquivalent zu geben, da damit sämtliche verfügbaren Glukokortikoidrezeptoren blockiert sind und durch eine Dosissteigerung keine zusätzliche Wirkung erwartet werden kann. Genügend freie Glukokortikoidrezeptoren dürften erst nach drei Stunden wieder zu erwarten sein. Sollte zu diesem Zeitpunkt keine eindeutige klinische Besserung eingetreten sein, empfiehlt es sich, nach dieser Zeit die gleiche Initialdosis noch einmal zu injizieren. Zusammen mit der intravenösen Injektion können dem Patienten gleichzeitig 50 mg Prednisolonäquivalent eines Glukokortikoidpräparates *oral* gegeben werden, weil damit ein etwas protrahierter Effekt erzielt wird.

Eine kurzzeitige hochdosierte Glukokortikoidtherapie hat keinerlei Nebenwirkungen. Sie muß auch nicht – wie bei einer Wochen oder Monate dauernden Langzeittherapie – übervorsichtig wieder abgebaut werden. Hat der Patient den Status asthmaticus überwunden, so kann bereits am nächsten Tag auf eine orale Therapie mit 20 bis 30 mg Prednisolonäquivalent übergegangen werden. Danach wird die Dosis in Stufen von 2,5 mg bis zur „Erhaltungsdosis" reduziert. Eine vorausgegangene inhalative Steroidtherapie sollte während eines Status asthmaticus wegen mangelnder Effektivität abgebrochen, später bei Besserung der Obstruktion aber als Dauertherapie wieder fortgesetzt werden.

Beta-Adrenergika
Die meisten Statuspatienten haben bereits ohne Erfolg Überdosen aus ihrem beta-adrenergisch wirkenden Dosier-Aerosol inhaliert. Dies bedeutet jedoch nicht, daß die Bronchialmuskulatur nicht mehr auf Beta-Adrenergika anspricht. Häufig ist der schwer obstruktive Patient einfach nicht mehr in der Lage, richtig aus einem Dosier-Aerosol zu inhalieren. Man sollte daher durchaus noch einmal den Versuch einer *inhalativen Therapie* mit einem Beta-Adrenergikum über *Düsenvernebler* unternehmen, dann allerdings in sehr hoher Dosis von 2,5 bis 10 mg Terbutalin, Salbutamol oder Fenoterol. Eine brauchbare Alternative ist auch die *Spacer-Inhalation* aus einem Dosier-Aerosol mit 10 bis 20 Hüben als Einzeldosis. Mit Hilfe des Spacer wird die intrabronchiale Deposition erheblich verbessert (s. S. 225).

Ob die inhalative der parenteralen Applikation in jedem Fall vorzuziehen ist, wird seit Jahren kontrovers diskutiert (Übersichten bei [110, 159, 522, 623, 806]). Bei der Inhalation erreicht das Beta-Adrenergikum nur die großen Bronchien, aber es hat den Vorteil geringer systemischer Nebenwirkungen. Ein intravenös injiziertes Beta-Adrenergikum erreicht demgegenüber auf dem Blutweg alle Lungenabschnitte einschließlich der peripheren Atemwege, die infolge der starken Bronchialobstruktion inhalativ nicht erreichbar sind; dem stehen die unvermeidlichen *systemischen Nebenwirkungen* und die etwas umständliche Dauerinfusion über Infusionspumpe gegenüber.

Zunächst sollte immer erst der Effekt einer hochdosierten *inhalativen Therapie* abgewartet werden. Wenn ihre Kombination mit der intravenösen Glukokortikoid- und Theophyllintherapie nicht ausreicht, bleibt die Möglichkeit, den zusätzlichen Versuch einer *intravenösen Beta-Adrenergika*-Therapie zu unternehmen [110, 146, 422, 423, 522]. Größte Vorsicht ist damit bei älteren Asthmapatienten und bei einer Herzfrequenz über 140/min geboten, da Beta-Adrenergika in höheren Dosen zu Hypokalie [931] und *tachykarden Rhythmusstörungen* führen können. Es ist überraschend, daß eine schon vorhandene Sinustachykardie durch die intravenöse Gabe eines Beta-Adrenergikums nicht wesentlich verstärkt wird (Down-Regulation der Beta-Rezeptoren des Myokards?). Sollte die Herzfrequenz dennoch auf hämodynamisch kritische Werte ansteigen, so kommt die gleichzeitige Gabe von Verapamil (Isoptin® per Infusionspumpe) in Betracht (cave: Blutdruckabfall!).

Von den handelsüblichen Beta-Adrenergika sind Reproterol (Bronchospasmin®) zur intravenösen Applikation oder Terbutalin (Bricanyl®) zur subkutanen Applikation zugelassen; Salbutamol (Sultanol®) ist in der Bundesrepublik nicht als Injektionslösung im Handel. Feno-

5.15 Therapie des Status asthmaticus

Tabelle 40   Therapie des Status asthmaticus.

- ▶ *Prednisolon* 100–250 mg i.v. und 50 mg oral
- ▶ *Terbutalin, Salbutamol* oder *Fenoterol* 2,5–10 mg ± *Ipratropium* 0,5 mg inhalativ (Düsenvernebler)
- ▶ *Fenoterol* 50–150 mcg/h i.v. über Infusionspumpe (cave: Tachykardie, evtl. Verapamil i.v.)
- ▶ *Theophyllin* 5 mg/kg i.v. als „loading dose", danach 0,6 mg/kg/h i.v. über Infusionspumpe (cave: Vorbehandlung mit Retardpräparat, Blutspiegelkontrolle!)
- ▶ *Sauerstoff* über Nasensonde, parenterale Flüssigkeitszufuhr, evtl. Mukolytika, *keine Sedativa!*
- ▶ *Vorsicht vor Digitalis*, Gefahr von zusätzlichen Rhythmusstörungen durch Kombination mit Hypoxie und Katecholaminen, nur im Ausnahmefall bei Vorhofflimmern und/oder „aufgepfropfter" Linksherzinsuffizienz!
- ▶ Patienten überwachen, *Blutgase kontrollieren,* keine voreiligen aggressiven Maßnahmen vor Ausschöpfung aller sonstigen Möglichkeiten!
- ▶ Bei progredienter Ermüdung der Atemmuskulatur nicht-invasive nasale BiPAP- oder IPPV-Beatmung, bei weiterer Verschlechterung der Blutgaswerte endoskopische Absaugung, Bronchus-Lavage, endotracheale BiPAP-Beatmung, oder volumenkontrollierte Beatmung

terol (Partusisten®) ist zwar zur Tokolyse zugelassen, eignet sich aber auch als Dauerinfusion über Infusionspumpe zur Behandlung des Status asthmaticus [57].
Einzelheiten über die Dosierung sind in Tabelle 40 angegeben. Letztlich muß aber die Dosierung individuell vorgenommen werden. Es ist sehr unterschiedlich, welche Dosis der einzelne Patient von seiten des Herzens (Zunahme der Herzfrequenz, Rhythmusstörungen) toleriert.
Bei älteren Patienten mit Verdacht auf zusätzliche koronare Herzkrankheit, latente Linksherzinsuffizienz oder mit bekannten Herzrhythmusstörungen sollte man mit der parenteralen Beta-Adrenergika-Therapie äußerst vorsichtig sein! Empfehlenswerter ist in solchen Fällen die primäre Behandlung mit Theophyllin (s. S. 208 ff.).
Die in den USA [336] noch heute weit verbreitete Behandlung mit *Adrenalin* (Suprarenin®), subkutan oder sehr langsam intravenös, hat nach klinischen Eindrücken einen besseren antiobstruktiven Effekt als die Gabe eines spezifischen Beta$_2$-Adrenergikums. Dies hängt wahrscheinlich damit zusammen, daß Adrenalin außer den Beta-Rezeptoren auch die Alpha-Rezeptoren der Bronchialgefäße stimuliert und auf diese Weise außer dem bronchospasmolytischen auch einen abschwellenden Effekt auf die Bronchialschleimhaut hat. Die potentiellen kardiovaskulären Nebenwirkungen des Adrenalins (Blutdruckanstieg, Tachykardie, Arrhythmie) sind aber wesentlich größer, als es bei einem Beta$_2$-Adrenergikum der Fall ist, so daß die Gabe von Adrenalin nicht als Maßnahme der ersten Wahl betrachtet werden kann [180, 914a].

Vereinzelt wird auch die zusätzliche inhalative Gabe eines *Anticholinergikums*, z.B. Ipratropium in der bewußt auf 0,5 mg erhöhten Dosis, empfohlen [690].

Theophyllin
Die Einnahme eines schnellwirkenden Theophyllin-Präparats (40 Tropfen Solosin®, eine Perasthman-Kautablette oder eine Brause-Tablette Euphyllin quick®) ist für den nach Luft ringenden Patienten eine sehr effektive Möglichkeit der *Selbsthilfe*. Auch im Krankenhaus ist das Theophyllin – in diesem Fall intravenös über Infusionspumpe – nach wie vor ein essentieller Bestandteil der Statustherapie. Die an meiner Abteilung zusätzlich versuchte parenterale Beta-Adrenergika-Therapie hat bislang nur in Einzelfällen, insbesondere bei jüngeren Patienten, zu einer eindeutigen Verbesserung des Krankheitsverlaufs geführt.

Theophyllinderivate wirken zwar etwas schwächer bronchospasmolytisch als Beta-Adrenergika. Es wäre jedoch einseitig, wenn der antiasthmatische Theophyllineffekt einzig und allein am Verhalten des bronchialen Strömungswiderstandes gemessen würde. Auf die vielfältigen zusätzlichen Theophyllinwirkungen ist auf Seite 208 f schon ausführlich eingegangen worden. Im Rahmen der Therapie des Status asthmaticus ist vor allem der positiv-inotrope Effekt auf die Atemmuskulatur von Bedeutung. Klinisch besteht auch der Eindruck, daß Theophyllin die Ermüdung der Atemmuskulatur zu beeinflussen vermag.

Ein Nachteil des Theophyllins ist die sehr geringe therapeutische Breite (s. S. 210 f.). Nach den eigenen Erfahrungen steht heute fast jeder Asthmapatient, der stationär aufgenommen wird, bereits unter der Therapie mit einem langwirkenden Theophyllinpräparat. In solchen Fällen ist es schwierig, eine allgemeingültige Dosierung zu empfehlen. Die *„loading dose"* beträgt in der Regel *5 mg Theophyllin pro kg Körpergewicht*. Der früher üblichen Theophyllinbolusinjektion sollte heute die intravenöse *Kurzinfusion* über ca. 15 Minuten vorgezogen werden. Anschließend wird die in Tabelle 40 angegebene Theophyllinerhaltungsdosis als Langzeitinfusion oder über Infusionspumpe zugeführt. In Anbetracht der schon erwähnten starken individuellen Schwankungen der Theophyllin-Clearance sollte die intravenöse Theophyllintherapie unbedingt durch *Theophyllinblutspiegel* kontrolliert werden (s. S. 211 f.).

Intravenöse Theophyllinpräparate, die *Äthylendiamin* als Lösungsvermittler erhalten, sollten heute *nicht* mehr eingesetzt werden, da in seltenen Fällen anaphylaktische Reaktionen vorgekommen sind, die bei einem Patienten im Status asthmaticus natürlich desolate Folgen haben können. Es gibt inzwischen fast nur noch äthylendiaminfreie Theophyllinpräparate wie Afonilum® novo, Bronchoparat®, Euphyllin® 200/500 oder Solosin® Infusionslösungskonzentrat.

Sekretolyse
Ein wesentlicher Unterschied zwischen den Status asthmaticus und dem schweren Asthmaanfall besteht darin, daß die massive Schleim-

obturation der Atemwegslichtungen ganz im Vordergrund steht und die Expektoration des hochgradig viskösen Sekrets dem Patienten Schwierigkeiten bereitet – nicht zuletzt dadurch, daß auch der Hustenmechanismus gestört ist und der Patient infolge der schweren Obstruktion nicht mehr die zur Ablösung des Sekretes erforderliche Atemstromstärke aufbringen kann.

Die wichtigste Maßnahme zur *Sekretolyse* ist eine ausreichende enterale oder parenterale Zufuhr von *Flüssigkeit*. Bei einem älteren Patienten darf die Infusionsgeschwindigkeit aber nicht forciert werden, da oft durch die Kombination aus koronarer Herzkrankheit und Hypoxämie eine zusätzliche linksventrikuläre Insuffizienz besteht, die bis zum Lungenödem führen kann. Die klinischen Symptome sind von den Symptomen der Asthmasymptomatik nur schwer zu unterscheiden und werden leicht in verhängnisvoller Weise als vermeintlicher Erfolg der sekretolytischen Therapie fehlgedeutet. *Blutgasanalytisch* fällt in diesem Fall eine sonst unerklärliche Hypoxämie ohne gleichzeitigen Anstieg des arteriellen pCO_2 auf.

Die gegenwärtig verfügbaren *Mukopharmaka* vermögen die Mukostase nur bei parenteraler Gabe sehr hoher Dosen zu beeinflussen, z. B. *Azetylzystein* (3 Amp. Fluimucil® à 300 mg alle 4 Stunden) und *Ambroxol* (5 Amp. Mucosolvan® à 15 mg alle 4 Stunden). Größere Bedeutung für die tracheobronchiale Sekretreinigung haben *Glukokortikoide*, *Beta-Adrenergika* und *Theophyllin*, weil sie die Sekretproduktion reduzieren, antiödematös wirken und über eine Stimulation des Flimmermechanismus die mukoziliäre Clearance verbessern.

Sauerstoffzufuhr
Es ist in jedem Fall richtig, einem Patienten, der im Status asthmaticus stationär aufgenommen wird, Sauerstoff zu geben – am einfachsten über eine doppelläufige Nasensonde. Die auf diese Weise zugeführten Sauerstoffmengen sind nicht genau dosierbar, weil unkalkulierbare Mengen in die Umgebung entweichen und vom Patienten überhaupt nicht eingeatmet werden. Als grober Anhaltspunkt kann eine Dosierung von 2 bis 3 Liter/Minute dienen. Die Gefahr, durch die Sauerstofftherapie eine zusätzliche Atemdepression zu provozieren, ist bei Statuspatienten gering, da eine primäre Störung der zentralen Atemregulation kaum jemals vorliegt. Vorsicht ist aber bei Patienten geboten, die im Stadium III aufgenommen werden und außer einer Hypoxämie bereits eine Hyperkapnie haben (s. Tabelle 19, S. 151). Bei solchen Patienten sollte das Verhalten der arteriellen Blutgase unter der Sauerstofftherapie unbedingt kontrolliert werden, um das Risiko der CO_2-Retention so gering wie möglich zu halten.

Digitalis
Bei den meisten Statuspatienten kann man – abhängig vom Obstruktionsgrad, von den Blutgaswerten und besonders vom Alter des Patienten – eine deutliche *Drucksteigerung im kleinen Kreislauf* messen. Eine manifeste Rechtsherzinsuffizienz kommt dennoch selten vor.

Daher ist die generelle Digitalisierung des Statuspatienten abzulehnen. Die Gefahr, durch die Summation der vorinhalierten Beta-Adrenergika, der Hypoxie- und der Digitaliswirkung und eventuell noch durch eine zusätzliche Hypokalie gefährliche Herzrhythmusstörungen zu riskieren, ist größer als der zu erwartende positiv-inotrope Digitaliseffekt, der am rechten Ventrikel ohnehin nicht besonders ausgeprägt ist. Anders wird die Situation bei Vorhofflimmern mit Tachyarrhythmie oder wenn bei einem älteren Patienten mit koronarer Herzkrankheit durch Hypoxie eine aufgepfropfte Linksherzinsuffizienz entsteht. In solchen Fällen kann eine Digitalisierung zu überlegen sein.

Sedativa
Es ist gut zu verstehen, daß der nach Luft ringende Patient eine quälende Angst empfindet, die wiederum die Asthmasymptomatik verschlimmert. Dennoch muß man mit Anxiolytika und Sedativa äußerst vorsichtig sein. Sie haben alle – einschließlich der Benzodiazepinderivate – eine zentrale atemdepressive Wirkung, häufig auch gleichzeitig noch eine periphere myotonolytische Wirkung. Noch am wenigsten bedenklich ist die vorsichtige Therapie mit einem Neuroleptikum wie Promethazin (Atosil®). Weitaus besser und ungefährlicher als jedes Anxiolytikum wirken auf den Patienten die Ruhe und die Sicherheit des behandelnden Arztes. Je erfahrener er in der Statustherapie ist, um so mehr wird er diese Ruhe und Sicherheit auf den Patienten übertragen können.

5.15.2 Patientenüberwachung und unterstützende Maßnahmen

Der Status asthmaticus gehört zu den lebensbedrohenden Situationen, die unbedingt einer kontinuierlichen Überwachung bedürfen. Dies heißt aber nicht, daß am Patienten immer irgend etwas geschehen muß. Es ist verständlich, wenn ein wenig erfahrener Aufnahmearzt von der schweren Atemnot des Patienten so beeindruckt ist, daß er unsicher und hektisch reagiert. Dies wirkt immer auf den Patienten zurück und verschlechtert nicht allein seinen subjektiven, sondern zweifellos auch seinen objektiven Krankheitszustand. Ein Patient, der voll ansprechbar ist, einen normalen Blutdruck hat, zwar eine Tachykardie, aber keine Rhythmusstörungen zeigt, ist fürs erste gut versorgt, wenn die bereits erwähnten medikamentösen Maßnahmen eingeleitet worden sind. Ein zuverlässiger Venenanschluß ist allerdings zur Sicherheit von Arzt und Patient zu fordern; mehr ist zunächst nicht notwendig. Im Gegensatz zu einem tief bewußtlosen Patienten mit Schlafmittelintoxikation, der alles über sich ergehen läßt, reagiert ein Asthmapatient sehr sensibel auf alle Maßnahmen, die ihm die vermeintliche Schwere seines Krankheitszustandes vor Augen führen. Unnötig sind ein Blasenkatheter, ein Subklaviakatheter, erst recht ein Arterienkatheter oder ein Pulmonaliskatheter. Nicht einmal die Monitorüberwachung des Patienten ist eine unbedingte Notwendigkeit, wenn von Anfang an der Herzrhythmus stabil ist. Wichtiger als Kabel und Schläuche sind Ruhe und unauffällige Beobachtung des Patienten.

Man sollte *Geduld* haben und die kombinierte Wirkung des injizierten Kortikosteroids und der laufenden Theophyllininfusion erst einmal abwarten. Dies dauert etwa eine Stunde. Ein Patient, der vorher schon stundenlang eine schwere Atemnot hatte, wird auch diese kurze Zeit noch aushalten. Nach der sorgfältigen Untersuchung und der möglichst kurzen Befragung des Patienten sollten ein EKG registriert und aus dem Kapillarblut des hyperämisierten Ohrläppchens der pO_2, pCO_2 und die Säure-Basen-Parameter bestimmt werden. In zweiter Linie sind noch das Hämoglobin, der Hämatokrit, die Leukozytenzahl und das Serumkalium von Bedeutung.

Die *weitere Therapie* hängt vom Ergebnis der Blutgasanalyse ab, weil die Konstellation von pCO_2 und pO_2 den Schweregrad des Status asthmaticus bestimmt (s. S. 151). Handelt es sich um den Schweregrad I, so kann zunächst einmal weiter abgewartet werden, bis das injizierte Kortikosteroidpräparat zusammen mit der Theophyllininfusion eine Wirkung zeigen. Beim Schweregrad II sollte der Patient in den nächsten Stunden sorgfältig beobachtet werden und möglichst keine Sedativa erhalten. Das Stadium III stellt durch die bereits vorhandene alveoläre Hypoventilation eine ausgesprochene Alarmsituation dar. Herz- und Atemfunktion eines solchen Patienten sind in kurzen Abständen kontrollbedürftig; jetzt ist auch eine Monitorüberwachung notwendig. Außer der Hyperkapnie besteht immer eine ausgeprägte Hypoxämie, so daß der Patient unbedingt Sauerstoff erhalten muß. Damit wächst natürlich wiederum die Gefahr der weiteren CO_2-Retention. Regelmäßige Blutgaskontrollen sind daher erforderlich.

Oft findet sich bei Patienten mit Hyperkapnie nicht nur eine *respiratorische Azidose*, sondern zusätzlich noch eine *metabolische Azidose*. Sie ist in jedem Fall ein prognostisch ungünstiges Zeichen. Gelegentlich ist empfohlen worden, die metabolische Azidose durch Bikarbonatinfusionen zu beseitigen – in der Hoffnung, damit ein besseres Ansprechen der Beta-Rezeptoren auf endogene Katecholamine bzw. exogen zugeführte Beta-Adrenergika zu erreichen. Die individuelle Dosierung erfordert aber soviel Erfahrung und Fingerspitzengefühl, daß die Pufferbehandlung eigentlich erst dann ungefährlich wird, wenn der Patient am Respirator hängt. Beim spontan atmenden Patienten besteht die Gefahr, mit der künstlichen Erniedrigung der Wasserstoffionenkonzentration im Blut eine Abnahme der Ventilation und einen weiteren Anstieg des ohnehin schon erhöhten arteriellen pCO_2 einzuhandeln.

Wenn sich unter den laufenden medikamentösen Maßnahmen die Obstruktion des Patienten bessert, so zeigt sich dies klinisch nicht nur in einer sichtbaren Erleichterung seiner Atemtätigkeit, sondern auch darin, daß er allmählich größere Mengen Sekret aushustet. Um die Reinigung des Bronchialsystems zu verbessern, können in dieser Phase *atemtherapeutische Maßnahmen* mit eingesetzt werden. Sehr wirksam sind Vibrations- und Klopfmassagen des Thorax. Falls dem Patienten schon zumutbar, können auch Lagerungsdrainagen durchgeführt werden. Auf die Notwendigkeit der Befeuchtung und Aerosolbehandlung der Atemwege wurde bereits hingewiesen.

5.15.3 Kontrollierte Beatmung und endoskopische Absaugung

Es kommt zum Glück selten vor, daß trotz optimaler Ausschöpfung der genannten therapeutischen Möglichkeiten eine weitere Verschlechterung im subjektiven Befinden des Patienten und im objektiven Verhalten der gemessenen Blutgaswerte eintritt. Dies ist ausschließlich bei Patienten der Fall, die bereits im Stadium III mit Hyperkapnie in die Klinik kommen. Solche Patienten fallen oft schon durch die Diskrepanz zwischen dem fast stummen Auskultationsbefund und der ausgeprägten Zyanose auf. Der Befund der *„Silent chest"* hat folgende Ursachen:
▶ Der Patient kann durch die hochgradige Obstruktion nur noch so geringe Atemstromstärken erzeugen, daß keine hörbaren Strömungsgeräusche im Tracheobronchialbaum mehr entstehen.
▶ Es werden nur noch einzelne Teile der Lunge belüftet; in den meisten Lungenteilen sind die Atemwege durch eingedicktes Sekret völlig verstopft.

In dieser kritischen Situation kann man bei einem kooperativen Patienten eine Entlastung der Atemmuskulatur durch *nasale BiPAP*- oder *IPPV-Beatmung* versuchen.

Führt dies nicht zum Erfolg, muß der Patient intubiert und endotracheal beatmet werden [386, 491, 825]. Die Vorteile der Beatmung liegen auf der Hand: Die Maschine nimmt dem erschöpften Patienten die Atemarbeit ab; durch den liegenden Tubus wird das Bronchialsekret der direkten Absaugung zugänglich; sedierende Medikamente können in den Regelkreis der Atmung nicht mehr eingreifen, wenn der Patient kontrolliert beatmet wird. Dem stehen aber eine Reihe von *Gefahren* gegenüber, die vor dem Entschluß zur kontrollierten Beatmung unbedingt in Betracht zu ziehen sind:
▶ Für die endotracheale Beatmung ist eine starke Sedierung und meist auch eine Muskelrelaxierung notwendig.
▶ Der Vorgang der Intubation kann durch eine vorübergehende Verschlechterung der Blutgaswerte gefährliche Herzrhythmusstörungen auslösen.
▶ Die *Gefahr des Pneumothorax* durch die künstliche Beatmung ist infolge der erforderlichen hohen inspiratorischen Druckwerte um ein Vielfaches größer als bei anderen Beatmungspatienten.
▶ Die Infektion des Bronchialsystems mit „hauseigenen" Keimen ist fast unvermeidlich.
▶ Es bedarf einiger Erfahrung und Geduld, den Patienten von der kontrollierten Beatmung wieder auf Spontanatmung umzugewöhnen.

Im Gegensatz zu anderen Ursachen einer respiratorischen Insuffizienz wie *Lungenversagen (ARDS)* oder *Thoraxtrauma* sollte beim Status asthmaticus die Indikation zur kontrollierten Beatmung auf keinen Fall zu großzügig gestellt werden. Es ist sicher falsch, wenn automatisch einzig und allein irgendeine Blutgaskonstellation als „absolute Indikation" zur Respiratorbeatmung verwendet und im Schrifttum leider gelegentlich auch empfohlen wird. Sicher ist das Stadium III (s. S. 151) meist die Folge eines *Versagens der Atempumpe*. Wenn über die Blutgaskonstellation vor Beginn des Status asthmaticus aber nichts bekannt ist, dann kann es hinsichtlich einer Erhöhung des arteriellen pCO_2 durchaus zu Fehlinterpretationen kommen. War der Patient vor Beginn des Status asthmaticus bereits an hyperkapnische Werte adaptiert, dann sollte trotz eines erhöhten pCO_2 mit dem Einsatz des Respirators gewartet werden.

Entscheidend für die *Indikation zur künstlichen Beatmung* ist nicht die Blutgasanalyse allein, sondern das gesamte klinische Bild, insbesondere das „*Längsprofil*": Ein Patient, bei dem sich unter optimaler Therapie parallel zu einem kontinuierlichen Anstieg des arteriellen pCO_2 eindeutige Zeichen der Atemmuskelermüdung einstellen (Einzelheiten s. S. 148 f.), dessen Atmung immer flacher und frequenter wird, bei dem trotz Fortbestehen der schweren Atemwegsobstruktion kaum noch bronchiale Strömungsgeräusche zu auskultieren sind, dessen Herzfrequenz ansteigt, während systolischer Blutdruck und Blutdruckamplitude abfallen, muß nach Sedierung und Relaxation intubiert und kontrolliert beatmet werden. Der Respirator ersetzt lediglich die erschöpfte Atemmuskulatur, an dem Zustand der Atemwegsobstruktion ändert er nichts. Die kontrollierte Beatmung sollte in der Statustherapie daher immer nur als Ultima ratio angesehen werden.

Die Beatmung mit *positivem endexspiratorischem Druck (PEEP)* ist im Falle des Status asthmaticus selten sinnvoll, da die Lungen bereits maximal überbläht sind und bereits ein „Intrinsic-PEEP" oder „Auto-PEEP" vorhanden ist. Eine zusätzliche PEEP-Beatmung mit dem Respirator würde nur den venösen Rückstrom zusätzlich beeinträchtigen und das ohnehin unter der Respiratortherapie abfallende Herzzeitvolumen noch weiter reduzieren.

Zu hohe Beatmungsdrücke erhöhen die Gefahr eines Pneumothorax und können zu einem *Barotrauma der Lunge* führen. Es ist in diesem Fall besser, den Patienten über Beatmung mit einem erhöhten FiO_2 ausreichend mit Sauerstoff zu versorgen, aber bewußt eine vorübergehende Hyperkapnie in Kauf zu nehmen (*„permissive Hyperkapnie"*).

Die Beatmung sollte über einen möglichst großlumigen Tubus erfolgen, als *Sedativum* ist das gleichzeitig bronchospasmolytisch wirkende *Ketamin* zu empfehlen. Auch *Benzodiazepine* wie Midazolam (Dormicum®) oder Diazepam (Valium®) kommen zur Sedierung in Frage; sie können aufgrund ihrer *myotonolytischen Wirkung* aber die spätere Entwöhnung vom Respirator erschweren. Für die *Muskelrelaxation* vor Intubation ist aufgrund seines schnellen Wirkungseintritts eine depolarisierende Substanz, z.B. Succinylcholin, zu empfehlen; für die Langzeitrelaxation unter der

Beatmung ist ein nicht-depolarisierendes Relaxans, z.B. Pancuronium, zu bevorzugen.

Tritt trotz maschineller Beatmung keine ausreichende Oxygenierung des arteriellen Blutes ein und sind Beatmungsdrücke von 40 cmH$_2$O oder mehr erforderlich, sollte man mit dem flexiblen Bronchoskop durch den liegenden Endotrachealtubus eine *Bronchiallavage* mit Kochsalzlösung durchführen. Während der Lavage kann der Patient weiter maschinell beatmet werden, indem man auf den Tubus ein T-förmiges Verbindungsstück aufsetzt, dessen eine Öffnung mit dem Beatmungsschlauch verbunden ist. Die zweite Öffnung trägt eine Gummikappe, durch die das Bronchoskop eingeführt wird. Da während der Lavage eine vorübergehende Verschlechterung der Hypoxämie befürchtet werden muß, sollte der Patient in dieser Zeit mit 100% Sauerstoff beatmet werden.

5.16 Dauerasthma und Asthmafolgen

Patienten, die nach jahre- und jahrzehntelangem Krankheitsverlauf keine typischen Asthmaanfälle mit dazwischenliegenden, relativ beschwerdefreien Intervallen mehr haben, lassen sich ohne Kenntnis der Vorgeschichte kaum noch von Patienten mit chronischer unspezifischer Lungenerkrankung, chronisch-obstruktiver Bronchitis oder obstruktivem Lungenemphysem unterscheiden. Dieses Krankheitsstadium wird als *„Dauerasthma"*, gelegentlich auch als *„inveteriertes Asthma"* bezeichnet. Meist behalten die Patienten aber ihren „asthmatischen Auskultationsbefund" mit den typischen trockenen bronchialen Nebengeräuschen auch in diesem Stadium noch bei, während bei Patienten mit chronisch-obstruktiver Lungenerkrankung die klinischen Emphysemzeichen, z.B. das diffus abgeschwächte vesikuläre Atemgeräusch, mehr im Vordergrund stehen. Die subjektiven Symptome sind bei den beiden Krankheiten aber kaum noch unterschiedlich. Die meisten Patienten klagen über morgendliches Sputum, das den größten Teil des Jahres über eitrig ist; häufig löst ein Bronchialinfekt den anderen ab. Die Obstruktion ist in diesem Krankheitsstadium nur noch partiell reversibel, meist sogar völlig irreversibel. Selbst mit hochdosierter Kortikosteroidtherapie und der Anwendung des gesamten bronchospasmolytischen Spektrums an Medikamenten ist es nicht mehr möglich, die schon in Ruhe vorhandene Dyspnoe zu beseitigen.

Viele Patienten haben durch Anpassung „gelernt", mit ihrer *Dauerobstruktion* zu leben. Manchmal sind Erhöhungen der Atemwegsresistance von 10 cmH$_2$O/l/s und mehr zu messen, die in den ersten Jahren der Krankheit zu erheblichen subjektiven Beeinträchtigungen geführt haben, inzwischen aber auffallend gut toleriert werden. Die körperliche Belastbarkeit von Patienten mit Dauerasthma ist allerdings immer hochgradig eingeschränkt.

Die Grenzen zum *obstruktiven Emphysem* sind fließend [545, 826]. In der Regel kommen Dauerobstruktion und Emphysen zusammen vor, wobei sich Ursache und Wirkung

nicht mehr voneinander trennen lassen; denn der emphysematöse Umbau der Lunge trägt nun seinerseits zur Strömungsbehinderung in den kleinen Atemwegen bei.
Es wurde bereits darauf hingewiesen, daß die Entwicklung eines *pulmonalen Hochdrucks* und eines Cor pulmonale individuell unterschiedlich abläuft. Patienten mit pathologischen Blutgasveränderungen sind mehr gefährdet als Patienten mit Dyspnoe bei noch normalen Blugaswerten [164, 216, 545].
Solange die Patienten kardial kompensiert sind, besteht bei einem *Cor pulmonale* kein Grund dazu, ein Herzglykosid zu verordnen [164, 355]. Bei einer manifesten Rechtsherzdekompensation ändert sich die Situation allerdings. Meist muß von einer „kardiorespiratorischen Insuffizienz" gesprochen werden, da zur dextrokardialen Dekompensation in aller Regel auch pathologische Veränderungen der Blutgase gehören. Jetzt ist eine Digitalisierung gerechtfertigt, weil sie objektiv notwendig ist [216].
Die richtige Dosierung kann allerdings im Einzelfall sehr schwierig sein. Die Herzfrequenz ist kein geeignetes Kriterium, da sie trotz Digitalisvollsättigung erhöht bleibt. Häufig erkennt man die Dosisgrenze leider erst am Auftreten von Rhythmusstörungen, die durch die bestehende Hypoxämie und durch eine mögliche Hypokaliämie (Kortikosteroide! Diuretika!) noch gefördert werden.
Bei vielen Patienten muß sogar die Heimbehandlung mit einem *Sauerstoffkonzentrator* und tragbarer O_2-Flasche plus Sparautomatik (z.B.

Oxytron®) oder mit *Flüssigsauerstoff* (z.B. Heimox®) [441] erwogen werden, weil nur so dem fast unbelastbaren Patienten wenigstens ein Minimum an körperlicher Bewegungsfreiheit verschafft werden kann. Auch die Digitalisverträglichkeit des Herzens nimmt unter der O_2-Dauertherapie zu, und hypoxisch bedingte Allgemeinsymptome wie Beeinträchtigung geistiger Funktionen, Schlaflosigkeit, Polyglobulie werden gebessert (s. S. 255 f.).
Neben *Digitalis* und *Sauerstoff* kann als drittes Therapieprinzip die Behandlung mit *Aldosteronantagonisten (Spironolacton)* in Erwägung gezogen werden. Die intrazelluläre Kaliumkonzentration des Herzmuskels und damit die Digitalisverträglichkeit wird verbessert, darüber hinaus wird durch Spironolacton selbst ein zusätzlicher positiv-inotroper Effekt erreicht. Zur Erklärung dieser Wirkung wird die Ähnlichkeit zwischen der Spironolacton-Steroid-Struktur und der Digitalis-Steroid-Struktur herangezogen, die dazu führt, daß die Digitalisrezeptoren der Herzmuskelzellmembran sowohl auf die eine wie auf die andere Substanz ansprechen [213]. Dies erklärt jedoch nicht alle Wirkungen, die Spironolactonpräparate bei Patienten mit dekompensiertem Cor pulmonale zeigen. Die häufig zu beobachtende Besserung der arteriellen Blutgase ist sicher die komplexe Wirkung einer ganzen Reihe von Faktoren (Übersicht bei [594]).
Patienten mit länger bestehender arterieller Hypoxämie haben meist einen *erhöhten Hämatokritwert*. Dadurch ist die zusätzliche Gefahr von Thrombosen und rezidivierenden

Lungenembolien gegeben, die vor dem Hintergrund des schweren pulmonalen Grundleidens klinisch meist „stumm" bleiben. Eine Dauerprophylaxe mit Antikoagulanzien kommt wegen ihrer schwierigen Praktikabilität bei solchen Patienten kaum in Frage: Blutplättchenaggregationshemmer werden bei der meist vorhandenen „Stauungsgastritis" selten vertragen und sind in ihrer Wirkung im venösen Bereich ohnehin umstritten. Für Dicumarinpräparate wie Marcumar® sind die Resorptionsverhältnisse im Magen-Darm-Trakt und die Metabolisierung der Substanz in der gestauten Leber wiederum weitere Unsicherheitsfaktoren; eine subkutane Heparindauertherapie ist außerhalb des Krankenhauses ebensowenig praktikabel. Es bleibt eigentlich keine andere Wahl, als beim Patienten durch *Aderlässe* und gleichzeitige Auffüllung des entnommenen Blutvolumens mit einer Zucker- oder Salzlösung eine *Hämodilution* durchzuführen und den Hämatokritwert in einen tolerablen Bereich von unter 50 Vol.% zu senken. Die Patienten geben nach einem Aderlaß häufig schon spontan eine Erleichterung ihrer Belastungsdyspnoe an, die wahrscheinlich auf einer viskosimetrisch nachweisbaren Verbesserung der Fließeigenschaften des Blutes und der damit verbundenen Abnahme des pulmonalen Gefäßwiderstandes beruht.

Im *kardiorespiratorischen Endstadium* ihrer Krankheit gehören Asthmapatienten zweifellos zu den Problemfällen des niedergelassenen Arztes wie des Kollegen im Krankenhaus, weil ihnen letztlich nur wenig geholfen werden kann. Zum Glück stellt heute ein derart ungünstiger Verlauf der Asthmakrankheit die Ausnahme dar. Der Patient mit chronisch-obstruktiver Atemwegserkrankung (COPD) hat zweifellos ein deutlich höheres Risiko als der Asthmatiker, an der kardiorespiratorischen Insuffizienz zu sterben. Dank den Fortschritten der Therapie erreicht der Asthmatiker – auch wenn er von seiner Krankheit im eigentlichen Sinne nicht „geheilt" werden kann – ein hohes Alter und stirbt oft an irgendeiner anderen Ursache, die mit seiner Asthmakrankheit überhaupt nicht zusammenhängen muß (s. S. 156 ff.).

5.17 Asthma und Gravidität

Mindestens jede fünfzigste Schwangere leidet unter einem behandlungsbedürftigen Asthma. Nach einer Literaturübersicht über mehr als 1000 Schwangerschaften bei Asthmatikerinnen [856] führt die Schwangerschaft bei jeder zweiten Patientin zu keiner eindeutigen Änderung der Asthmasymptomatik. In einer sehr sorgfältig durchgeführten prospektiven Studie aus Kanada [381] hat sich sogar gezeigt, daß sowohl die *Asthmasymptomatik* als auch die durch Provokationsteste ermittelte *bronchiale Hyperreaktivität* während der Schwangerschaft im Mittel sogar *besser werden*. Mit dem Anstieg des Progesterons oder des Östriols während der Schwangerschaft ließ sich statistisch keine eindeutige Beziehung finden, so daß andere, bisher unbekannte Faktoren für die Abnahme der bronchialen Hyperreaktivität verantwortlich sein müssen.

Bei jeder fünften Frau kommt es allerdings während der Schwangerschaft zu einer *Verschlechterung* der Asthmasymptomatik [856]. Dies ist die Patientengruppe, deren Therapie das eigentliche Problem darstellt. Eine ungenügende antiasthmatische Therapie kann den Embryo durch *Sauerstoffmangel* gefährden, denn der Sauerstoffdruck im Nabelvenenblut ist mit etwa 30 Torr ohnehin bereits sehr niedrig. Dies wird teilweise durch eine größere Sauerstoffaffinität des fetalen Hämoglobins und durch eine leichtere Sauerstofffreisetzung im Gewebe kompensiert. Zweifellos droht dem Embryo aber durch eine *Unter*therapie mit zwangsläufiger Verschlechterung der Asthmasymptomatik eine weit größere Gefahr als durch eine *Über*therapie mit der theoretischen Gefahr einer potentiellen Keimschädigung. Grundsätzlich muß die laufende Asthmatherapie bei einer gut eingestellten Asthmatikerin während der Gradivität *nicht* verändert werden. Von den in Frage kommenden Prophylaktika ist die inhalative Therapie mit *Cromoglicinsäure* ohne oder mit *Beta-Adrenergikum* (Intal®, Aarane®, Allergospasmin®, Ditec®) unbedenklich. In Tierversuchen konnte auch mit höchsten Dosen von Cromoglicinsäure kein teratogener Effekt erzielt werden; darüber hinaus gibt es bisher keine Daten, die dafür sprechen, daß Cromoglicinsäure die Plazentaschranke überschreitet [156].

Auch *Beta-Adrenergika* können während der Schwangerschaft beibehalten werden. Teratogene Effekte durch sie wurden bislang ebensowenig beschrieben (Übersicht bei [183]). Adrenalin, das infolge seiner alpha-stimulierenden Begleitwirkung zu einer Vasokonstriktion der uteroplazentaren Gefäße führen kann, sollte möglichst nicht eingesetzt werden. Beta$_2$-Adrenergika sind selbst bei systemischer Applikation für das Kind unschädlich; Fenoterol (Partusisten®) wird bekanntlich zur Tokolyse eingesetzt. Abgesehen vom Sonderfall des schweren Asthmaanfalls und Status asthmaticus sollte aber eine Therapie mit Beta$_2$-Adrenergika zur Erhöhung der Bronchoselektivität möglichst inhalativ durchgeführt werden.

Anticholinergika in Aerosolform (Ipratropium, Oxitropium) sind völlig frei von etwaigen Nebenwirkungen und können selbst in höherer Dosis ohne weiteres während der Schwangerschaft eingesetzt werden, auch in Kombination mit einem Beta$_2$-Adrenergikum (z.B. als Berodual®).

Theophyllinpräparate müssen leider in Form von Retardtabletten systemisch gegeben werden. Tierexperimentiell sind mit hohen Theophyllindosen an Mäusen und Hühnern teratogene Effekte beobachtet worden [586, 775], und in Lymphozytenkulturen führt Theophyllin in übertherapeutischen Dosen zu Chromosomenbrüchen [134]. Bei 117 Schwangeren, die im ersten Trimenon unter einer kontinuierlichen Theophyllintherapie gestanden hatten, wurden jedoch keinerlei Komplikationen und keine erhöhten Mißbildungsraten bei den Kindern beobachtet [318]. Für die Therapie muß lediglich beachtet werden, daß Theophyllin offensichtlich leicht diaplazentar in den fetalen Kreislauf gelangt. Die Neugeborenen von zwölf Frauen, die unmittelbar vor der Geburt mit Theophyllin behandelt worden waren, wiesen praktisch die gleichen Theophyllinblutkonzentrationen wie ihre Mütter auf [454]. Bei stillenden Asthmatikerinnen muß auch bedacht werden, daß Theophyllin in die Brustmilch übertritt und dort etwa 70% des Pasmaspiegels erreicht. Dies bedeutet für das gestillte Kind jedoch kaum eine Gefahr, da es mit der Muttermilch höchstens 10% der Theophyllintagesdosis der Mutter aufnimmt [134]. Im Zweifelsfall empfiehlt sich die Bestimmung des Theophyllins im Blut oder im Speichel des Kindes. Die problematischste Substanzgruppe stellt zweifellos die der *Glukokortikoide* dar. Seit langem werden in der Literatur mögliche teratogene Effekte, darüber hinaus auch ein erhöhtes Abortrisiko, eine erhöhte perinatale Mortalität, eine intrauterine Wachstumsstörung, die Gefahr der Frühgeburt, ja sogar der Totgeburt diskutiert (Übersichten bei [134, 183]). Tatsächlich sind tierexperimentell mit Glukokortikoiden eine Reihe von fetalen Mißbildungen beobachtet worden: Gaumenspalten, kardiale Mißbildungen, ZNS-Anomalien, Mißbildungen am Urogenitalsystem, Umbilikalhernien, Syndaktylien der Extremitäten, Thymusatrophie, Hypo- und Asplenie, Nebennierenrindenatrophie, intrauterine Wachstumsstörung [182]. Diese Anomalien sind zwar dosisabhängig, meist wurden aber übertherapeutische Glukokortikoiddosen verwendet.

Nach klinischen Untersuchungen scheint das Risiko bei einer Glukokortikoidtherapie während der Schwangerschaft überaus gering zu sein. So wurde bei 55 Asthmatikerinnen mit einer regelmäßigen Steroidtherapie von im Mittel 8,2 mg Prednisolon während der Schwangerschaft [740] keine erhöhte kindliche oder mütterliche Morbidität und Mortalität gegenüber einer Kontrollgruppe gefunden. Auch eine neuere Untersuchung an 51 Asthmatikerinnen, die teils mit einem inhalierbaren Steroid, teilweise aber auch intermittierend mit hohen oralen Steroiddosen von 30–60 mg Prednisolon während der Schwangerschaft behandelt worden waren, ist grundsätzlich zum gleichen Ergebnis gekommen [649].

Man kann somit davon ausgehen, daß systemisch verabreichte Glukokortikoide in vernünftigen Dosen (zur Dauertherapie nicht mehr als 10 mg Prednisonäquivalent pro Tag) weder für die Mutter noch für das Kind mit einem erhöhten Risiko verbunden sind. Da die meisten Untersuchungen mit *Prednisolon* durchgeführt wurden, sollte möglichst dieses Glukokortikoid während der Gravidität bevorzugt werden, zumal das Prednisolon zwar die Plazentaschranke überschreitet, durch rasche Metabolisierung im fetalen Blut aber weniger als 10% des Blutspiegels der Mutter erreicht [134].

Um jegliche systemische Effekte bei der Mutter wie beim Kind zu vermeiden, sollte einer schwangeren Asthmatikerin zunächst immer erst ein *inhalatives Glukokortikoid* verordnet werden (Budesonid, Beclometason, Flunisolid), wobei die intrabronchiale Deposition durch Verwendung eines Spacers verbessert werden kann (s. S. 225). Ein drohender *Status asthmaticus* während der Gravidität wird – so wie sonst auch – mit kurzzeitigen parenteralen Gaben von Glukokortikoiden und mit Theophyllininfusionen sowie mit inhalierbaren Beta$_2$-Adrenergika, in der Klinik auch zusätzlich mit parenteralen Beta$_2$-Adrenergika behandelt. Blugaskontrollen zur rechtzeitigen Erkennung einer Hypoxie und Bestimmungen der Theophyllin-Serumkonzentration sind in dieser Situation besonders wichtig.

5.18 Asthma und Operationen

Operationen sind für den Asthmapatienten von doppelter Bedeutung: Zum einen stellt sich häufig die Frage, ob der Patient angesichts seiner Krankheit überhaupt operabel ist, ob er eine Allgemeinnarkose verträgt, wie er vor und nach der Operation behandelt werden muß. Zum anderen sind es Operationen selbst, die zur Behandlung eines Asthmas eingesetzt werden.

5.18.1 Operabilität von Asthmapatienten

Ein Asthmapatient, der zur Operation in ein Krankenhaus eingewiesen wird, kann sich in folgendem Zustand befinden:
▶ Er ist völlig symptomfrei.
▶ Er hat eine Bronchialobstruktion, die sich durch intensive Behandlung beseitigen läßt.
▶ Er hat eine therapeutisch beeinflußbare Obstruktion, die Dringlichkeit der Operation läßt aber für eine mehrtägige Behandlung keine Zeit mehr.
▶ Er hat eine therapeutisch nur teilweise beeinflußbare Obstruktion und muß im Zustand einer „Restobstruktion" operiert werden.

Die beiden ersten Patientengruppen sind problemlos; Schwierigkeiten bereiten nur die beiden zuletzt genannten Gruppen. Wenn genügend Zeit dazu bleibt, sollte unbedingt bei einem Asthmapatienten vor jeder Operation eine Lungenfunktionsprüfung durchgeführt werden. Stellt sich dabei heraus, daß eine behandlungsbedürftige Obstruktion vorliegt, dann sollte zunächst einmal eine intensive Asthmabehandlung durchgeführt werden, bevor man den Patienten operiert.
Im Gegensatz zum Patienten mit chronisch-obstruktiver Lungenerkrankung gibt es kein allgemeinverbindliches Befundmuster von Lungenfunktionswerten, die den einen Asthmapatienten als operabel, den anderen als Risikofall oder gar als nicht operabel einstufen lassen. Neben den aktuellen Lungenfunktionswerten sind das Lebensalter, das Bestehen etwaiger Asthmakomplikationen wie Bronchiektasen, Bronchialinfekt, Rechtsherzbelastung etc. zu berücksichtigen. Im Gegensatz zu Patienten mit chronisch-obstruktiver Lungenerkrankung ist es immer wieder überraschend, wie gut ein Asthmapatient trotz vermeintlich schlechter Lungenfunktion eine aus vitaler Indikation notwendige Operation übersteht. Nicht selten wacht ein vorher „bronchospastischer" Patient sogar deutlich gebessert aus der Narkose auf.

5 Therapie

Es fällt schwer, solche klinischen Beobachtungen pathophysiologisch zu begründen. Eine Rolle spielt vielleicht die Erhöhung des Plasmakortisols unter der Operation, eine andere Möglichkeit ist der bronchodilatatorische Effekt einiger Inhalationsnarkotika. *Halothan* ist ein solches Mittel. Bei vielen Asthmatikern läßt sich während einer Halothannarkose beobachten, wie der Beatmungsdruck am Narkosegerät als Beweis für die Abnahme des bronchialen Strömungswiderstandes kontinuierlich abnimmt.

Die Intubation stellt bei jedem Asthmapatienten einen mechanischen Reiz dar, der die Gefahr der Reflexbronchokonstriktion in sich birgt. Kurzdauernde Eingriffe sollten daher möglichst ohne Intubation durchgeführt werden. Bei allen längerdauernden Operationen – vor allem bei Bauch- und Brustoperationen – wiegen die Sicherheit der Intubation und die Möglichkeit der Relaxation höher als die Gefahr der bronchialen Irritation. Bei der Relaxation mit Substanzen vom Curaretyp ist eine gewisse Vorsicht am Platz, da bei exogen-allergischen Asthmapatienten durch Histaminfreisetzung akute Bronchokonstriktionen ausgelöst werden können.

Der Versuch, einem obstruktiven Asthmapatienten die Allgemeinnarkose zu ersparen und eine Bauchoperation etwa in Lumbalanästhesie durchzuführen, hat sich wenig bewährt. Einmal bietet die Unmöglichkeit der Muskelrelaxierung ein operationstechnisches Problem; andererseits kann sich der wache Patient, der seine Operation miterlebt, leicht ebenfalls in eine Bronchospastik hineinsteigern.

Der Allgemeinnarkose – möglichst mit Halothan – ist bei den meisten Asthmapatienten somit der Vorzug zu geben. Wenn ein zu operierender Patient unter Kortikosteroiden stand, sollte er vorsorglich während der Narkoseeinleitung einmalig 50 mg eines wasserlöslichen Prednisonpräparates injiziert bekommen. Weiter ist vor der Extubation – mehr noch als bei anderen Patienten – darauf zu achten, daß der Effekt der *Muskelrelaxanzien* wirklich abgeklungen ist. Parasympathikomimetika vom Typ des *Prostigmin* können als Antidot gegeben werden – aber grundsätzlich nur unter *Atropinschutz*. Andernfalls kommt es außer der erwünschten Wirkung des Prostigmins an der Nervenendplatte der Skelettmuskulatur auch zu einer unerwünschten muskarinartigen Wirkung an der glatten Bronchialmuskulatur. Die Folge ist eine akute Bronchokonstriktion, wie sie aus diagnostischen Gründen durch eine inhalative Provokation mit Azetylcholin und anderen Parasympathikomimetika absichtlich ausgelöst wird (s. S. 97 ff.).

Bei Patienten mit Intrinsic-Asthma oder einer Asthmamischform kann der postoperative Verlauf durch eine bakterielle Infektion kompliziert werden. In solchen Risikofällen ist ausnahmsweise einmal eine Chemoprophylaxe erlaubt. Es genügt hierfür ein einfaches Tetrazyklinpräparat. Von mindestens ebenso großer Bedeutung ist der intensive Einsatz physikalisch-therapeutischer Maßnahmen wie *postoperative Atemtherapie*, künstliche

Totraumvergrößerung, Soleinhalationen etc. Kleinere basale Atelektasen, die bei Asthmapatienten gelegentlich auf postoperativen Thoraxaufnahmen zu sehen sind, bilden sich durch derartige Maßnahmen rasch zurück.

5.18.2 Operationen zur Asthmabehandlung

Schon seit Beginn dieses Jahrhunderts wurden bei Asthmapatienten Operationen am knöchernen Thorax versucht: z.B. unilaterale Chondrektomie, Thorakoplastik, Sternotomie. Auf diese Weise sollte der Brustkorb beweglicher gemacht werden. In falschem Verständnis der pathophysiologischen Zusammenhänge hoffte der Operateur, daß eine operativ erzielte Verbesserung der Vitalkapazität auch die Asthmakrankheit bessern würde. Heute haben diese verstümmelnden Operationen nur noch historischen Wert. Selbst die Bronchiektasenoperation spielt bei einem lange bestehenden Asthma heute keine Rolle mehr. Sonderfälle für Resektionsmaßnahmen sind allenfalls Kinder mit nur umschriebener Bronchiektasenbildung oder mit zystischer Dysplasie in einem kleinen, gut resezierbaren Lungenbezirk, von dem sonst ständige Infektionen ausgehen würden, die die Asthmasymptomatik unterhalten.

1958 berichtete der Japaner Nakayama [580] in einer deutschsprachigen Publikation über 724 Patienten, die er einseitig und doppelseitig „glomektomiert" und in 81,3% geheilt oder gebessert haben wollte. Es handelt sich bei der Glomektomie um einen scheinbar harmlosen, technisch nicht schwierigen Eingriff am Hals, der in Lokalanästhesie durchgeführt und in zehn Minuten beendet werden kann. Allein aus der unmittelbaren Nachbarschaft zur Karotisgabel ergeben sich aber schon einige Gefahrenpunkte. Noch schwerer wiegt die Beobachtung, daß bei bilateral glomektomierten Asthmapatienten gelegentlich Störungen der O_2-abhängigen Atemregulation nachgewiesen worden sind. Dennoch war die Euphorie nach den ersten Erfolgsmeldungen von Nakayama so groß, daß bis 1970 im Weltschrifttum über etwa 15000 Glomektomien berichtet worden ist. In den letzten Jahren sind die Erfolgsmeldungen etwas verebbt; die Methode ist zunehmend ins Kreuzfeuer der Kritik geraten.

Im Gegensatz zur Vagosympathektomie fehlt ihr bis heute jeglicher pathophysiologischer Hintergrund. Da es sich um einen sehr viel kleineren chirurgischen Eingriff handelt, wurde in den 60er Jahren in Australien ein Vergleich mit *Placebo-Glomektomien* für vertretbar erachtet [636]. Bei 17 Patienten wurde statt der Glomusexstirpation lediglich eine Biopsie aus dem Musculus sternocleidomastoideus durchgeführt. Die Gruppe der wirklich glomektomierten Patienten zeigte nach 18 Monaten in 58% eine Besserung der Asthmasymptomatik; aber von den „Scheinglomektomierten" waren ebenfalls 64% nach einem Jahr gebessert. Von denjenigen Patienten, die keine Besserung zeigten, wurden vier Patienten nunmehr wirklich glomektomiert; einer von ihnen wurde danach deutlich gebessert, ein zweiter wurde möglicherweise leicht gebessert, zwei Patienten blieben in ihrer Asthmasymptomatik völlig unverändert. Dieses Ergebnis läßt kaum einen Zweifel daran, daß die Glomektomie nicht mehr als eine Placebowirkung hat.

Die *thorakoskopische Vagosympathektomie*, die durch Kux [452] vor drei Jahrzehnten eingeführt wurde, ist angesichts der Bedeutung vagusinduzierter Reflexbronchokonstriktionen beim Asthma pathophysiologisch besser begründet. Der Eingriff wird entweder in Lokalanästhesie, meist jedoch in Intubationsnarkose mit Muskelrelaxation durchgeführt. Nach Anlegen eines Pneumothorax auf der rechten Seite wird von einer kleinen Hautinzision lateral der Skapulaspitze mit einem Troikart eingegangen; dann wird der Nervus vagus kranial der Vena azygos aufgesucht und mit einer Glühschlinge durchtrennt. Anschließend wird auch der Truncus sympathicus zwischen Th2 und Th4 an mehreren Stellen durchtrennt. Nach den Berichten von Kux wurden durch seine Methode von 750 Asthmapatienten 80% deutlich gebessert. Spätere Untersucher haben weniger optimistische Zahlen im Bereich zwischen 41 und 75% genannt. Von 71 Patienten, die Satter [738] in Deutschland bis 1981 operiert hatte, wurde ein Drittel wesentlich gebessert, ein Drittel mäßig gebessert, und ein weiteres Drittel blieb unverändert oder wurde verschlechtert. Eine Nachuntersuchung von 23 Patienten zeigte, daß der erreichte Erfolg bei drei Viertel der Patienten auch über mehrere Jahre hinweg erhalten geblieben war [738].

Vor über zehn Jahren hat die Arbeitsgruppe von Ulmer in Bochum die einseitige Durchtrennung des *Nervus laryngeus cranialis („Bochumer Operation")* empfohlen [873, 875]. Die Operation ist wesentlich einfacher als die thorakale Vagosympathektomie und beeinträchtigt den Patienten kaum. Allerdings leiden später viele unter einem Trockenheitsgefühl im Hals. In Lokalanästhesie wird der linke Nervus laryngeus cranialis kurz oberhalb des Austritts aus dem Kehlkopf aufgesucht und durchtrennt. Die Asthmabeschwerden werden bei etwa der Hälfte der Patienten durch die Nervendurchtrennung günstig beeinflußt. Zwangsläufig ist aber natürlich eine Heilung der Asthmakrankheit auf diese Weise nicht möglich, die Reduktion der Antiasthmatika, insbesondere der erforderlichen Glukokortikoidgaben um etwa 50%, stellt lediglich einen Teilerfolg dar.

Die gerechte Beurteilung der Vagosympathektomie und der „Bochumer Operation" wird dadurch erheblich eingeschränkt, daß im Gegensatz zur Glomektomie keine Plazebooperationen durchgeführt worden sind. Dies dürfte auch kaum noch zu realisieren sein, da derartige Scheinoperationen heute ethisch nicht mehr zu vertreten sind.

Wie vorsichtig man mit der Beurteilung von „Asthmaoperationen" insgesamt sein muß, zeigt ein Bericht über fünf Patienten, bei denen einzig und allein durch einen winzigen *„Entspannungspneumothorax"* (abwechselnde Füllung von nur 100 bis 150 ml Luft in die rechte oder linke Brusthöhle an mehreren Tagen) überraschende klinische Besserungen beobachtet werden konnten [582].

Es gibt allerdings zwei spezielle Konstellationen, bei denen man dem Asthmapatienten durch eine Operation zweifellos helfen kann. Dies ist einmal der Fall bei einer Koinzidenz von *Asthma und Hiatushernie* mit immer wieder auftretenden Reflexbronchokonstriktionen durch *gastroösophagealen Reflux*. Solche Patienten können durch eine Operation (Fundoplicatio) zwar nicht geheilt, aber doch meist deutlich gebessert werden. Ähnlich verhält es sich mit Asthmapatienten, die gleichzeitig eine hämodynamisch wirksame *Mitralstenose* haben (Übersicht bei [782]). Die pulmonalvenöse Stauung führt über eine konsekutive Stauungshyperämie zu einer weiteren Erhöhung des bronchialen Strömungswiderstandes und außerdem über eine Stimulation von J-Rezeptoren im Lungeninterstitium auch zu einer reflektorischen Zunahme des Bronchialmuskeltonus (vgl. S. 28 ff.). Die Kommissurotomie oder – falls erforderlich – der Mitralklappenersatz bessern bei derartigen Patienten außer der kardialen Situation meist auch die Asthmasymptomatik. Auf die Problematik von *Nasennebenhöhlenoperationen* soll im nächsten Kapitel eingegangen werden.

5.19 Nase und Nasennebenhöhlen

Rhinitis und Sinusitis sind nicht Ursache, sondern *Teil der Asthmakrankheit*. Dies betrifft das Extrinsic-Asthma genauso wie das Intrinsic-Asthma. Typisch ist die Kombination aus Rhinitis und Asthma bei der Pollenallergie; darauf ist bereits in einem früheren Kapitel eingegangen worden (s. S. 134 ff.).

Beim *Intrinsic-Asthma* sind besonders die rezidivierenden *Nasenpolypen* eine häufige Beobachtung. Es ist in solchen Fällen immer daran zu denken, ob vielleicht ein Analgetikaasthma vorliegt (s. S. 136 ff.). Im pathologisch-anatomischen Sinne handelt es sich eigentlich gar nicht um „Polypen", sondern um eine ausgeprägte entzündlich-ödematöse Schwellung der Nasenschleimhaut, die durch ihre wulstige Faltenbildung ein pseudopolypöses Bild vortäuscht. Die häufigste Lokalisation von Nasenpolypen ist die laterale Wand des mittleren Nasenganges. Meist ist die Nasenatmung des Patienten hochgradig behindert oder sogar völlig aufgehoben. Viele Patienten haben dadurch zwangsläufig ausgeprägte Geruchsstörungen, die bis zur völligen *Anosmie* gehen.

Es hat wenig Sinn, solche „Nasenpolypen" immer wieder abzutragen, da sie sich in kurzer Zeit neu bilden. Nach „Polypektomien" flackert die Asthmasymptomatik häufig sogar besonders stark auf. Es ist fraglich, ob diese klinische Beobachtung allein durch einen Reflexmechanismus („nasobronchialer Reflex") erklärt werden kann. Auf die engen funktionellen Verbindungen zwischen Nase und Bronchialsystem ist im Rahmen des rhino-sinu-bronchialen Syndroms bereits eingegangen worden (s. S. 134 ff.).

Wenn die *Behinderung der Nasenatmung* durch eine ausgeprägte Septumdeviation bedingt ist, sind Korrekturoperationen dagegen durchaus indiziert. Ist danach die Nasenatmung wieder normal, so bedeutet dies für den Asthmapatienten zweifellos einen Vorteil; denn physikalische Umweltreize können durch die wiedergewonnene Klimafunktion der Nase nun weniger leicht Bronchokonstriktionen auslösen.

Schleimhautreaktionen der Nase als Begleitphänomen eines Asthmas behandelt man am besten symptomatisch. Die Nase unterscheidet sich aber von den unteren Luftwegen nicht nur dadurch, daß sie keine glatte Muskulatur besitzt und die Komponente eines „Spasmus" keine Rolle spielt, sondern die pharmakodynamische Beeinflussung der *„nasalen Obstruktion"* gehorcht auch anderen Gesetzen, als es von der bronchialen Obstruktion her geläufig ist [616].

Bei der allergisch bedingten Rhinitis kann zunächst ein Versuch mit Intal® nasal gemacht werden. Als zweiter Schritt kommt bei der Begleitrhinitis aller Asthmaformen die lokale Kortikosteroidtherapie mit Beclometason (Beconase®) oder mit Budesonid (Pulmicort nasal®) in Betracht. Schleimhautabschwellend wirken auch Nasenspülungen und Naseninhalationen mit Sole oder mit antiphlogistisch wirkenden Substanzen wie Kamillosan® oder Bepanthen®, evtl. zusätzlich mit einem Antihistaminikum wie Synpen®. Für alle Formen der *Lokaltherapie* in der Nase ist es aber erforderlich, vorher alpha-adrenergisch wirkende Substanzen („Nasentropfen") anzuwenden, weil sonst der Diffusionsweg durch die verdickte ödematöse Schleimhaut für die topische Anwendung von Pharmaka zu lang ist.

Die in keinem Haushalt fehlenden „Nasentropfen" dürfen aber nicht zu einem Selbstzweck werden. Die jahrelange Anwendung solcher Substanzen kann nicht nur zur Atrophie und Austrocknung der Nasenschleimhaut führen, sondern sogar zu Allgemeinreaktionen des Körpers, die nach einem der am meisten verwendeten Präparate als *„Privinismus"* bezeichnet worden sind.

Ähnliche Veränderungen wie in der Nasenhaupthöhle finden sich bei einem Asthmapatienten meist auch in allen Nasennebenhöhlen. Häufig ist die ausgeprägte *Dyskrinie* schon an einer zäh haftenden Schleimstraße zu erkennen, die aus den Kieferhöhlenostien herausquillt. Wenn ein spontaner Abfluß nicht mehr möglich ist, entsteht eine Schleimretention, die röntgenologisch eine „Verschattung" der Kieferhöhle hervorruft und auch *sonographisch* im A-Bild als dorsales Echo zu dokumentieren ist. Die Entscheidung, ob es sich in solchen Fällen um eine blande Mukozele oder um eine behandlungsbedürftige eitrige Infektion der Kieferhöhle handelt, kann nur durch Spülung erfolgen.

An eine eitrige Infektion der Nasennebenhöhlen muß grundsätzlich immer dann gedacht werden, wenn aus der Nasenhaupthöhle eitriges Sekret entleert wird (cave: Gelbfärbung durch Eosinophilie?), wenn die Nasennebenhöhlen klopfschmerzhaft sind und wenn der Patient schon spontan Schmerzen im Bereich der Nebenhöhlen angibt.

Viele Asthmapatienten haben so häufig eitrige Sinusitiden, daß sie früher oder später operiert werden – entweder auf Drängen des Patienten

Tabelle 41   Hufeland-Verzeichnis für Therapierichtungen der „biologischen Medizin".

Eigenständige medizinische Richtungen	Organotherapie
anthroposophische Medizin	Enzymtherapie
antihomotoxische Medizin	Thymustherapie
Ayurveda	Zelltherapie
Homöopathie	
Phytotherapie	**Physikalische und Konditionierungs-**
traditionelle chinesische Medizin	**verfahren**
	Dermatopunktur/Dermatopressur
Bioenergetische und Regulations-	Elektrotherapie
medizin	Hydrotherapie
Akupunktur, Akupressur, Shiatsu	Lichttherapie
bioelektronische Funktionsdiagnostik	Sprachtherapie
Bioresonanztherapie	Thermotherapie
Elektroakupunktur	
Lasertherapie	**Sauerstofftherapien**
Magnetfeldtherapie	Oxygenierungstherapie
Neuraltherapie/Elektroneuraltherapie	Ozontherapie
Regulationstherapien	Sauerstoff-Mehrschritt-Therapie
Mikroökologische Medizin	**Besondere Arzneizubereitungen**
Elementartherapie	homöopathische Hochpotenzen
mikrobiologische Therapie	Spagyrik
orthomolekulare Medizin	Nosoden

selbst oder weil der behandelnde HNO-Kollege einen kausalen Zusammenhang mit der bestehenden Asthmasymptomatik vermutet. Gerade die Nasennebenhöhlenoperation selbst löst aber in vielen Fällen die Asthmasymptomatik wiederum erst aus. Auf der anderen Seite stellen Patienten, bei denen die Operation das Asthma tatsächlich gebessert hat, die große Seltenheit dar. Nasennebenhöhlen sollten daher nicht mehr mit der Absicht operiert werde, durch Ausschalten eines „Fokus" das vorhandene Asthma beeinflussen zu wollen. Eine Kieferhöhle muß operiert werden, wenn es der Lokalbefund erfordert. In allen anderen Fällen sollte versucht werden, mit einer konservativen Behandlung weiterzukommen: z.B. durch kurzzeitige Antibiotikatherapie, durch wiederholte Kieferhöhlenspülungen und durch die schon erwähnten schleimhautabschwellenden und sekretolytischen Maßnahmen.

5.20 Alternative „Heilmethoden"

Es ist eine Realität, daß neben der wissenschaftlich begründeten Asthmatherapie eine Fülle von wissenschaftlich nicht begründeten „alternativen" Therapieverfahren angeboten und praktiziert werden. Es handelt sich um eine inhomogene Gruppe von Therapierichtungen, die je nach Standpunkt als „alternative", als „biologische", „biokybernetische" oder gar als „komplementäre" Asthmatherapie bezeichnet werden.

Das in Tabelle 41 aufgeführte *Hufeland-Verzeichnis* für Therapierichtungen der „*biologischen Medizin*" täuscht eine Systematik vor, die von den Grundlagen der genannten Therapierichtungen in keiner Weise gegeben ist. Es gibt bis heute keine einer kritischen Prüfung standhaltende kontrollierte Studie, die die Effizienz irgendeiner dieser Methoden belegt hätte.

Eine differenziertere Beurteilung erfordern die *Akupunktur*, die *Homöopathie* und *Ayurveda* sowie andere entspannende Methoden, die in dem Verzeichnis nicht angegeben sind, wie Yoga, Mudra, Pranayama, Asana, Kriya (vgl. S. 256 ff.).

Für die *Akupunktur* ist durch eine Studie aus Hongkong nachgewiesen, daß bei Kindern eine Abnahme des Anstrengungsasthmas zu erreichen ist [265a]. Von einer Gruppe in Oxford war bei zwölf Patienten durch Akupunktur auch bei Erwachsenen eine Besserung der Asthmasymptomatik nachzuweisen [373a]. Die klinische Bedeutung der beiden Studien ist im Editorial des gleichen Heftes von „Lancet" erheblich in Zweifel gezogen worden. Die Aufnahme der beiden Akupunktur-Arbeiten in das altehrwürdige „Lancet" führte dennoch zu einer wahren Flut von zustimmenden, überwiegend aber empörten Leserbriefen (z.B. [168a]).

In eigenen Untersuchungen [75a] hatte eine Akupunktur im akuten Versuch bei zwölf Asthmapatienten im Gegensatz zu Plazebo-Akupunkturen einen leichten bronchospasmolytischen Effekt, der aber nur zwei bis vier Stunden anhielt. Ein Hub aus einem anticholinergisch wirkenden Dosier-Aerosol (Ipratropium) hatte eine erheblich bessere Wirkung als die Akupunktur.

Insgesamt kann eine schwache bronchospasmolytische Wirkung der Akupunktur im akuten Experiment unterstellt werden. Für die praktische Asthmatherapie hat die Akupunktur aber keine ernsthafte Bedeutung, da korrekt durchgeführte Langzeituntersuchungen fehlen, die eine Verbesserung der klinischen Symptomatik oder eine Abnahme der bronchialen Hyperreaktivität belegen könnten. Erst kürzlich hat eine sehr sorgfältig durchgeführte, plazebokontrollierte, gekreuzte Doppelblindstudie an 32 Kindern ergeben, daß eine über fünf Wochen lang durchgeführte Laser-Akupunktur im Vergleich zu einer fünf Wochen langen Plazebo-Akupunktur weder die bronchiale Hyperreaktivität der Kinder, noch den Verlauf des Peak-flow-Protokolls oder des Beschwerde-Score noch Lungenfunktionswerte wie Atemwegs-Resistance, FEV_1 oder Flußvolumenparameter zu beeinflussen vermochte [333a]. Nach dem gegenwärtigen Wissensstand hat die Akupunktur daher in einer rationalen und rationellen Asthmatherapie keinen Platz. Rationell ist die Akupunktur in keinem Fall, da das Kosten-Nutzen-Verhältnis ungleich höher ist als es bei den etablierten Prinzipien der Asthmatherapie der Fall ist.

Über Akut- und Langzeiteffekte von *Ayurveda* gibt es keine fundierten Studien, wohl aber eine auch kritischen Maßstäben standhaltende kontrollierte Studie über Langzeitwirkungen von *Yoga, Asana, Mu-*

dra, *Pranayama* und *Kriya* bei zwölf Patienten mit Asthma bronchiale [240a]. Der Effekt dieser Methoden war aber signifikant geringer als derjenige einer konventionellen Atemgymnastik.

Die weit verbreitete *Sauerstoff-Mehrschritt-Therapie* hat weder bei Atemwegskranken noch bei Gesunden einen nachweisbaren Effekt [610a].

Über die Wirkung der *Homöopathie* gibt es eine plazebokontrollierte Doppelblindstudie aus dem „Homoeopathic-Hospital" in Glasgow, die ebenfalls im „Lancet" publiziert worden ist [692a]. Bei 144 Pollinosepatienten führte die Behandlung mit einem Allergenextrakt der Dosis C 30 zu einer geringgradig besseren, aber statistisch signifikanten Beeinflussung des Symptomen-Score, als dies 125 mg Lactose als Plazebo vermochte. Die Potenz C 30 entspricht einem Verdünnungsgrad von 10^{-60}, d.h. einer Zubereitung, die weit unter der Loschmidt-Zahl von $6{,}02 \times 10^{-23}$ liegt. Damit war in dem homöopathischen Extrakt kein einziges Allergen-Molekül mehr enthalten! Die Arbeit ist letztlich ein Beweis für statistische Zaubereien.

Viele der in Tabelle 41 aufgeführten Methoden können zu ähnlichen Plazeboeffekten führen, wie sie beispielsweise bei Asthmapatienten auch durch *Suggestion* und *Hypnose* zu erzielen sind [71a, 524a].

Für alle diese Methoden einschließlich der gegenwärtig viel praktizierten *Bioresonanztherapie*, dem in der *Magnetfeldtherapie* wiederauferstandenen *Mesmerismus*, der *Spagyrik* und den *Nosoden* fehlt bis heute jeglicher Effizienznachweis.

Die Deutsche Atemwegsliga kommt zu Recht zu der Feststellung, daß die im „Hufeland-Verzeichnis" registrierten Therapierichtungen nicht geeignet sind, irgendeinen Beitrag zur Verbesserung der etablierten medikamentösen und nicht-medikamentösen Behandlungsprinzipien beim Asthma bronchiale zu leisten.

5.21 Häufige Fehler in der Asthmatherapie

Nur wenige Asthmapatienten können von ihrer Krankheit im eigentlichen Sinne „geheilt" werden. Bei der Mehrzahl der Patienten bleibt keine andere Wahl, als eine vorwiegend symptomatische Therapie durchzuführen. Bei einem sinnvollen und gezielten Einsatz aller zur Verfügung stehenden Möglichkeiten kann man heute einem Asthmapatienten aber durchaus ein lebenswertes Leben ermöglichen. Die Asthmatherapie bietet viele Probleme, die lösbar sind, aber bei einer Dauertherapie nun einmal auftreten können. Da ist die Gefahr von vermeidbaren, aber auch unvermeidbaren Nebenwirkungen der Therapie; da ist auf der anderen Seite die Gefahr, aus Angst vor solchen Nebenwirkungen ein Zuwenig an Therapie anzuwenden und ein Zuviel an Krankheitssymptomen in Kauf zu nehmen. Im folgenden soll auf die *häufigsten Therapiefehler* aufmerksam gemacht werden, die zur einen Hälfte auf seiten des Arztes, zur anderen Hälfte auf seiten des Patienten liegen.

5.21.1 Fehler des Arztes

In diesem Buch war mehrfach von *Vorurteilen* gegenüber einzelnen

Therapieprinzipien die Rede, an deren Nutzen und Wirksamkeit heute kein Zweifel mehr besteht. Falscher *Nihilismus* und falsche *Euphorie* liegen in der Asthmatherapie leider dicht beieinander. Die folgenden 8 Fehler sind aufgrund der eigenen Erfahrungen die häufigsten, die von uns Ärzten in der Asthmatherapie gemacht werden.

1. Ungezielte Polypragmasie

Es ist immer noch weit verbreitet, dem Asthmapatienten eine Fülle von Pharmaka zu verordnen, die sich in ihren Wirkungen teilweise überlappen, teilweise aufheben. Die hundertfach im Handel befindlichen fixen Arzneimittelkombinationen stellen hier keine Alternative dar, da es nur wenige wirklich sinnvolle Kombinationen gibt, in denen sich die kombinierten Partner in der Wirkung ergänzen. Beispiele hierfür sind die Kombination eines Beta-Adrenergikums mit einem Anticholinergikum für alle Asthmaformen (s. S. 213 f.) und die Kombination aus Beta-Adrenergikum und Cromoglicinsäure für die Anwendung bei Kindern und Jugendlichen mit Extrinsic-Asthma und beim Anstrengungsasthma (s. S. 138 ff.). Auch die Kombination aus inhalierbarem Steroid und langwirkendem Beta-Adrenergikum könnte durchaus als sinnvoll bezeichnet werden.

Für den vielbeschäftigten Arzt ist es kaum möglich, die Zusammensetzung aller Kombinationspräparate stets gegenwärtig zu haben. So kann es passieren, daß der Patient neben einer fixen Arzneimittelkombination zusätzlich noch Einzelsubstanzen verordnet bekommt, die ohnehin schon Bestandteile des Kombinationspräparates sind. Die Effekte einer solchen Therapie werden zwangsläufig unüberschaubar. Eine eigene Untersuchung an 183 stationär aufgenommenen Asthmapatienten hat ergeben, daß die Therapie durchschnittlich mit 6,1 verschiedenen pharmakologischen Einzelsubstanzen durchgeführt worden war – davon 3,2 in Form von fixen Kombinationen, 2,9 in Form von Reinsubstanzen.

2. Übertriebene Erwartungen an die spezifische Hyposensibilisierung

▶ Die spezifische Hyposensibilisierungsbehandlung kommt einzig und allein bei Kindern und jüngeren Erwachsenen mit kurzer Krankheitsdauer und schmalem Allergenspektrum in Frage. Voraussetzung ist eine gründliche allergologische Voruntersuchung, die insbesondere bei jedem Kind mit Asthmasymptomatik eingeleitet werden sollte. Eine Hyposensibilisierung kann vielleicht den Verbrauch von Asthmamitteln etwas reduzieren, sie kann aber die medikamentöse Therapie nie ersetzen und ist somit nicht mehr als eine begleitende Therapie. Eine Hyposensibilisierung ohne den Versuch einer Expositionsprophylaxe und Allergenkarenz ist als grober Fehler anzusehen (Beispiel: Hyposensibilisierung mit Milbenextrakt ohne vorherige Milbensanierung des Schlafzimmers).

3. *Bedenkenlosigkeit oder Vorurteile gegenüber Glukokortikoiden*
▶ Asthmapatienten sollten bereits im Initialstadium mit einem inhalativen Steroid behandelt werden. Es ist leider noch viel zu wenig bekannt, daß die therapeutische Wirkung erheblich verbessert und die für den Patienten mitunter lästigen Nebenwirkungen wie Candidiasis der Mundhöhle oder Heiserkeit deutlich gesenkt werden können, wenn dem Patienten bei der Erstverordnung eines Steroid-Dosier-Aerosols immer auch der zugehörige Spacer verordnet wird. Für die Pulverinhalation dagegen ist ein Spacer unnötig!
▶ Patienten, deren Krankheit sich trotz zuverlässig durchgeführter inhalativer Steroidtherapie nicht beherrschen läßt, brauchen systemische Steroide. Trotz ständiger Warnungen sind die Depotinjektionen immer noch verbreitet; ihre Daueranwendung ist aber durch nichts begründet. Nicht minder gefährlich ist die völlig ablehnende Haltung mancher Ärzte gegenüber jeglicher Form einer Kortisontherapie. Das abrupte Absetzen einer Glukokortikoid-Langzeittherapie in dem Wunsch, den Patienten von seiner angeblichen Steroidabhängigkeit zu entwöhnen, ist ein Fehler, der zum schweren Status asthmaticus führen kann.

4. *Unzweckmäßiger Einsatz von Antibiotika*
▶ Die wichtigste Maßnahme im Falle eines Bronchialinfekts ist nicht die Gabe eines Antibiotikums, sondern die vorübergehende *Erhöhung der Steroiddosis*. Eine „Dauerprophylaxe" mit Antibiotika bei einem zu ständigen Infektrezidiven neigenden Asthmapatienten ist nutzlos. Es bleibt keine andere Wahl, als jeden erneuten Infekt schnell und kurzzeitig antibiotisch zu behandeln. Durch Verordnung eines Antibiotikums „auf Vorrat" kann – eine eingehende Patientenaufklärung vorausgesetzt – wertvolle Zeit gespart werden.
▶ Man beobachtet nicht selten, daß Patienten im Falle eines Atemwegsinfektes Antibiotika mit potentiellen systemischen Nebenwirkungen erhalten, nur weil vermeintlich in der *Sputumkultur* Erreger gewachsen sind, die gegenüber den üblichen, oral gut applizierbaren Antibiotika resistent sind. Dies ist die Folge einer Überbewertung der Sputumkultur, auf deren Gründe auf Seite 96 f. eingegangen wurde. In der Praxis ist es besser, auf jegliche Sputumkultur zu verzichten und eine kalkulierte Chemotherapie mit Substanzen durchzuführen, die die beiden Haupterreger Hämophilus und Pneumokokken sicher erfassen.

5. *Falsche Anwendung von Dosier-Aerosolen*
▶ Es ist wenig bekannt, wie viele Patienten monate- oder sogar jahrelang aus Dosier-Aerosolen „inhalieren", ohne daß die freigesetzte Substanzmenge weiter als bis in die Mundhöhle gelangen kann. Es ist unbedingt ratsam, einem Patienten genau zu zeigen, wie er die Inhalation durchzuführen hat, und sich gelegentlich zur Kontrolle demonstrieren zu lassen, daß er

die Inhalationstechnik auch wirklich korrekt beherrscht.
- Viel zu häufig wird Kindern bedenkenlos ein bronchospasmolytisches Dosier-Aerosol in die Hand gegeben. Asthmakinder haben so gut wie immer die Symptomatik eines Anstrengungsasthmas. Sie merken rasch, daß ihnen das Dosier-Aerosol eine ungeahnte Bewegungsfreiheit erlaubt. Dies führt dazu, daß sie beim Rennen, Laufen, Fußballspielen und bei vielen anderen Gelegenheiten immer wieder das Dosier-Aerosol gebrauchen und auf diese Weise viel zu hohe Tagesdosen an Beta-Adrenergika inhalieren. Eine Alternative stellt hier die Pulverinhalation dar.
- Patienten, denen Cromoglicinsäure, Nedocromil oder inhalierbare Steroide verordnet werden, müssen eingehend darüber aufgeklärt werden, daß es sich um eine Dauertherapie bzw. -prophylaxe handelt, die unabhängig davon durchgeführt werden muß, ob eine Asthmasymptomatik besteht oder nicht. Viele Mißerfolge kommen dadurch zustande, daß der Patient glaubt, er müsse – wie bei den gewohnten spasmolytisch wirkenden Dosier-Aerosolen – immer nur dann die Inhalationen durchführen, wenn er Atemnot hat.

6. *Verordnung von Arzneimitteln mit bronchospastischer Nebenwirkung*
- Hier sind an erster Stelle die Beta-Rezeptorenblocker zu nennen, die durch ihre Anwendung in der Hypertonie- und Koronartherapie sowie durch zahlreiche andere Indikationen eine große Verbreitung gefunden haben. Wie es keine absolut bronchusspezifischen Beta-Adrenergika gibt, so gibt es auch keine absolut herzspezifischen Beta-Blocker. Die Verordnung eines Beta-Blockers – selbst wenn er angeblich „kardioselektiv" wirkt – ist bei einem Asthmapatienten daher kontraindiziert. Dies gilt auch für die Anwendung von Augentropfen zur Glaukomtherapie, die Beta-Blocker enthalten.
- An die Möglichkeit, daß ein Asthmapatient zur Gruppe der analgetikaintoleranten Patienten gehört, wird zu wenig gedacht. Vor der Verordnung eines Schmerzmittels sollte der Patient vorsorglich immer noch einmal befragt werden, ob er Analgetika vom Aspirintyp und andere nicht-steroidale Antiphlogistika verträgt.

7. *Nicht-indizierte Nasennebenhöhlenoperationen*
Die Absicht, durch eine Nasen- oder Nasennebenhöhlenoperation einen vermeintlichen „Fokus" ausschalten und auf diese Weise die Asthmasymptomatik bessern zu wollen, ist weit verbreitet – nicht zuletzt unter den HNO-Kollegen. Häufig ist leider das Gegenteil der Fall, und die Asthmasymptomatik wird nach der Operation erst richtig manifest. Bei einem Asthmatiker sollte man sich auf diejenigen Operationen beschränken, die einzig und allein vom Lokalbefund der Nasennebenhöhlen her, nicht aber von seiten der Asthmakrankheit her indiziert sind (z.B. Empyeme, Polyposis, Septumdeviation).

8. Fehler in der Therapie des Status asthmaticus

Es ist Aufgabe des behandelnden Arztes, seinen Patienten über typische Symptome eines „Prä-Status" aufzuklären und ihm eindringlich klarzumachen, daß die Inhalation ständig steigender Dosen von beta-adrenergisch wirkenden Dosier-Aerosolen gefährlich sein kann. Ein Fehler besteht auch darin, daß die Patienten zu spät stationär eingewiesen werden. Alle danach möglichen Therapiefehler gehen allerdings zu Lasten der Kollegen im Krankenhaus.

▶ Der häufigste Grund für vermeintliche Mißerfolge in der Therapie des Status asthmaticus liegt nicht im Bereich der medikamentösen Therapie, sondern im Bereich der individuellen Arztpersönlichkeit. Ungeduld und mangelnde Erfahrung können leicht zu einer unnötigen Eskalation der Therapie führen.

▶ Ein verbreiteter Fehler ist auch die zu starke Sedierung, die den Patienten in den Zustand einer schweren Hypoventilation bringen kann.

▶ Beide Fehler summieren sich und führen fast zwangsläufig dazu, daß die Indikation zur Intubation und kontrollierten Beatmung in vielen Krankenhäusern zu schnell gestellt wird.

5.21.2 Fehler des Patienten oder seiner Angehörigen

Wenn eine *objektiv richtige Asthmatherapie* erfolglos bleibt, dann nicht selten deshalb, weil die *subjektive Einstellung des Patienten* daran schuld ist. Die Gründe hierfür liegen einmal in der Tatsache, daß Asthmatherapie oft *lebenslange Therapie* bedeutet mit all den Schwierigkeiten, die sich für das *Arzt-Patienten-Verhältnis* daraus ergeben. Im folgenden sollen die nach den eigenen Beobachtungen häufigsten Fehler auf seiten des Patienten genannt und gleichzeitig Hinweise für ihre Vermeidung gegeben werden.

1. Eigenmächtiges Absetzen von Arzneimitteln

Ein ungenügend geschulter Patient meint oft, daß er Arzneimittel, die für eine Dauerprophylaxe oder -therapie gedacht sind, wieder absetzen kann, wenn es ihm gut geht. Dies ist ein Problem, das auch andere Bereiche der Medizin berührt, z.B. die Herztherapie und die Hochdruckbehandlung. Im Rahmen der Asthmatherapie am häufigsten betroffen sind davon die inhalierbaren Kortikosteroide.

2. Falsche Anwendung von Dosier-Aerosolen

Manche Patienten lernen es selbst nach monate- oder jahrelangem Gebrauch nicht, wie man die aus einem Dosier-Aerosol freigesetzte Substanz am besten in die Tiefe des Bronchialbaumes inhalieren kann. Häufigste Fehler sind das Öffnen des Ventils am Ende der Inspirationsphase, zu hastige Inspiration und zu schnelle Exhalation. Der Patient muß so ruhig wie möglich ausatmen, erst bei Beginn der dann folgenden Einatmung das Ventil betätigen und möglichst langsam bis zur Totalkapazität einatmen. Nach beendeter Einatmung sollte er, so lange er kann, die Luft anhalten, um dem inhalierten Aerosol die Möglichkeit zu geben, auf der Bronchialwand zu sedimentieren.

3. Mangelnde Bereitschaft zur Allergenkarenz

Patienten, die über den Zusammenhang ihrer Asthmasymptomatik mit den Allergenen ihrer Umgebung aufgeklärt worden sind und aufgrund ihrer eigenen Beobachtungen auch keinen Zweifel an den vorhandenen Zusammenhängen haben, sind dennoch häufig nicht dazu bereit, die teilweise für sie unbequemen Konsequenzen zu tragen. So ist etwa ein tierhaarallergischer passionierter Jäger nicht bereit, sein Hobby aufzugeben; ein Patient mit Bäckerasthma kann sich nicht zum einzig sinnvollen Berufswechsel durchringen; Felltiere bleiben im Haushalt, obwohl ein pollenallergisches Kind dadurch Gefahr läuft, eine Verbreiterung seines Allergenspektrums zu erleiden. Kein Arzt sollte sich dazu drängen lassen, eine Hyposensibilisierung einzuleiten, wenn die ungleich wirksamere Maßnahme der Allergenkarenz grundsätzlich möglich ist.

4. Falsche Vorstellungen über die Wirkungen von Prophylaktika

Viele Patienten sind ungenügend darüber informiert, daß aus Dosier-Aerosolen inhalierte Substanzen nicht unbedingt eine subjektiv spürbare Sofortwirkung haben müssen. Dies trifft vor allem auf Dosier-Aerosole mit prophylaktischer Wirkung wie DNCG, Nedocromil und inhalative Glukokortikoide zu. Der Patient ist von der fehlenden Sofortwirkung enttäuscht und läßt das Medikament dann früher oder später einfach weg.

5. Bevorzugung passiver gegenüber aktiver Therapiemaßnahmen

Dies betrifft in erster Linie die Maßnahmen der physikalischen Therapie. Die meisten Patienten glauben, daß alle therapeutischen Anwendungen, die sie rein passiv über sich ergehen lassen können, für sie weit besser sind, als Maßnahmen, die ihre aktive Mitarbeit verlangen. Bindegewebsmassagen, Bäder, Bestrahlungen jeglicher Art oder auch Akupunktur sind daher beliebter als das mühsame Erlernen atemgymnastischer Techniken oder der Übungen des autogenen Trainings. Dabei kann an der Überlegenheit der aktiven Behandlungsmethoden sowohl vom pathophysiologischen Hintergrund wie von den objektiv meßbaren Werten her kein Zweifel bestehen.

6. „Overprotection" durch Eltern oder Partner

Dieses Problem betrifft überwiegend asthmakranke Kinder. Es läßt sich durch Aufklärung der Eltern am besten lösen, manchmal allerdings erst durch eine vorübergehende Trennung des Kindes vom Elternhaus. Bei erwachsenen Asthmapatienten spielt das Problem aber durchaus ebenfalls eine Rolle. Hier sind es meist Verhaltensfehler des jeweiligen Partners, die sich verschlechternd auf die Asthmakrankheit auswirken.

7. Deutung ernster Asthmasymptome als Ausdruck psychischer Reaktionen

Dies ist gegenüber der „Overprotection" zwar eine seltenere Beobachtung. Das eine schließt aber das andere nicht aus. Je differenzierter die Angehörigen eines Asthmapatienten sind, um so größer ist die Gefahr, daß die psychischen Auslösungsmomente einseitig in den Vordergrund gestellt werden. Einerseits unterbleibt dadurch eine effektive Behandlung des somatischen Teils der Krankheit, andererseits leidet der Patient seelisch sehr darunter, weil er meint, daß er von seiner Umgebung nicht so recht ernst genommen wird.

8. Bedenkenlosigkeit gegenüber fragwürdigen Behandlungsverfahren

Man kann als Arzt gut nachempfinden, wenn ein Asthmapatient, der seit vielen Jahren mit wechselnden Medikamenten und wechselndem Erfolg behandelt worden ist, früher oder später daran denkt, ob es außerhalb des bisherigen Therapierepertoires nicht doch noch irgend etwas anderes, vielleicht Besseres für ihn gibt. Leider informiert er sich darüber aus Illustriertenartikeln oder aus anderen inkompetenten Quellen. Da Plazeboeffekte bei kaum einer anderen Krankheit so leicht zu erzielen sind wie bei Asthma, ist ein vorübergehender Erfolg jeder neuen Maßnahme so gut wie sicher (s. S. 279 ff. und 283 ff.). Dies gilt für die Glomektomie wie für die Akupunktur, für Aufenthalte in Heilstollen und Klimakammern wie für Asthmapulver aus Asien mit phantasievollen Namen wie Amborum Spezial F, Kayankal forte, Natural Herbs, Swashar, Asforte, Formula Nr. 9 oder Herbal Tea Syrup, die in Wahrheit Kortikosteroide enthalten [809]. Die Verzweiflung ist groß, wenn der anfängliche Erfolg nicht anhält. Es liegt an uns Ärzten, dem Patienten solche Enttäuschungen zu ersparen.

6 Blick in die Zukunft

Seit dieses Buch 1980 zum ersten Mal erschienen ist, sind auf dem Asthmagebiet sowohl in der Grundlagenforschung wie in der klinischen Forschung in relativ kurzer Zeit erhebliche Fortschritte erreicht worden. Dies wird sich hoffentlich in den nächsten Jahren so fortsetzen.

Auch heute besteht jedoch auf dem Gebiet der *Diagnostik* und hier besonders bei den *Lungenfunktionsprüfungen* noch ein Nachholbedarf. Während Universitätskliniken, pneumologische Zentren und Rehabilitationseinrichtungen inzwischen mit hochmodernen Geräten ausgestattet sind, ist die Funktionsdiagnostik in den allgemeinen Krankenhäusern und nicht zuletzt bei den niedergelassenen Ärzten immer noch ein Stiefkind der Diagnostik. Zum Zeitpunkt der ersten Auflage war nach einer eigenen Erhebung an über 6000 bayerischen Ärzten nur jeder 5. Internist und sogar nur jeder 20. Allgemeinarzt in der Lage, irgendeinen einfachen Atemfunktionsparameter in seiner Praxis zu bestimmen [602]. Heute, 18 Jahre später, können dies immerhin zwei Drittel der Internisten und die Hälfte der Allgemeinärzte. Das Interesse an der Messung einfacher spirometrischer Meßgrößen nimmt bei den niedergelassenen Ärzten also in erfreulicher Weise zu.

Der *Patientenschulung* muß künftig mehr Aufmerksamkeit als bisher gewidmet werden. Trotz aller diagnostischer und therapeutischer Fortschritte leiden viele Asthmapatienten immer noch an schweren Anfällen infolge einer Unterschätzung der aktuellen Situation, falscher Inhalationstechnik aus Dosier-Aerosolen oder ungenügender Aufklärung über die Wirkungsweise der einzelnen Antiasthmatika und insbesondere über die Bedeutung prophylaktisch wirkender Substanzen. Ein besonderer Wert muß auf die Messung der Atemwegsobstruktion durch den Patienten selbst mit Hilfe eines einfachen *Peak-Flow-Meters* gelegt werden. Ähnlich der Blutdruckeigenmessung des Hypertonikers oder der Blutzuckerkontrolle des Diabetikers kann auf diese Weise der Asthmatiker selbst zu einer optimalen Therapieeinstellung beitragen.

Auf dem Gebiet der *Bronchospasmolytika* sind in den nächsten Jahren kaum Neuentwicklungen zu erwarten. Die Verfügbarkeit langwirkender Beta-Adrenergika in Aerosolform, die nur zweimal täglich dosiert werden müssen, kann den Patienten jetzt wirksamer als bisher vor nächtlichen Asthmaanfällen schützen können.

Die *Theophyllinpräparate*, die in den letzten Jahren an Boden verloren hatten, erleben einen neuen Aufschwung, da sie neben ihren vielfältigen sonstigen Wirkungen antiinflammatorisch und immunmodulierend wirken können. Durch Entwicklung spezifischer Phosphodiesterase-(PDE-)Hemmer wie Rolipram (PDE 4) und Zardaverin (PDE 3/4) ließe sich zwar ein noch stärkerer antiinflammatorischer Effekt erzielen; beide Substanzen sind aber bislang schlecht verträglich. Ob die aus der Herz-Kreislauf-Forschung stammenden Kalium-Kanal-Aktivatoren insbesondere in der Vorbeugung des nächtlichen Asthmas klinische Bedeutung gewinnen, läßt sich augenblicklich ebensowenig beurteilen.

Auf dem Gebiet der *Anticholinergika* gibt es erfolgversprechende Ansätze auf der Suche nach spezifischen M_3-Blockern, die vielleicht den bisher unbefriedigenden Effekt von Antimuskarinika in der Asthmatherapie verbessern helfen. Der Einsatz von *Neuropeptiden* wie vasoaktives intestinales Peptid (VIP) als Bronchospasmolytikum stößt wegen der Molekülgröße und der schlechten Penetration bei der inhalativen Applikation auf Schwierigkeiten. Statt dessen wird versucht, die Freisetzung von bronchokonstriktorischen Neuropeptiden wie Substanz P durch Opioidantagonisten zu verhindern.

Im Bereich der *Mukopharmaka* sind neue Substanzen weit und breit nicht in Sicht, so wünschenswert sie wären; denn der Asthmatiker mit Hyperkrinie, Dyskrinie und Mukostase ist trotz der Fülle der gegenwärtigen im Handel befindlichen Expektoranzien und Mukolytika immer noch ein ausgesprochener Problempatient. Die gentechnologische Herstellung humaner DNAse, die sich in der Mukoviszidosebehandlung bereits bewährt, ist ein vielversprechender, allerdings noch sehr teurer therapeutischer Ansatz.

Die *Glukokortikoide* werden sicher vorerst unsere stärksten antiasthmatischen Arzneimittel bleiben. Die bekannten Gefahren der Steroiddauertherapie lassen sich durch chemische Abwandlungen des Steroidmoleküls kaum reduzieren, da fast alle Körperzellen über Glukokortikoidrezeptoren verfügen; auch die gentechnologische Herstellung des steroidinduzierten Regulatorproteins *Lipocortin* würde hier keinen Fortschritt bedeuten. Ein Teil der antiasthmatischen Glukokortikoidwirkung besteht in der Beeinflussung der an der asthmatischen Entzündung beteiligten Zellen – in erster Linie durch Interaktion mit *NF-κB* als dem wichtigsten *Transkriptionsfaktor*. Es ist naheliegend, daß gegenwärtig nach Möglichkeiten gesucht wird, NF-κB selektiv zu inhibieren bzw. die Phosphorylierung und nachfolgende Proteolyse des NF-κB-bindenden Proteins I-κB zu verhindern. Vielversprechend ist die steroidähnliche Gruppe der *Lazaroide*, die ebenfalls antientzündliche Eigenschaften haben und ähnlich dem Azetylzystein freie Sauerstoffradikale abfangen können. Nach anderen, nicht-steroidalen Substanzen, die die *Phospholipase A2* hemmen können, wird fieberhaft gesucht. Auch eine Hemmung der *Phospholipase C* könnte theoretisch für die Beeinflussung des Bronchialmuskeltonus von Bedeutung sein. Angesichts der ubiquitären Bedeutung dieses Enzyms für die Signalvermittlung in Muskeln, Nerven, Gefäßen und mediatorbildenden Zellen dürfte es allerdings schwierig sein, unerwünschte Nebenwirkungen zu vermeiden.

Hinsichtlich der *Reihenfolge der einzusetzenden Medikamente* vollzieht sich augenblicklich ein Wandel. In allen Ländern geht der Trend dahin, Kortikosteroide früher als bisher zu verordnen, weil nur auf diese Weise das morphologische Substrat der Asthmakrankheit, die Entzündung im Bereich der Bronchialwand, wirksam beeinflußt werden kann. Die Möglichkeit der Anwendung *inhalativer Glukokortikoide*, die weitgehend frei von systemischen Nebenwirkungen sind, hat die Voraussetzungen hierfür geschaffen. Es ist im Sinne der Patienten-Compliance zu hoffen, daß die zwar harmlosen, subjektiv aber mitunter unangenehmen Nebenerscheinungen der inhalativen Steroidtherapie wie Heiserkeit und Soor der Mundhöhle noch besser in den Griff zu bekommen sind. Die konsequente Anwendung eines *Spacer* zur Steroidinhalation oder die *Steroidpulver-Inhalation* sind Schritte in die richtige Richtung.

Wir verfügen heute schon über sehr wirksame und gut verträgliche *zellprotektiv* und damit auch *antiinflammatorisch* wirkende Pharmaka. Schlechter sieht es bei der Gruppe der *Mediatorantagonisten* aus: Nachdem die klassischen *Antihistaminika* in der Asthmatherapie mehr oder weniger enttäuscht haben, scheinen sie in der zweiten Generation als hochspezifische, nicht mehr sedierend wirkende H_1-Blocker eine Renaissance zu erfahren. Große Hoffnungen werden in die *Leukotrienantagonisten* und *Lipoxygenasehemmer* gesetzt.

Die *spezifische Hyposensibilisierung* hat innerhalb der Asthmatherapie an Stellenwert erheblich eingebüßt. Vielleicht lassen sich aber mehr Therapieerfolge erzielen, wenn nicht mehr *Extrakte*, sondern definierte *Proteine* zur Verfügung stehen, die genau auf den individuellen „*Immunoprint*" des Patienten zugeschnitten sind.

Die durch moderne Gentechnologie möglich gewordene Herstellung von *T-Zell-Epitopen* könnte die Ergebnisse der spezifischen Immuntherapie erheblich verbessern, scheitert gegenwärtig aber noch an den sehr hohen Kosten.

Auch eine *Anti-IgE-Therapie* mit einem humanisierten chimärischen monoklonalen IgG1-Antikörper (rhu-MAb-E25) ist in greifbare Nähe gerückt [103a, 221a].

Mehrere Arbeitsgruppen arbeiten seit Jahren tierexperimentell daran, die Überstimulierbarkeit des IgE-bildenden Systems zu beeinflussen. Hoffnungen werden auf *Zytokine* gesetzt, die in die T-Zell-Regulation eingreifen und den Asthmapatienten vom atopischen TH2-Weg auf den nicht-atopischen TH1-Weg umleiten. In Frage käme die Ausschaltung von Interleukin 4 durch ein Anti-IL-4 oder über eine Blockierung von IL-4-Rezeptoren; ein weiterer Ansatz wäre die Behandlung mit löslichen Zytokin-Rezeptoren, die Interleukin 4 binden können, bevor es andere Zellen aktivieren kann. Da Eosinophile eine Schlüsselrolle in der asthmatischen Entzündung spielen, ergibt sich hier künftig eine weitere potentielle Therapiemöglichkeit: Durch Anti-Interleukin 5 oder durch eine Blockierung des IL-5-Rezeptors ist es tierexperimentell möglich, eine Aktivierung der Eosinophilen durch IL-5 zu verhindern. Denkbar wäre es auch, über den CD-69-Rezeptor und/oder CD-95-Rezeptor der Eosinophilen eine *Apoptose* zu induzieren und damit die Lebenszeit der Eosinophilen abzukürzen. Der Einsatz von Zytokin-Synthesehemmern vom Typ des Cyclosporins oder des neuen Tacrolimus ist wegen der damit verbundenen potentiellen Gefahren noch nicht allgemein zu empfehlen, es sind aber vielversprechende weitere Cyclosporin-Nachfolgesubstanzen in der Entwicklung. Interferon γ ist ein funktioneller Gegenspieler des Interleukin 4, der leider bei ersten klinischen Versuchen mehr oder weniger enttäuscht hat.

Ohne die Expression von *Adhäsionsmolekülen* wie VCAM, ICAM oder VLA wäre das Einwandern von Entzündungszellen in die Bronchialschleimhaut nicht möglich. In Tierexperimenten haben aber monoklonale Antikörper gegen Selektine, ICAM-1, VCAM-1 oder VLA-4 nur zum Teil die erhofften Wirkungen gezeigt. Für die Anwendung am Patienten ergibt sich zudem die Schwierigkeit, daß die monoklonalen Antikörper von Tieren stammen. Versuche, „humanisierte" Laboratoriumstiere zu züchten und damit eine breitere therapeutische Anwendung monoklonaler Antikörper zu ermöglichen, sind im Augenblick erst am Beginn. Um so wichtiger ist es, daß wir familiär belastete Neugeborene mit *Atopiesyndrom*, z. B. durch ein *IgE-Screening* des Nabelschnurblutes, rechtzeitig erfassen und bei einem deutlich erhöhten IgE eine mindestens sechsmonatige Brustmilchernährung anstreben. Auch die Antigenkarenz gegenüber Nahrungsmittel- und Inhalationsallergenen der näheren Umwelt (Tiere im Haushalt) muß bei einem gefährdeten Kind konsequenterweise schon im Säuglingsalter beginnen und dann fortgeführt werden.

Das *hyperreaktive Bronchialsystem*, das unabhängig von der Ätiologie den Dreh- und Angelpunkt der Asthmakrankheit darstellt, gibt uns im Augenblick noch viele Rätsel auf, die wohl auch nicht so bald gelöst werden können. Um so wichtiger wird es sein, durch gut praktikable bronchiale Provokationsteste eine Art Asthmavorsorgeuntersuchung zu schaffen und den Status des hyperreaktiven Bronchialsystems schon im Kindes- und Jugendalter zu erkennen, um eine sinnvolle Berufsberatung und eine pathophysiologisch fundierte Asthmaprävention erreichen zu können.

Literatur

° Bücher   * Übersichten

1. Aalberse, R. C., van der Zee, J. S.: IgG4: Immunochemical aspects. In: Proc. XII. Int. Congr. All. Clin. Immunol. (Ed.: E. Reed). Mosby, St. Louis 1986, pp. 58–59.
2.* Aas, Kj.: What makes an allergen an allergen? Allergy 33 (1978), 3.
3.° Aas, Kj.: Das allergische Kind, 2. Aufl. Thieme, Stuttgart 1981.
4. Aas, Kj., Berdal, P., Henriksen, S. D., Gardlberg, O.: „Bacterial allergy" in childhood asthma and the effect of vaccine treatment. Acta Paediat. 52 (1963), 338.
5. Abraham, W. M.: Use of animal models to define drug efficacy in asthma? Joint Meeting SEP-SEPCR, London, 9–14 September 1990.
6.* Abraham, W., Wanner, A.: Inflammatory mediators of asthma. State of the art review. Pediat. Pulmonol. 4 (1988), 237–247.
7. Abramson, H. A.: Reversed parentectomy. J. Asthma Res. 7 (1970), 109.
7a.* Abramson, M. J., R. M. Puy, J. M. Weiner: Is allergen immunotherapy effective in asthma? A meta-analysis of randomized controlled trials. Amer. J. Respir. Crit. Care Med. 151 (1995), 969–974.
8. Adelstein, R. S., Eisenberg, E.: Regulation and kinetics of the actin-myosin-ATP interaction. Ann. Rev. Biochem. 49 (1980), 921–956.
9. Adelsein, R. S., Pato, M. N., Conti, M. A.: The role of phosphorylation in regulating contractile proteins. Adv. Cyclic. Nucl. Res. 14 (1981), 361–373.
10. Adelstein, R. S., de Lanerolle, P., Sellers, J. R., Pato, M. D., Conti, M. A.: Regulation of contractile proteins in smooth muscle and platelets by calmodulin and cyclic AMP. In: Kakiuchi, S. Hidaka, H., Means, R. (Eds.): Calmodulin and intracellular Ca^{2+} Receptors. Plenum Publishing, London 1982, pp. 313–331.
11.* Ärzteverband Deutscher Allergologen: Empfehlungen zur Hyposensibilisierung mit Allergenextrakten. Allergol. 13 (1990), 185–188.
12. Agosti, J. M., Sprenger, J. D., Lum, L. G., Witherspoon, R. P., Fisher, L. D., Storb, R., Henderson, W. R.: Transfer of allergen-specific IgE-mediated hypersensitivity with allogeneic bone marrow transplantation. New Engl. J. Med. 319 (1988), 1623–1628.
13. Ahrens, J.: Klinische Wirksamkeit eines oralen Immuntherapeutikums. Atemw.-Lungenkrh. 9 (1983), 424.
14.* Aigner, K.: Luftverunreinigung in Innenräumen. Pneumologie 44 (1990), 801–805.
15. Aiken, J. W., Waddell, J. E.: Relaxation of isolated tracheal smooth muscle produced by prostaglandin precursors and bradykinin: antagonism by aspirin-like drugs. Fed. Proc. 35 (1976), 803.
16. Albegger, K., Schlenter, W. W.: Allergien der oberen Luftwege: Rhinitis allergica und intranasale Provokation. Atemw.-Lungenkrh. 11 (1985), 463–468.
16a. Alexander, A. G., Barnes, N. C., Kay, A. B.: Trial of Cyclosporin in corticosteroid-dependent chronic severe asthma. Lancet 339 (1992), 324–327.
17. Alexander, H. L., Paddock, R.: Bronchial asthma: response to pilocarpine and epinephrine. Arch. intern. Med. 27 (1921), 187.
18.° Allegra, L., Rizzato, G. (Eds.): Bronchitis and emphysema. Munksgaard, Copenhagen 1986.
19. Altounyan, R. E. C.: Sodium cromoglycate in allergic and nonallergic obstructive airways disease. Pharmakotherapie 4 (1981), 163.
20. Altounyan, R. E. C., Cole, M., Lee, T. B.: Inhibition of sulphur dioxide-induced bronchoconstriction by nedocromil sodium and sodium cromoglycate in non-asthmatic atopic rhinitic subjects. Eur. J. Respir. Dis. 69 (1986), Suppl. 147, 274–276.
21.* Altounyan, R. E. C., Edwards, A. M., Lee, T. B., Cole, M., McWilliam, P.: Beurteilung der Wirksamkeit von Nedocromil-Natrium anhand klinisch-pharmakologischer Asthmamodelle. Atemw.-Lungenkrh. 12 (1986), Suppl. 2, S. 93–99.
22. American Thoracic Society, Committee on Diagnostic Standard for Nontuber-

culous Diseases: Definitions and Classification of Chronic Bronchitis, Asthma, and Pulmonary Emphysema. Amer. Rev. respir. Dis. 85 (1962), 762.
23   Andersson, S. D.: Recent advances in the understanding of exercise-induced asthma. Eur. J. respir. Dis. 64, Suppl. 128 (1983), 225.
24   Ariens, E. J., Beld, A. J.: The receptor concept in evolution. Biochem. Pharmacol., Vol. 26, pp. 913; Pergamon Press, London 1974.
25   Arzneimittelkommission der Deutschen Ärzteschaft: Erneute Warnung vor Amborum special-F. Dtsch. Ärztebl. 84 (1987), 388.
26   Askenase, P. W.: Role of basophils, mast cells, and vasoamines in hypersensitivity reactions with a delayed time course. Prog. Allergy 3 (1977), 211.
27   Asmussen, E.: Exercise and the regulation of ventilation. Circul. Res. 20, Suppl. I (1967), 132.
28   Augstein, J., Farmer, J. B., Lee, T. B., Sheard, P., Tattersall, M. L.: Selective inhibitor of slow reacting substance of anaphylaxis. Nature (New Biol.) 245 (1973), 215.
29   Auty, R. M.: Pharmacologic modulation of bronchial hyperreactivity. Immunol. All. Pract. 5 (1983), 47–54.
30* Barach, A. L.: Physiologic methods in diagnosis and treatment of asthma and emphysema. – Ann. int. Med. 12 (1938), 454.
31* Barach, A. L.: Physiotherapy of advanced disease state. In: Chronic obstructive pulmonary disease (Ed.: Th. L. Petty). Marcel Dekker, New York and Basel 1978.
32   Baran, D.: A comparison of inhaled budesonide and beclomethasone dipropionate in childhood asthma. Brit. J. Dis. Chest 81 (1987), 170–175.
33   Barnes, P. J.: Therapie des nächtlichen Asthma. In: Asthma bronchiale (Hrsg.: D. Nolte, F. Kummer, P. Dorow). Urban & Schwarzenberg, München 1986.
34* Barnes, P. J.: Neuropeptides in the airways: functional significance. In: Asthma (Ed.: A. B. Kay). Blackwell, Oxford 1986.
35* Barnes, P. J.: Muscarinic receptors in lung. Postgrad. Med. J. 63 (1987), 13–19.
36* Barnes, P. J.: Neurogenic inflammation, 3rd Anglo-German Asthma Forum, London, December, 10th, 1988.
37* Barnes, P. J.: Changing concepts in asthma: implications for therapy. Brit. Thor. Soc., Winter Meeting, London, December, 8–9, 1988.
38* Barnes, P. J.: Platelet-activating factor and asthma. J. All. Clin. Immunol. 81 (1988), 152–160.
39* Barnes, P. J.: A new approach to the treatment of asthma. New Engl. J. Med. 321 (1989), 1517–1527.
40* Barnes, P. J.: New concepts in the pathogenesis of bronchial hyperresponsiveness and asthma. J. All. Clin. Immunol. 83 (1989), 1013–1026.
41   Barnes, P. J.: Can we model asthma in the clinical pharmacology laboratory? Joint Meeting SEP-SEPCR, London, 9–14 September 1990.
42* Barnes, P. J.: Cellular mechanisms of bronchial hyperreactivity. Joint Meeting SEP-SEPCR, London, 9–14 September 1990.
43* Barnes, P. J.: Frusemide and neural control of airways. Joint Meeting SEP-SEPCR, London, 9–14 September 1990.
43a Barnes, P. J.: Regulation of airway tissue functions by cyclic nukleotides. Ann. Congr. Europ. Respir. Soc., Nice, Oct. 1–5, 1994.
44* Barnes, P. J., Chung, K. F., Page, C. P.: Inflammatory mediators and asthma. Pharmacol. Rev. 40 (1988), 49–84.
45   Barnes, P. J., Fitzgerald, G., Brown, M., Dollery, C.: Nocturnal asthma and changes in circulating epinephrine, histamine, and cortisol. New Engl. J. Med. 303 (1980), 263.
45a* Barnes, P. J., M. Karin: Nuclear Factor-κB – a pivotal transcription factor in chronic inflammatory diseases. New Engl. J. Med. 336 (1997), 1066–1071.
45b* Barnes, P. J., S. T. Holgate, L. A. Laitinen, R. Pauwels: Asthma mechanisms, determinants of severity and treatment: the role of nedocromil sodium. Conf. Exp. All. 25 (1995), 771–787.
46° Barnes, P. J., Levy, J. (Eds.): Nocturnal asthma. Oxford University Press, Oxford 1985.
47* Barnes, P. J., Palmer, G. B. D.: Nonadrenergic bronchodilatation. Bull. Eur. Physiopathol. Respir. 22 (1986), Suppl. 7, 153–161.
47a* Barnes, P. J., Pauwels, R.: Theophylline in the management of asthma: time for reappraisal? Europ. Respir. J. (1994), 579–591.

47b* Barnes, P. J., Petersen, S.: Efficacy and safety of inhaled corticosteroids in asthma. Amer. Rev. Respir. Dis. 148 (1993), 1-26.
48° Barnes, P. J., Rodger, I. W., Thomson, N. C. (eds.): Asthma: Basic mechanisms and clinical management. Academic Press, London 1988.
49 Barr, S. E., Brown, H., Fuchs, M.: A doubleblind study of the effects of bacterial vaccine on infective asthma. J. Allergy 36 (1965), 47.
50° Bartholinus, T.: De pulmonum substantia et motu diatribe. Accedunt Marcelli Malpighii de pulmonibus observatione anatomici. Hafniae Gödiani, Kopenhagen 1663.
51* Bartmann, H.: Optimierte mikrobiologische Diagnostik bei intrathorakalen Erkrankungen. Prax. Pneumol. 32 (1978), 289.
52* Bauer, C. P., Bergmann, K.-Ch., Overlack, A.: Placebokontrollierte, doppelblinde Vergleichsstudie zwischen Nedocromil-Natrium und Beclometasondipropionat bei Patienten mit Asthma bronchiale. 24. Tag. Ges. Lungen- u. Atmungsforsch., Bochum, 1.-3. 12. 1988.
53* Baur, X.: Diagnose spezieller allergischer Asthmaformen. Atemw.-Lungenkrh. 11 (1985), 487-492.
54* Baur, X.: Asthma durch Isocyanate. Allergol. 9 (1986), 487-496.
55° Baur, X.: Asthma, Alveolitis, Aspergillose. Springer, Berlin 1986.
56° Baur, X.: Asthma bronchiale – Pathophysiologie, Diagnostik, Therapie. Wiss. Verlagsges., Stuttgart 1989.
57 Baur, X.: Behandlung des schweren Asthma bronchiale und des Status asthmaticus mit intravenösem Fenoterol. Dtsch. med. Wschr. 113 (1988), 763-766.
58 Baur, X.: Hyposensibilisierung bei Asthma bronchiale – ein noch aktuelles Therapieverfahren? Med. Klin. 84 (1989), 439-444.
59* Baur, X.: Neue berufliche Inhalationsnoxen. Pneumologie 44 (1990), Suppl. 1, 397-398.
60 Baur, X., Bergstermann, H., Fruhmann, F., Polke, H., Praml. G.: Oszillatorische und ganzkörperplethysmographische Messung des Atemwegswiderstandes bei allergeninduzierten Bronchialobstruktionen. Atemwegs-Lungenkrht. 4 (1978), 262.

61 Baur, X., Dorsch, W., Fruhmann, G., Römmelt, H., Roth, R., Diller, W.: Isocyanat-Asthma. Klinische Symptomatik und Ergebnisse von RAST und inhalativem Provokationstest. Zbl. Arbeitsmed. 4 (1980), 104.
62* Baur, X., Weiß, W.: Neue Entwicklungen in der Diagnostik des Berufsasthmas. Prax. Klin. Pneumol. 42 (1988), 6-16.
63 Beaglehole, R., Harris, E. A., Rea, H. N.: Has the change to beta-agonists combined with oral theophylline increased cases of fatal asthma? Lancet II (1981), 38.
64 Beasley, R., Roche, W. R., Roberts, J. A., Holgate, S. T.: Cellular events in the bronchi in mild asthma and after bronchial provocation. Amer. Rev. Respir. Dis. 139 (1989), 806-817.
65 Becker, E. L., Stossel, T. P.: Chemotaxis. Fed. Proc. 39 (1980), 2949-2952.
66 Becker, W. M., Darsow, U., Behrendt, H.: Effect of extracts of airborne particulated matter on grass pollen Dactylis glomerate: allergen release and morphology. Allergol. 13 (1990), 434.
67 Behr, J., Baur, X., Römmelt, H., Fruhmann, G.: Diagnose des irritativ-toxischen Isozyanat-Asthmas mittels Isozyanat-Expositionstest. Pneumologie 44 (1990), Suppl. 1, 229-231.
68 Behrendt, H., Fischer, I., Winzer, A., Tomingas, R., Friedrichs, K. H.: Histamine-releasing activity of airborne particulated matter. Allergol. 13 (1990), 441.
69* Benveniste, J.: Platelet-activating factor. Bull. Eur. Physiopathol. Respir. 22 (1986), Suppl. 7, 91-94.
70* Benveniste, J.: Paf-acether (platelet-activating factor). In: New Trends in Allergy (Ed.: J. Ring, G. Burg). Springer, Berlin 1986.
71* Beneviste, J., Korth, R.: Die Rolle von Paf-Acether bei allergischen Erkrankungen. Allergol. 11 (1988), 425-428.
71a Ben-Zvi, Z., Spohn, W. A., Young, S. H., Kattan, M.: Hypnosis for exercise-induced asthma. Amer. Rev. respir. Dis. 125 (1982), 392-395.
72* Berdel, D., Berg, A. von: Prävention allergischer Krankheiten durch diätetische Maßnahmen. Allergol. 13 (1990), 2-7.
73 Berger, D.: Zur Effektivität des „Pursed-lips-breathing". Atemwegs-Lungenkrht. 5 (1979), 12.

74 Berger, D., Maack, N., Nolte, D.: Persönlichkeitsstrukturen bei verschiedenen Formen des Asthma bronchiale. Med. Klin. 74 (1979), 15–20.
75 Berger, D., Nolte, D.: Die Funktion der Atemmuskulatur bei Patienten mit obstruktiver Lungenerkrankung unter statischen Bedingungen. Verh. dtsch. Ges. inn. Med. 82 (1976), 1778.
75a Berger, D., Nolte, D.: Acupuncture in bronchial asthma. Comp. Med. East and West 5 (1977), 265–269.
76 Berger, D., Nolte, D.: Erlebt die Atemwiderstandsmessung mit der Unterbrechermethode eine Renaissance? Prax. Pneumol. 33 (1979), 726–730.
77 Berger, D., Nolte, D.: Messung des Strömungswiderstandes der Nase mit der Oszillationsmethode. Prax. Pneumol. 33 (1979), 779–783.
78* Bergmann, K.-Ch.: Die Pathogenese der exogen-allergischen Alveolitis: Eine Immunregulationsstörung? Allergol. 13 (1990), 85–90.
79 Bergmann, K.-Ch., Bauer, C. P., Overlack, A.: A placebo-controlled, blinded comparison of nedocromil sodium and beclomethasone dipropionate in bronchial asthma. Lung 168 (1990), Suppl., 230–239.
80 Bergmann, K.-Chr., Dehnert, I., Eckert, H., Hermenau, H., Käppler, W., Pohl, W.-D., Unger, U., Wiesner, B., Wuthe, H.: Klinische Wirksamkeit eines polyvalenten Bakteriensprays. Eine Plazebo-kontrollierte Doppelblindstudie. Atemw.-Lungenkrht. 9 (1983), 126.
81* Bergmann, K.-Chr.: Wesen und Bedeutung der Bronchialschleimhautentzündung bei chronisch-obstruktiven Atemwegserkrankungen. Dtsch. Ärztebl. 85 (1988), 2477–2482.
82 Bergmann, K.-Chr.: Ribomunyl parenteral bei Patienten mit rezidivierenden Atemwegsinfekten. Med. Welt 39 (1988), 914–918.
83* Berman, B. A.: Theophylline, β-adrenergic agents, and calcium channel blockers. J. All. Clin. Immunol. 84 (1989), 1097–1103.
84* Bernstein, I. L.: Cromolyn in the treatment of asthma: changing concepts. J. Allergy Clin. Immunol. 68 (1981), 247.
85 Berti, F.: The effect of frusemide and experimental allergic asthma in guinea pigs. Joint Meeting SEP-SEPCR, London, 9–14 September 1990.
86* Bessot, J. C., Pauli, G.: House dust allergens (Editorial). Bull. Eur. Physiopathol. Respir. 22 (1986), 1–8.
87 Bianco, S., Vaghi, A., Robuschi, M., Pasargiklian, M.: Prevention of exercise-induced broncho-constriction by inhaled frusemide. Lancet 1988 (II), 252–255.
88* Bienenstock, J.: Mast cell heterogeneity. In: Proc. XII. Int. Congr. All. Clin. Immunol. (Ed.: Ch. E. Reed). Mosby, St. Louis 1986, pp. 150–153.
89 Bienenstock, J., Perdue, M., Blennerhassett, M., Stead, R., Kakuta, N.: Inflammatory cells and the epithelium: mast cell/nerve interactions in the lung in vitro and in vivo. Amer. Rev. respir. Dis. 138 (1988), Suppl. 2, S. 31–34.
90 Bischoff, E., Krause-Michel, B., Nolte, D.: Zur Bekämpfung der Hausstaubmilben in Haushalten von Patienten mit Milbenasthma. Allergol. 9 (1986), 448–457 und 10 (1987), 473–478.
91 Bisgaard, H., Munck, S. L., Nielsen, J. P., Petersen, W., Ohlsson, S. V.: Inhaled budesonide for treatment of recurrent wheezing in early childhood. Lancet 336 (1990), 649–651.
92 Björkstén, B.: Perinatal factors influencing the development of allergy. Ann. Meeting Europ. Acad. All. Clin. Immunol. (EAACI), Glasgow, 8–11 July 1990.
92a* Björkstén, B.: Prevention of allergy: a challenge for the next 30 years. Ann. Meeting Europ. Acad. All. Clin. Immunol. (EAACI), Rhodos, June 1–5, 1997.
93* Black, J.: Receptors on the human airways smooth muscle. Bull. Europ. Physiopathol. Respir. 22 (1986), Suppl. 7, 162–170.
94 Böhning, W.: Erfahrungen mit einem hochdosierten Beclometason-Dosier-Aerosol. Atemw.-Lungenkrht. 12 (1986), 114–117.
95 Bölcskei, P.: Klinische Erfahrungen mit der oszillatorischen Bestimmung des Atemtraktwiderstandes. Tagungsbericht der Österr. Arbeitsgemeinschaft für klinische Atemphysiologie. Graz, November 1976.
96 Böwdt, H., Ipsen, H., Jannicke, H., Løwenstein, H., Munch, E. P., Petersen, B. N., Schwarz, B., Wihl, J.-A.: A double blind hyposensitization study on tree pollen allergic patients treated with standardized pollen extracts from birch or with patient-taylored combinations of alder, birch and hazel. 12. Europ.

Allergiekongr., Rom, 25.-30. Sept. 1983. Folia Allergol. Immunol. Clin. (Rome) 30 (1983), Suppl. 4, 149.

97 Bongiovanni, A. M., McPadden, A. J.: Steroids during pregnancy and possible fetal consequences. Fertil. Steril. 11 (1960), 181.

98 Bonini, S.: Genetic aspects of allergic asthma. Twin studies. 12. Europ. Allergiekongr., Rom, 25.-30. Sept. 1983.

98a Bonini, S.: The role of inflammation in asthma. XIV. World Congr. Asthmol. (Interasthma '93). Jerusalem, 24.-29. 10. 93.

99 Booij-Nord, H., de Vries, K., Sluiter, H. J., Orie, N. G. M.: Late bronchial obstructive reaction to experimental inhalation of house dust extract. Clin. Allergy 2 (1972), 43-61.

100° Borelli, S., Düngemann, H. (Hrsg.): Fortschritte der Allergologie und Dermatologie. I. M. P. Verlagsgesellschaft, Basel 1981.

100a* Borst, M. M.. Asthma cardiale – Gesichertes und Ungesichertes. Atemw.-Lungenkrh. 20 (1994), 565-569.

101 Boucher, R. C., Johnson, J., Inoue, S., Hulbert, W. C., Hogg, J. C.: The effect of cigarette smoke on the permeability of guinea pig airways. Lab. Invest. 43 (1980), 94.

102 Boucher, R. C., Paré, P. D., Gilmore, N. S., Moroz, L. A., Hogg, J. C.: Airway mucosal permeability in the ascaris suum sensitive rhesus monkey. J. Allergy Clin. Immunol. 60 (1977), 134.

103 Boulet, L. P., Cartier, A., Thompson, N. C. Roberts, R. S., Dolovich, J., Hargreave, R. E.: Asthma and increase in non-allergic bronchial responsiveness from seasonal pollen exposure. J. Allergy Clin. Immunol. 74 (1984), 399-406.

103a Boulet, L. P., K. Chapman, J. Côoté et al.: Inhibitory effects of an anti-IgE antibody E 25 on allergen-induced early asthmatic response. Amer. J. Respir. Crit. Care Med. 155 (1997), 1835-1840.

104* Boushey, H. A., Holtzman, M. J., Sheller, J. R., Nadel, J. A.: Bronchial hyperreactivity. Amer. Rev. respir. Dis. 121 (1980), 389.

105* Boushey, H. A.: Asthma and bronchial hyperreactivity. Possible role of disturbance in autonomic regulation. In: Asthma and Bronchial Hyperreactivity (Eds.: H. Herzog, A. P. Perruchoud). Karger, Basel 1985.

106* Bousquet, J., Michel, F.: Specific immunotherapy in asthma. In: Proc. XII. Int. Congr. All. Clin. Immunol. (Ed.: Ch. E. Reed). Mosby, St. Louis 1986, pp. 397-402.

107 Bousquet, J., Michel, F.: Environmental control in the prevention of asthma. In: Proc. XII. Int. Congr. All. Clin. Immunol. (Ed.: Ch. E. Reed). Mosby, St. Louis 1986, pp. 390-393.

107a Bousquet, J., C. André, S. Galvain, P. Scheinmann: Efficacy of sublingual immunotherapy in patients with asthma due to house dust mite. A double-blind placebo controlled study. Allergy 52 (1997) (Suppl.) 161.

107b* Bousquet, J., A. M. Vignola, P. Chanez et al.: Airway remodeling in asthma: no doubt, no more? Int. Arch. A11. Immunol. 107 (1995), 211-214.

107c* Bozic, C. R., B. Lu., U. E. Höpken, C. Gerard, N. P. Gerard: Neurogenic amplification of immune complex inflammation. Science 273 (1996), 1722 bis 1725.

108 Bradley, B., Azzawi, M., Jeffery, P. K., Frew, A. J., Assoufi, B., Wardlaw, A. J., Collins, J. V., Durham, S. R., Kay, A. B.: Activated eosinophils and T lymphocytes in the bronchial mucosa in bronchial asthma. J. Allergy Clin. Immunol. 85 (1990), 166.

109 Brattsand, R.: Future development of inhaled glucocorticosteroids (GCS). Joint Meeting SEP-SEPCR, London, 9-14 September 1990.

110* British Thoracic Society: Guidelines for management of asthma in adults. Brit. med. J. 301 (1990), 651-653, 797-800.

110a* British Thoracic Society: The British Guidelines on Asthma Management. Thorax 52 (Suppl. 1) (1997), S1-S21.

111 Britt, E. J., Cohen, B., Menkes, H., Bleecker, E., Permutt, S., Rosenthal, R., Norman, Ph.: Airways reactivity and functional deterioration in relatives of COPD patients. Chest 77 (1980), Suppl., 260.

112 Brodde, O.-E., Beckenringh, J. I., Michel, M. C.: Human heart β-adrenoceptors: a fair comparison with lymphocyte β-receptors? Trends Pharmacol. Sci. 8 (1987), 402-407.

113 Bronnimann, S., Burrows, B.: A prospective study of the natural history of asthma; remission and relapse rates. Chest 90 (1986), 480-484.

114 Brown, J. H., Masters, S. B.: Does phosphoinositide hydrolysis mediate „inhibitory" as well as „excitatory" muscarinic responses? Trends Pharmacol. Sci. 5 (1984), 417–419.
115 Brugman, T., M., Darnell, M. L., Hirshman, C. A.: Nifedipine aerosol attenuates airway constriction in dogs with hyperreactive airways. Amer. Rev. Respir. Dis. 127 (1983), 14–17.
116 Bruijnzeel, P. L. B.: The value of in-vitro models of inflammation in asthma? Joint Meeting SEP-SEPCR, London, 9–14 September 1990.
117 Bruijnzeel, P. L. B., Monchy de, J. G. R., Verhagen, J., Kauffman, H. F.: The eosinophil granulocyte – an active participant in the late phase asthmatic reaction? Bull. Europ. Physiopathol. Respir. 22 (1986), Suppl. 7, 54–61.
117a* Bufe, A., G. Schramm: Pathogenetische Bedeutung von IgE-bindenden Epitopen auf Allergenen. Pneumol. 50 (1995), 625–631.
118* Buist, A. S.: Asthma mortality: What have we learned? J. All. Clin. Immunol. 84 (1990), 275–283.
119 Burgess, G. M., Godfrey, P. P., McKinney, J. S., Berridge, M. J., Irvine, R. F., Putney, J. W.: The second messenger linking receptor activation to internal Ca release in liver. Nature 309 (1984), 63–66.
119a* Burney, P. G. J., S. Chinn, R. J. Rona: Has the prevalence of asthma increased in children? Evidence from the national study of health and growth 1973–1986. Brit. med. J. 300 (1990), 1306–1310.
120* Burnstock, G.: Purinergic nerves. Pharm. Rev. 24 (1972), 509.
121* Burnstock, G.: Purinergic nerves and receptors. Progr. Biochem. Pharmacol. 16 (1980), 141.
121a* Burr, M. L., B. K. Butland, S. King, E. Vaughan-Willians: Changes in asthma prevalence: Two surveys fifteen years apart. Arch. Dis. Child 64 (1989), 1452–1456.
122 Burrows, B., Martinez, F. D., Halonen, M., Barbee, R. A., Cline, M.: Association of asthma with serum IgE levels and skin-test reactivity to allergens. New Engl. J. Med. 320 (1989), 271–277.
123* Busse, W.: Theophylline: Mechanisms of action. In: Proc. XII. Int. Congr. All. Clin. Immunol. (Ed.: Ch. E. Reed). Mosby, St. Louis 1986, pp. 83–86.

124* Busse, W. W.: Respiratory infections: Their role in airway responsiveness and the pathogenesis of asthma. J. All. Clin. Immunol. 85 (1990), 671–683.
125* Canny, G. J., Levison, H.: Management of asthma: A canadian perspective. Chest 90 (1986), Suppl. 46–52.
125a* Capron, M.: The role of IgE receptors on inflammatory cells. Ann. Meeting Europ. Acad. All. Clin. Immunol. (EAACI), Rhodos, June 1–5, 1997.
126* Carrasco, E.: Treatment of bronchial asthma in Latin America. Chest 90 (1986), 74–77.
127 Cartier, A., Thomson, N. C., Frith, P. A., Roberts, R., Hargreave, F. E.: Allergeninduced increase in bronchial responsiveness to histamine: relationship to the lat asthmatic response and change in airway caliber. J. Allergy Clin. Immunol. 70 (1982), 170.
128* Cegla, U. H.: Sozialmedizinische Bedeutung des allergischen Asthma bronchiale unter besonderer Berücksichtigung des berufsbedingten Asthma. Pharmakother. 4 (1981), 139.
129 Cegla, U.: Atemwegsobstruktion als Leitsymptom. In: Asthma bronchiale (Hrsg: D. Nolte, F. Kummer, P. Dorow). Urban & Schwarzenberg, München 1986.
130* Cegla, U. H.: Wirkungsunterschiede verschiedener Steroidpräparate in der Pneumologie. Atemw.-Lungenkrht. 12 (1986), 77–81.
131 Cegla, U. H.: Langzeittherapie über 2 Jahre mit Ambroxol (Mucosolvan®) Retardkapseln bei Patienten mit chronischer Bronchitis. Prax. Klin. Pneumol. 42 (1988), 715–721.
132 Chai, M., Farr, R. S., Forelich, L. A.: Standardisation of bronchial inhalation challenge procedures. J. Allergy clin. Immunol. 56 (1975), 323.
132a Chapman, K. R. Kesten, St., Szalai, J. P.: Regular vs asneeded inhaled salbutamol in asthma control. Lancet 343 (1994), 1379–1382.
133 Cheung, W. Y.: Calmodulin plays a pivotal role in cellular regulation. Science 207 (1980), 19–27.
134* Chung, K. F., Barnes, P. J.: Treatment of asthma, prescribing in pregnancy. Brit. med. J. 294 (1987), 103–105.
135* Chung, K. F., Barnes, P. J.: PAF antagonists. Their potential therapeutic role in asthma. Drugs 35 (1988), 93–103.

136* Ciba Foundation Guest Symposium: Terminology, definitions and classification of chronic pulmonary emphysema and related conditions. Thorax 14 (1959), 286.
137* Ciccetti, v., Franceschini, R., Herzog, Basel (Eds.): Perspectives of antioxidant treatment of emphysema with N-Acetylcysteine. Respiration 50 (1986), Suppl., 1–73.
138° Clark, T. J. H. (Ed.): Steroids in asthma. Adis Press, Auckland 1983.
139° Clark, T. J. H. (Ed.): Bronchodilator therapy. Adis Press, Auckland 1984.
140* Clark, T. J. H.: Asthma therapy in Great Britain. Chest 90 (1986), 67–70.
141° Clark, T. J. H.: Godfrey, S. (Eds.): Asthma, 2nd ed. Chapman and Hall, London 1983.
142° Clark, T. J. H., Mygind, N., Selroos, O. (Eds.): Corticosteroid treatment in allergic airways diseases. Munksgaard, Copenhagen 1982.
143° Clark, T., Rees, J.: Asthma, Diagnose und Therapie (Dtsch. Übersetzung von R. Wettengel). Deutscher Ärzteverlag, Köln 1986.
144 Clarke, P. S.: The effect of beclomethasone dipropionate on bronchial hyperreactivity. J. Asthma 19 (1982), 91–93.
145 Coca, A. F.: Studies in specific hypersensitiveness. J. Immunol. 7 (1922), 163.
146 Cochrane, G. M.: The role of bronchodilators in severe acute asthma. In: Bronchodilator Therapy (Ed.: T. J. H. Clark), Adis Press, Auckland 1984.
147° Cochrane, G. M., Rees, P. J.: A colour atlas of asthma. Wolfe Med. Publ., Ipswich 1989.
148 Cockcroft, D. W., Murdock, K. Y.: Comparative effects of inhaled salbutamol, sodium cromoglycate, and beclomethasone on allergen-induced early asthmatic responses, late asthmatic responses, and increased bronchial responsiveness to histamine. J. Allergy clin. Immunol. 79 (1987), 734–740.
149 Cockcroft, D. W., Ruffin, R. E., Dolovich, J., Hargreave, F. E.: Allergen-induced increase in non-allergic bronchial reactivity. Clin. Allergy 7 (1977), 503.
150 Coe, C. J., Barnes, P. J.: Reduction of nocturnal asthma by an inhaled anticholinergic drug. Chest 90 (1986), 485–488.
151° Cohen, St.: Lymphokines and the immune response, CRC Press, Boca Raton 1990.
152 Committee on the Safety of Medicines: CSM update: desensitising vaccines. Brit. med. J. 293 (1986), 948.
153 Cookson, W. O. C., Hopkin, J. M.: Dominant inheritance of atopic immunoglobulin-E responsiveness. Lancet I (1988), 86–87.
154 Cookson, W. O. C. M., Sharp, P., Faux, J., Hopkin, J.: Linkage between immunoglobulin-E responses underlying asthma and rhinitis and chromosome 11q. Lancet 1989 (I), 1292–1294.
155* Costabel, U., Teschler, H., Guzman, J., Kroegel, C.: Bronchoalveoläre Lavage: Zwischenbilanz nach zehn Jahren klinischer Anwendung. Med. Klin. 85 (1990), 376–387.
155a Côté, J., A. Cartier, P. Robichaud et al.: Influence of asthma morbidity of asthma education programs based on selfmanagement plans following treatment optimization. Amer. J. Respir. Crit. Care Med. 155 (1997), 1509–1514.
156* Cox, J. S. Beach, J. D., Blair, H. M.: Disodiumcromoglycate. Adv. Drug Res. 5 (1970), 115.
157 Cox, G., Vancheri, C., Ohtoshi, T., Gauldie, J., Dolovich, J., Jordana, M., Denburg, J.: Human bronchial epithelial cell derived granulocyte macrophage colony stimulating factor (GM-CSF) prolongs survival of human eosinophils in vitro. J. All. Clin. Immunol. 85 (1990), Supp., 233.
157a Crane, J., Pearce, N., Flatt, A. et al.: Prescribed fenoterol and death from asthma in New Zealand. 1981–83: case-control study. Lancet 1989 (I), 917–922.
157b* Creticos, P.: Peptide immunotherapy in asthma. Ann. Meeting Europ. Acad. All. Clin. Immunol. (EAACI), Rhodos, June 1–5, 1997.
157c* Creticos, P. S., C. E. Reed, P. S. Norman et al.: Ragweed immunotherapy in adult asthma. New Engl. J. Med. 334 (1996), 501–506.
158* Criée, C. P., Wilhelms, E., Neuhaus, K. L.: Atemmuskulatur, Teil I und II. Atemw.-Lungenkrht. 13 (1987), 57–61 und 121–127.
159 Crompton, G. K.: Nebulized or intravenous beta-adrenoceptor agonist therapy in acute asthma? Eur. Respir. J. 3 (1990), 125–126.
159a Cushley, M. J., Holgate, S. T.: Bronchodilator actions of xanthine derivatives administered by inhalation in asthma. Thorax 40 (1989), 176–179.

160* Czarnetzki, B. M., Möller, A., Grabbe, J., Rosenbach, Th.: Mediatoren der allergischen Entzündung. Allergol. 13 (1990), 411–414.
161 Czarnetzki, B. M.: Chemotactic factors as mediators of allergy. In: New Trends in Allergy (Ed.: J. Ring, G. Burg). Springer, Berlin 1986.
162* Czarnetzki, B. M., Pawelzik, B.: Die Rolle eosinophiler Zellen bei Entzündungsreaktionen. Fortschr. Med. 101 (1983), 2161.
163 Dabrowska, R., Aromatoria, D., Sherry, J. M. F., Hartshorne, D. J.: Composition of the myosin light chain kinase from chicken gizzard. Biochim. Biophys. Res. Comm. 78 (1977), 1263–1272.
164° Daum, S. (Hrsg.): Cor pulmonale chronicum, SECPR, München 1977.
165* Daum, S.: Hypoxie – Pathophysiologie, Klinik, Therapie. Atemw.-Lungenkrh. 9 (1983), 473.
166* Davies, R.: Mast cells. 3rd Anglo-German Asthma Forum, London, December, 10th, 1988.
167 Davies, R. J.: Therapeutic evaluation of asthma therapies. Joint Meeting SEP-SEPCR, London, 9–14 September 1990.
167a* Davies, R. J.: Whats new in hay fever? XV. Int. Congr. Allergol. Clin. Immunol. (ICACI). Stockholm, 26.6.–1.7.94.
168° Dawson, A., Simon, R. A. (Eds.): The practical management of asthma. Grune & Stratton, Orlando/Fl. 1984.
168a Day, R. L.: Acupuncture. Letter to the editors. Lancet I (1987), 387–388.
169 Deal, E. C., McFadden, Ingram, R. H., Strauss, R. H., Jaegger, J. J.: Role of respiratory heat exchange in production of exercise-induced asthma. J. appl. Physiol. Respir. Environ. Exercise Physiol. 46 (1979), 467.
170 Debelić, M.: Inhalativer Acetylcholintest bei chronischen unspezifischen Atemwegserkrankungen. Dtsch. med. Wschr. 100 (1975), 1163.
171* Debelić, M.: Behandlungserfolge mit Halb-Depotextrakten – eine Übersicht. Atemwegs-Lungenkrh. 4 (1978), 31.
172 Debelić, M.: Zur Pharmakologie der IgE-vermittelten Sofortreaktion und ihrer therapeutischen Beeinflußbarkeit. In: Die medikamentöse Behandlung der obstruktiven Atemwegserkrankung (Hrsg. Kaik, G., Hitzenberger, G.). Schnetztor, Konstanz 1979, S. 187 ff.
173* Debelić, M.: Allergologische Diagnostik beim Asthma – ein Stufenplan. In: Asthma bronchiale (Hrsg. D. Nolte, F. Kummer, P. Dorow). Urban & Schwarzenberg, München 1986.
174 Debelić, M.: Nedocromil-Natrium beim Anstrengungsasthma im Jugendlichenalter. Atemw.-Lungenkrh. 12 (1986), Suppl. 2, S. 110–113.
175 Degenhart, H. J., Raatgeep, H. C., Neijens, H. J., Kerrebijn, K. F.: Oxygen radicals and their production by leucocytes from children with asthma and bronchial responsiveness. Bull. Europ. Physiopathol. Respir. 22 (1986), Suppl. 7, 100–103.
176 Delespesse, G.: IgE binding factors. Ann. Meeting Europ. Acad. All. Clin. Immunol. (EAACI), Glasgow, 8–11 July 1990.
177* Demedts, M.: Mechanisms and consequences of hyperinflation. Eur. Respir. J. 3 (1990), 617–618.
178° Deter, H.-Chr.: Psychosomatische Behandlung des Asthma bronchiale, Springer, Berlin 1986.
179* Deutsche Gesellschaft für Pneumologie: Empfehlungen zur Sauerstoff-Langzeittherapie bei schwerer chronischer Hypoxämie. Pneumologie 47 (1993), 2–4.
179a* Deutsche Gesellschaft für Pneumologie: Empfehlungen zur Durchführung bronchialer Provokationstests mit pharmakologischen Substanzen. Med. Klin. 92 (1997) 458–463.
180* Deutsche Liga zur Bekämpfung der Atemwegserkrankungen: Empfehlungen zur Antibiotikatherapie bei infektiösen Bronchialerkrankungen für die Praxis. Dtsch. med. Wschr. 105 (1980), 1581. – Empfehlungen zur Corticoid-Therapie bei Atemwegserkrankungen für die Praxis. Dtsch. med. Wschr. 106 (1981), 1392. – Empfehlungen zur Inhalationstherapie bei obstruktiven Atemwegserkrankungen in der Praxis. Dtsch. med. Wschr. 107 (1082), 1246. – Empfehlungen zur Behandlung des Status asthmaticus in Praxis und Klinik. Dtsch. med. Wschr. 108 (1983), 995. – Empfehlungen für ein Stufenschema der medikamentösen Langzeittherapie obstruktiver Atemwegserkrankungen. Dtsch. med. Wschr. 109 (1984), 392 und 113 (1988), 1609–1612.
181 Dirnagl, K.: Zur fortlaufenden Messung des Atemwiderstandes. Z. Aerosol-Forschung 2 (1953), 475.
182* Dirnagl, K.: Physikalische Grundlagen

der Aerosol-Therapie. Atemwegs-Lungenkrh. 5 (1979), 22.
183* Dirnagl, K.: Methoden der Aerosol-Inhalation. Wege und Irrwege. Atemwegs-Lungenkrh. 12 (1986), 212–215.
184 Djukanovic, R., Wilson, J., Britten, K., Wilson, S., Roche, W., Howarth, P., Holgate, S.: Mast cells and eosinophils in the mucosa of asthmatics and normals. Amer. Rev. Respir. Dis. 141 (1990), A 116.
184a Djukanovic, R.: The effect of oral theophylline on mucosal inflammation in airways – latest biopsy results. Ann. Congr. Europ. Respir. Soc., Nice, Oct. 1–5, 1994.
185 Dodge, R. R., Burrows, B.: The prevalence and incidence of asthma and asthma-like symptoms in a general population sample. Amer. Rev. Respir. Dis. 122 (1980), 567–575.
186 Dorow, P.: Theophyllinwirkung bei Patienten mit nächtlichem Asthma bronchiale. Atemw.-Lungenkrh. 12 (1986), 59–63.
187 Dorow, P.: A double-blind group comparative trial of nedocromil sodium and placebo in the management of bronchial asthma in steroid-dependent patients. Europ. J. respir. Dis. 69 (1986), Suppl. 317–319.
188* Dorow, P.: Mucolytics: when dispensable, when necessary? Lung 168 (1990), Suppl., 622–626.
189 Dorow, P., Winkler, T.: Zur Frage der Toleranzentwicklung unter beta-2-sympathomimetischer Therapie. Atemw.-Lungenkrh. 11 (1985), 434–438.
190 Dorsch, W., Baur, X., Becker, Th.: Zur Pathogenese verzögerter Immunreaktionen beim Asthma bronchiale. Atemw.-Lungenkrh. 5 (1979), 294.
191 Dorsch, U., Lecheler, J.: Berufsvorbereitende Maßnahmen für asthma- und allergiekranke Jugendliche – ein Modellprojekt. Pneumologie 44 (1990), 905–908.
192 Dorsch, W., Ring, J., Reimann, H. J., Geiger, R.: Mediator studies in skin blister fluid from patients with dual skin reactions after intradermal allergen injection. J. All. Clin. Immunol. 70 (1982), 236–242.
193° Dorsch, W., Ring, J.: Late phase reactions. In: New Trends in Allergy (Ed.: J. Ring, G. Burg). Springer Berlin 1986.
194 Douglas, N. J.: Salmeterol: its effects on nocturnal asthma. Joint Meeting SEP-SEPCR, London, 9–14 September 1990.
195 DuBois, A. B., Botelho, S. Y., Comroe, J. H.: A new method for measuring airway resistance in man using a body plethysmograph: Values in normal subjects and in patients with respiratory disease. J. clin. Invest. 35 (1936), 327.
196 DuBois, A. B., Brody, A. W., Lewis, D. H., Burgess, B. F.: Oscillation mechanics of lung and chest in man. J. appl. Physiol. 8 (1956), 587.
197 Düngemann, H.: Karenz-Expositionsprophylaxe. Atemwegs-Lungenkrh. 4 (1978), 7.
198 Dunhill, M. S.: Problems in the pathology of asthma. Bull. Europ. Physiopathol. Respir. 22 (1986), Suppl. 7, 9–11.
199 Durham, S. R., Lee, T. H., Merrett, T. G., Brown, M. J., Causon, R., Kay, A. B.: Immunological studies of antigen-induced late asthmatic reaction. J. Allergy clin. Immunol. 70 (1983), 146.
200 Durham, S. R., Lee, T. H., Cromwell, O., Shaw, R. J., Merrett, T. G., Merrett, J., Cooper, P., Kay, A. B.: Immunologie studies in allergen-induced late-phase asthmatic reactions. J. Allergy Clin. Immunol. 74 (1984), 49–60.
201* Durham, S. R., Kay, A. B.: Inflammatory cells and mediators in allergen-induced late-phase asthmatic reactions. In: Asthma (Ed.: A. B. Kay). Blackwell, Oxford 1986, pp. 33–45.
202 Dutoit, J. I., Salome, C. M., Woolcock, A. J.: Inhaled corticosteroids reduce the severity of bronchial hyperresponsiveness in asthma but oral theophylline does not. Amer. Rev. respir. Dis. 136 (1987), 1174–1178.
203 Edford-Lubs, M. L.: Allergy in 7000 twin pairs. Acta allergol. 26 (1971), 249.
204* Eichmann, K.: Idiotypes, subject and object of immunological research. Z. Immun.-Forsch. 154 (1978), 95.
205* Eichmann, K.: Genetic control and cellular basis of the immune response. 12. Europ. Allergiekongr., Rom, 25.–30. Sept. 1983.
206 Eiser, N. M.: Airway permeability. Bull. Europ. Physiopathol. Respir. 22 (1986), Suppl. 7, 20–22.
207* Eiser, N.: Desensitisation today. Brit. Med. J. (1990), 1412–1413.
208 Ellul-Micalleff, R., Ali-Ali, S.: The spectrum of bronchial asthma in Kuwait. Clin. Allergy 14 (1984), 509–517.

209 Empey, D. W.: Effect of airway infections on bronchial reactivity. Europ. J. respir. Dis. 64 (1983), Suppl. 128, 366.
210 Empey, D. W., Laitinen, L. A., Jacobs, L., Gold, W. M., Nadel, J. A.: Mechanisms of bronchial hyperreactivity in normal subjects after upper respiratory tract infection. Amer. Rev. respir. Dis. 113 (1976), 131.
211 Endres, P.: cAMP-Spiegel unter Beta-Sympathikomimetika. In: Beta-Sympathikomimetika der neuen Generation (Hrsg. D. Nolte). Dustri, München 1978.
212* Erdmann, G.: Asthma bronchiale im Kindesalter. Atemwegs-Lungenkrh. 2 (1976), 57.
213 Erdmann, E.: Wirkung von Spironolacton an der isolierten Herzmuskelzellmembran. In: Spironolaction bei kardiopulmonaler Insuffizienz (Hrsg. D. Nolte). Dustri, München 1979.
214 Fabbri, L.: Bronchial hyperresponsiveness and occupational asthma. Ann. Meeting Europ. Acad. All. Clin. Immunol. (EAACI), Glasgow, 8-11 July 1990.
214a* Fabbri, L.: Rationale of using leukotriene receptor antagonists in clinical practice. Europ. Acad. All. Clin. Immunol. (EAACI), Rhodos, June 1-5, 1997.
215* Fabel, G., Fabel H.: Risiken einer medikamentösen Asthmatherapie während der Schwangerschaft. Prax. Klin. Pneumol. 38 (1984), 320-328.
216* Fabel, H.: Kardiopulmonale Insuffizienz. In: Obstruktive Atemwegserkrankungen (Hrsg. H. Herzog, D. Nolte, O. P. Schmidt). Witzstrock, Baden-Baden 1979.
217* Fabel, H.: Dinatrium cromoglicicum (DNCG). Atemw.-Lungenkrh. 7 (1981), 254-256.
218° Fabel, H. (Hrsg.): Corticosteroide bei Atemwegserkrankungen. Verlag f. angew. Wiss., München 1985.
219° Fabel, H. (Hrsg.): Pneumologie. Urban & Schwarzenberg, München 1989.
220° Fabel, H., Nolte, D. (Hrsg.): Akute Notfälle in der Pneumologie. Dustri, München 1979.
221 Fahrländer, H.: Die Pathophysiologie der Überempfindlichkeitsreaktionen auf Nahrungsmittel. Allergol. 6 (1983), 169.
221a Fahy, J., H. Fleming, J. Wong et al.: The effect of an anti-IgE monoclonal antibody on the early and late phase responses to allergen inhalation in asthmatic subjects. Amer. J. Respir. Crit. Care Med. 155 (1997), 1828-1834.
222 Fairfax, A. J., Allbeson, M.: A double-blind group comparative trial of nedocromil sodium and placebo in the management of bronchial asthma. J. Int. med. Res. 16 (1988), 216-224.
223° Falagiani, P.: Pollinosis. CRC Press, Boca Raton 1990.
224 Falliers, C. J., Cardoso, R. R., Bane, H. N., Coffe, T., Middleton, E.: Discordant allergic manifestations in monozygotic twins: genetic identity versus clinical, physiologic and biochemical differences. J. Allergy 47 (1971), 207.
225* Fehm, H. L.: Neue Aspekte zur Pharmakologie, Physiologie und Endokrinologie. In: Nolte, D. (Hrsg.): Glukokortikoide bei obstruktiven Atemwegserkrankungen. De Gruyter, Berlin 1989.
226° Fehm, H. L., Graupe, K., Köbberling, J. (Hrsg.): Glukokortikoide: Forschung und Therapie. Perimed, Erlangen 1984.
227* Ferlinz, R.: Synopsis der Therapie des Asthma bronchiale. Atemw.-Lungenkrh. 11 (1985), 559-562.
228° Ferlinz, R., Lichterfeld, A., Steppling, H. (Hrsg.): Stufentherapie der Atemwegsobstruktion. Thieme, Stuttgart 1985.
229° Ferlinz, R., Steppling, H., Berdel, D. (Hrsg.): Asthma bronchiale. Zuckschwerdt, München 1988.
229a* Fiebig, H.: Immunologische Aspekte der spezifischen Immuntherapie (Hyposensibilisierung). Allergo J. 4 (1995), 336-339, 377-382.
230 Field, H. V., Jenkinson, P. M. A., Frame, M. H., Warner, J. A.: Asthma treatment with a new corticosteroid aerosol, budesonide, administered twice daily by spacer inhaler. Arch. Dis. Child 57 (1982), 864-866.
231° Flint, K. C.: Bronchoalveolar mast cells and asthma. Springer, London 1987.
232° Findeisen, D. G. R.: Asthma bronchiale. 3. Aufl. Fischer, Jena 1980.
233° Findeisen, D. G. R.: Allergie. Immunbiologische Fakten, Probleme und Tendenzen. 4. Aufl. Dustri-Verlag, München 1983.
234° Findeisen, D. G. R.: Asthma- und Heufieber-Ratgeber. Fischer, Stuttgart 1986.
235 Fischer, R.: Die Messung und graphische Auswertung des Strömungswiderstandes der Nase. Arch. klin. exp. Ohr.-Nas.-Kehlk.-Heilk. 197 (1970), 72.

235a Fischer, H., Eckenberger, H. P., et al.: Prävention von Infektrezidiven der oberen und unteren Luftwege. Atemw.-Lungenkrh. 18 (1992), 146–155.
236 Fleisch, J. H., Haisch, K. D., Spethe, S. M., Rinkema, L. E., Cullinan, G. J., Schmidt, M. J., Marshall, W. S.: Pharmacologic analysis of two novel inhibitors of leukotriene (slow reacting substance) release. J. Pharmacol. Exp. Ther. 229 (1984), 681–689.
237* Fleischer, B.: Interleukins. In: New Trends in Allergy (Ed.: J. Ring, G. Burg). Springer, Berlin 1986.
238* Flenley, D. C.: New drugs in respiratory disorders. Brit. med. J. 286 (1983), 871.
239* Flenley, D. C.: Reversible airway obstruction: Neurohumoral mechanisms and treatment. Respiration 50 (1986), Suppl. 2, 57–64, 77–82.
240* Flüge, T., Wagner, T. O. F., Fabel, H.: Die Bedeutung endokriner, neurokriner und parakriner Mediatoren in der Regulation der bronchialen Reagibilität. Pneumologie 43 (1989), 522–531.
240a Flüge, Th., Richter, J., Fabel, H., Zysno, E., Weller, E., Wagner, T. O. F.: Langzeiteffekte von Atemgymnastik und Yoga bei Patienten mit Asthma bronchiale. Pneumologie 48 (1994), 484–490.
241 Förster, E. Berger, D., Nolte, D.: Vergleichsmessungen des Atemwiderstandes mit der Oszillationsmethode und mit der Bodyplethysmographie. Verh. dtsch. Ges. inn. Med. 84 (1978), 392.
242 Fokkens, W. J., Vroom, T. M., Rijntjes, E., Mulder, P. G. H.: Fluctuation of the number of CD-1 (T6)-positive dendritic cells, presumably Langerhans cells, in the nasal mucosa of patients with an isolated grass-pollen allergy before, during and after the grass-pollen season. J. Allergy Clin. Immunol. 84 (1989), 39–43.
243 Fontana, V. J., Salanitro, A. S., Wolfe, H. I.: Bacterial vaccine and infectious asthma. J. Amer. med. Ass. 195 (1966), 985.
244 Forche, G., Harnoncourt, K. Stadlober, E.: Die Grundlagen für die neuen spirometrischen Bezugswerte. Öst. Ärzteztg. 37 (1982), 1635.
245 Foreman, J. C.: Neurotransmitters and allergic reactions. In: Proc. XII. Int. Congr. All. Clin. Immunol. (Ed.: Ch. E. Reed). Mosby, St. Louis 1986, pp. 284–289.
246 Foreman, J. C., Weber, S. E.: Studies on target cells in the pathogenesis of airways hyperreactivity. Bull. Europ. Physiopathol. Respir. 22 (1986), Suppl. 7, 175–177.
247 Formgren, H., Lanner, A., Lindholm, N., Löwhagen, O., Dreborg, S.: Bronchial and nasal sensitivity changes during one year of immunotherapy with mite extract. 12. Europ. Allergiekongr., Rom, 25.–30. Sept. 1983. Folia Allergol. Immunol. Clin. (Rome) 30 (1983), Suppl. 4, 150.
248* Fraser, C. M., Venter, C.: Beta-adrenergic receptors. Amer. Rev. Respir. Dis. 141 (1990), S 22–S 30.
249 Frick, W. E., Sedgwick, J. B., Busse, W. W.: The appearance of hypodense eosinophils in antigen-dependent late phase asthma. Amer. Rev. Respir. Dis. 139 (1989), 1401–1406
250* Fruhmann, G.: Neue Aspekte des berufsbedingten Asthma bronchiale. Allergologie 6 (1983), 234.
251° Fuhrmann, G., Nolte, D. (Hrsg.): Allergie und Asthma. Dustri-Verlag, München 1986.
252 Fuchs, E.: Indikationen und Kontraindikationen der Desensibilisierungsbehandlung (einschließlich gewerbliche Allergosen). Atemwegs-Lungenkrh. 4 (1978), 15.
253* Fuchs, E.: Allergische Atemwegsobstruktion (allergisches extrinsic-Asthma bronchiale). In: Handbuch der Inneren Medizin Bd. IV/2 (Hrsg.: Ulmer, W. T.). Springer, Berlin 1979.
254* Fuchs, E.: Allergische Atemwegserkrankungen des anaphylaktischen Soforttyps. Allergol. 2 (1979), 174.
255* Fuchs, E.: Zur Theorie und Praxis der Hyposensibilisierung. In: Die medikamentöse Behandlung der obstruktiven Atemwegserkrankungen (Hrsg. G. Kaik u. G. Hitzenberger). Schnetztor, Konstanz 1979, S. 212 ff.
256 Fuchs, E.: Gewerbliche Allergene als Ursache obstruktiver Lungenerkrankungen. Schweiz. med. Wschr. 112 (1982), 185.
257* Fuchs, E.: Inhalative „allergisierende" Stoffe (Allergene) am Arbeitsplatz. Eine Übersicht. Allergol. 9 (1986), 464–468.
258* Fuchs, E.: Über die inhalative Allergie vom Soforttyp. Internist 27 (1986), 344–352.
259* Fuchs, E.: Allergologische Meilensteine. Atemwegs-Lungenkrh. 12 (1986) 193–197.

260° Fuchs, E., Palm, D. (Hrsg.): Asthma bronchiale, bronchiale Übererregbarkeit, Asthmaprophylaxe. Schattauer, Stuttgart 1982.
261° Fuchs, E., Schulz, K.-H. (Hrsg.): Manuale allergologicum. Dustri-Verlag, München 1988.
262 Fuchs, E., Thiel, Cl.: Asthma bronchiale durch perorale Allergen-(Antigen-) Zufuhr. Atemw.-Lungenkrh. 11 (1985), 474–478.
263° Fuchs, E., Schultze-Werninghaus, G.: Asthma bronchiale, 2. Aufl. Wander Pharma, Nürnberg 1986.
264* Fuller, R.: Macrophages. 3rd Anglo-German Asthma Forum, London, December 10th, 1988.
265 Fuller, R. W.: Anti-inflammatory effects of salmeterol. Joint Meeting SEPSEPCR, London, 9–14 September 1990.
265a Fung, K. P., Chow, O. K., So, S. Y.: Attenuation of exercise-induced asthma by acupuncture. Lancet II (1986), 1419–1421.
266 Furukawa, C. T., DuHamel, T. R., Weimer, L., Shapiro, G. G., Pierson, W. E., Bierman, C. S.: Cognitive and behavioral findings in children taking theophylline. J. Allergy clin. Immunol. 81 (1988), 83–88.
267 Gallenberger, S., Vecsei, P., Nolte, D.: Nebennierenrindenfunktion bei Kortikosteroiddauerbehandelten und nichtvorbehandelten Asthma-Patienten. Atemw.-Lungenkrh. 7 (1981), 241–244.
268 Gamse, R.: Physiologie und Pathophysiologie der Substanz P. Arzneim.-Forsch. 34 (1984), 1074–1079.
269° Geisler, L. S. (Hrsg.): Rauchen und Atemwege. Verlag f. angew. Wiss., München 1986.
270* Geisler, L.: Stufenschema der medikamentösen Langzeittherapie obstruktiver Atemwegserkrankungen. In: Nolte, D., Burghele, A. (Hrsg.): Bronchospasmolyse mit Beta-2-Sympathikomimetika. Dustri, München 1989.
271 Gerritsen, J., Koëter, G. H., Postma, D. S., Schouten, J. P., Knol, K.: Prognosis of asthma from childhood to adulthood. Amer. Rev. Respir. Dis. 140 (1989), 1325–1330.
272° Gershwin, M. E. (Ed.): Bronchial asthma. Principles of diagnosis and treatment, 2nd ed. Grune & Stratton, Orlando/Fl. 1986.
273 Geubelle, F., Mossay, Chr.: Obstruktive Bronchitis im Kleinkindesalter. In: Aktuelle Probleme der pädiatrischen Allergologie (Hrsg.: U. Wahn). Fischer, Stuttgart 1983.
274 Giesen, H. K., Fryda-Kaurimsky, Z.: Ketotifen, ein neues Asthmaprophylaktikum. Med. Klin. 74 (1979), 1553.
275 Gleeson, J. G. A., Price, J. F.: Controlled trial of budesonide given by the Nebuhaler in preschool children with asthma. Brit. med. J. 297 (1988), 163–166.
276 Gleich, G. G.: The role of the eosinophilic leucocyte in bronchial asthma. Bull. Europ. Physiopathol. Respir. 22 (1986), Suppl. 7, 62–69.
277 Gleich, G. J., Leiferman, K. M.: Eosinophils and hypersensitivity diseases. In: Proc. XII. Int. Congr. All. Clin. Immunol. (Ed.: Ch. E. Reed). Mosby, St. Louis 1986, pp. 124–130.
278* Godfrey, S.: Bronchodilators in exercise-induced asthma. In: Bronchodilator Therapy (Ed.: T. J. H. Clark). Adis Press, Auckland 1984.
279* Götz, M., Eichler, I.: Asthma im Kindesalter. In: Asthma bronchiale (Hrsg.: D. Nolte, F. Kummer, P. Dorow). Urban & Schwarzenberg, München 1986.
280 Gold, W. M.: Neurohumoral interactions in airways. Amer. Rev. respir. Dis. 116 (1977), 127.
281 Gold, W. M., Kessler, G. F., Gold, D. Y. C.: Role of vagus nerves in experimental asthma in allergic dogs. J. appl. Physiol. 33 (1972), 719.
282 Goldberg, N. D., Haddox, M. K., Nicol, S. E., Sanford, C. H., Glass, D. B.: Cyclic GMP and Cyclic AMP in biologic regulation: The Yin Yang hypothesis. In: New Directions in Asthma (Ed. M. Stein) pp. 103. Amer. Coll. Chest Phys., Park Ridge (Ill.) 1975.
283 Golden, J. A., Nadel, J. A., Boushey, H. A.: Bronchial hyperirritability in healthy subjects after exposure to ozone. Amer. Rev. respir. Dis. 118 (1978) 287.
284 Goldman, J., Bennett, J. R.: Gastroesophageal reflux and respiratory disease in adults. Lancet II (1988), 425–427.
285 Gonsior, E., Kappos, A., Schultze-Werninghaus, G.: Probleme des Reaktionsnachweises bei bronchialen Provokationsproben mit Methacholin. Allergol. 6 (1983), 101.
286 Gonsior, E., Schultze-Werninghaus, G.: Protective and bronchospasmolytic

effect of ipratropium bromide in bronchial antigen challenge tests compared to other antiasthmatic drugs. Scand. J. respir. Dis., Suppl. 103 (1979), 219.
287 Gottschalk, B., Leupold, W., Woller, P.: Deponierung von Aerosolen in den oberen und unteren Luftwegen. Atemwegs-Lungenkrh. 4 (1978), 378.
288 Gould, H.: IgE receptors. Ann. Meeting Europ. Acad. All. Clin. Immunol. (EAACI), Glasgow, 8–11 July 1990.
289 Graff-Lonnevig, V., Hedlin, G., Heilborn, H., Lilja, G., Løwenstein, H., Norrlind, K., Pegelow, K.-O., Sundin, B.: Immunotherapy with standardized and partly purified animal dander extracts. 12. Europ. Allergiekongr., Rom, 25.–30. Sept. 1983. Folia Allergol. Immunol. Clin. (Rome) 30 (1983), Suppl. 4. 146.
290 Grassi, C.: Long-term oral acetylcysteine in chronic bronchitis. A double-blind controlled study. Eur. J. respir. Dis. 61 (1980), Suppl. 111, 93.
291* Gronemeyer, W.: Methoden, Durchführung und Nebenreaktionen bei der De-(Hypo-)Sensibilisierungsbehandlung. Atemwegs-Lungenkrh. 4 (1978), 19.
292 Gronemeyer, W., Deblić, M.: Der sog. Reibtest, seine Anwendung und klinische Bedeutung. Dermatologie 134 (1967), 208.
293° Gronemeyer, W., Fuchs, E. (Hrsg.): Allergosen der Atemwege. Dustri-Verlag, München 1978.
294° Gronemeyer, W., Fuchs, E. (Hrsg.): Karenz und Hyposensibilisierung bei Inhalations- und Insekten-Allergie, 2. Aufl. Dustri-Verlag, München 1983.
295 Grove, D. I., Forbes, I. J.: Increased resistance to helminth infestation in an atopic population. Med. J. Austr. 1 (1975), 336.
296 Guerzon, G. M., Paré, P. D., Michoud, M.-C., Hogg, J. C.: The number and distribution of mast cells in monkey lungs. Amer. Rev. respir. Dis. 119 (1979), 59.
297 Gwynn, C. M.: Role of IgG4 in allergy: Clinical significance. In: Proc. XII. Int. Congr. All. Clin. Immunol. (Ed.: Ch. E. Reed). Mosby, St. Louis 1986, pp. 60–64.
297a Haahtela, T., H. Lindholm, F. Bjorksten, K. Koskenvuo, L. A. Laitinen: Prevalence of asthma in Finnish young men. Brit. med. J. 301 (1990), 266–268.
297b Haahtela, T., M. Järvinen, T. Kava et al.: Comparison of a β_2-agonist, Terbutaline with an inhaled corticosteroid, budesonid, in newly detected asthma. New Engl. J. Med. 325 (1991), 388–392; Effects of reducing or discontinuing inhaled budesonide in patients with mild asthma. New Engl. J. Med. 331 (1994), 700–705.
297c Hader, S., J. Kühr, R. Urbanek: Sensibilisierung auf 10 wichtige Aeroallergene bei Schulkindern. Mschr. Kinderhlk. 138 (1990), 66–71.
298* Hahn, H. L.: Role of the parasympathetic nervous system and of cholinergic mechanism in bronchial hyperreactivity. Bull. Europ. Physiopathol. Respir. 22 (1986), Suppl. 7, 112–142.
299* Hahn, H. L.: Humoral control of airway smooth muscle. In: Nadel, J. A., Pauwels, R., Snashall, P. D. (eds.): Bronchial hyperresponsiveness, Blackwell, Oxford 1987.
300* Hahn, H. L.: Mucus secretion. 3rd Anglo-German Asthma Forum, London, December, 10th, 1988.
301* Hahn, H. L.: Mediatorvermittelte Reaktionen: Angriffspunkte pharmakologischer Einflußnahme. Wiener med. Wschr. 138 (1988), Suppl. 103, 59–65.
302* Halpern, G. M.: Non-reaginic anaphylactic and/or blocking antibodies. Clin. Rev. Allergy 1 (1983), 179–308.
303 Hamburger, R. N.: Peptide inhibition of the Prausnitz-Küstner reaction. Science 189 (1975), 389.
304 Hamilton, T. C., Weston, A. H.: Cromakalim, nicorandil and pinacidil: novel drugs which open potassium channels in smooth muscle. Gen. Pharmacol. 1 (1989), 1–9.
305 Hanahan, D. J., Demopoulos, C. A.: Identification of naturally occurring platelet activating factor isolated from rabbit basophils as acetyl glyceryl ether phosphorylcholine. J. Biol. Chem. 255 (1980), 5514.
306° Hansen, K., Werner, M.: Lehrbuch der klinischen Allergologie. Thieme, Stuttgart 1967.
307 Harding, S. M., Felstead, S.: A comparison of the tolerance and systemic effects of flucatisone propionate and beclomethasone dipropionate in healthy volunteers. Europ. Respir. J. 1 (1988), Suppl. 2, 196.
308* Hardt, H. von der: Der inhalative Provokationstest im Kindesalter. Allergol. 2 (1979), 133.

309 Hardt, H. von der: Lungenfunktion und bronchologische Befunde bei obstruktiver Bronchitis im Kleinkindesalter. In: Aktuelle Probleme der pädiatrischen Allergologie. (Hrsg.: U. Wahn). Fischer, Stuttgart 1983.

310* Hargreave, F. E., Dolovich, J., Newhouse, M. (eds.): The assessment and treatment of asthma: a conference report. J. Allergy clin. Immunol. 85 (1990), 1098–1111.

311 Hargreave, F. E., Ryan, G., Thomsen, N. C., O'Byrne, P. M., Latimer, K., Juniper, E. F., Dolovich, J.: Bronchial responsiveness to histamine or methacholine in asthma. Measurement and clinical significance. J. Allergy clin. Immunol. 68 (1981), 347.

312* Harnoncourt, K.: Voraussetzungen für die Blutgasanalyse im Routinelabor. Atemwegs-Lungenkrh. 2 (1976), 168.

313 Harnoncourt, K.: A program for the prevention of lung diseases. Lung 168 (1990), Suppl., 514–519.

314* Harnoncourt, K., Feldner, H., Forche, G., Freisleben, R., Haber, P., Kummer, F., Mlczoch, J., Muhar, M., Prügger, F., Schindl, R., Schlick, W., Sidoroff, G. Wieser, O., Witek, F.: Die Standardisierung der Lungenfunktionsdiagnostik in Österreich. Öst. Ärztezeitg. 37 (1982), 1640.

315* Hartley, J. P. R., Walters, E. H.: Pathogenesis of asthma. In: Corticosteroid treatment in allergic airways diseases (Eds.: Clark, T. J. H., Mygind, N., Selroos, O.). Munksgaard, Copenhagen 1982.

316* Hartung, W.: Obstruktive Atemwegserkrankungen – Pathologische Anatomie. In: Deutsche Liga zur Bekämpfung der Atemwegserkrankungen: Obstruktive Atemwegserkrankungen. Programmed, med.-pharm. Verlags-GmbH, Frankfurt 1983.

317 Hegardt, B.: Pharmacological modulation of mediator release: Therapeutic significance? Europ. J. Respir. Dis. 64 (1983), 112–147.

318* Heinonen, O. P., Slone, D., Shapir, S.: Birth defects and drugs in pregnancy. Littleton 1977.

319 Helander, E.: Bacterial vaccines in treatment of bronchial asthma. Acta Allergol. 13 (1959), 47.

319a* Hellmann, A., M. Pleger: Praxis der ambulanten Patientenschulung von Asthma-Patienten, Atemw.-Lungenkrkh. 23 (1997), 547–551.

320° Hercules, P. R., Lekwart, F. J., Fenton, M. V.: Pulmonary restriction and obstruction. Year Book Med. Publ., Chicago 1979.

321 Hering, E.: Die Selbststeuerung der Atmung durch den Nervus vagus. S. Ber. Akad. Wiss. Wien 57 (1868), 672–677.

322 Herold, D. A., Kunkel, G., Schmitz, U.: RAST und CLA. Allergol. 11 (1988), 493–497.

323 Herxheimer, H.: Hyperventilation asthma. Lancet I (1946), 83.

324° Herxheimer, H.: A guide to bronchial asthma. Academic Press, London 1975.

325° Herzog, H. (ed.): Asthma Series. Wander, Basel 1983.

326° Herzog, H., Empey, D. W., Matthys, H., Perruchoud, A., Widdicombe, J. G. (eds.): Asthma. Progr. Respir. Res., vol. 14, Karger, Basel 1980.

327° Herzog, H., Nolte, D., Schmidt, O. P. (Hrsg.): Obstruktive Atemwegserkrankungen. Gerhard Witzstrock, Baden-Baden – Köln – New York 1979.

328 Herzog, H., Perruchoud, A.: Aerosoltherapie mit intermittierendem Überdruck. In: Obstruktive Atemwegserkrankungen (Hrsg. H. Herzog, D. Nolte, O. P. Schmidt). S. 215 ff. Witzstrock, Baden-Baden 1979.

329° Herzog, H., Perruchoud, A. P. (Eds.): Asthma and bronchial hyperreactivity. Karger, Basel 1985.

330* Hetzel, M. R.: Bronchodilators in the prevention of nocturnal asthma. In: Bronchodilator Therapy (Ed.: T. J. H. Clark). Adis Press, Auckland 1984.

331* Higenbottam, T. W., Hoffbrand, B. I., Howell, D. J., Morgan, S. A. (eds.): Anticholinergic therapy – the state of the art. Postgrad. Med. J. 63 (1987), Suppl. 1, 1–86.

332* Higenbottam, T., Varma, N.: Asthma: an inherited dysfunction of bone marrow cells? Eur. Respir. J. 2 (1989), 921–922.

333 Hilding, A. C.: The relation of ciliary insufficiency of death from asthma and other respiratory disease. Ann. Otol. Rhinol. Laryngol. 55 (1943), 5.

333a Hirsch, D., Leupold, W.: Placebokontrollierte Doppelblindstudie zur Wirkung der Laserakupunktur beim kindlichen Asthma bronchiale. Atemw.-Lungenkrh. 20 (1994), 701–705.

334 Hirschberg, S. R.: Mitteilung über einen Fall von Nebenwirkung des Aspirin. Dtsch. med. Wschr. 1 (1902), 28.

335 Hodges, J. G. C., Groggins, R. C., Milner, A. D., Stokes, G. M.: Bronchodilator effect of inhaled ipratropium bromide in wheezy toddlers. Arch. Dis. Child 56 (1981), 729.
336 Hodgkin, J. E.: United States audit of asthma therapy. Chest 90 (1986), Suppl., 62–66.
336a Höpken, U. E., B. Lu, N. P. Gerard, C. Gerard: The C5 a chemoattractant receptor mediates mucosal defence to infection. Nature 383 (1996), 86–89.
337* Hofmann, D.: Besonderheiten des Asthma-Syndroms im Kindesalter. In: Die medikamentöse Behandlung der obstruktiven Atemwegserkrankung (Hrsg. G. Kaik u. G. Hitzenberger). Schnetztor, Konstanz 1979, S. 244 ff.
338* Hofmann, D.: Therapie des Asthma bronchiale im Kindesalter. In: Asthma bronchiale (Hrsg.: D. Nolte, F. Kummer, P. Dorow). Urban & Schwarzenberg, München 1986.
339 Hofmann, D., Wönne, R.: Asthma im Kindesalter: Differentialdiagnose zum Pseudo-Krupp, Atemw.-Lungenkrh. 11 (1985), 460–462.
340 Hogg, J. C., Paré, P. D., Boucher, R. C., Michoud, M.-C., Guerzon, G., Moroz, L.: Pathologic abnormalities in asthma. In: Asthma, physiology, immunpharmacology and treatment. (Eds.: M. Lichtenstein, K. F. Austin). Academic Press, New York 1977.
341 Hogg, J. C., Walker, D. C.: Pathology of the airways epithelium in asthma. Bull. Europ. Physiopathol. Respir. 22 (1986), Suppl. 7, 12–19.
341a Hogg, C.: Persistent and latent viral infections in the pathology of asthma. Int. Conf. Amer. Thor. Soc. (ATS), San Francisco, Mai 16–21, 1997.
342* Holgate, S. T.: Bronchoconstriction. In: Bronchodilator Therapy (Ed.: T. J. H. Clark). Adis Press, Auckland 1984.
343* Holgate, S. T.: The role of mast cells in the pathogenesis of asthma. Bull. Europ. Physiopathol. Respir. 21 (1985), 449–462.
344* Holgate, S. T.: The cellular and mediator basis of asthma in relation to natural history. Lancet 350 (1977), Suppl. II, 5–9.
345* Holgate, S. T.: The cellular and mediator basis of asthma in relation to natural history. Lancet 350 (1997), Suppl. II, 5–9.
346 Holgate, S. T.: The effect of inhaled salmeterol on the allergen-induced late asthmatic response (LAR) and increase in histamine responsiveness. Joint Meeting SEP-SEPCR, London, 9–14 September 1990.
346a Holgate, S. T.: The progress of airway inflammation and its relation to clinical symptoms. IX. Int. Congr. Allergol. Clin. Immunol. (ICACI). Stockholm, 26. 6.–1. 7. 94.
347 Holgate, S. T., Baldwin, C. J., Tattersfield, A. E.: β-adrenergic agonist resistance in normal human airways. Lancet I (1977), 375.
348 Holgate, S. T., Hardy, C., Howarth, P. H., Robinson, C., Church, M. K., Agius, R. M.: Bronchial mucosal mast cells and their implication in the pathogenesis of asthma. Bull. Europ. Physiopathol. Respir. 22 (1986), Suppl. 7, 39–47.
349 Holgate, S. T., Polosa, R.: Protective effect of inhaled loop diuretics on AMP- and methacholine-induced bronchospasm: implications for a functional antagonism. Joint Meeting SEP-SEPCR, London, 9–14 September 1990.
349a Holgate, S. T.: Infection and irritant-induced asthma. Int. Conf. Amer. Thor. Soc. (ATS), San Francisco, Mai 16–21, 1997.
350 Holle, J. P., Hartmann, V., Herr, G., Magnussen, H.: Die kontinuierliche Messung des Atemwiderstandes unter Salbutamol-, Aminophyllin- und Ipratropiumbromid-Gabe. Atemwegs-Lungenkrh. 4 (1978), 418.
350a Holländer, P.: Evaluation des Bad Reichenhaller Modells „Asthma-Bronchitis-Emphysem". Dissertation, München 1997.
351 Hollenberg, S. M., Weinberger, C., Ong, E. S.: Primary structure and expression of a functional human glucocorticoid receptor cDNA. Nature 318 (1985), 635–641.
351a Holt, P. G.: Allergen presentation in the airways. XV. Int. Congr. Allergol. Clin. Immunol. (ICACI). Stockholm, 26. 6.–1. 7. 94.
352 Holtzman, M. J.: Lipoxygenation of arachidonic acid in tracheal epithelial cells. Bull. Europ. Physiopathol-Respir. 22 (1986), Suppl. 7, 38.
353° Horak, F., Jäger, S.: Die Erreger des Heufiebers. Urban & Schwarzenberg, München – Wien – Baltimore 1979.
354 Hua, X., Lundberg, J. M., Theodorsson-Nordheim, E., Brondin, E.: Comparison of cardiovascular ad bronchoconstric-

311

tor effects of substance P, substance K and other tachykinins. Naunyn-Schmiedeberg's Arch. Pharmacol. 328 (1984), 196–201.
355 Hüttemann, U.: Stellenwert von Spironolacton in der Therapie der kardiopulmonalen Insuffizienz. In: Spironolacton bei kardiopulmonaler Insuffizienz (Hrsg. D. Nolte). Dustri, München 1979.
356 Hulbert, W. C., Walker, D. C., Jackson, A., Hogg, J. C.: Airway permeability to horse-radish peroxidase in guinea pigs. Amer. Rev. respir. Dis. 123 (1981), 320.
357* Hulme, E. X., Birdsall, N. J. M., Wheatley, M., Curtis, C., Pedder, E. K., Poyner, E., Stockton, J. M., Eveleigh, P.: Muscarinic acetylcholine receptors: structure, function, subtypes and therapeutic perspectives. Postgrad. Med. J. 63 (1987), Suppl. 1, 5–12.
358 Hutchcroft, B. J., Guz, A.: Levels of complement components during allergen-induced asthma. Clin. Allergy 8 (1978), 59–64.
359 Hyatt, R. E., Schilder, D. P., Fry, D. L.: Relationship between maximum expiratory flow and degree of lung inflation. J. appl. Physiol. 13 (1958), 331.
360 Illig, H.: Asthmatod oder Tod bei Asthma? Med. Klin. 73 (1978), 357.
361* Illig, L.: Urtikaria und „Aspirin-Intoleranz": Teilkomplexe eines fächerübergreifenden pathogenetischen Prinzips. Z. Hautkrankh. 55 (1980), 347–367.
362* Ingle, D. J.: Permissive action of hormones. Clin. Endocrinol. 14 (1954), 1272.
363 Ingram, R. H., McFadden, E. R.: Are exercise and isocapnic voluntary hyperventilation identical bronchial provocations? Europ. J. resp. Dis. 64 (1983), Suppl. 128, 242.
364 Ingram, R. H., Schilder, D. P.: Effect of pursed lips expiration on the pulmonary pressure-flow relationship in obstructive lung disease. Amer. Rev. respir. Dis. 96 (1967), 381.
364a International Consensus Report on Diagnosis and Management of Asthma. NIH, Bethesda 1992.
364b* Internationaler Konsensus-Bericht zur Diagnose und Behandlung des Asthma bronchiale. Pneumologie 47 (1993), 245–288.
365° Intorp, H. W., Nolte, D. (Hrsg.): Immunabwehr des Respirationstrakts. Dustri, München 1980

366* Ishizaka, K.: Regulation of the IgE response. Immunology 80 (Eds.: M. Fougerau, J. Dausset), p. 815, Paris 1980.
367* Ishizaka, K.: Perspectives in the application of IgE regulatory factors of the diagnosis and management of allergic diseases. In: Proc. XII. Int. Congr. All. Clin. Immunol. (Ed.: Ch. E. Reed). Mosby, St. Louis 1986, pp. 427–430.
368* Ishizaka, K., Ishizaka, T.: Mechnisms of reaginic hypersensitivity and immunotherapy. Lung 155 (1978), 2.
369 Jäger, L.: Regulationsmechanismen bei atopischer Sensibilisierung. Allergie Immunol. 19 (1973), 256.
370° Jäger, L.: Klinische Immunologie und Allergologie, 3. Auflage. Fischer, Stuttgart 1989.
370a* Jackson, R., Sears, M. R., Beaglehole, R., Rea, H. H.: Internationals trends in asthma mortality: 1970 to 1985. Chest 94 (1988), 914–919.
370a* Jäger, L.: Pathogenese des Asthma bronchiale. Atemw.-Lungenkrkh. 23 (1997), 563–567.
371 Jeffery, P. K., Wardlaw, A. J., Nelson, F. C., Collins, J. V., Kay, A. B.: Bronchial biopsies in asthma. Amer. Rev. Respir. Dis. 140 (1989), 1745–1753.
372* Jenne, J. W.: A critique of dosing strategies for beta-2-adrenergic agents and theophylline. Lung 159 (1981), 295.
373 Jensen, C., Stahl Skov, P., Koch, C., et al.: Intrinsic asthma and bacterial histamine relase. Possible role of bacterial surface lectins. Eur. J. respir. Dis. 64 (1983), Suppl., 391.
373a Jobst, K.: McPherson, K., Brown, V., Fletcher, H. J. et al.: Controlled trial of acupuncture for disabling breathlessness. Laucet II (1986), 1416–1418.
374* Johansson, S. G. O.: In vitro diagnosis of reagin-mediated allergic diseases. Allergy 33 (1978), 292.
375° Johansson, S. G. O.: IgE receptors on lymphocytes. In: New Trends in Allergy (Ed.: J. Ring, G. Burg). Springer, Berlin 1986.
376 Johnson, M.: The pharmacology of salmeterol. Joint Meeting SEP-SEPCR, London, 9–14 September 1990.
377 Johnstone, D. E.: Study of the value of bacterial asthma associated with respiratory infections, Pediatrics 24 (1959), 427.
378° Jorde, W., Schata, M. (Hrsg.): Mönchengladbacher Allergie-Seminare, Bd. 3, Dustri-Verlag, München 1990.

379° Jores, A., Kerekjarto, M. v.: Der Asthmatiker. Huber, Bern 1967.
380 Joseph, M., Capron, A., Ameisen, J. C., Caen, J. P., Tsicopoulos, A., Tonnel, A. B.: The IgE-dependent participation of platelets of cellular mechanisms in allergy. In: Proc. XII. Int. Congr. All. Clin, Immunol. (Ed.: Ch. E. Reed). Mosby, St. Louis 1986, pp. 135–139.
381 Juniper, E. F., Daniel, E. E., Roberts, R. S., Kline, P. A., Hargreave, F. E., Newhouse, M. T.: Improvement in airway responsiveness and asthma severity during pregnancy. Amer. Rev. Respir. Dis. 140 (1989), 924–931.
382° Kaik, G.: Bronchospasmolytika und ihre klinische Pharmakologie. Urban & Schwarzenberg, München 1980.
383° Kaik, G., Hitzenberger, G. (Hrsg.): Die medikamentöse Behandlung der obstruktiven Atemwegserkrankung. Schnetztor-Verlag, Konstanz 1979.
384° Kaiser, H.: Cortisonderivate in Klinik und Praxis, 8. Aufl. Thieme, Stuttgart 1987.
385 Kalsner, S.: Mechanism of hydrocortisone potentiation of responses to epinephrine and norepinephrine in rabbit aorta. Circ. Res. 24 (1969), 383.
386 Karg, O., Weber, N.: Beatmung von Patienten im Status – klinischer Verlauf, Komplikationen und Spätergebnisse. Pneumologie 44 (1990), Suppl. 1, 659–660.
387 Kaspar, P., Härtl, W., Petro, W.: Einfluß von Nifedipin allein und in Kombination mit Salbutamol auf die Schlagfrequenz menschlicher nasaler Zilien. Pneumologie 44 (1990), Suppl. 1, 279–280.
388* Katz, D. H.: Regulatory networks controlling the IgE system and implications for future therapy and prevention of allergic diseases. In: Proc. XII. Int. Congr. All. Clin. Immunol. (Ed.: Ch. E. Reed). Mosby, St. Louis 1986, pp. 420–426.
389* Kauder, W.: Therapie allergischer Atemwegserkrankungen unter besonderer Berücksichtigung der Hyposensibilisierung. In: Allergiekolloquien (Hrsg. Troponwerke), S. 109. Köln 1983.
390 Kauffmann, H. F., van der Heide, S., de Monchy, J. G. R., de Vries, K.: Plasma histamine concentrations and complement activation during house dust mite-provoked bronchial obstructive reactions. Clin. Allergy 13 (1983), 219–228.
391* Kaufmann, St. H. E.: Interleukine. Lösliche Mediatoren der zellulären Immunität. Dtsch. Ärztebl. 85 (1988), 1413–1415.
392* Kauffmann, St. H. E.: Streßproteine: Bindeglieder zwischen schützender und schädigender Immunantwort? Dtsch. Ärztebl. 87 (1990), B 2548–B 2552.
393* Kaukel, E.: Pharmakologie der glatten Bronchialmuskulatur. Atemw.-Lungenkrh. 7 (1981), 263–268.
394 Kaukel, E., Feddersen, O., Lenz, H. J.: Tachyphylaxie gegenüber Beta-Sympathikomimetika. Atemw.-Lungenkrh. 8 (1982), 111–114.
395° Kay, A. B. (Ed.): Asthma. Clinical pharmacology and therapeutic progress. Blackwell, Oxford 986.
396* Kay, A. B.: T cells, allergy and asthma. Ann. Meeting Europ. Acad. All. Clin. Immunol. (EAACI), Glasgow, 8–11 July 1990.
396a* Kay, A. B.: Interleukin 5 as a potential molecular target in the treatment of asthma and allergic disease. Ann. Meeting Europ. Acad. All. Clin. Immunol. (EAACI), Rhodos, June 1–5, 1997.
397° Kay, A. B., Austen, K. F., Lichtenstein, L. M. (Eds.): Asthma. Physiology, immunopharmacology, and treatment. Academic Press, London 1984.
398 Kay, A. B., Mackay, J. A.: High molecular weight neutrophil chemotactic activity in asthma and related disorders. Bull. Eur. Physiopathol. Respir. 22 (1986), Suppl. 7, 95–99.
399 Kay, A. B., Maclean, O. M. U., Wilkinson, A. H., Gad el Rah, M. O.: The prevalence of asthma and rhinitis in a Sudanese community seasonally exposed to a potent airborne allergen (the green nimitti midge). J. Allergy Clin. Immunol. 71 (1983), 345–352.
400 Keller, R., Breitenbücher, A.: Gastroösophagealer Reflux und Lungenkrankheiten. Pneumologie 44 (1990), Suppl. 1, 153–157.
401* Keller, R., Haldemann, G.: Die Atemtherapie auf der Intensivstation. Atemw.-Lungenkrh. 5 (1979), 16.
402 Kerschl, J., Nolte, D.: Theophyllintherapie: Patientencompliance und Dosierung. Fortschr. Med. 106 (1988), 554–557.
403 Kerrebijn, K. F.: Long-term drug treatment of asthma in children. Lung 168 (1990), Suppl., 142–153.

404 Kerrebijn, K. F., van Essen-Handvliet, E. E. M., Neijens, H. J.: Effect of longterm treatment with inhaled corticosteroids and betaagonists on the bronchial responsiveness in children with asthma. J. Allergy clin. Immunol. 79 (1987), 653-659.
405 Kersten, W., Kasperksi, J., Worth, G.: Ergebnisse spezifischer Hyposensibilisierung bei allergischen Erkrankungen. Dtsch. med. Wschr. 102 (1977), 1877.
406 Kersten, W., Stollewerk, D., Müsken, H.: Klinische Studie zur Wirksamkeit der akariziden Substanz Acarosan bei Hausstaubmilbenallergikern. Allergol. 11 (1988), 371-390.
407* Kessler, G. F.: Was ist gesichert in der Therapie des Asthma bronchiale? Internist 16 (1975), 594.
408 Khot, A., Burn, R.: Seasonal variation and time trends of deaths from asthma in England and Wales 1960-82. Brit. Med. J. 289 (1984), 233-237.
409 Kirby, J. G., Hargreave, F. E., Gleich, G. J., O'Byrne, P. M.: Bronchoalveolar cell profiles of asthmatic and nonasthmatic subjects. Amer. Rev. respir. Dis. 136 (1987), 379-383.
410 Kishimoto, A., Takai, Y. Mori, T., Kikkawa, U., Nishizuka, Y.: Activation of calcium and phospholipid dependent protein kinase by diacylglycerol, its possible relation to phosphatidylinositol turnover. J. Biol. chem. 255 (1980), 2273-2276.
411* Kjellmann, N.-I. M.: Prediction and prevention of atopic allergy. Allergy 37 (1982), 463.
412* Kjellmann, N.-I. M.: Erfahrungen in der Diagnose und Therapie mit gereinigten Allergenextrakten im Kindesalter. Allergol. 6 (1983), 199.
413 Kjellmann, N.-I. M., Johansson, S. G. O.: IgE and atopic allergy in newborns and infants with a family history of atopic disease. Acta Paed. Scand. 65 (1976), 601.
413a* Kleijnen, J., ter Riet, G., Knipschild, P.: Acupuncture and asthma: a review of controlled trials. Thorax 46 (1991), 799-802.
414 Kneussl, M., Burghuber, O., Harmuth, P., Silberbauer, K., Sinzinger, H., Haber, P.: Nifedipine protects acetylcholineinduced bronchoconstriction: the role of mediator release. Amer. Rev. respir. Dis. 127 (1983), Suppl., 108.

415* Kniker, W. T.: Immunosuppressive agents, γ-globuline, immunomodulation, immunization, and apheresis. J. All. Clin. Immunol. 84 (1990), 1104-1107.
416* Knothe, H.: Bakteriologische Sputumdiagnostik. In: Obstruktive Atemwegserkrankungen (Hrsg. H. Herzog, D. Nolte, O. P. Schmidt). Witzstrock, Baden-Baden 1979, S. 64 ff.
417 Knottnerus, I. G., Pelikan, Z.: Protective effects of nedocromil sodium (NDS) on the late asthmatic response (LAR). J. All. Clin. Immunol. 85 (1990), Suppl. 145.
418 Köhl, Ch., Debelić, M.: In-vitro-Untersuchung als Screening auf Inhalationsallergien (Phadiatop®). Pneumologie 43 (1989), 200-203.
419* Köhler, D.: Vor- und Nachteile verschiedener Inhalationsgeräte. Dtsch. Ärztebl. 86 (1989), 85-86.
420* Köhler, D.: Aerosols for systemic treatment. Lung 168 (1990), Suppl., 677-684.
421° Köhler, D., Fleischer, W., Matthys, H.: Inhalationstherapie. Gedon & Reuss, München 1986.
422* König, G.: Therapie des lebensbedrohenden Status asthmaticus auf der Intensivstation. Atemw.-Lungenkrh. 11 (1985), 518-522.
423* König, G.: Therapie des Status asthmaticus. Internist 26 (1985), 208-212.
424 König, P.: The use of cromolyn in the management of hyperreactive airways and exercise. J. Allergy clin. Immunol. 73 (1984), 686-689.
425* König, P.: Spacer devices used with metereddose inhalers. Breakthrough or gimmick? Chest 88 (1985), 276-284.
426* König, P.: Inhaled corticosteroids – their present and future role in the management of asthma. J. Allergy clin. Immunol. 82 (1988), 297-306.
427 König, P., Godfrey, S.: Prevalance of exercise-induced bronchial lability in families of children with asthma. Arch. Dis. Child 48 (1973), 513.
428* König, W.: Die Arachidonsäure: Informationsträger bei der Entzündungsreaktion zwischen Mastzellen, Neutrophilen und Eosinophilen. Allergol. 5 (1982), 151.
429* König, W.: IgE-Regulation und Entzündungszellen. Atemw.-Lungenkrh. 16 (1990), 328-335.
430* König, W., Bohn, A., Pfeiffer, P., Schönfeld, W., Theobald, K.: Immunologi-

sche Grundlagen der klinischen Allergie. Atemw.-Lungenkrh. 11 (1985), 450-459.
431* König, W., Knöller, I., Pfeiffer, P., Schönfeld, W. (Hrsg.): Zellbiologische Mechanismen der IgE-Antikörperantwort. Allergol. 11 (1988), Suppl. 1, 1-59.
432* König, W., Knöller, J., Pfeiffer, P., Schönfeld, W., Theobald, K., Groß-Weege, W.: Mastzellen: Funktion. In: Allergie und Asthma (Hrsg.: G. Fruhmann, D. Nolte). Dustri-Verlag, München 1986.
433 Koeter, G. H., Meurs, H., Kraan, J., Postma, D. S., Kauffman, H. F.: The beta-adrenergic receptor and bronchial hyperreactivity. Bull. Europ. Physiopathol. Respir. 22 (1986), Suppl. 7, 148-152.
434 Koivikko, A., Agrell, B., Dreborg, S., Foucard, T., Kjellmann, N.-I. M., Nilsson, S.: A double-blind multicenter immunotherapy trial in children with purified and standardized Cladosporium herbarum preparation. 12. Europ. Allergiekongr., Rom, 25.-30. Sept. 1983. Folia Allergol. Immunol. Clin. (Rome) 30 (1983), Suppl. 4, 147.
435 Konietzko, N.: Die Bronchialwegsreinigung: Möglichkeiten ihrer Beeinflussung. Therapiewoche 26 (1976), 8230.
436* Konietzko, N., Nolte, D.: Heterogenität bronchialer Mastzellen. Atemw.-Lungenkrh. 12 (1986), Suppl. 2, 51-117.
437* Kownatzki, E.: Zelluläre und humorale Interaktionen bei allergischen Reaktionen. Allergol. 11 (1988), 429-432.
438 Kraan, J., Koeter, G. H., v. Mark, T. W., Sluiter, H. J., de Vries, K.: Changes in bronchial hyperreactivity induced by 4 weeks treatment with antiasthmatic drugs in patients with allergic asthma: a comparison between budesonide and terbutaline. J. Allergy Clin. Immunol. 76 (1985), 628-636.
439 Kraemer, R., Sennhause, F., Wilson, K. C. P.: Comparison of regular inhalation of beclomethasone dipropionate and sodium cromoglycate on bronchial hyperreactivity in asthmatic children. Prog. Respir. Res. 19 (1985), 406-409.
440 Kraepin, S.: Prognosis of asthma in childhood with special reference to pulmonary function and the value of specific hyposensitization. Acta paediat. Scand., Suppl. 87 (1964), 140.

441 Krause-Michel, B., Bachhuber, W., Nolte, D.: Erste Erfahrungen mit einem mobilen Flüssigsauerstoffsystem. Atemw.-Lungenkrh. 15 (1989), 20-24.
442* Kroegel, Cl.: The potential pathophysiological role of platelet-activating factor in human diseases. Klin. Wschr. 66 (1988), 373-378.
442a* Kroegel, Ch., W. König, L. Jäger: Erweiterte Therapie des Asthma bronchiale. Verwendung von 5-Lipoxygenase-Inhibitoren und Leukotrien-Rezeptorantagonisten. Dtsch. Ärztebl. 94 (1997), 1450-1458.
443* Kroegel, Cl.: Pathomechanismen der allergischen Entzündungsreaktion: Der eosinophile Granulozyt. Allergol. 13 (1990), 281-294.
444a* Kroegel, C., Kortsik, C., Virchow, C. jr., Matthys, H.: Adhäsionsrezeptoren: Pathophysiologische, diagnostische und therapeutische Bedeutung. Med. Klin. 88 (1993), 381-387.
444b* Krug, N., Schauer, U., Wagner, T. O. T., Fabel, H.: Ist Asthma eine Erkrankung der T-Helfer-Lymphozyten (TH2-Zellen)? Med. Klin. 88 (1993), 377-380.
445 Kühr, J., Hendel-Kramer, A., Stephan, V., Karmans, W., Urbanek, R.: Epidemiologische Erfassung von Asthma bronchiale beim Schulkind. Pneumologie 43 (1989), 703-709.
446 Kuhn, H.: Psychosomatische Erkenntnisse zur Entstehung und zur Heilung des Asthma bronchiale. Atemw.-Lungenkrh. 11 (1985), 508-512.
447 Kulczycki, A.: The IgE receptor of mast cells and basophils. In: New Trends in Allergy (Ed.: J. Ring, G. Burg). Springer, Berlin 1986.
448* Kummer, F.: Lungenfunktionsdiagnostik der obstruktiven Atemwegserkrankungen. In: Obstruktive Atemwegserkrankungen. (Hrsg. H. Herzog, D. Nolte, O. P. Schmidt). Witzstrock, Baden-Baden 1979.
449° Kummer, F. (Hrsg.): Bronchiale Hyperreaktivität und Entzündung. Springer, Wien - New York 1989.
449a* Kummer, F.: Müssen die Asthma-Konsensuspapiere revidiert werden? Atemw.- Lungenkrh. 23 (1997), 617-620.
450 Kunkel, G., Schupp, J., Borner, K., Lasius, D., Meysel, U.: Untersuchungen zur Theophyllin-Wirkung unter besonderer Berücksichtigung der Tagesrhythmik. Allergol. 6 (1983), 249.

451* Kunkel, G., Marsiske-Jurth, C., Liese, D., Vecsei, P., Haack, D.: Asthma bronchiale und Kortikosteroide. In: Asthma bronchiale (Hrsg.: D. Nolte, F. Kummer, P. Dorow). Urban & Schwarzenberg, München 1986.

451a* Kunkel, G., Schultz, K.-D., Kropp, J.-D., Siebert, B., Zhang, M.: Zirkadiane Rhythmen von Entzündungszellen und Mediatoren bei Atemwegserkrankungen. Atemw.-Lungenkrh. 20 (1994), 556–559.

452* Kux, E., Kurrek, H.: Die thorakoskopisch-vegetative Denervation als Therapie des Asthma bronchiale. Münch. med. Wschr. 100 (1958), 1049.

453° Kuzemko, J. A. (Ed.): Asthma in Children. University Park Press, Baltimore 1976.

454 Labovitz, E., Spector, S.: Placental theophylline transfer in pregnant asthmatics. J. Amer. med. Ass. 247 (1982), 786.

455 Laitinen, L. A.: Erhöhte Kontraktionsempfindlichkeit der Atemwege und Allergie. Prax. Klin. Pneumol. 36 (1982), 1–2.

456 Laitinen, L. A.: Elkin, R. B., Empey, D. W., Jacobs, L., Mills, G., Gold, W. M., Nadel, J. A.: Changes in bronchial reactivity after administration of live attenuated influenza virus. Amer. Rev. respir. Dis. 113 (1976), 194.

457 Laitinen, L. A., Heino, M., Laitinen, A., Kava, T., Haahtela, T.: Damage of the airway epithelium and bronchial reactivity in patients with asthma. Amer. Rev. respir. Dis. 131 (1985), 599–606.

458* Lam, A., Newhouse, M. T.: Management of asthma and chronic airflow limitation. Are methylxanthines absolete? Chest 98 (1990), 44–52.

459 Lam, S., Wong, R., Yeung, M.: Nonspecific bronchial reactivity in occupational asthma. J. Allergy clin. Immunol. 63 (1979), 28.

460 Lambert, P. H., Gyotoku, Y., Grau, G. E.: Immune complexes: Significance and pathogenicity. In: Proc. XII. Int. Congr. All. Clin. Immunol. (Ed.: Ch. E. Reed). Mosby, St. Louis 1986, pp. 40–44.

461 Lands, A. M., Arnold, A., McAuliff, J. P., Luduena, F. P., Brown, T. G.: Differentiation of receptor systems activated by sympathomimetik amines. Nature 214 (1967), 597.

462 Landsér, F. J., Nagels, J., Demedts, M., Billiet, L., van de Woestijne, K. P.: A new method to determine frequency characteristics of the respiratory system. J. appl. Physiol. 41 (1976), 101.

463 Lanser, K., Kaukel, E., Sill, V.: Reflektorische und lokal-irritativ induzierte Bronchokonstriktion. Pneumol. (1976), Suppl. 1, 253.

464 Larsen, G. L.: Pulmonary inflammation and bronchial hyperresponsiveness; an introduction. Bull. Eur. Physiopathol. Respir. 22 (1986), Suppl. 7, 35–37.

465 Laros, C. D., Swierenga, J.: Rehabilitation program in patients with obstructive pulmonary disease. Amer. J. Med. 54 (1972), 344.

466 Larsson, S., Svedmyr, N., Thiringer, G.: Lack of bronchial beta adrenoceptor resistance in asthmatics during longterm treatment with terbutaline. J. Allerg. clin. Immunol. 59 (1977), 93.

466a Lau, S., R. Sommerfeld, R. Bergmann, U. Wahn: Sensitization and indoor allergen exposure at the age of 3 years – results of the German multicenter atopy study (MAS 90). J. All. Clin. Immunol. 95 (1995), 261.

467* Lauber, B.: Häufigkeit und sozialmedizinische Bedeutung chronisch-obstruktiver Atemwegserkrankungen in der Bundesrepublik Deutschland. Pneumologie 43 (1989), 10–19.

468 Lavin, N.: An action of disodium cromoglycate: inhibition of cyclic 3', 5'-AMP Phosphodiesterase. J. All. Clin. Immunol. 57 (1976), 80–88.

469* Lecheler, J.: Langzeitbehandlung von Kindern mit schwerem Asthma bronchiale im Hochgebirgsklima. Atemw.-Lungenkrh. 13 (1987), 13–17.

470 Lecheler, J., Ehmer-Künkele, U., Schantl, H.: Höhenabhängige Reduzierung des Pollenfluges und die Auswirkungen auf Kinder und Jugendliche mit Asthma bronchiale. Atemw.-Lungenkrh. 13 (1987), 6–7.

471° Lecheler, J., Fischer, J.: Bewegung und Sport bei Asthma bronchiale. Echo-Verlag, Köln 1990.

472 Lee, T. H.: Macrophages and allergic reactions. Ann. Meeting Europ. Acad. All. Clin. Immunol. (EAACI), Glasgow, 8–11 July 1990.

473 Lee, T. H., Assoufi, B. K., Kay, A. B.: The link between exercise, respiratory heat exchange, and the mast cell in bronchial asthma. Lancet I (1983), 520.

474 Lee, T. H., Nagkura, T., Papageorgiou, N., Iikura, Y., Kay, A. B.: Exercise-induced late asthmatic reactions with

475 neutrophil chemotactic activity. New Engl. J. Med. 308 (1983), 1502.
475 Lee, T. H., O'Hickey, S. P.: Exercise-induced asthma and late phase reactions. Eur. Respir. J. 2 (1989), 195–197.
476* Lefcowitz, R. J., Caron, M. G., Stiles, G. L.: Mechanisms of membrane-receptor regulation. New Engl. J. Med. 310 (1984), 1570–1579.
476a* Lemmer, B.: Berücksichtigung biologischer Rhythmen in der Therapie pulmonaler und kardialer Erkrankungen. Atemw.-Lungenkrh. 20 (1994), 570–579.
477* Leonhardt, L., Kersten, W.: Empfehlung zur „Immuntherapie" (spezifische Hyposensibilisierung). Allergol. 11 (1988), 518–520.
478 Leplow, B., Kramer, C., Dahme, B., Richter, R.: Biofeedback-Training des Atemwiderstandes. Kongreßber. 19. Wiss. Tag. Norddtsch. Ges. Lungenu. Bronchialheilk. (Hrsg.: V. Sill). Universimed Verlag, Frankfurt 1986, S. 183–190.
479 Lever, A. M. L., Corris, P. A., Gibson, G. J.: Nifedipine enhances the bronchodilator effect of salbutamol. Thorax 39 (1984), 576–578.
480° Lichtenstein, L. M., Austen, K. F. (Eds.): Asthma; physiology, immunopharmacology and treatment. Academic Press, New York – San Francisco – London 1977.
481* Lichterfeld, A., Frey, G., Brecht, H. M.: Der Plättchen-aktivierende Faktor (PAF) und seine mögliche Rolle beim Asthma bronchiale. Prax. klin. Pneumol. 42 (1988), 123–131.
482 Lindemann, H.: Zur Häufigkeit des „Anstrengungsasthmas". Atemw.-Lungenkrh. 13 (1987), 23–27.
483* Lindemann, H.: Prevention of bronchial hyperreactivity in children. Lung 168 (1990), Suppl., 249–255.
484 Littlewood. J. M., Johnson, A. S., Edwards, P. A., Littlewood, A. E.: Growth retardation in asthmatic children treated with inhaled beclomethasone dipropionate. Lancet I (1988), 115–116.
485* Lode, H.: Infektionen der Atemwege – wann besteht eine Indikation zur Antibiotikatherapie? Pneumologie 44 (1990), 763–766.
486° Lode, H., Nolte, D. (Hrsg.): Infektionen des Respiratorionstrakts: Pneumonien. Dustri-Verlag, München 1988.

486a* Lodrup-Carlsen, K.: Diagnosis of the wheezing child utilizing inflammation markers. Ann. Meeting Europ. Acad. All. Clin. Immunol. (EAACI), Rhodos, June 1–5, 1997.
487° Löllgen, H.: Kardiopulmonale Funktionsdiagnostik. Ciba-Geigy, Wehr/Baden 1983.
488 Löwenstein, H.: Allergen standardization. In: Proc. XII, Int. Congr. All. Clin, Immunol. (Ed.: Ch. E. Reed). Mosby, St. Louis 1986, pp. 299–302.
488a Lundbaeck, B.: Epidemiology of rhinitis and asthma. Ann. Meeting Europ. Acad. All. Clin. Immunol. (EAACI), Rhodos, June 1–5, 1997.
489 Lundberg, J. M., Hökfelt, T., Martling, C.-R., Saria, A., Cuello, C.: Substance P-immunoreactive sensory nerve in the lower respiratory tract of various mammals including man. Cell Tissue Res. 235 (1984), 251–261.
490* Macklem, P. T. Obstruction in small airways – a challenge to medicine. Amer. J. Med. 52 (1972), 721.
491* Macklem, P. T.: Die Indikation zur mechanischen Beatmung in der Behandlung des respiratorischen Versagens. Atemw.-Lungenkrh. 14 (1988), 582–584.
492 Magnussen, H.: Der Stellenwert von Ketotifen in der Therapie des Asthma bronchiale. Atemw.-Lungenkrh. 7 (1981), 257–259.
493° Magnussen, H. (Hrsg.): Aktuelle Probleme der Theophyllintherapie. Dustri-Verlag, München 1982.
494* Magnussen, H.: Das Anstrengungs-induzierbare Asthma bronchiale. Atemw.-Lungenkrh. 11 (1985), 500–502.
495* Magnussen, H., Jörres, R.: Umwelt und Atemwege. Dtsch. med. Wschr. 114 (1989), 1416–1421.
496 Magnussen, H., Jörres, R.: Modulation of airway responsiveness to SO_2 through NO_2 and O_3 in asthmetic subjects. Allergol. 13 (1990), 436.
497° Magnussen, H., Nolte, D. (Hrsg.): Stellenwert der bronchoalveolären Lavage (BAL) in der pneumologischen Diagnostik. Dustri, München 1990.
498* Magnussen, H., Nowak, D.: Roles of hyperresponsiveness and airway inflammation in bronchial asthma. Respiration 55 (1989), 65–74.
498a Magnussen, H., Rabe, K. F.: Nächtliches Asthma: Ursachen und Therapie. Atemw.-Lungenkrh. 20 (1994), 560–564.

499 Magnussen, H., Reuss, G., Jörres, R., Aurich, R.: The effect of azelastine on exercise-inced asthma. Chest 93 (1988), 937–940.

500 Magnussen, H., Reuß, G., Jörres, R., Kessler, K.: Der protektive Effekt von Dinatrium-Cromoglicinsäure (DNCG) auf die inhalative thermische Provokation beim Asthma bronchiale. Prax. Klin. Pneumol. 37 (1983), 364.

501* Magnussen, H., Scheidt-Mackes, M.: Der Einfluß von Theophyllin auf die Kontraktilität des Zwerchfells. Dtsch. med. Wschr. 108 (1983), 309.

501a* Magnussen H., Wettengel, R.: Das Peakflow-Meter: Stellenwert in der pneumologischen Diagnostik. Med. Klin. 88 (1993), 720–723.

501b Magnussen, H., U. Willenbrock, R. Jörres: Die Dauer der Wirkung inhalativer Kortikosteroide auf Lungenfunktion und Empfindlichkeit der Atemwege bei Patienten mit Asthma bronchiale. Med. Klin. 90 (1995), 214–219.

502a Magnussen, H., Jörres, R., Fiegen, U.: Der Stellenwert eines Belastungstestes und der inhalativen Histaminprovokation bei der Diagnose des Asthma bronchiale. 22. Tag. Ges. Lungen- u. Atmungsforsch., Bochum, 4.–6. Dez. 1986.

502a* Magnussen H., K. Richter, R. A. Jörres: Asthma und Stickstoffmonoxid. Atemw.-Lungenkrh. 23 (1997), 568–572.

503 Mallin, W., Eber, E., Semmelrock, H.-J., Zach, M.: Theophyllin-Serumspiegelbestimmung: Vergleich zwischen Schnelltest (Enzym-Immuno-Chromatographie) und konventionellem Fluoreszenz-Polarisations-Immunoassay. Pneumologie 44 (1990), 967–969.

503a* Malling, H. J.: Methods for evaluating the clinical efficacy of specific immunotherapy. Ann. Meeting Europ. Aca. All. Clin. Immunol. (EAACI), Rhodos, June 1–5, 1997.

504 Malouvier, D.: Beeinflussung der Bronchialobstruktion durch autogenes Training. Atemw.-Lungenkrh. 7 (1981), 299.

505* Mapp, C. E., Boschetto, P., Zocca, E., Milani, G. F., Pivirotto, F., Tegazzin, V., Fabbri, L. M.: Pathogenese von asthmatischen Reaktionen durch Exposition gegen Isocyanate. Atemw.-Lungenkrkh. 15 (1989), 1–4.

506 Markowe, H. L. J., Bulpitt, C. J., Shipley, M. J., Rose, G., Crombie, D. L., Fleming, D. M.: Prognosis in adult asthma: a national study. Brit. med. J. 295 (1987), 949–952.

507 Marquardt, D. L., Parker, C. W., Sullivan, T. J.: Potentiation of mast cell mediator release by adenosine. J. Immunol. 120 (1978), 871.

508 Marsac, J.: French audit of asthma therapy. Chest 90 (1986), 78–80.

509* Marsh, D. G., Meyers, D. A., Bias, W. B.: The epidemiology and genetics of atopic allergy. New Engl. J. Med. 305 (1981), 1551.

510 Marsh, D. G., Freidhoff, L. R., Meyers, L. R., Roebber, M., Newman, P. S., Kantzky, E. E., Hsu, S. H., Bias, W. B.: HLA-DW, a genetic marker for human immune response to short ragweed allergen Ra5. J. Exp. Med. 155 (1982), 1439–1447.

510a* Martinez, F.: Role of viral infections in childhood asthma. Int. Conf. Amer. Thor. Soc. (ATS), San Francisco, May 16–21, 1997.

511* Mathison, D. A., Simon, R. A., Stevenson, D. D.: Aspirin-induced and intrinsic asthma. In: New Trends in Allergy (Ed.: J. Ring, G. Burg). Springer, Berlin 1986.

512° Matthys, H. (Hrsg.): Biomedical engineering and data processing in pneumonology. International Titisee Conference, Titisee, October 19–21, 1978. In: Progr. Respir. Res., vol. 11. Karger, Basel 1979.

513* Matthys, H.: Inhalation delivery of asthma drugs. Lung 168 (1990), Suppl., 645–652.

514° Matthys, H., Fabel, H. (Hrsg.): Chronische respiratorische Insuffizienz. MMV Medizin Verlag, München 1985.

515° Matthys, H., Nolte, D., Petro, W., Siemon, G. (Hrsg.): Sauerstoff-Langzeit-Therapie. Dustri-Verlag, München 1988.

516 Matthys, H., Rühle, K.-H.: Sauerstofflangzeittherapie bei chronischer respiratorischer Insuffizienz. Prax. Klin. Pneumol. 37 (1983), Suppl. 1, 939.

517* Matthys, H., Schmitz-Schumann, M.: Anstrengungsinduziertes Asthma. In: Asthma bronchiale (Hrsg.: D. Nolte, F. Kummer, P. Dorow). Urban & Schwarzenberg, München 1986.

518 Matthys, H., Vastag, E., Daikeler, G., Köhler, D.: Beeinflussung der mukoziliären Clearance durch Theophyllin-Ethylendiamin und Pindolol bei Patienten mit chronischer Bronchitis. Therapiewoche 33 (1983), 1003.

519* McFadden, E. R.: Reagibilität der Atemwege und Pathogenese des Asthmas. In: Asthma bronchiale und bronchiale Hyperreagibilität (Hrsg.: E. R. McFadden, C. H. Scoggin, M. H. Williams). Thieme, Stuttgart 1982.
520° McFadden, E. R.: Asthma. In: Fishman, A. P. (ed.): Pulmonary Diseases and Disorders. pp. 1295–1323. McGraw-Hill, New York 1988.
521 McFadden, E. R.: Respiratory heat and water exchange: Physiological and clinical implications, J. appl. Physiol. Respir. Environ. Exercise Physiol. 54 (1983), 331.
522* McFadden, E. R.: Therapy of acute asthma. J. All. Clin. Immunol. 84 (1989), 151–158.
523* McFadden, E. R.: Hypothesis: exercises-induced asthma as a vascular phenomenon. Lancet 336 (1990), 880–883.
524 McFadden, E. R., Denison, D. M., Waller, J. F., Assoufi, B., Peacock, A., Sopwith, T.: Direct recordings of the temperatures in the tracheobronchial tree in normal man. J. clin. Invest. 69 (1982), 700.
524a McFadden, E. R., Luparello, T. J., Lyons, M., Bleeker, F.: The mechanism of action of suggestion in the induction of acute asthma attacks. Psychosom. Med. 31 (1969), 134–143.
525 Mead, J.: Volume displacement body plethysmograph for respiratory measurements in human subjects. J. appl. Physiol. 15 (1960), 736.
526* Medici, T. C., Radielovic, P.: Effects of drugs on mucus glycoproteins and water in bronchial secretion. J. Int. Med. Res. 7 (1979), 434.
527* Meier-Sydow, J., Schultze-Werninghaus, G.: Fehler durch Arzt und Patient bei der Therapie obstruktiver Atemwegserkrankungen (Hrsg. H. Herzog, D. Nolte, O. P. Schmidt), Witzstrock, Baden-Baden 1979, S. 241 ff.
528 Meister, R.: Langzeittherapie mit Acetylcystein Retard-Tabletten bei Patienten mit chronischer Bronchitis. Eine doppelblinde-placebokontrollierte Studie. Forum Prakt. Allg.-Arztes 25 (1986), 1–11.
528a* Meijer, R. J., H. A. M. Kerstjens, D. S. Postma: Comparison of guidelines and self-management plans in asthma. Europ. Respir. J. 10 (1997), 1163–1172.
529 Menger, W.: Statistische Ergebnisse bei 12 246 Kindern mit Asthma bronchiale und Neurodermitis constitutionalis. Mschr. Kinderheilk. 119 (1971), 223.
529a* Menz, G.: Analgetika-Asthma-Syndrom. Atemw.-Lungenkrh. 23 (1997), 583–587.
530 Messer, J. W., Peters, G. A., Bennett, W. A.: Causes of death and pathologic findings in 304 cases of bronchial asthma. Dis. Chest 38 (1960), 616.
531 Meßmer, K., Ljungström, K. G., Gruber, U., Richter, W., Hedin, H.: Prevention of dextran-induced anaphylactoid reactions by hapten inhibition, Lancet I (1980), 975.
532 Metzger, H.: The mast cell receptor for immunoglobin E: Prospects for threapy. In: Proc. XII. Int. Congr. All. Clin. Immunol. (Ed.: Ch. E. Reed). Mosby, St. Louis 1986, pp. 308–310.
533 Metzger, W. J., Richerson, H. B., Kregel, K.: Late-phase obstructive airway responses (LPR) in a rabbit model: physiologic and anatomic findings. Amer. Rev. respir. Dis. 125 (1982), 62.
534 Metzger, W. J., Richerson, H. B., Kregel, K., Barfknecht. C., Moore, K.: Late-phase obstructive airways responses (LPR) in a rabbit model: physiologic and anatomic findings. Amer. Rev. respir. Dis. 125 (1982), 62.
535 Metzger, W. J., Zavala, D., Richerson, H. B., Moseley, P., Iwamota, P., Monick, M., Sjoerdsma, K., Hunnighake, G. W.: Local allergen challenge and bronchoalveolar lavage of allergic asthmatic lung. Amer. Rev. respir. Dis. 135 (1987), 433–440.
536° Michel, F.-B.: Asthmologie. Sandoz, Rueil-Malmaison 1981.
537 Michel, L., De Vos, Chr., Rihoux, L.-P., Burtin, Cl., Benveniste, J., Dubertret, L.: Inhibitory effect of oral cetirizine on in vivo antigen-induced histamine and PAF-acether release and eosinophile recrutiment in human skin. J. Allergy clin. Immunol. 82 (1988), 101–109.
538 Michell, R. H.: Inositol phospholipids and cell surface-receptor function. Biochim. Biophys. Acta 415 (1975), 81–147.
539* Michell, R. H.: How do receptors at the cell surface send signals to the cell interior? Brit. med. J. 295 (1987), 1320–1323.
540 Middleton, E.: Role of calcium and calcium antagonists in airway function. Europ. J. respir. Dis. 64 (1983), Suppl. 128, 123.

541 Miech, R. P., Lohmann, S. M.: Metabolism and pharmacodynamics of theophylline. In: New directions in asthma (Ed.: M. Stein). Amer. Coll. Chest Phys., Park Ridge (III), 1975, p. 377.

542* Milner, A. D.: Bronchodilators in childhood asthma. In: Bronchodilator Therapy (Ed.: T. J. H. Clark). ADIS Press, Auckland 1984.

543 Miura, M., Inoue, H., Ichinose, M., Shimura, S., Katsumata, U., Kimura, K., Shindoh, Y., Tanno, Y., Takishima, T.: Increase in luminal mast cell and epithelial damage may account for increased airway responisveness after viral infection in dogs. Amer. Rev. Respir. Dis. 140 (1989), 1738–1744.

544* Miyamoto, T.: Treatment of bronchial asthma in Japan. Chest 90 (1986), 71–73.

545 Mlczoch, F.: Klinischer Verlauf des chronischen Cor pulmonale bei chronisch obstruktiven Lungenerkrankungen. In: Cor pulmonale chronicum (Hrsg. S. Daum). SEPCR, München 1977, S. 185 ff.

546* Möllmann, H. W., Barth, J.: Glukokortikoide. In: Nolte, D., Dorow, P. (Hrsg.): Asthma bronchiale. De Gruyter, Berlin 1988, S. 109–141.

547* Möllmann, H. W., Barth, J., Schmidt, E. W., Rohdewald, P.: Glukokortikoidtherapie bei chronisch obstruktiven Atemwegerkrankungen. Atemw.-Lungenkrh. 12 (1986), 158–168.

548* Mohrmann, W., Kann, J.: Zusammenhangsfrage und Entschädigungspflicht bei Berufsasthma. Allergol. 9 (1986), 497–500.

549° Morgenroth, K., Newhouse, M. T., Nolte, D.: Atlas of pulmonary pathology. Butterworths, Sevenoaks/Kent 1982.

550° Morgenroth, K., Wettengel, R.: Asthma bronchiale. Boehringer, Ingelheim 1987.

551 Morice, R., Gonzalez, J. M., Bloom, K., Alkers, S., Raizner, A. E., Stevens, P. M.: Comparison of the effect of calcium channel blockers, nifedipine and verapamil, on non-specific airway reactivity. Amer. Rev. respir. Dis. 127 (Suppl.) 83.

552° Morley, J. (Ed.): Beta-adrenoceptors in asthma. Academic Press, London 1984.

553* Morley, J.: Theophylline in asthma. Bull. Europ. Physiopathol Respir. 22 (1986), 425–428.

554 Morley, J., Page, C. P., Mazzoni, L., Sanjar, S.: Effects of Ketoifen upon responses to platelet activating factor: A basis for asthma prophylaxis. Ann. Allergy 56 (1986), 335–340.

555 Morr, H.: Funktionelle Beeinflussung von menschlichen Mastzellen durch Glukokortikosteroide, Cromoglykat und Ketotifen. Atemw.-Lungenkrh. 7 (1981), 260–262.

556 Morr, H.: Anti-allergic effect of beta$_2$-agonists and cholinoceptor antagonists in vitro. Europ. J. respir. Dis. 64 (1983), Suppl. 128, 40.

557* Morr, H.: Dyskrinie und Mukostase. In: Asthma bronchiale (Hrsg.: D. Nolte, F. Kummer, P. Dorow). Urban & Schwarzenberg, München 1986.

558* Morr, H. (Hrsg.): Therapie mit inhalierbaren Steroiden. Dustri, München 1991.

559 M. R. C. Working Party: Long-term domiciliary oxygen therapy in chronic hypoxic cor pulmonale complicating chronic bronchitis and emphysema. Lancet I (1981), 681.

560 Müller, K.-M.: Pathologisch-anatomisches Korrelat bei Tod im Asthmaanfall. Atemw.-Lungenkrh. 12 (1986), 223–230.

561° Müller, O. A. (ed.): Corticotropin releasing hormone. Thieme, Stuttgart 1987.

562 Mueller, R. E., Petty, T. L., Filley, G. F.: Ventilation and arterial blood gas changes induced by pursed lips breathing, J. appl. Physiol. 28 (1970), 784.

563* Müller-Wenig, D.: Klinik der exogenallergischen Alveolitis. Allergol. 13 (1990), 91–103.

563a* Müsken, H.: Innenraumallergene: klinische Bedeutung, Nachweis und Meidung. Pneumol. 50 (1996), 168–176.

564* Muhar, F.: Der diagnostische Wert des Fluß-Volumen-Diagramms. Euromed. 19 (1979), 182.

565 Mullarskey, M. F., Blumenstein, B. A., Andrade, W. P., Bailey, G. A., Olason, I., Wetzel, C. E., Pharne, B.: Methotrexate in the treatment of corticosteroid-dependent asthma. New Engl. J. Med. 318 (1988), 603–607.

565a Mullen, M. L., Mullen, B., Carey, M.: The association between β-agonist use and death from asthma. A meta-analytic integration of case-control studies. JAMA 270 (1993), 1842–1845.

566* Munck, A., Mendel, D. B., Smith, L. I., Orti, E.: Glucocorticoid receptors and actions. Amer. Rev. Respir. Dis. 141 (1990), S 2–S 10.

567 Munteanu, J., Schötter, R., Milatovic, D., Emslander, H. P., Emmerich, B., Daum, S.: Die Beeinflussung der lokalen Abwehrmachanismen der Lunge durch die orale Einnahme eines Immuntherapeutikums. Atemw.-Lungenkrh. 13 (1987), 402–405.

568 Muranaka, M., Miyamoto, T., Shida, T.: Gold salt in the treatment of bronchial asthma – a double-blind study. Ann. Allergy 40 (1978), 132–137.

569 Muranaka, M., Nakajima, K., Suzuki, S.: Bronchial responsiveness to acetylcholine in patients with bronchial asthma after long-term treatment with gold salt. J. Allergy clin. Immunol. 67 (1981), 350–356.

570 Murphy, K. R., Marsh, W. R., Glezen, L. S., Irvin, C. G., Wilson, M. C., Larsen, G. L.: Inflammation and the late phase reaction in asthma: the effect of polymorphonuclear leucocyte depletion on airways obstruction and bronchial hyperreactivity in an animal model. Bull. Europ. Physiopathol. Respir. 22 (1986), Suppl. 7, 48–53.

571 Murray, A. B., Morrison, B. J.: Passive smoking and the seasonal difference of serverity of asthma in children. Chest 94 (1988), 701–708.

571a Mutius, E. von, Fritzsch, C., Weiland, S. K., Röll, G., Magnussen, H.: Prevalence of asthma and allergic disorders among children in united Germany; a descriptive comparison. Brit. med. J. 305 (1992), 1395–1398.

572* Nadel, J. A.: Autonomic control of airway smooth muscle and airway secretions. Amer. Rev. respir. Dis. 116 (1977), 117.

573° Nadel, J. A. (Ed.): Physiology and pharmacology of the airways. Marcel Dekker, New York 1980.

574 Nadel, J. A.: Mechanisms of airways hyperreactivity. Int. Conf. on Bronchial Hyperreactivity, Den Haag, 27.–29. May 1982. The Medicine Publishing Foundation, Oxford 1982.

575* Nadel, J. A., Barnes, P. J.: Autonomic regulation of the airways. Ann. Rev. Med. 35 (1984), 451–467.

576 Nadel, J. A.: Some epithelial metabolic factors affecting airway smooth muscle. Amer. Rev. respir. Dis. 138 (1988), Suppl. 2, S 22–23.

577 Nadel, J. A.: New mechanisms of airway inflammation: potential relevance to asthma. Joint Meeting SEP-SEPCR, London 9–14, September 1990.

578 Nakagawa, T., Hirano, T., Nagakawa, N., Yoshizaka, K., Kishimoto, T.: Effect of recombinant IL-2 and gamma-IFN on proliferation and differentiation of human B cells. J. Immunol. 134 (1985), 959.

579 Nakajima, T., Delespesse, G.: IgE receptors on human lymphocytes. I. Identification of the molecules binding to monoclonal anti-Fc_ϵ receptor antibodies. Europ. J. Immunol. 16 (1986), 809.

580 Nakayama, K.: Die Exstirpation des Carotisknotens zur Behandlung des Asthma bronchiale. Chirurg 29 (1958), 180.

580a* National Heart, Lung and Blood Institute: Inernational consensus report on diagnosis and treatment of asthma (ICR). Europ. Respir. J. 5 (1992), 601–641.

580b° National Heart, Lung and Blood Institute: Global strategy for asthma managenent and prevention (GINA). NHLBI/WHO Report 1995, 1–48.

580c* National Institute of Health (NIH): Guidelines for the Diagnosis and Management of Asthma (NAEPP). NIH Publication No. 97–4051 A, May 1997.

581* Nelson, H. S.: Beta adrenergic agonists, Chest 82 (1982), Suppl., 335–389.

582 Neumann, P.: Bericht über fünf Fälle der Behandlung eines Asthma bronchiale durch „intrapleuralen Entspannungspneumothorax". Prax Klin. Pneumol. 37 (1983), 1137.

583* Newhouse, M., Hargreave, F. H.: Asthmaprovokationstests. In: Pneumologische Diagnostik (Hrsg. H. Matthys, D. Nolte). Dustri, München 1981, S. 46.

584* Newhouse, M. T., Lam, A.: Management of asthma and chronic airflow limitation: Are methylxanthines obsolete? Lung 168 (1990), Suppl., 634–641.

585 Nicholas, J. J., Gilbert, R., Gabe, R., Auchincloss, J. H.: Evaluation of an exercise therapy program for patients with chronic obstructive pulmonary disease. Amer. Rev. respir. Dis. 102 (1970), 1.

585a Niggemann, B.: IgE antibody specifities in developing allergic diseases. Ann. Meeting Europ. Acad. All. Clin. Immunol. (EAACI), Rhodos, June 1–5, 1997.

586* Nishimura, H., Tanimura, T.: Clinical aspects of teratogenicity of drugs. Excerpta Med. 243 (1976), 240.

587 Nishizuka, Y.: Calcium, phospholipid turnover and transmembrane signalling.

Phil. Trans. Royal. Soc. Lond. B 302 (1983), 101–112.
588 Nishizuka, Y.: The role of protein kinase C in cell surface signal transduction and tumour promotion. Nature 308 (1984), 693–698.
589 Nocturnal Oxygen Therapy Trial Group: Continuous or nocturnal oxygen therapy in hypoxic chronic obstructive lung disease, a clinical trial. Ann. Intern. Med. 93 (1980), 391.
590* Nolte, D.: Empfehlungen für die Durchführung von bronchialen Provokationstests mit Allergen-Aerosolen. Dtsch. med. Wschr. 100 (1975), 2454–1456.
591° Nolte, D. (Hrsg.): Beta-Sympathikomimetika der neuen Generation. Dustri, München 1978.
592 Nolte, D.: Sensibilisierung und Hyposensibilisierung bei allergischem Asthma. Med. Klin. 74 (1979), 945–950.
593* Nolte, D.: Pathophysiologische Grundlagen der Atemgymnastik bei obstruktiven Atemwegserkrankungen. Atemwegs-Lungenkrh. 5 (1979), 1–6.
594° Nolte, D. (Hrsg.): Spironolacton bei kardiopulmonaler Insuffizienz. Dustri, München 1980.
595° Nolte, D. (Hrsg.): Allergiediagnostik. Dustri, München 1981.
596* Nolte, D.: Allergische und immunologische Lungenkrankheiten. Int. Welt 4 (1981), 335–342.
597 Nolte, D.: O_2-Therapie in Kombination mit physikalischer Atemtherapie. Prax. Pneumol. 35 (1981), 519.
598 Nolte, D.: Psychogenes Asthma – gibt es das? Med. Klin. 77 (1982), 400–406.
599 Nolte, D.: The role of methylxanthines on the physiological regulation of bronchial muscle tone and their influence on its pharmacokinetics. Brit. J. clin. Pract. (1983), Suppl. 23, 3–7.
600 Nolte, D.: Experience with a single evening dose of theophylline in patients with chronic obstructive airways disease. In: New perspectives in theophylline therapy. Int. Congr. Symp. Ser. 78. The Royal Society of Medicine, London 1984, pp. 175–179.
601* Nolte, D.: Pathogenesis of bronchial hyperreactivity. In: Asthma and bronchial hyperreactivity (Eds.: H. Herzog, A. P. Perruchoud). Karger, Basel 1985.
602° Nolte, D.: Asthma, Atemnot, Atemfunktion. Gedon & Reuss, München 1985.
603* Nolte, D.: Sauerstoff-Heimtherapie – ein Anschluß ans Leben? (Editorial). Med. Klin. 81 (1986), 330–331.
604° Nolte, D. (Hrsg.): Glukokortikoide bei obstruktiven Atemwegserkrankungen. De Gruyter, Berlin 1989.
604a Nolte, D.: PAF macht PAF, macht „paff"? Med. Klin. 84 (1989), 319–320.
605° Nolte, D. (Hrsg.): Glukokortikoide bei obstruktiven Atemwegserkrankungen. De Gruyter, Berlin 1990.
606* Nolte, D.: Indications of different oxygen sources. Lung 168 (1990), Suppl., 809–813.
607 Nolte, D., Berger, D., Förster, E.: Theoretical and clinical aspects of impedance measurements of the respiratory system. Progr. Respir. Res. 11 (1979), 172–178.
608 Nolte, D., Berger, D.: On vagal bronchoconstriction in asthmatic patients by nasal irritation. Europ. J. Respir. Dis. 64 (1983), Suppl. 128, 110–114.
609° Nolte, D., Burghele, A. (Hrsg.): Bronchospasmolyse mit Beta-2-Sympathikomimetika. Dustri, München 1989.
610° Nolte, D., Dorow, P. (Hrsg.): Asthma bronchiale. De Gruyter, Berlin 1988.
610a Nolte, D., Häusl, B.: Zur Effektivität der Sauerstoff-Mehrschritt-Therapie. Med. Klin. 75 (1980), 166–168.
611° Nolte, D., Korn, V. (Hrsg.): Oszillatorische Messung des Atemwiderstandes. Dustri, München 1979.
612° Nolte, D., Krejci, G. (Hrsg.): Methylxanthine bei obstruktiven Atemwegserkrankungen. Dustri, München 1984.
613° Nolte, D., Kummer, F., Dorow, P. (Hrsg.): Asthma bronchiale. Pathophysiologie, Klinik, Therapie. Urban & Schwarzenberg, München 1986.
614° Nolte, D., Lichterfeld, A. (Hrsg.): Interaktion von Vagus und Sympathikus bei Bronchialerkrankungen. Urban & Schwarzenberg, München 1980.
615 Nolte, D., Neumann, M.: Pharmakokinetische Untersuchungen mit einem neuen Theophyllin-Retard-Präparat. Therapiewoche 33 (1983), 1138.
616° Nolte, D., Renovanz, H.-D., Schumann, K.: Nase und Respirationstrakt. Obere und untere Luftwege als funktionelle Einheit. Dustri, München 1982.
617° Nolte, D., Schultze-Werninghaus, G. (Hrsg.): Asthma bronchiale. Urban & Schwarzenberg, München 1990.
618° Nolte, D., Strösser, W. (Hrsg.): Obstruktive Atemwegserkrankungen. Vieweg, Braunschweig 1989.

619 Nolte, D., Ulmer, W. T.: Der Einfluß kalten Wetters auf die Lungenresistance. Beitr. Klin. Tuberk. 134 (1966), 54.
620 Noon, L.: Prophylactic inoculation for hay fever. Lancet (1911), 1572.
621 Norman, S.: Challenge techniques in the evaluation of immunotherapy. In: Proc. XII. Int. Congr. All. Clin. Immunol. (Ed.: Ch. E. Reed). Mosby, St. Louis 1986, pp. 319–322.
622 Norn, S.: Bacterial histamine release by a new, nonimmunological mechanism. A study in intrinsic asthma. Bochumer Treff, 27.–28. Mai 1983.
623 Noseda, A., Yernault, J. C.: Sympathomimetics in acute severe asthma: inhaled or parenteral, nebulizer or spacer? Eur. Respir. J. 2 (1989), 377–382.
624* Nowak, D., Magnussen, H.: Ketotifen (Zaditen) und Dinatriumcromoglicinsäure (Intal) in der Therapie des Asthma bronchiale. Prax. Klin. Pneumol. 41 (1987), 319–323.
624a Nowak, D., J. Heinrich, R. Jörres, G. Wassmer, J. Berger, E. Beck, S. Boczor, M. Claussen, H.-E. Wichmann, H. Magnussen: Prevalence of respiratory symptoms, lung function, and atopy adults: Western and Eastern Germany. Europ. Resp. J. 9 (1996), 2541–2552.
625* Oates, J.-A., Wood, A. J. J., Gross, N. J.: Ipratropiumbromide. New Engl. J. Med. 319 (1988) 486–494.
626* O'Brodovich, H., Coates, G.: Pulmonary clearance of 99mTc-DTPA: a non-invasive assessment of epithelial integrity. Lung 165 (1987), 1–16.
627* O'Byrne, P. M.: Airway inflammation and airway hyperresponsiveness. Chest 90 (1986), 575–577.
627a O'Byrne, P. M., P. J. Barnes, C.-G. Lofdahl, R. Pauwels, D. Postma, A. Tattersfield, A. Ullman: Additive effects of Budesonide and Formoterol in reducing severe asthma exacerbations over 12 months. Amer. J. Respir. Crit. Care Med. 155 (1997), A349.
628 Oehling, A.: Allergologisch-immunologische Diagnostik. In: Obstruktive Atemwegserkrankungen (Hrsg. H. Herzog, D. Nolte, O. P. Schmidt). Witzstrock, Baden-Baden 1979, S. 67 ff.
629° Oellerich, M., Sybrecht, G. W., Wettengel, R. (Hrsg.): Theophyllin. Optimierung der Therapie in Klinik und Praxis. I.M.P. Kommunikationsges., Neu-Isenburg 1983.

630 Offermeier, M., Griessel, H. J., van Rooyen, J.: Funktioneller Synergismus von β-Adrenergika und Anticholinergika im Rezeptorenbereich. In: Interaktion von Vagus und Sympathikus bei Bronchialerkrankungen (Hrsg.: D. Nolte, A. Lichterfeld). Urban & Schwarzenberg, München 1980, S. 19.
631 Ogilvie, A. G.: Asthma: A study in prognosis of 1,000 patients. Thorax 17 (1962), 183.
632* Ohman, J. L.: Allergen immunotherapy in asthma: Evidence for efficacy. J. All. Clin. Immunol. 84 (1989), 133–140.
633 Olver, R. E., Davis B., Marin, M. G., Nadel, J. A.: Active transport of Na^+ und Cl^- across the canine tracheal epithelium in vitro. Amer. Rev. respir. Dis. 112 (1975), 811.
634 Orehek, J., Gayrard, P., Smith, A. P., Grimaud, C., Charpin, J.: Airway response to Carbachol in normal and asthmatic subjects. Amer. Rev. resp. Dis. 115 (1977), 937.
635 Orehek, J., Massari, J. P., Gayrard, P., Grimaud, C., Charpin, J.: Effect of short-term, low level nitrogen dioxide exposure on bronchial sensitivity in asthmatic patients. J. clin. Invest. 57 (1976), 301.
636 O'Rourke, D. A., O'Rourke, H. M.: Removal of the carotid body for asthma: Appraisal of results. Med. J. Aust. 2 (1964), 869.
637° Osler, W.: The principles and practices of medicine. Pentland, Edinburgh 1901.
638* Otto, H.: Pathologisch-anatomische Befunde nach Asthmatod. Atemw.-Lungenkrh. 11 (1985), 503–507.
639 Overlack, A., Rudnik, T., Scheid, M.-L.: Protektive Wirkung von Nedocromil auf die durch hypo- und hypertone Lösungen hervorgerufene Atemwegsobstruktion bei exogen-allergischem Asthma bronchiale. Pneumologie 43 (1989), 452–455.
640 Paez, P. N., Phillipson, E. A., Masangkay, M., Sproule, B. J.: The physiologic basic for training patients with emphysema. Amer. Rev. respir. Dis. 95 (1967), 944.
640a Page, C. P.: Immunmodulatory actions of xanthines and selective PDE inhibitors. Ann. Congr. Europ. Respir. Soc., Nice, Oct. 1–5, 1994.
641* Palacios, R.: Mechanisms of T-cell activation. Immunol. Rev. 63 (1982), 73.

642 Palmer, J. B. D.: The early clinical development of salmeterol. Joint Meeting SEP-SEPCR, London 9–14 September 1990.
643 Parish, W. E.: Short-term anaphylactic IgE antibodies in human sera. Lancet II (1970), 591.
644* Parish, W. E.: Neutrophils in allergic reactions. In: Proc. XII. Int. Congr. All. Clin. Immunol. (Ed.: Ch. E. Reed). Mosby, St. Louis 1986, pp. 131–134.
645* Parker, S. R., Mellins, R. B., Sogn, D. D.: Asthma education: a national strategy (NHLBI workshop summary). Amer. Rev. Respir. Dis. 140 (1989), 848–853.
646 Patel, K. R.: Calcium antagonists in exercise-induced asthma. Brit. med. J. 282 (1981), 932.
647 Patel, K. R., Al Shamma, M. R., Kerr, J. W.: The effect of inhaled verapamil on allergen-induced bronchoconstriction. Clin. Allergy. 13 (1983), 119–122.
648* Patterson, R.: Allergen immunotherapy: An overview. In: Proc. XII. Int. Congr. All. Clin. Immunol. (Ed.: Ch. E. Reed). Mosby, St. Louis 1986, pp. 311–312.
649* Patterson, R.: Corticosteroid therapy in pregnancy, J. Allergy clin. Immunol. 78 (1986), 349–353.
650 Patterson, R., Tomiata, Y., Oh, S. H., Suszko, I. M., Pruzansky, J. J.: Respiratory mast cells and basophil cells. Clin. exp. Immunol. 16 (1974), 223.
651 Pauwels, R.: Relationship between bronchial reactivity and immediate hypersensitivity. Europ. J. Resp. Dis. (1982), Suppl. 117, 63.
652 Pauwels, R., van Tenterghem, D., van der Straeten, M., Johansson, N., Persson, C. G. A.: The effect of theophylline and enprofylline on allergen-induced bronchoconstriction. J. Allergy clin. Immunol. 76 (1985), 583–590.
653 Peat, J. K., Salome, C. M., Woolcock, A. J.: Longitudinal changes in atopy during a 4-year period: Relation to bronchial hyperresponsiveness and respiratory sample of Australian school-children. J. All. Clin. Immunol. 85 (1990), 65–74.
654* Pécoud, A., Frei, P. C.: Entwicklungstendenzen der allergologisch-immunologischen Forschung. Internist 27 (1986), 339–343.
655* Perruchoud, A., Heitz, M., Henchoz, L., Tschan, M., Anderes, U., Herzog, H.: Die Inhalationstherapie bei chronisch obstruktiven Lungenkrankheiten. Atemw.-Lungenkrh. 7 (1981), 307.

656 Persson, C. G. A., Kjelling, G.: Enprofylline, a principally new anti-asthmatic xanthine. Acta pharmacol. Toxicol. 49 (1981), 313.
657 Persson, C. G. A., Erjefalt, I.: Airway microvascular permeability to large molecules. Bull. Europ. Physiopathol. Respir. 22 (1986), Suppl. 7, 23–31.
658 Peshkin, M. M.: Intractable asthma in children. In: Bronchial asthma (Eds.: E. B. Weiss and M. S. Segal), pp. 957. Little, Brown and Company, Boston 1976.
659* Peskar, B. A.: Lungenfunktion und Prostaglandine, Inn. Med. 10 (1983), 367.
660 Petheram, I. S., Moxham, J., Bierman, C. W., McAllen, M., Spiro, S. G.: Ketotifen in atopic asthma and exercise-induced asthma. Thorax 36 (1981), 308–312.
661° Petro, W. (Hrsg.): Vagus und Bronchialobstruktion. Dustri, München 1987.
662* Petro, W.: Patientenschulung in der Therapie chronisch-obstruktiver Atemwegserkrankungen – die gegenwärtige Situation. Prax. klin. Pneumol. 42 (1988), 859–866.
663° Petro, W. (Hrsg.): Patientenschulung für Atemwegserkrankte. Dustri, München 1989.
664° Petro, W.: Sauerstoff-Langzeittherapie. Thieme, Stuttgart 1989.
664a° Petro, W. (Hrsg.): Pneumologische Prävention und Rehabilitation. Springer, Berlin 1994.
665° Petro, W., Konietzko, N.: Atlas der pulmonalen Funktionsdiagnostik. Steinkopff, Darmstadt 1989.
666 Petro, W., Prittwitz, M., Betz, H.-P., Lauber, B., Schoenheinz, R., Härtl, W.: Strategie zur optimalen standardisierten Schulung für Patienten mit obstruktiven Atemwegserkrankungen. Pneumologie 44 (1990), Suppl. 1, 110–111.
667° Petty, T. L.: Prescribing home oxygen for COPD. Thieme, New York 1982.
668 Philis, J. A., Harrold, A. J., Whiteman, G. V.: Pulmonary infiltrates, asthma and eosinophilia due to ascaris suum infestation in man. New Engl. J. Med. 286 (1972), 965.
669 Platts-Mills, T. A. E., Heymann, P. W., Chapman, M. D., Mitchell, E. B., Hayden, M. L., Wilkins, S. R.: Immunologie triggers in asthma. In: Proc. XII. Int. Congr. All. Clin. Immunol. (Ed.: Ch. E. Reed). Mosby, St. Louis 1986, pp. 214–219.

670 Platts-Mills, T. A. E., Mitchell, E. B., Nock, P., Tovey, E. R., Moszoro, H., Wilkins, S. R.: Reduction of bronchial hyperreactivity during prolonged allergen avoidance. Lancet 2 (1982), 675–678.

670a Platts-Mills, T.: Assessment of allergen exposure in development of allergy. Ann. Meeting Europ. Acad. All. Clin. Immunol. (EAACI), Rhodos, June 1–5, 1997.

671* Polak, J. M., Bloom, S. R.: Regulatory peptides in the respiratory tract of man and other animals. Exp. Lung Res. 3 (1982), 313–328.

672 Poppius, H.: Exercise provocation in the evaluation of drug therapy in asthma. Scand. J. respir. Dis., Suppl. 103 (1979), 69.

673 Prahl, P., Jensen, T.: Decreased adreno-cortical suppression utilizing the Nebuhaler for inhalation of steroid aerosols. Clin. Allergy 17 (1987), 393–398.

674 Prentki, M., Biden, T. J., Janjic, D., Irvine, R. F., Berridge, M. J., Wollheim, C. B.: Rapid mobilization of Ca^{2+} from rat insulinoma microsomes by inositoltrisphosphate. Nature 309 (1984), 562–564.

675 Price, J. F., Hey, E. N., Soothill, J. F.: Antigen provocation to the skin, nose and lung, in children with asthma; immediate and dual hypersensitivity reactions. Clin. Exp. Immunol. 47 (1982), 587–594.

676* Prior, J. G.: Inhalation devices. In: Bronchodilator therapy (Ed.: T. J. H. Clark). Adis Press, Auckland 1984.

677* Propping, P., Voigtländer, V.: Was ist gesichert in der Gentechnik der Atopien? Allergologie 6 (1983), 160.

678 Puchelle, E., Sadoul, P.: The effect of mucolytic agents on the rheologic and transport properties of canine tracheal mucus. Amer. Rev. respir. Dis. 122 (1980), 808.

679 Purcell, K., Chai, H., Moser, J., Molk, L., Gordon, N., Means, J.: The effect on asthma in children of experimental separation from their family. Psychosom. Med. 31 (1969), 144.

680 Quelle, F. W., Smith, R. V., Hrycyna, C. A., Kaliban, T. D., Crooks, J. A., O'Brien, J. M.: [^{3}H]-dexamethasone binding to plasma membrane-enriched fractions from liver of nonadrenalectomized rats. Endocrinology 123 (1988), 1642–1651.

681 Raajimakers, I. A. M., Terpstra, G. K.: A newer mode of action of sodium cromoglycate: down regulation of the β-adrenoceptor number. Int. Conf. Bronchial Hyperreactivity. Med. Publ. Foundation, Oxford 1982.

681a Rabe, K.: Bronchodilatoren und antientzündliche Eigenschaften von Theophyllin und PDE-Inhibitoren, 36. Kongr. Dtsch. Ges. Pneumol., Berlin, 21.–24. 9. 94.

682 Rachelefsky, G. S., Adelson, W. J., Wo, J., Mickey, M. R., Spector, S. L.: Behavior abnormalities and poor school performance due to oral theophylline use. Pediatrics 78 (1986), 1133–1138.

683 Rackemann, F. M.: A clinical study of one hundred and fifty cases of bronchial asthma. Arch. Intern. Med. 22 (1918), 517–522.

684* Rackemann, F. M.: Intrinsic asthma. J. Allergy clin. Immunol. 11 (1940) 147.

685 Rackemann, F. M., Edward, M. C.: Asthma in children: A follow-up study of 688 patients after an interval of twenty years. New Engl. J. Med. 246 (1952), 815, 858.

686 Raff, M.: Self regulation of membrane receptors. Nature 259 (1976), 265.

687 Rankin, J. A.: The contribution of alveolar macrophages to hyperreactive airway disease. J. All. Clin. Immunol. 83 (1989), 722–729.

688 Raven, B., Kunkel, G., Rudolph, R., Blohm, B.: Titrationsversuche mit einem hochgereinigten lyofilisierten Lieschgraspollenextrakt. Allergol. 6 (1983), 55.

689 Rebien, W., Wahn, U., Puttonen, E., Maasch, H. J.: Vergleichende Studie zur immunologischen und klinischen Wirksamkeit der oralen und subkutanen Hyposensibilisierung. Allergol. 3 (1980), 101.

690 Rebuck, A. S., Chapman, K. R., Abboud, R., Pare, P. D., Kreisman, H., Wolkove, N., Vickerson, F.: Nebulized anticholinergic and sympathomimetic treatment of asthma and chronic obstructive airway disease in the emergency room. Amer. J. Med. 82 (1987), 59–64.

691 Reichel, G., Ulmer, W. T., Islam, M. S.: Untersuchungen zur Lokalisation mechanischer Atemantriebe bei Ventilationsstörungen. Verh. dtsch. Ges. inn. Med. 74 (1968), 202.

692 Reichel, G., Hölting, G., Temme, V., Ullrich, D.: Funktionelle Diagnostik

von obstruktiven Atemwegserkrankungen mit Hilfe der oszillatorischen Atemwiderstandsmessung in der arbeitsmedizinischen und pneumologischen Praxis. Prax. Pneumol. 32 (1978), 388.
692a Reilly, D., McSharry, C., Taylor, M., Aitchison, T.: Is homoeopathy a placebo response? Controlled trial of homoeopathic potency, with pollen in hayfever as model. Lancet II (1986), 881–885.
692b Reid, M. J., R. F. Lockey, P. C. Turketaub et al.: Suvey of fatalities from immunotherapy and skin testing. J. Allery Clin. Immunol. 92 (1985), 293–348.
693 Reinert, M., Reinert, U.. Hyposensibilisierung – Pro und Contra. Prax. Pneumol. 32 (1978), 29.
694° Reinhardt, D.: Asthma bronchiale im Kindesalter. 2. Aufl. Springer, Berlin 1996.
695* Reinhardt, D.: Zur Frage der Resistenzentwicklung der Betrezeptoren. In: Nolte, D., Burghele, A. (Hrsg.): Bronchospasmolyse mit Beta-2-Sympathikomimetika. Dustri, München 1989.
696° Reinhardt, D.: Spektrum Antiallergika. Aesopus Verlag, Zug 1986.
696a* Reiss, Th.: Role of leukotriene receptor antagonist's in the management of adult asthma. Europ. Acad. All. Clin. Immunol. (EAACI), Rhodos, June 1–5, 1997.
697° Rensch, H. (Hrsg.): Mukustransport. Internat. Klausurtag. Bad Reichenhall, 15. Juni 1980. Dustri, München 1980.
697a* Renz, H.: Influence on the immune system by optimal allergy treatment. Ann. Meeting Europ. Acad. All. Clin. Immunol. (EAACI), Rhodos, June 1–5, 1997.
698 Reuse-Bourgain, M.: BN 52021: experience with a PAF antagonist in asthma. 3rd Int. Symp. Platelets, Analgesics and Asthma. Davos, Sept. 7–9, 1986.
699 Richards, I. M.: Humoral and neural modes of action of sodium cromoglycate. Int. Conf. Bronchial Hyperreactivity. Med. Publ. Foundation, Oxford 1982.
700* Richardson, J. B.: Nerve supply to the lungs. State of the art. Amer. Rev. respir. Dis. 119 (1979), 785–802.
701* Richardson, J. B.: Nonadrenergic inhibitory innervation of the lung. Lung 159 (1981), 315.
702* Richardson, P. S., Peatfield, A. C.: The nervous control of secretion from mucous glands in the bronchi of man. Bull. Europ. Physiopathol. Respir. 22 (1986), Suppl. 7, 201–203.

703* Richter, R.: Psychosomatik des Asthma bronchiale beim Erwachsenen. 32. Kongr. Dtsch. Ges. Pneumol. Tuberk. Saarbrücken, 24.–27. Sept. 1986.
704 Richter, W.: Hapten inhibition of passive antidextran anaphylaxis in guinea pigs. Int. Arch. All. appl. Immunol. 41 (1971), 826.
705* Riedel, F.: Schadstoffe als Wegbereiter allergischer Atemwegserkrankungen. Allergol. 11 (1988), 319–320.
706 Riedler, J.: Inhalative Bronchodilatatoren im Kindesalter – Vergleichsstudie zwischen Salbutamol und Ipratropiumbromid. Pneumologie 44 (1990), 777–780.
707* Rieger, C. H. L.: Infektionen als Wegbereiter des Asthma bronchiale. Allergol. 11 (1988), 316–318.
708° Ring, J.: Angewandte Allergologie. Münchn. Med. Wschr. Verlag, München 1983.
709* Ring, J.: Hyposensibilisierung: Theorie und Praxis. Atemw.-Lungenkrh. 11 (1985), 469–473.
710 Ring, J., Bode, U., Kadach, U., Stix, E., Burg, G.: Gammaglobuline und Allergie. Münch. med. Wschr. 125 (1983), 289.
711° Ring, J., Burg, G. (Eds.): New trends in allergy II. Springer, Berlin 1986.
712 Robertson, D. G., Kerigan, A. T., Hargreave, F. E., Chalmers, R., Dolovich, J.: Late asthmatic responses induced by ragweed pollen allergen. J. Allergy Clin. immunol. 54 (1974), 244–54.
713 Robinson, C., Holgate, S. T.: The generation of prostaglandines by human lung and their effect on airway function in man. Bull. Europ. Physiopathol. Respir. 22 (1986), Suppl. 7, 81–90.
714 Robuschi, M., Simone, P., Vaghi, A., Bianco, S.: Prevention of fog-induced bronchoconstriction by nedocromil sodium. Eur. J. Respir. Dis. 69 (1986), Suppl. 147, 286–288.
715 Rocchiccioli, K., Pickering, C. A. C.: A double-blind crossover study to compare the effects of nedocromil sodium and placebo given by pressurized aerosol in cold air bronchial challenge in asthmatic patients. Europ. J. Respir. Dis. 69 (1986), Suppl. 147, 292–293.
716* Rodger, I. W.: Calcium ions and contraction of airways smooth muscle. In: Asthma (Ed.: A. B. Kay). Blackwell, Oxford 1986, pp. 114–127.

717 Rohdewald, P., Eiff, M. von, Würthwein, G.: Aktivierung von Beclometason-dipropionat im Bronchialsekret sowie Rezeptoraffinität und Löslichkeit inhalativ angewandter Glukokortikoide. Atemw.-Lungenkrh. 16 (1990), 79–84.

718 Rolke, M., Nolte, D.: Vergleich der bronchospasmolytischen Wirkung von Formoterol versus Fenoterol im Akutversuch über 12 Stunden. In: Nolte, D., Burhele, A. (Hrsg.): Bronchospasmolyse mit Beta-2-Sympathikomimetika. Dustri, München 1989.

719* Röllinghoff, M.: Induktion und Regulation der Immunantwort. Allergol. 11 (1988), 291–294.

719a* Rohdewald, R.: Aktuelle Sicht der inhalativen Glukokortikoid-Therapie des Asthma bronchiale. 27. Bad Reichenhaller Kolloquium, 17.–19. 6. 1994.

720 Rohdewald, P., Möllmann, H. W., Hochhaus, G.: Rezeptoraffinitäten handelsüblicher Glukokortikoide zum Glukokortikoid-Rezeptor der menschlichen Lunge. Atemw.-Lungenkrh. 10 (1984), 484–489.

721° Rühle, K. H.: Schlaf und gefährdete Atmung. Asthma – Schlafapnoe – chronisch obstruktive Bronchitis. Thieme, Stuttgart 1987.

722 Rühle, K. H., Costabel, U., Klein, G., Matthys, H.: Therapie des nächtlichen Asthma bronchiale: Vergleich von retardiertem Theophyllin mit einem Beta-2-Sympathicomimeticum. 22. Tag. Ges. Lungen- u. Atmungsforsch., Bochum, 4.–6. Dez. 1986.

723° Ruppert, V. (Hrsg.): Asthmafibel. Handbuch für Praxis und Klinik. Schwarzeck, München 1985.

724° Ruppert, V. (Hrsg.): Therapie allergischer Krankheiten. 2. Aufl. Dustri, München 1985.

725* Russi, E. W., Ahmed, T.: Calcium and calcium antagonists in airway disease. A review. Chest 86 (1984), 475–482.

726 Russi, E., Marchette, B., Yerger, L., Abraham, W. M., Ahmed, T.: Modification of allergic bronchoconstriction by a calcium antagonist: mode of action. Amer. Rev. respir. Dis. 127 (1983), 675–679.

727 Ryan, G., Latimer, M., Dolovich, J., Hargreave, F. E.: Bronchial responsiveness to histamine: relationship to diurnal variation of peak flow rate, improvement after bronchodilator and airway calibre. Thorax 37 (1982), 423–429.

728 Ryan, G., Latimer, K. M., Juniper, E. F., Roberts, R. S., Hargreave, F. E.: Effect of beclomethasone dipropionate on bronchial responsiveness to histamine in controlled nonsteroid-dependent asthma. J. Allergy clin. Immunol. 75 (1985), 25–30.

729 Ryder, L. P., Svejgaard, A.: Genetics of HLA disease association. Ann. Rev. Genet. 15 (1981), 169.

730 Saarinen, U. M., Kajosaari, M., Backman, A., Siimes, M. A.: Prolonged breast-feeding as prophylaxis for atopic disease. Lancet (1979), 163.

731 Saarinen, U. M., Kajosaari, M.: Does dietary elimination in infancy prevent or only postpone a food allergy? A study of fish and citrus allergy in 375 children. Lancet (1980), 166.

732 Said, S. I., Mutt, V.: Long acting vasodilator peptide from lung tissue. Nature 224 (1969), 699.

733* Salvaggio, J. E.: Occupational asthma caused by organic dusts and chemicals. In: Proc. XII. Int. Congr. All. Clin. Immunol. (Ed.: Ch. E. Reed). Mosby, St. Louis 1986, pp. 486–490.

734* Salvaggio, J. E.: Allergic extract immunotherapy. Chest 90 (1986), Suppl., 53–57.

735 Salzman, G. A., Pyszczynski: Oropharyngeal candidiasis in patients treated with beclome-thasone dipropionate delivered by metered-dose inhaler alone and with Aerochamber. J. Allergy clin. Immunol. 81 (1988), 424–428.

736 Samter, M., Beers, R. F.: Intolerance to aspirin: Clinical studies and consideration of its pathogenesis. Ann. Intern. Med. 68 (1986), 975.

737* Samuelsson, B.: The leukotrienes: a new group of biological active compounds including SRS-A. Trends Pharmacol. Sci (1980), 227.

737a Sandford, A. J., Shirakawa, T., Moffatt, M. F. et al.: Localisation of atopy and β-Subunit of high-affinity IgE-receptor (Fc_ε RI) on chromosome 11 q. Lancet 341 (1993), 332–334.

737b Sandford, A., T. Weir, P. Paré: The genetics of asthma. Amer. J. Respir. Crit. Care Med. 153 (1996), 1749–1765.

738 Satter, P.: Indikationen und Ergebnisse operativer Behandlung der Atemwegsobstruktion (Asthma bronchiale). In: Bochumer Treff 1981 (Hrsg.: W. T.

Ulmer). Gedon & Reuss, München 1982.
739   Schaefer, G., Silverman, F.: Pregnancy complicated by asthma. Amer. J. Obstet. Gynec. 82 (1961), 182.
740* Schatz, M., Patterson, R., Zeitz, S., O'Rourcke, J., Melan, H.: Corticosteroid therapy for the pregnant asthmatic patient. J. Amer. med. Ass. 233 (1975), 804–807.
741   Schedel, I., Tholen, S., Schedel, A., Vennemann, F.: Immunglobuline bei Asthma bronchiale und chronischer Bronchitis – eine gesicherte Therapie? Kongreßber. 19. Wiss. Tag. Norddtsch. Ges. Lungen- u. Bronchialheilk. (Hrsg.: V. Sill). Universimed Verlag, Frankfurt 1986, S. 149–156.
742   Scherrer, M., Gmür, H.: Schutz vor anstrengungs-induziertem Asthma unter Dinatrium-Cromoglycat (DSCG) und unter Ketotifen. Pharmakotherapie 4 (1981), 255.
743* Schindl, R.: Exercise-induced-asthma, Wien. med. Wschr. 127 (1977), Suppl. 43, 3.
744* Schirmer, A.: Verhaltenstherapie bei Asthma. Atemw.-Lungenkrh. 7 (1981), 301.
745   Schmelzer, Ch., Weber, E., Köhler, M.: Spacer-Entwicklung für ein inhalierbares Kortikosteroid. Fortschr. Med. 108 (1991), 43–46.
746* Schmidt, O. P.: Aerosoltherapie bei chronischen Atemwegskrankheiten. Atemw.-Lungenkrh. 5 (1979), 28.
747° Schmidt, O. P. (Hrsg.): Rehabilitation broncho-pulmonaler Erkrankungen. Witzstrock, Baden-Baden 1981.
748° Schmidt, O. P. (Hrsg.): Mastzellenprotektion. Dustri, München 1983.
749* Schmidt, O. P.: Häufige Fehler bei der Therapie chronisch-obstruktiver Atemwegserkrankungen. Prax. Klin. Pneumol. 38 (1984), 329–338.
750   Schmidt, W.: Methoden zur Messung der Atemmechanik. Atemw.-Lungenkrh. 2 (1976), 157.
751* Schmidt, W.: Angewandte Lungenfunktionsprüfung. 4. Aufl. Dustri, München 1990.
752° Schmitz-Schumann, M., Menz, G., Costabel, U., Page, C. P. (Hrsg.): Intrinsic-Asthma. Birkhäuser, Basel 1989.
753   Schmitz-Schumann, M., Menz, G., Köhl, Chr., Matthys, H., Virchow, Chr.: Adaptive Desaktivierung bei Analgetika-Asthma-Syndrom: Methodik und Phänomene der inhalativen Toleranzinduktion. Prax. Klin. Pneumol. 39 (1985), 868–869.
754* Schmutzler, W.: Pharmakologie der Kortikosteroide. Atemw.-Lungenkrh. 7 (1981), 277–282.
755* Schmutzler, W.: Mediatoren aus Mastzellen. In: Asthma bronchiale (Hrsg.: D. Nolte, F. Kummer, P. Dorow). Urban & Schwarzenberg, München 1986.
756   Schmutzler, W., Poblete-Freundt, G.: The effect of glucocorticoids and catecholamines on cyclic AMP and allergic histamine release in guinea pig lung. Int. Arch. Allergy Immunol. 49 (1975), 209.
757* Schnellbächer, F.: Geräte für die Lungenfunktionsprüfung – technische Möglickeiten und anwendungskritische Bemerkungen. Acta medicotechnica 27 (1979) und 28 (1980), Heft 6 und 1–4.
758* Schnellbächer, F.: Direkte Messung des Atemwiderstandes. ErgoMed 5 (1981), Heft 6, 26.
759   Schnyder, U. W.: Allergie und Genetik aus klinischer Sicht. In: Allergie- und Immunitätsforschung (Hrsg.: E. Letterer, W. Gronemeyer). Schattauer, Stuttgart 1970.
759a Scholz, D., Brandt-Höfflin, K., Hahn, H. L.: Wirkung von rekombinantem Interferon-gamma auf allergische Hautreaktion und Bronchokonstriktion. Pneumologie 44 (1990), 431–432.
760   Schulman, E. S.: The role of mast cell derived mediators in airway hyperresponsiveness. Chest 90 (1986), 578–583.
760a Schultz, K., H. J. Stark, E. Roider, R. Hacker, B. Jäger, J. Benteler, W. Petro: Neue Konzepte des Verhaltenstrainings bei Asthmatikern. Atemw.-Lungenkrh. 23 (1997), 600–616.
761* Schultze-Werninghaus, G.: Inhalative Provokationsproben mit Pharmaka und Allergenen – Techniken und Nutzen. Atemw.-Lungenkrh. 11 (1985), 550–558.
762   Schultze-Werninghaus, G.: Asthma bronchiale durch Metallsalze. Allergol. 9 (1986), 479–486.
762a Schultze-Werninghaus, G.: Nervale und humorale Steuerung der Atemwegsfunktion. Atemw.-Lungenkrh. 20 (1994), 551–555.
763° Schultze-Werninghaus, G., Debelić, M. (Hrsg.): Asthma. Grundlagen, Dia-

764 Schultze-Werninghaus, G., Gonsior, E., Kappos, A.: Zeitlicher Verlauf des spezifischen Atemwegswiderstandes nach Provokationsproben mit Allergenen oder Pharmaka (Histamin, Azetylcholin, Methacholin) bei Asthma bronchiale. Allergol. 6 (1983), 260.

765* Schultze-Werninghaus, G., Rust, M.: Bronchoskopie und bronchoalveoläre Lavage bei Patienten mit Asthma bronchiale. Pneumologie 43 (1989), 3-9.

766° Schwabe, U., Paffrath, D. (Hrsg.): Arzneiverordnungsreport '88. Fischer, Stuttgart 1988.

767* Schwarting, H. H.: Das berufsbedingte allergische Bronchialasthma in der Landwirtschaft und im Holzgewerbe. Allergol. 9 (1986), 474-478.

768 Sears, M. R., Taylor, D. R., Print, C. G., Lake, D. C., Li, Q., Flannery, E. M., Yates, D. M., Lucas, M. K., Herbison, G. P.: Regular inhaled beta-agonist treatment in bronchial asthma. Lancet 336 (1990), 1391-1396.

769* Sennekamp, J.: Die inhalative Allergie vom Typ III. Internist 27 (1986), 353-361.

769a Shahoon, S. O., P. Aaby, A. J. Hall, D. J. P. Barker, C. B. Heyes, A. W. Shiell, A. Gondiaby: Measles and atopy in Guinea-Bissau. Lancet 347 (1996), 1792-1796.

770 Shampain, M. P., Larsen, G. L., Henson, P. M.: An animal model of late pulmonary responses to alternaria challenge. Amer. Rev. respir. Dis. 126 (1982), 493-498.

771 Shaw, R. J., Kay, A. B.: Nedocramil, a mucosal and connective tissue mast cell stabilizer, inhibits exercise-induced asthma. Brit. J. Dis. Chest 79 (1985), 385-389.

772 Sheard, P., Bantick, J. R., Holroyde, M. C., Lee, T. B.: Antagonists of SRS-A and leukotrienes. In: Proceedings of the Symposium on Leukotrienes and Other Lipoxygenase Products (Eds.: Samuelsson and Paoletti). Raven Press, New York 1982.

773* Shenfield, G. M.: Combination bronchodilator therapy. Drugs 24 (1982), 414.

774 Shenfield, G. M., Brodgen, R. N., Ward, A.: Pharmacology of bronchodilators. In: Bronchodilator Therapy (Ed.: T. J. H. Clark). Adis Press, Auckland 1984.

gnostik, Therapie. Springer, Berlin 1988.

775° Shepard, Th. H.: Catalog of teratogenic agents. John Hopkins University Press, Baltimore 1983.

776 Sheppard, D.: Mechanisms of bronchoconstriction from nonimmunologic environmental stimuli. Chest 90 (1986), 584-587.

777 Shiner, R. J., Nunn, A. J., Chung, K. F., Geddes, D. M.: Randomized doubleblind placebo-controlled trial of methotrexate in steroid-dependent asthma. Lancet 336 (1990), 137-140.

777a Shirakawa, T., T. Enomoto, S. Shimazu, J. M. Hopkin: The inverse association between tuberculin resonses and atopic disorder. Science 275 (1997), 77-79.

778* Siefert, G.: Die Risiken der Hyposensibilisierungs-Therapie. Dtsch. Ärztebl. 86 (1989), 1331-34.

779 Siemon, G.: Objektivierung der Wirkungsweise physikalischer Atemtherapie bei obstruktiven Atemwegserkrankungen. Klin. Prax. Pneumol. 37 (1983), Suppl. 1, 961.

780° Siemon, G., Ehrenberg, H.: Leichter atmen - besser bewegen. Perimed-Verlag, Erlangen 1985.

781* Sill, V.: Bronchokonstriktion. In: Asthma bronchiale (Hrsg.: D. Nolte, F. Kummer, P. Dorow). Urban & Schwarzenberg, München 1986.

782* Sill, V.: Die Lunge bei Herzerkrankungen. Pneumologie 44 (1990), Suppl. 1, 121-126.

783° Sill, V., Nolte, D. (Hrsg.): Neue Wege in der Inhalationstherapie obstruktiver Atemwegserkrankungen. Dustri, München 1990.

784 Simani, A. S., Inoue, S., Hogg, J. C.: Penetration of respiratory epithelium of guinea pigs following exposure to cigarette smoke. Lab. Invest. 31 (1974), 75.

785* Simonsson, B. G.: Mechanisms of bronchial hyperreactivity. In: Proc. XII. Int. Congr. All. Clin. Immunol. (Ed.: Ch. E. Reed). Mosby, St. Louis 1986, pp. 208-213.

786 Singh, V., Wisniewski, A., Britton, J., Tattersfield, A.: Effect of yoga breathing exercise (pranayama) on airway reactivity in subjects with asthma. Lancet 335 (1990), 1381-1383.

787 Sjögren, I., Zetterström, O., Agrell, B.: A one year study of immunotherapy with a purified and standardized mugwort preparation. 12. Europ. Allergiekongr., Rom, 25.-30. Sept. 1983. Folia Allergol. Immunol. Clin. (Rome) 30 (1983), Suppl. 4, 148.

329

787a Skjonsberg, O. H., J. Clench-Aas, J. Leegaard, I. J. K. Skarpaas, P. Giaever, A. Bartonova, J. Moseng: Prevalence of bronchial asthma in schoolchildren in Oslo, Norway. Comparison of data obtained in 1993 and 1981. Allergy 50 (1995), 806–810.
788 Skoogh, B. B.: Parasympathetic ganglia in the airways. Bull. Europ. Physiopathol. Respir. 22 (1986), Suppl. 7, 143–147.
789* Slapke, J., Hummel, S., Lübke, M.: Analgetika-Intoleranz – Klinik, Pathogenese und Experiment. Prax. Klin. Pneumol. 40 (1986), 397–403.
790 Sly, R. M.: Mortality from asthma. J. All. Clin. Immunol. 84 (1989), 421–434.
791* Small, R. C., Foster, R. W.: Airways smooth muscle: an overview of morphology, electrophysiology and aspects of the pharmacology of contraction and relaxation. In: Asthma (Ed.: A. B. Kay). Blackwell, Oxford 1986, pp. 101–113.
792* Smidt, U.: Moderne Atemfunktionsdiagnostik. Int. Welt 4 (1981), 77.
793 Smidt, U., Löllgen, H., v. Nieding, G., Franetzki, M., Korn, V., Prestele K.: A new oscillation method for determining respiratory resistance. – Verh. dtsch. Ges. für Lungen-Atmungsforsch. 6 (1976), 211.
794 Smidt, U., Muysers, K.: Eine einfache Vergleichs-Oszillationsmethode zur objektiven Bestimmung der Strömungswiderstände in den Atemwegen. Progr. Respir. Res. 6 (1971), 402.
794a Smith, L. J., Geller, S., Ebright, I., Glass, M., Thyrum, P. T.: Inhibition of leukotriene D4-induced bronchoconstriction in normal subjects by the oral LTD4 receptor antagonist ICI 204, 219. Amer. Rev. respir. Dis. 141 (1990), 918–922.
795 Snashall, P. D.: In-vivo and in-vitro responsiveness of bronchial smooth muscle. Bull. Europ. Physiopathol. Respir. 22 (1986), Suppl. 7, 212–225.
796* So, S. Y., Ip, M., Lam, W. K.: Calcium channel blockers and asthma. Lung 164 (1986), 1–16.
797° Sorg, Cl. (ed.): The alveolar macrophage. Regensberg & Biermann, Münster 1988.
797b Smith, J. M.: The prevalence of asthma and wheezing in children. Brit. J. Dis. Chest 70 (1976), 73–77.
798 Soter, N. A., Austen, K. F.: Urticaria, angioedema, and mediator release in humans in respone to physical environmental stimuli. Fed. Proc. 36 (1977), 1736.
799 Souhrada, M., Souhrada, J. F.: Potentiation of Na^+-electrogenic pump of airway smooth muscle by sensitization. Respir. Physiol. 47 (1982), 69.
800* Speizer, F. A.: Epidemiology and mortality patterns in asthma. In: Status asthmaticus (Ed. E. B. Weiss), pp. 13. Univ. Park Press, Baltimore 1978.
801 Speizer, F. E., Doll, R., Heaf, P., Strang, L.: Investigation into use of drugs preceding death in asthma. Brit. med. J. (1968), 339.
802 Spiegelberg, H. L.: IgE-Receptors on lymphocytes. In: New Trends in Allergy (Ed.: J. Ring, G. Burg). Springer, Berlin 1986.
803 Spiegelberg, H. L., Kathleen, M., Cannings, B. S., Meinke, G. S.: Antibodies against IgE receptors. In: Proc. XII. Int. Congr. All. Clin. Immunol. (Ed.: Ch. E. Reed). Mosby, St. Louis 1986, pp. 198–201.
803a Spitzer, W. O., Suissia, S., Ernst, P. et al.: The use of β-agonist and the risk of death and near death from asthma. New Engl. J. Med. 326 (1992), 501–506.
804 Staib, A. H.: Klinische Pharmakologie von Theophyllin. Allergol. 6 (1983), 242.
805 Stammberger, H.: Fehler und Fehlerquellen bei der spezifischen Hyposensibilisierung. Allergol. 6 (1983), 277.
806 Stanescu, D. C.: High doses of sympathomimetics in severe bronchial asthma. Eur. Respir. J. 2 (1989), 597–598.
807* Steffen, R.: Mukolytika und Expektorantien – eine kritische Betrachtung über deren differenzierte Anwendung. Schweiz. Rdsch. Med. 65 (1976), 24.
808° Stein, M. (Ed.): New directions in asthma. American College of Chest Physicians, Park Ridge/Illinois 1975.
809 Steinigen, M.: Amborum special-F. Pharmazeut. Z. 132 (1987), 38.
810 Stemmann, F., Wegner, R., Schachoff, R., Reinhardt, D.: Orale Hyposensibilisierung bei Kindern. Prax. Pneumol. 33 (1979), 302.
811 Stenzel, H., Hümmer, B., Hahn, H.-L.: Effect of the PAF-Antagonist SRI 63–441 on the allergic reaction in awake dogs with natural asthma. 3rd Int. Symp. Platelets, Analgesics and asthma. Davos, Sept. 7–9, 1986.
812* Stephens, N. L.: Airway smooth muscle. State of the art. Amer. Rev. respir. Dis. 135 (1987), 960–975.

813 Stephens, N. L., Packer, C. S., Mitchell, R. W.: Mechanical properties of airways smooth muscle. Bull. Eur. Physiopathol. Respir. 22 (1986), Suppl. 7, 178–190.
814 Stickl, H., Holzner, A., Plassmann, E.: IgG erfolgreich auch bei Inhalationsallergosen. Ärztl. Prax. 31 (1979), 2513.
815 Stiksa, G., Glennow, C., Johannesson, N.: An open cross-over trial with budesonide and beclomethasone dipropionate in patients with bronchial asthma. Europ. J. respir. Dis. (1982), Suppl. 122, 266–267.
816* Stille, W.: Mikrobiologische und pharmakokinetische Grundlagen der Chemotherapie von Pneumonien. Atemw.-Lungenkrh. 5 (1979), 332.
816a* Storms, W.: Role of leukotriene receptor antagonists in the management of pediatric asthma. Europ. Acad. All. Clin. immunol. (EAACI), Rhodos, June 1–5, 1997.
817 Streb, H., Irvine, R. F., Berridge, M. J., Schulz, I.: Release of Ca^{2+} from a nonmitochondrial intracellular store in pancreatic acinar cells by inositol-1,4,5-triphosphate. Nature 306 (1983), 67–69.
818 Stur, O.: Prognose des Asthma bronchiale im Kindesalter. Wien. med. Wschr. 126 (1976), 581.
819* Svedmyr, N.: Recent advances in pharmacotherapy of asthma: theophyllines. In: Asthma (eds.: H. Herzog et al.). Karger, Basel 1980.
820* Svedmyr, N.: Action of corticosteroids on beta-adrenergic receptors. Amer. Rev. Respir. Dis. 141 (1990), S. 31–38.
821* Svedmyr, N.: The current place of β_2-antagonists in the management of asthma. Lung 168 (1990), Suppl. 105–110.
822 Svendsen, U. B., Weeke, B.: A comparison of the effects of sodium cromoglycate and beclomethasone dipropionate on pulmonary function and bronchial hyperreactivity in subjects with asthma. J. Allergy clin. Immunol. 80 (1987), 68–74.
823* Sybrecht, G.: Theophyllin. In: Mastzellenprotektion (Hrsg.: O. P. Schmidt). Dustri, München 1983.
824* Sybrecht, W., Oellerich, M.: Stellenwert des Theophyllins in der Asthmatherapie unter Berücksichtigung der Blutspiegel. Atemw.-Lungenkrh. 7 (1981), 269–273.
825* Sybrecht, G. W.: Beatmungsindikationen beim Status asthmaticus, ARDS und Pneumonien. Pneumologie 44 (1990), Suppl. 1, 403–406.
826° Sybrecht, G. W., Nolte, D. (Hrsg.): Akutes und chronisches respiratorisches Versagen. Dustri, München 1989.
827* Szczeklik, A.: Aspirin-sensitive asthma and arachidonic acid transformations. In: Proc. XII. Int. Congr. All. Clin. Immunol. (Ed.: Ch. E. Reed). Mosby, St. Louis 1986, pp. 504–508.
828 Szczeklik, A., Gryglewski, R. J., Nizankowska, E.: Asthma relieved by aspirin and by other cyclooxygenase inhibitors. Thorax 33 (1978), 664.
829* Szentivanyi, A.: The beta adrenergic theory of the atopic abnormality in bronchial asthma. J. Allergy 42 (1968), 203.
830 Szentivanyi, A.: The radioligand binding approach in the study of lymphocytic adrenoceptors and the constitutional basis of atopy. J. Allergy clin. Immunol. 64 (1980), 5.
831 Szentivanyi, A., Fishel, Ch. W.: The beta-adrenergic theory and cyclic AMP-mediated control mechanism in human asthma. In: Bronchial asthma (Eds.: E. B. Weiss and M. S. Segal). Little, Brown and Company, Boston 1976, p. 137.
832* Szentivanyi, A., Szentivanyi, J.: Neuester Stand der Rezeptoren-Theorie bei Atopie. Allergol. 6 (1983), 155.
833 Takai, Y., Kishimoto, A., Iwasawa, Y., Kawahara, Y., Mori, T., Niskizuka, Y.: Calciumdependent activation of a multifunctional protein kinase by membrane phospholipids. J. Biol. Chem. 254 (1979), 3692–3695.
834 Tashkin, D. P., Conolly, M. E., Deutsch, R. I., Hui, K. K., Littner, P., Scarpace, P., Abrass, J.: Subsensitization of beta-adrenoceptors in airways and lymphocytes of healthy and asthmatic subjects. Amer. Rev. respir. Dis. 125 (1982), 185–193.
835* Tattersfield, A. E.: Bronchodilators in the prevention of asthma. In: Bronchodilator Therapy (Ed.: T. J. H. Clark). Adis Press, Auckland 1984.
836 Taylor, B., Ford, R.: Ketotifen in childhood asthma: a double-blind placebo-controlled trial. Clin. Allergy 9 (1979), 241–243.
837° Thal, W., Leupold, W., Wunderlich, P.: Asthma bronchiale im Kindesalter. VEB Thieme, Leipzig 1977.
838 Theofilopoulos, A. N., Prud'homme, G. J., Dixon, F. J.: B cell signal requirements, accessory factors and B cell

hyperactivity in a systemic (SLE) autoimmune disease. 12. Europ. Allergiekongr., Rom, 25.–30. Sept. 1983.
839 Thiel, Cl.: Häufigkeit von Sofort- und Spätreaktionen bei inhalativen Antigen-Provokationsproben mit ubiquitären Inhalationsantigenen. Immunobiology (1977), Suppl. 2, 139.
840* Thiel, Cl.: Nahrungsmittelallergien bei Pollenallergikern. Allergol. 11 (1988), 397–410.
841 Thiel, H.: Allergische Atemwegsobstruktion als berufsbedingte Lungenerkrankung. Atemw.-Lungenkrh. 9 (1983), 382.
842° Thiel, H., Ulmer, W. T.: Respirationsallergien bei Bäckern. Bücherei des Pneumologen, Bd. 8. Thieme, Stuttgart 1982.
843 Tiffeneau, R.: Hyperexcitabilité bronchomotrice de l'asthmatique, sequelle des aggressions bronchoconstrictives allergiques. Acta Allergol. 14 (1959), 416.
844 Tinkelman, D. G., Moss, B. A., Bukantz, S. C., Sheffer, A. L., Dobken, J. H.: A multicenter trial of the prophylactic effect of ketotifen, theophylline, and placebo in atopic asthma. J. Allergy clin. Immunol. 76 (1985), 487–497.
844a Tinkelman, D. G., Redd, C. E., Nelson, H. S., Offord, K. P.: Aerosol beclomethasone dipropionate compared with theophylline as primary treatment of chronic, mild to moderately severe asthma in children. Pediatrics 92 (1993), 64–77.
845 Tonnel, A. B., Gosset, Ph., Joseph, M., Lasalle, Ph., Dessaint, J. P., Carpon, A.: Alveolar macrophage and its participation in the inflammatory processes of allergic asthma. Bull. Eur. Physiopathol. Respir. 22 (1986), Suppl. 7, 70–77.
846 Toogood, J. H. Efficiency of inhaled versus oral steroid treatment of chronic asthma. New Engl. Reg. All. Proc. 8 (1987), 98–103.
847 Toogood, J.: High-dose inhaled steroid therapy for asthma. J. All. Clin. Immunol. 83 (1989), 528–536.
848 Toogood, J. H., Baskerville, J. C., Jennings, B., Lefcoe, N. M., Johansson, S. A.: Influence of dosing frequency and schedule on the response of chronic asthmatics to the aerosol steroid, budesonide. J. Allergy clin. Immunol. 70 (1982), 288–298.
849* Toogood, J. H., Baskerville, J., Jennings, B., Lefcoe, N. M., Johansson, St.: Use of spacers to facilitate inhaled corticosteroid treatment of asthma. Amer. Rev. respir. Dis. 129 (1984), 723–729.
850 Toogood, J. H., Jennings, B., Hodsman, A., Fraher, L., Baskerville, J.: Effect of inhaled budesonide (BUD) on osteoblast function. J. All. Clin. Immunol. 85 (1990), Suppl., 144.
851* Toogood, J. H., Jennings, B., Lefcoe, N. M.: A clinical trial of combined cromolyn/beclomethasone treatment of chronic asthma. J. Allergy clin. Immunol. 67 (1981), 317–324.
852 Townley, R. G., Hopp, R. J., Agrawal, D. K., Bewtra, A. K.: Platelet-activating factor and airway reactivity. J. All. Clin. Immunol. 83 (1989), 997–1010.
852a Torvik, J. A., Borish, L. C., Beam, W. R., Kraft, M., Wenzel, S. E., Martin, R. J.: Does theophylline alter inflammation in nocturnal asthma? Amer. J. Rev. Crit. Care 149 (1994), A 210.
853* Trendelenburg, F.: Neuere Aspekte der Behandlung des allergischen Asthmas. Prax. Pneumol. 33 (1979), 288.
854° Trechsel, K.: Asthma und Asthmatiker. Huber, Bern 1984.
855 Triebig, G., Roschning, H., Weltle, D.: Pilotstudie zur Prävalenz des hyperreagiblen Bronchialsystems bei verschiedenen berufsbedingten Lungenerkrankungen. Pneumologie 44 (1990), 815–821.
855a Tunon de Lara, J. M., O. Coquet, A. V. Guizard, J. F. Tessier, A. Taytard: Is prevalence of asthma increasing in both children and adults? Allergy 50 (Suppl.) (1995), 81.
856* Turner, E. S., Greenberger, E., Patterson, R.: Management of the pregnant asthmatic patient. Ann. int. Med. 6 (1980), 905–918.
857* Turner-Warwick, M.: Definition and recognition of nocturnal asthma. In: Nocturnal asthma (Eds.: P. J. Barner, J. Levy). Oxford University Press, Oxford 1985.
858° Turner-Warwick, M. (Ed.): Inflammation: Its clinical relevance in airway diseases. Munksgaard, Copenhagen 1986.
859° Turner-Warwick, M., Levy, J. (Eds.): New perspectives in theopylline therapie. Royal Soc. Med., Oxford 1984.
860° Ukena, D., Schlimmer, P., Sybrecht, G. W.: Die Therapie obstruktiver Atemwegserkrankungen, Teil I und II. Med. Klin. 84 (1989), 294–302, 347–354.
861* Ukena, D., Schlimmer, P., Vogt, J.,

Sybrecht, G. W.: Die Therapie obstruktiver Atemwegserkrankungen, Teil III bis V. Med. Klin. 85 (1990), 388–394, 440–442, 499–503.

862* Ukena, D., Sybrecht, G. W.: Neue Aspekte in der Pathogenese des Asthma bronchiale: Bronchiale Hyperreaktivität. Med. Klin. 83 (1988), 142–148.

863* Ukena, D., Seybrecht, G. W.: Die Funktion des plättchenaktivierenden Faktors beim Asthma. Dtsch. med. Wschr. 113 (1988), 1651–1656.

864* Ukena, D., Sybrecht, G. W.: Muskarinrezeptorsubtypen in der Lunge: Klassifizierung und klinische Bedeutung. Prax. Klin. Pneumol. 42 (1988), 742–8.

864a Ukena, D., Keller, A., Sybrecht, G. W.: Theophyllin: Neues zu einem bewährten Medikament. Die duale Wirkung in der Therapie des Asthma bronchiale. Med. Klin. 89 (1994), 668–674.

864b* Ukena, D., Sybrecht, W.: Die Bedeutung von Modulatoren des Leukotrienstoffwechsels für die Asthma-Therapie. Atemw.-Lungenkrh. 21 (1995), 37–43.

865 Ulbrich, E., Nowak, H., Nolte, D.: Multicentric study over 12 months of treatment with azelastine in more than 200 patients suffering from intrinsic asthma. Europ. respir. J. 1 (1988), Suppl. 2, 389 s.

866* Ulmer, W. T.: Inhalative Noxen: Schwefeldioxyd. Verh. Ges. Lungen- u. Atmungsforsch. Bd. 4 (Hrsg.: W. T. Ulmer) Springer, Berlin 1974, S. 83.

867 Ulmer, W. T.: Klinische Ergebnisse mit Theophyllin und Theophyllinderivaten. In: Die medikamentöse Behandlung der obstruktiven Atemwegserkrankung (Hrsg. G. Kaik u. G. Hitzenberger), Schnetztor, Konstanz 1979, S. 117 ff.

868* Ulmer, W. T.: Das hyperreagible Bronchialsystem. Internist. Welt 6 (1983), 174.

869* Ulmer, W. T.: Der Weg zum heutigen Verständnis der Bronchialobstruktion. Atemw.-Lungenkrh. 12 (1986), 198–203.

870* Ulmer, W. T., Doose, Ch.: Therapeutische Möglichkeiten bei obstruktiven Atemwegserkrankungen. Atemw.-Lungenkrh. 13 (1987), 300–303.

871° Ulmer, W. T., Reichel, G., Nolte, D., Islam, M. S.: Die Lungenfunktion. Physiologie und Pathophysiologie, Methodik. 4. Aufl. Thieme, Stuttgart 1986.

872 Ulmer, W. T., Zimmermann, I., Islam, M. S.: Pathophysiologie der Bronchialobstruktion. Verh. Dtsch. Ges. inn. Med. 87 (1981), 229.

873 Ulmer, W. T., Zimmermann, I., Schlenkhoff, D.: Einseitige Vagus-Sympathikus-Durchtrennung (Kux-Operation) und einseitige Durchtrennung des Nervus laryngeus cranialis (Bochumer Operation) bei Patienten mit chronischer Atemwegsobstruktion. In: Bochumer Treff 1981 (Hrsg.: W. T. Ulmer). Gedon & Reuss, München 1982.

874 Ulmer, W. T., Zimmermann, I., Höltmann, B.: Bedeutung des Nervus vagus bei der Bronchialobstruktion. In: Vagus und Bronchialobstruktion (Hrsg.: W. Petro). Dustri, München 1986.

875 Ulmer, W. T., Zimmermann, I., Bugalho de Almeida, A. A., Schött, D., Op den Winkel, R.: Chirurgische Behandlung des Asthma bronchiale. 32. Kongr. Dtsch. Ges. Pneumol. Tuberk. Saarbrücken, 24.–27. Sept. 1986.

876* Urbanek, R.: Allergy and asthma. Lung 168 (1990), Suppl., 263–267.

877* Urbanek, R., Trede, N.: Orale Hyposensibilisierung. Fortschr. Med. 105 (1987), 415–418.

878 Vala, I. J., Formgren, H., Dreborg, S., Kober, A., Lanner, A.: Immunotherapy with a purified standardized mite D. farinae preparation. 12. Europ. Allergiekongr., Rom, 25.–30. Sept. 1983. Folia Allergol. Immunol. Clin. (Rome) 30 (1983), Suppl. 4, 150.

879* Vanhoutte, P. M.: Epithelium-derived relaxing factor(s) and bronhcial reactivity. Amer. Rev. respir. Dis. 138 (1988), Suppl. 2, S. 24–30.

880 Vanhoutte, P. M.: Epithelium-derived relaxing factor(s) and bronchial reactivity. J. All. Clin. Immunol. 83 (1989), 855–861.

880b Vanonier, H. S., J. de Haller, C. Schopfer: Prévalence de l'allergie chez la enfants et les adolescents. Helv. Prediat. Acta 39 (1984), 129–136.

881 Vathenen, A. S., Knox, A. J., Higgins, B. G., Britton, J. R., Tattersfield, A. E.: Rebound increase in bronchial responsiveness after treatment with inhaled terbutaline. Lancet I (1988), 554–558.

882* Vermeire, P. A., Wittesaele, W. M., Janssens, E., De Backer, W. A.: European audit of asthma therapy. Chest 90 (1986), Suppl., 58–61.

882a Venge, P., Shaw, M.: Parasites and allergy. Allergol. 12, (1989), Suppl., 96–99.

882b* Venge, P.: Inflammation markers in asthma. Atemw.-Lungenkrh. 23 (1997) 580–582.
883 Venge, P., Dahl, R., Fredens, Kj., Peterson, Chr. G. B.: Epithelial injury by human eosinophils. Amer. Rev. respir. Dis. 138 (1988), Suppl. 2, S 54–57.
883a* Vercelli, D.: Regulation of IgE production. Ann. Meeting Europ. Acad. All. Clin. Immunol. (EAACI), Rhodos, June 1–5, 1997.
883b* Vieths, S., A. Jankiewicz, B. Schöning, D. Haustein: Profiline – ubiquitäre Proteine mit spezifischer physiologischer Funktion und potente Pflanzenallergene. Allergo J. 5 (1996), 157–163.
884 Villatte, J., Paupe, J.: Course and prognosis of asthma in children. 8th Europ. Congr. All. Clin. Immunol., Paris 1971.
885* Virchow, C.: Analgetika-Intoleranz bei Asthmatikern (Analgetika-Asthma-Syndrom). Prax. Pneumol. 30 (1976), 684.
885a* Virchow, C. Kroegel, C., Walker, C., Matthys, H.: Cellular and immunological markers of allergic and intrinsic bronchial asthma. Lung 172 (1994), 313–334.
885b Virchow, C. Aktivierte T-Lymphozyten, Zytokine und Eosinophilie. Neue Einsichten in die Pathogenese des allergischen und intrinsischen Asthma bronchiale. Habil.-Schrift, Freiburg 1996.
886 Vries, J. E. de: Regulation of IgE production. Ann. Meeting Europ. Acad. All. Clin. Immunol. (EAACI), Glasgow, 8–11 July 1990).
887 Vuilleumier, P.: Über eine Methode zur Messung des intraalveolären Druckes und der Strömungswiderstände in den Atemwegen des Menschen. Z. klin. Med. 143 (1944), 698.
888 Wadsworth, M.: Inter-generational differences in child health. In: Measuring socio-demographic change. OPCS Occasional Paper (London) 34 (1985), 51–58.
889° Wahn, U. (Hrsg.): Aktuelle Probleme der pädiatrischen Allergologie. Fischer, Stuttgart 1983.
890° Wahn, U.: Das atopische Syndrom. Klinik, Prävention, Therapie, Internist 27 (1986), 381–387.
890a* Wahn, U.: Genetik und Atopiker-Karriere. 20. Tag. Dtsch. Ges. All. Immunol., Freiburg, 2.–5.19.1996.
891 Wahn, W.: Allergen extracts from animals for diagnosis and immunotherapy. In: New Trends in Allergy (Ed.: J. Ring, G. Burg). Springer, Berlin 1986.
892 Wallis, H.: Asthmabegünstigende Faktoren der Eltern-Kind-Interaktion beim kindlichen Asthma bronchiale. 32. Kongr. Dtsch. Ges. Pneumol. Tuberk., Saarbrücken, 24.–27. Sept. 1986.
893 Wanner, A., Abraham, W. M., Phipps, R. J., Long, W. M., Baier, H. J.: Pathophysiologie der Mediator-induzierten Atemwegsobstruktion. Atemw.-Lungenkrh. 12 (1986), Suppl. 2, 82–84.
893a Ward, A. J. M., Mc Kennif, M., Evans, J. M., Page, C. P., Costello, J. F.; Theophylline – an immunmodulatory role in asthma? Amer Rev. respir. Dis. 147 (1993), 518–523.
894 Wardlaw, A. C.: Inheritance of responsiveness to pertussis HSF in mice. Int. Arch. All. 38 (1970), 573.
894a° Wardlaw, A. J.: Asthma. BIOS Scientific Publishers, Oxford 1993.
895 Wardlaw, A. J., Dunnette, S., Gleich, G. L., Collins, J. V., Kay, A. B.: Eosinophils and mast cells in bronchoalveolar lavage in subjects with mild asthma. Amer. Rev. respir. Dis. 137 (1988), 62–69.
896 Warner, J. O.: Significance of late reactions after bronchial challenge with house dust mite. Arch. Dis. Child. 5 (1976), 905–911.
897 Weber, R. W.: Allergen immunotherapy and standardization and stability of allergen extracts. J. All. Clin. Immunol. 84 (1989), 1093–1096.
898* Weck, A. L. de: Regulation of IgE response by antiidiotypes and adjuvants. In: New trends in allergy (Eds.: J. Ring, G. Burg). Springer, Berlin 1981, p. 288.
899 Weck de, A. L., Dahinden, C. A., Bischoff, S., Takafuji, S., Krieger, M.: Priming of mediator cells in immediate type allergy: A possible mechanism of action for environmental chemicals. Allergol. 13 (1990), 441.
900° Weck de, A. L., Todt, A. (eds.): Mite allergy, a world-wide problem. UCB Institute of Allergy, Brüssel 1988.
901 Wegner, C. D., Gundel, R. H.: Inhibition of pulmonary anaphylaxis in monkeys by cromolyn, chlorpheniramine and nifedipine. Am. Rev. Respir. Dis. 129 (1984), Suppl., 11.
901a Wegner, C. D., Gundel, R. H., Reilly, H., Haynes, N., Letts, G., Rothlein, R.: Intercellular adhesion molecule-I

(ICAM-1) in the pathogenesis of asthma. Science 247 (1990), 456–458.
902° Weibel, E. R.: Morphometry of the human lung. Springer, Berlin–Göttingen–Heidelberg 1963.
903* Weinberger, M.: The pharmacology and therapeutic use of theophylline. J. Allergy Clin. Immunol. 73 (1984), 525–544.
904° Weiss, E. B., Segal, M. S. (Eds.): Bronchial asthma. Little, Brown and Company, Boston 1976.
905° Weiss, E. B., Stein, M. (Eds.): Status asthmaticus. 3rd ed. University Park Press, Baltimore 1993.
906* Weiss, Th., Dorow, P., Felix, R.: Therapiemöglichkeiten des gestörten mukoziliaren Klärsystems. In: Asthma bronchiale (Hrsg.: D. Nolte, F. Kummer, P. Dorow). Urban & Schwarzenberg, München 1986.
906a Weiss, St., Z. Fang, J. Chang, G. Duyk, X. Xu: Parasites protect against the development of asthma. Respir. Crit. Care Med. 155 (1997), A252.
907 Weldon, D., Greenberg, G., McGeady, S.: Theophylline effects on behavior & cognition in children. J. All. Clin. Immunol. 85 (1990), Suppl., 179.
908 Werner, M.: Ergebnisse der spezifischen Hyposensibilisierung mit wäßrigen Allergenextrakten. Atemw.-Lungenkrh. 4 (1978), 27.
909 Werner, M., Gronemeyer, W., Fuchs. E., Debelić, M.: Behandlung mit wässerigen Allergenextrakten. In: Allergie- und Immunitätsforschung (Hrsg. E. Letterer u. W. Gronemeyer) Bd. III. Schattauer, Stuttgart 1970, S. 167 ff.
910° Werner, M., Ruppert, V.: Praktische Allergiediagnostik. Thieme, Stuttgart 1974.
911° Wettengel, R. (Hrsg.): Asthma-Therapie mit Theophyllin, Optimierung durch Blutspiegel-Bestimmung. Dustri, München 1980.
912 Wettengel, R.: Asthma-Langzeittherapie mit inhalierbaren Kortikoiden. Atemw.-Lungenkrh. 7 (1981), 252–253.
913* Wettengel, R.: Rehabilitation des Asthmatikers einschließlich atemtherapeutischer Maßnahmen. Atemw.-Lungenkrh. 11 (1985), 513–517.
914* Wettengel, R.: Nutzen und Risiken der Hyposensibilisierung bei Asthma. Kongreßber. 19. Wiss. Tag. Norddtsch. Ges. Lungen- u. Bronchialheilk. (Hrsg.: V. Sill). Universimed Verlag, Frankfurt 1986, S. 138–145.
914a* Wettengel, R. et al.: Empfehlungen der Deutschen Atemwegsliga zum Asthmamanagement bei Erwachsenen und bei Kindern. Med. Klin. 89 (1994), 57–67.
914b° Wettengel, R., T. Vollmer: Asthma: Medizinische und ökonomische Bedeutung einer Volkskrankheit. Fischer, Stuttgart 1994.
915 Whittington, J. R.: Has the change to betaagonists combined with oral theophylline increased dates of fatal asthma? Lancet II (1981), 37.
915a* Whincup, P. H., D. G. Cook, D. P. Strachan, O. Papacosta: Time trends in respiratory symptoms in childhood over a 24 year period. Arch. Dis. Child. 68 (1993), 729–734.
916 Wilkens, J. H., Wilkens, J. H., Müller I., Bövers, J., Suchy, M. T., Frölich, J. C., Fabel, H.: Effect of a thromboxane receptor antagonist, ICI 192.605, on exercise-induced asthma in man. Eur. Respir. J. 3 (1990), Suppl. 10, 319 s.
917 Wilkens, J. H., Schöber, S., Schmeil, A., Plein, K., Wilkens, H., Tsikas, D., Gutzki, F. M., Frölich, J. C., Förstermann, U.: A respiratory epithelial cell line produces a transferable tracheal constricting factor. Eur. Respir. J. 3 (1990), Suppl. 10, 191 s.
918 Wilkens, J. H., Wilkens, H., Deegen, E., Frölich, J. C.: Effect of a PAF antagonist (WEB 2086) in horses with recurrent airways obstruction (heaves). Eur. Respir. J. 3 (1990), Suppl. 10, 73 s.
919* WHO/IUIS Working Group: Current status of allergen immunotherapy. Lancet I (1989), 259–261.
920* Widdicombe, J. G.: The parasympathic nervous system in airways disease. Scand. J. respir. Dis. (1979), Suppl. 103, 38.
921* Widdicombe, J.: Control of normal airways smooth muscle. In: Int. Conf. on Bronchial Hyperreactivity (Ed.: J. Nadel). Medicine Publ. Found., Oxford 1982.
922* Wiesinger, D.: Der Plättchen-aktivierende Faktor als wichtiger Mediator bei Asthma. Atemw.-Lungenkrkh. 13 (1987), 163–165.
923* Wießmann, K.-J.: Diagnose des hyperreagiblen Bronchialsystems. Dtsch. med. Wschr. 108 (1983), 1843.
924* Williams, M. H. jr.: Definition und Spontanverlauf des Asthma bronchiale. In: Asthma bronchiale und

bronchiale Hyperreagibilität (Hrsg.: E. R. McFadden, C. H. Scoggin, M. H. Williams). Thieme, Stuttgart 1982, S. 3.
925 Williams, A. J., Lee, T. H., Cochrane, G. M., Hopkirk, A., Vyse, T., Chiew, F., Lavender, E., Richards, D. H.., Owen, S., Stone, P., Church, S., Woodcock, A. A.: Attenuation of nocturnal asthma by cromakalim. Lancet 336 (1990), 334–336.
926* Wilson, J. D.: The role of bronchodilators in the management of asthma: An overview. In: Bronchodilator Therapy (Ed.: T. J. H. Clark). Adis Press, Auckland 1984.
927 Wilson, J. D., Sutherland, D. C., Thomas, A. C.: Has the change to beta-agonists combined with oral theophylline increased cases of fatal asthma? Lancet I (1981), 1235.
928* Woitowitz, H. J.: Obstruktive Atemwegserkrankungen. In: Arbeitsmedizin (Hrsg. H. Valentin et al.). Thieme, Stuttgart 1979.
929* Woitowitz, H.-J.: Unser täglich Brot – die Bäckerkrankheit, ein Berufsrisiko. Dtsch. Ärztebl. 80 (1983), 34.
930* Woitowitz, H.-J.: Berufs-Asthma. Atemw.-Lungenkrh. 11 (1985), 493–499.
931 Wong, C. S., Pavord, I. D., Williams, J., Britton, J. R., Tattersfield, A. E.: Bronchodilator, cardiovascular, and hypokalaemic effects of fenoterol, salbutamol and terbutaline in asthma. Lancet 336 (1990), 1396–1399.
932* Woolcock, A.: Worldwide differences in asthma prevalence and mortality; why is asthma mortality so low in the USA? Chest 90 (1986), Suppl., 40–45.
933 Woolcock, A.: Closing remarks. Bull. Europ. Physiopathol. Respir. 22 (1986), Suppl. 7, 228–232.
934* Woolcock, A. J. (ed.): Asthma – what are the important experiments? State of the art conference summary. Amer. Rev. respir. Dis. 138 (1988), 730–744.
935* Woolcock, A.: Asthma. In: Murray, J. F., J. A. Nadel (eds.): Textbook of Respiratory Medicine. pp. 1030–1068.
936* Woolcock, A. J.: The future of asthma management. Joint Meeting SEP-SEPCR, London 9–14, September 1990.
936a Woolcock, A.: Changing prevalence of allergies worldwide. XV. Int. Congr. Allergol. Clin. Immunol. (ICACI). Stockholm. 26.6.–1.7.94.
937* Worth, H.: Patient education in asthmatic adults. Lung 168 (1990), Suppl., 463–468.
938* Worth, H., Richter, B.: Symposium Patientenschulung in der Asthmabehandlung. Pneumologie 43 (1989), 217–218.
938a* Worth, H., Söllenböhmer, C.: Wechselbeziehungen zwischen gastro-ösophagialem Reflux und Atemwegserkrankungen. Atemw.-Lungenkrh. 20 (1994), 697–700.
939 Worth, H., Weske, G., Kraut, D., Küpper, E., Deparade, C., Mühlhauser, I., Breuer, H.-W. M., Berger, M.: Patientenschulung als wesentlicher Bestandteil einer effektiven Asthmatherapie – erste Ergebnisse. Atemw.-Lungenkrh. 13 (1987), 311–312.
939a Worth, H.: Patient education in asthmatic adults. Lung (Suppl. 454) (1990), 8.
940 Wortmann, F.: Neuere Ergebnisse über zelluläre und humorale Veränderungen bei der allergischen Sensibilisierung und der spezifischen Desensibilisierung. Allergie Immunol. 22 (1976), 43.
941* Wortmann, F.: Behandlungserfolge bei oraler Desensibilisierung. Atemw.-Lungenkrh. 4 (1978), 39.
942* Wüthrich, B.: Nahrungsmittelallergie. Allergol. 4 (1981), 320.
943 Wüthrich, B., Günthard, H. P.: Spätergebnisse der Hyposensibilisierungstherapie der Pollinosis. Nachkontrolle von 328 Fällen 2–5 Jahre nach Abschluß der Spritzenkur mit wässerigen oder Semidepot-Allergenextrakten. Schweiz. med. Wschr. 104 (1974), 713.
943a Wuethrich, B., Schindler, C., Zemp, E., Zellweger, J.-P., SAPALDIA-Team: Prevalence of pollinosis in the adult population of Switzerland (SAPALDIA-study). Allergy 48 (1993), Suppl. 10–30.
944 Wurtman, R. J., Axelrod, J.: Control of enzymatic synthesis of adrenalin in the adrenal medulla by adrenal corticosteroids. J. Biol. Chem. 241 (1966), 2301.
945 Zaagsma, J., van der Heijden, P. J. C. M., van der Schaar, M. W. G., Bank, C. M. C.: Differentiation of functional adrenoceptors in human and guinea pig airways. Europ. J. respir. Dis. 65 (1984), 16–33.
946 Zach, M. S.: Airway reactivity in recurrent croup. Europ. J. resp. Dis. 64 (1983), Suppl. 128, 81.

947 Zach, M.: Therapeutische Beeinflussung der Luftwegshyperreaktivität im Kindesalter. In: Asthma bronchiale (Hrsg.: D. Nolte, F. Kummer, P. Dorow). Urban & Schwarzenberg, München 1986.

948 Zavadaski, D. K., Lenner, K. A., McFadden, E. R.: Comparison of intra airway temperatures in normal and asthmatic subjects after hyperpnea with hot, cold and ambient air. Amer. Rev. Respir. Dis. 138 (1988), 1553–1558.

949 Zehnder, H.: Untersuchung der Lungenfunktion bei Gesunden. Ermittlung neuer Normen für Vitalkapazität, Pneumometerwert und Residualvolumen. Helv. med. Acta 27 (1960), 245.

950* Ziegler, R.: Das Dilemma der Osteoporosetherapie. Dtsch. Ärztebl. 87 (1990), B 624–B 627.

951* Ziment, I.: What to expect from expectorants. J. Amer. Med. Ass. 236 (1976), 193.

952 Zimmermann, I., Islam, M. S., Lanser, K.-G., Ulmer, W. T.: Antigen-induced airway obstruction and the influence of vagus blockade. Respiration 33 (1976), 95.

953 Zwick, H., Popp, W.: Effects of ozone on respiratory health, allergic sensitization and the cellular immune response. Allergol. 13 (1990), 436.

Sachverzeichnis

A

Abiatinsäure und Asthma 143
Absaugung, endoskopische,
  Status asthmaticus 270–272
AC s. Adenylzyklase
Acarex-Test 172
Acebutolol 125
ACE-Hemmer 125
Acrolein und Asthma 144
ACTH (adrenokortikotropes
  Hormon) 217, 236–239
Activity unit by RAST (AUR),
  Allergen-Extrakte 182
acute severe asthma 147–152
Adenosin 48, 212
Adenosin-Antagonismus 209
Adenosinmonophosphat 23
Adenylzyklase 23
Aderlässe 274
Adhäsionsrezeptoren 9, 37, 43–45, 60, 222
Adrenalin 28, 103, 196, 265
Adrenozeptor s. Beta-Rezeptor
Adrenozeptor-Antagonisten
  s. Beta-Rezeptorenblocker
Aero-Allergene 174
Aerochamber® 201
Aerosol-Therapie 251–253
Ätherische Öle 245
Äthylendiamin 212, 266
Äthylenimin und Asthma 144
Ahornrindenlunge 117
Air-trapping 87
Akarizidum 174
Akne, steroidinduzierte 234
Aktin 24
Akupunktur 284
Aldosteron-Antagonisten 273
Alendronat 232
Alfacalcidol 231
Alkohol-Intoleranz 136
Allergene 65, 183
Allergen-Extrakte 182–185
Allergen-Provokationsteste 45, 108–114
Allergie 57–66
– Degranulationstest, photometrischer 108
– Diagnostik 102–113

Allergogramm 183
Allergoide 183
Allergoprint 183
Alpha$_1$-Antitrypsin 20
Alpha$_2$-Makroglobulin 20
Alternaria 117
Alveolardruck 84
Alveolarmakrophagen 41
– s.a. Makrophagen
Alveolitis 115–116
Ambroxol 245, 267
Aminopenizilline 240–241
Ammoniak und Asthma 144
Ammonium chloratum 245–246
Amoxycillin 241
AMP s. Adenosinmonophosphat
Ampicillin 241
Amplifikation 53
Analgetika-Asthma 113, 130, 136–138
Anamnese, Asthma 75
anaphylaktischer Schock s. Schock,
  anaphylaktischer
anaphylaktoide Reaktion s. pseudo-
  allergische Reaktion
Anaphylaxie, kutane, passive 96, 103
angiotensinkonvertierendes Enzym
  (ACE) 125
Anosmie 281
ANP (atriales natriuretisches Protein) 23, 27
Anstrengungs-Asthma 98, 125, 132, 138–141, 191
Antiallergika 188
Anti-Antikörper 58
Antibiotika 239–242, 287
Anticholinergika 141, 195, 200–201, 205–209, 215, 266, 275, 294
Antigenkarenz 171–176
Antigen-Processing 42
anti-glue-effect 22
Antihistaminika 191–193, 294
Anti-IGE-Antikörper 178
Antikörper 57–59
– antiidiotypische 177
Antileukotriene 191–193
Antimuskarinika 205–209
Anti-Sense-Oligonukleotide 223
Apoptose 42
APZ (antigenpräsentierende Zellen) 58

Sachverzeichnis

Arachidonsäure 41, 137, 218
- s.a. Lipidmediatoren
Asana 284
Aspergillose, bronchopulmonale 118, 127, 244
Aspergillus 117
Astemizol 191
Asthma
- cardiale 115, 118
- Definition 4–7
- exogen-allergisches 57
- Fehldiagnosen 114
- Formen 124–129
- Gravidität 274–277
- Immunologie 57–66
- inveteriertes 272–274
- Kindesalter 131–133
- Morphologie 8–11
- Mortalität 156–160
- nächtliches 145–147, 202, 214
- Operationen 277–281
- Pathophysiologie 8–74
- Prognose 156–160
- Psyche 66–72, 256–260
- Syndrome 128, 133–141
- Therapiefehler 285–291
- Umweltbelastung 72–74
Asthmaherz 93
Asthma-Zigarette 205
Atelektase 119
Atemarbeit 14
Atemgymnastik 248–251
Atemmuskulatur 14, 249–250
- Ermüdbarkeit 148–149
- Training 249–250
Atemnot s. Dyspnoe
Atemstromstärke 83
Atemtherapie, postoperative 278
Atemwegsinfekt 50
Atemwegskollaps, exspiratorischer 15
Atemwegsobstruktion
 s. Bronchialobstruktion
Atemwiderstand 84–90, 202
- spezifischer 99
Atenolol 125
Atopie 64–66, 129, 132–133, 176–178, 295
- Screening 19, 23, 104
Atriales natriuretisches Protein (ANP) 23, 27
Atropin 278
AUR s. Activity unit by RAST
Autoantigen 128
Autogenes Training 258
autonomes Nervensystem 27–35

Autovakzine 242
Axonreflex 34
Ayurveda 284
Azapropazon, Intoleranz 137
Azelastin 191
Azemetacin, Intoleranz 137
Azetaldehyd und Asthma 144
Azetylcholin 25, 29, 98, 205
- Bronchospasmus 207
Azetylsalizylsäure
- Asthma 136
- Intoleranz 137
Azetylzystein 245, 267
Azidose 269
Azithromycin 241

B

Babyhaler® 201
Bacampicillin 241
Bacillus subtilis 117
Bäcker-Asthma 142
Bäumepollen 185
Bagassose 117
Bakterienlysat 243
BAL (bronchoalveoläre Lavage) 47, 51, 145, 235, 272
BALT (bronchusassoziiertes lymphatisches Gewebe) 243
Bambuterol 200
Barotrauma 271
B-cell growth factor 60
B-cell stimulating factor 60
Beatmung
- Status asthmaticus 270–272
- volumenkontrollierte 254
Becherzellen 20
Beclometason 224, 226, 282
Befeuchterlunge 117
Beifußallergie 176
Benzoat 136
Benzodiazepine 271
Benzoesäure 176
Berufs-Asthma 141–145
Berufskrankheitenverordnung 141
Beta-Adrenergika 141, 195–205
- bei Gravidität 275
- Status asthmaticus 264–266
- Therapie, intravenöse 264–265
Beta-Antagonisten 162
Betamethason 227
Beta-Rezeptor 24, 203, 219
Beta-Rezeptorenblocker, Asthma 125
Beta-Rezeptoren-Kinase 24

Bienengift-Allergie 184
Bindegewebsmastzellen 36
Bindungsfaktor, IgE 58, 60, 178
Biofeedback 259
Biologische Einheit (BU),
  Allergen-Extrakte 182
Bioresonanztherapie 285
Birkenallergie 176
Bisoprolol 125
Bisphosphonate, Osteoporose 232
Blue bloater 156
Blutgasanalyse 90–91
B-Lymphozyten 57–59
Bochumer Operation 280
Bodyplethysmographie 84–87
Bortrifluorid und Asthma 144
Botrytis 175–176
BPiPAP-Beatmung,
  Status asthmaticus 270
Bradykinin 48, 98
Branhamella 96, 243
Bridging, IgE 37, 51
Brom und Asthma 144
Bromhexin 245
Bronchiale Hyperreaktivität
  s. unter Hyperreaktivität
Bronchiale Provokation, spezifische
  110–112
Bronchialepithelzellen 35, 42,
  50, 52
Bronchialinfekt, Therapie 239–243
Bronchialmuskeltonus 22–27
Bronchialobstruktion 19–22
– Auswirkungen auf den kleinen
  Kreislauf 14–19
– Mechanismus 11–14
Bronchialsekretion 19–22
Bronchiektasen 93, 127, 241, 244
Bronchiolitis 115
Bronchitis
– asthmoide 116
– chronische 53
– spastische 114
bronchoalveoläre Lavage (BAL) 47,
  50–51, 145, 243, 272
Bronchodilatatoren s. Bronchospasmolytika
Bronchographie 93
Bronchospasmolysetest 194, 205, 213
Bronchospasmolytika 193–216, 292
bronchusassoziiertes lymphatisches Gewebe (BALT) 243
Budesonid 203, 224–226, 282
Bull-Inhaler 253
Buprenorphin 138

C

Calcitonin 2312
Calcitonin-Gene-Related-Peptid
  (CGRP) 31
Calcitriol, Osteoporose 231
Calcium s. Kalzium
Calmodulin s. Kalmodulin
Candida 97
Capsaicin 48
Captopril 125
Carbachol 98
Carbocystein 245
Carbuterol 200
CAST (Zellulärer Antigen-Stimulations-
  Test) 108
Cefaclor 241
Cefixim 241
Celiprolol 125
Cephalosporine 240–241
Cetirizin 191
C-Fasern 28, 53
CGRP (Calcitonin-Gene-Related-
  Peptid) 31
Charcot-Leydensche Kristalle 11, 96
Chemilumineszenz-Allergietest
  (CLA) 107
Chemokine 52, 222
Chemotaxine 9, 42, 44, 52
Chemotherapie, antibakterielle
  239–242
Chinolone 240–241
Chlor und Asthma 144
Chlorameisensäureäthylester und
  Asthma 144
Chlorwasserstoff und Asthma 144
Choleratoxin 168
cholinerger Rezeptor 24–25
Cholinorezeptoren-Antagonisten
  s. Anticholinergika
Cholintheophyllinat 200
Chronopharmakologie 213
Chryso-Therapie 237
Churg-Strauss-Syndrom 126
Chymase 36
Cimetidin 235
Ciprofloxazin 241
C-Kinase s. Proteinkinase C
Clarithromycin 241
Clavulansäure 241
Clearance, mukoziliare 22, 193, 209
Clenbuterol 200
Clodronsäure 233
Cloprednol 227
Coeruloplasmin 20

colony stimulating factor (CSF) 42–43, 60
Cor pulmonale 18, 155, 273
– s.a. Rechtsherzbelastung
Corticoliberin 217
Corticorelin 230
Corticotropin 236
Corticotropin releasing hormone (CRH) 217, 230, 236
Cotrimoxazol 240–241
Creola-Körperchen 11
CRH s. Corticotropin releasing hormone
Cromakalim 24, 27, 147, 195, 214
Cromoglicinsäure 141, 188–191
– bei Gravidität 275
Cryptostroma 117
CTMC (connective tissue mast cells) 36
Curschmannsche Spiralen 96
Cushing-Syndrom 231
Cyclosporin, Asthmatherapie 230, 239

D

DAG s. Diazylglyzerin
Dampfvernebler 252
darmassoziiertes lymphatisches Gewebe (GALT) 243
Datura Stramonium 205
Dauer-Asthma 152, 272–274
Definition, Asthma 4–7
Deflazacort 227
Dehnungsrezeptoren 28
dendritische Zellen s. Langerhanszellen bzw. Zellen, dendritische
Dermatophagoides
– Allergene 172
– pteronyssinus et farinae 172
Detergentien 246
Dexamethason 227
Diagnostik, Asthma 75–119
Diazepam 271
Diazomethan und Asthma 144
Diazylglyzerin 23
Dichlordiäthyläther und Asthma 144
dichotome Teilung, Bronchialsystem 12
Diclofenac, Intoleranz 137
Differentialdiagnose, Asthma 113–119
Differenzierungsantigene 60
Diflunisal, Intoleranz 137
Digitalis 273
– Status asthmaticus 267–268
Dihydrofolat-Reduktase 237

Diltiazem 125, 195
Dinatriumcromoglykat (DNCG) 188–191
– bei Gravidität 275
DNCG s. Cromoglicinsäure bzw. Dinatriumcromoglykat
Dosier-Aerosol 201, 261, 287–288
Down-Regulation, Beta-Rezeptoren 24, 197–198
Doxyzyklin 241
Druck-Strömungs-Diagramm 85
Drugmonitoring, Theophyllin 212
Düsenvernebler 201, 252–253, 264
Dyskrinie s. Mukostase
Dyspnoe 15, 153, 158, 209

E

Echokardiographie 94–95
EDN (eosinophil derived neurotoxin) 42
Effektorzellen 42
Ein-Stufen-Konzentrationstest 100
EIST (Enzym-Immuno-Sorbent-Test) 106
EKP (eosinophiles kationisches Protein) 42, 170
Elastin 9
Elektroakupunktur 284
Elektrokardiogramm 94–95
Eliminationsdiät 113
EMIT (Enzym-Immuno-assay) 211
Emphysem 16, 92, 153–155, 272–273
Enalapril 125
Encasing 172
Endokephalinase 53
Endopeptidase 53
Endorphin 218
endoskopische Absaugung, Status asthmaticus 270–272
Endothelin-1 (ET-1) 30
Endothelzellen 44
enterale Provokation 112–113
Entspannungspneumothorax 280
Entspannungstherapie 258
Entzündung 35–55, 188, 215, 218
– Monitoring 170–171
– neurogene 30
Enzym-Immuno-assay (EMIT) 211
Enzym-Immuno-Sorbent-Test (EIST) 106
eosinophil derived neurotoxin (EDN) 42

eosinophile Granulozyten 38–43, 48, 52, 54, 62, 127, 134, 188
Eosinophilenmigration 42–43
Eosinophilen-Peroxidase (EPO) 42, 171
Eosinophilen-Protein X (EPX) 42, 170
eosinophiles kationisches Protein (EKP) 42, 170
Eosinophilie 95, 128
Eotaxine 42, 45
EPO (Eosinophilen-Peroxydase) 42, 171
EpDRF (epithelial derived relaxing factor) 53, 202
Epiglottitis 115
epithelial derived relaxing factor (EpDRF) 53, 202
Epithelzellen 52–54
EPO (Eosinophilen-Peroxidase) 171
Epoxidharze und Asthma 144
EPX (Eosinophilen-Protein X) 42, 170
erbliche Belastung, Asthma 123–124
Erythromycin 241
Etagenwechsel 130, 142, 179
Etidronsäure 232
von-Euler-Liljestrand-Mechanismus 19
exercise-induced asthma 48, 114, 125, 132, 135, 138–141
Expander s. Spacer
Expektorantien 244–246
Expositionsprophylaxe 171–176
Exspiration, forcierte 78–84
Exspirationsluft, Stickstoffmonoxid 171
Extrinsic-Asthma 52, 57, 61, 127–128

F

Famotidin 235
Farmerlunge 117
Fasermukus 20
FCKW (Fluorchlorkohlenwasserstoffe) 201, 253
Fehldiagnosen, Asthma 114
Fehler, Asthmatherapie 285–291
Fenoterol 200, 264–265
Feuchtinhalation 252
Fibrolasten 43
Fibronektin 9, 43
Filterapparate 174
Fisonair® 201
FK-506, Asthmatherapie 237
FLAP-Inhibitoren 192

Flimmermechanismus 244
Flüssigsauerstoff(systeme) 273
– tragbare 250, 256
Flunisolid 224–226
Fluocortolon 227
Fluorchlorkohlenwasserstoffe (FCKW) 201, 253
Fluoreszenzpolarisations-Immuno-Assay (FPIA) 211
Fluoridpräparate, Osteoporose 233
Flurbiprofen, Intoleranz 137
Flußmessung 78–84
Fluß-Volumen-Diagramm 84
Fluticason 224–226
Flutter-Ventil VPR1/2 248–251
Fokussierung, isoelektrische 182
forcierte Exspiration 78–84
Formaldehyd und Asthma 144
Formoterol 147, 200, 203
Forskolin 168
FPIA (Fluoreszenzpolarisations-Immuno-Assay) 211
Fremdkörperaspiration 114–115
Frontalis-Elektromyogramm 259
Frühblüher, Pollen 184
Furosemid
– Anstrengungsasthma 140–141
– Asthma 43

G

Gallopamil 195
GALT (darmassoziiertes lymphatisches Gewebe) 243
Ganglien, intramurale 28
Ganzkörperplethysmographgie s. Bodyplethysmographie
gastro-ösophagealer Reflux 34, 145–146, 281
Gasvolumen, intrathorakales 86
Gelsolin 25
Gewichts-Volumen-Einheit (G/V), Allergen-Extrakte 182
Giemen 114
Gießen-Test 67
Glaukom 222, 235
Glomektomie 279
glue effect 21
Glukokortikoide 162, 215–239, 287, 293–294
– bei Gravidität 276
– inhalative 223–226
– Nebenwirkungen 231
– permissive Wirkung 218

- Status asthmaticus 263–264
- systemische 226–231
glukokortikoidresponsive Elemente (GRE) 212
Glukokortikoidrezeptoren 219
Glutamat 113, 136
GM-CSF 42
G-Protein 23, 170
Gräser-Pollen 1184
Granulozyten, neutrophile 41, 52
Gravidität
- Anticholinergika 275
- Asthma 274–277
- Glukokortikoide 276
- Prednisolon 276
- Theophyllin 275–276
GRE (glukokortikoidresponsive Elemente) 212
Grepofloxacin 241
GTP s. Guanosintriphosphat
Guajacol 245
Guanosintriphosphat 23
Guaphainesin 245
G/V s. Gewichts-Volumen-Einheit
Gyrasehemmer 241

H

Hämodilution 274
Haemophilus influenzae 96, 240, 243
Häufigkeit, Asthma 119–123
Halothan 278
Hapten, monovalentes 177
Haptoglobulin 20
Hausstaub 172
Hausstaubmilben 142, 172, 179, 184, 260
Hautteste 102–106
HBDT (Human-Basophilen-Degranulations-Test) 108
Helferzellen 60
HEP s. Histamin-Äquivalenz-Prick-Einheit
HEP (Human IgE-Pentapeptide) 177
Hering-Breuer-Reflex 28
Herzrhythmusstörungen, Beta-Adrenergika 264
Heuschnupfen 135
Hexoprenalin 200
HFKW (Hydrofluorkohlenwasserstoffe) 201, 253
Hiatushernie, Asthma 281
Histamin 37, 46, 98

Histamin-Äquivalenz-Prick-Einheit (HEP), Allergen-Extrakte 182
Histidin-Isoleuzin-Peptid (PHI) 31, 196
Histidin-Methionin-Peptid (PHM) 31, 196
Hitze-Schock-Proteine 220
HLA-Antigene 60
Hochdruck, pulmonaler s. Hypertonie, pulmonale
Hochdruckchromatographie (HPLC) 201
Holzstaublunge 117
Homöopathie 285
HPLC (Hochdruckchromatographie) 211
Human-Basophilen-Degranulations-Test (HBDT) 108
Human IgE-Pentapeptide (HEP) 177
Husten
- Asthma 113
- Mechanismus 244
- pertussiformer 114
Hustenfrakturen, Osteoporose 232
Hydrofluoralkane 253
Hydrofluorkohlenwasserstoffe (HFKW) 201, 253
Hydroxyeicosatetraensäuren 41
Hyperämiehypothese 140
Hyperkapnie 255
- permissive 271
Hyperkrinie s. Mukostase
Hyperreaktivität, bronchiale 48–57, 98, 114, 158, 188, 215
Hypertonie, pulmonale 19, 92, 155, 273
Hypnose 258
Hyposensibilisierung 178–187, 286, 294
- psychologische 257
Hypothalamus-Hypophysen-Nebennieren-System 217
Hypoxämie, Therapie 255–256

I

Ibandronsäure, Osteoporose 233
Ibuprofen, Intoleranz 137
ICAM-1-Rezeptor 50, 159
IgA, sekretorisches 20, 177, 244
IgE 106–107
- Bindungsfaktor 58, 60, 178
- bridging 37
IgE-Rezeptor 39
IgE-Screening 295

IgE-Switch 61–64
IgE-Synthese 176–178
IL-4-Rezeptor-Antikörper 178
Immunglobulin-E s. IgE
Immunglobulinprophylaxe 242
Immunisierung
– aktive 242
– lokale 243
Immunkomplexbildung 185
Immunoblot 183
Immunogene 65
Immunologie, Asthma 57–66
Immunophiline, Asthmatherapie 237
Immunstimulation 242–243
Immunsuppression 236–239
Immuntherapie 178–187
Indometacin, Intoleranz 137
Indoor-pollution 72
Infektasthma s. Intrinsic-Asthma
Infektprophylaxe 242–243
Inhalations-Allergene,
 berufsbedingte 142
Inhalationsbox s. Spacer
Inhalationshilfe 201
Inhalationstherapie 251–253
Inositoltriphosphat 23, 25
InP_3 s. Inositoltriphosphat
Insuffizienz,
 kardio-respiratorische 273
Integrine 44
Inter-Alpha-Trypsin-Inhibitor 20
Interferon 61–62, 178
Interkostalmuskulatur 15
Interleukine 9, 44, 52, 59–61, 178
– und RANTES 42
Intermittent positive pressure breathing
 (IPPB) 254
Intrakutantestung 104
Intrinsic-Asthma 50, 52, 62, 127–130,
 176, 242, 260, 281
Iononenkanal-Rezeptor 24
IPPB (Intermittent positive pressure
 breathing) 254
IPPB-Respirator 202
IPPV-Beatmung, Status asthmaticus
 270
Ipratropium 200, 206, 208, 266
Irritanz-Rezeptoren 28, 54
Isozyanat-Asthma 51, 145
Isradipin 125, 195

J

J-Rezeptoren 28, 34, 54

K

Kachexie, pulmonale 155–156
Käsewäscherlunge 117
Kalilauge und Asthma 144
Kalium jodatum 245–246
Kalium-Efflux 27
Kaliumkanal 24
Kaliumkanal-Aktivator 214
Kalmodulin 25
Kalmodulinhemmer 172
Kaltlufthyperventilation 98, 139
Kalzium, Osteoporose 231
Kalziumantagonisten 125, 141,
 172, 195
Kalzium-Flux 27, 195
kardio-respiratorische Insuffizienz
 273
Karzinoidsyndrom 115
katalytische Einheit 23
Keilbalgtrockenspirometer 79
Ketamin 271
Ketoprofen, Intoleranz 137
Ketotifen 189–191
Kindesalter, Asthma 131–133
Kirchhoffsches Gesetz 88
Klimabehandlung 260–261
Knemometrie 225
Knochendichtemessung,
 computertomographische,
 Osteoporose 232
Kobalt und Asthma 144
Kollagen I/III/V 9, 43
koloniestimulierende Faktoren
 (CSF) 42–43, 60
Kombinationstherapie, chronobio-
 logische 213–215
Komplement 58
Komplementfaktoren 31
Konditionierung
– klassische 68–70
– operante 71–72
Konjunktival-Test 110
Korkarbeiterlunge 117
Kortikoid... s. Steroid...
Kortikosteroide s. Glukokortikoide
Kortisol 216–217, 228
Kräuterpollen 185
Kreosot 245
Kreuzantigenität, Pollen 176
Kriya 285
Kruppsyndrom 115, 1114
Küchenschaben 173
Kupplungsprotein 24, 172
Kurortbehandlung 260–261

L

Labadietest 116
Laboruntersuchungen, Asthma 95–96
Laminin 9
Langerhanszellen 38–43, 52, 58, 60
Laser-Akupunktur 284
Lavage s. broncho-alveoläre Lavage
Leukotrien-Biosynthese-Hemmer 192
Leukotriene 38, 41, 46, 98, 108
Leukotrien-Rezeptor-Antagonisten 162–163, 193
Linksherzinsuffizienz 93
Linsentrübung, hintere, subkapsuläre, steroidinduzierte 233
Lipidmediatoren 41
– s.a. Arachidonsäure
Lipocortin 218, 293
Lipoxygenase 41
Lipoxygenasehemmer 192, 294
Lisinopril 125
Loading dose, Theophyllin 266
Löfflersche Lungeninfiltrate 126
Lonazolac, Intoleranz 137
Loratadin 191
Luftverunreinigung 72
Lungenemphysem s. Emphysem
Lungenfunktionsdiagnostik 78–91
Lymphozyten 55, 57–60
Lyso-PAF 41
Lysozym 20

M

macrophage derived neutrophil chemotactic factor (MDNCF) 41
Magnetfeldtherapie 285
major basic protein (MBP) 42
Majorallergene 184
Makrolide 240–241
Makrophagen 38–43, 51, 55–57, 59–60, 188
– s.a. Alveolarmakrophagen
Maleinanhydrid und Asthma 144
Malzarbeiterlunge 117
M_3-Antagonisten, selektive 208
Mastzellen 36–38, 48, 51, 57, 62, 188, 193, 209
– s.a. Bindegewebsmastzellen
– s.a. Mukosa-Mastzellen
Mastzellprotektiva 188
MBP (major basic protein) 42
MDNCF (macrophage derived neutrophil chemotactic factor) 41

Mediatorantagonisten 191–193, 294
Mediatoren 35–48, 187–188
Mediumallergene 184
Mefenaminsäure, Intoleranz 137
Mehlstaub-Asthma 142
Meloxicam, Intoleranz 137
Metallstäube und Asthma 144
Metamizol, Intoleranz 137
Methacholin 98
Methotrexat, Asthmatherapie 237
Methylprednisolon 227
Methyltransferase 37
Methylxanthine 208–213
Metoprolol 125
MHC-Genkomplex 60
MHC-II-Moleküle 52
Micropolyspora faeni 117
microvascular leakage 14
Midazolam 271
Milben 142
Minorallergene 184
Minozyklin 241
Mixed-Asthma 130, 152, 239
Mixtura solvens 245
MLKK s. Myosin-Leichtketten-Kinase
Modell-Lernen 258
Mofebutazon, Intoleranz 137
Monitoring, Entzündung 170–171
Monozyten 55
Montelukast 193
Morning-dip 212
Morning-stiffness 226
Morphologie, Asthma 8–11
Mortalität, Asthma 156–160
MPO (Myeloperoxidase) 170
mucoid impaction 11
Mudra 284–285
Mukolytika 244–247, 293
– schwefelhaltige 245
– Status asthmaticus 267
Mukosa-Mastzellen 36, 190
Mukostase 14, 19–22, 43, 243–247
Mukoviszidose 115
mukoziliare Clearance 22, 193, 209
Mukus 20–22, 96, 243
Multidose 253
Multi-RAST 107
muskarinerger Rezeptor 25, 29
Muskelatrophie, steroidinduzierte 233
Muskelkontraktion, Biochemie 24–27

Muskelrelaxation 271
Myeloperoxidase (MPO) 170
Myofibrillen 24, 26–27, 194
Myofibroblasten 9, 42
Myosin 24–25
Myosin-Leichtketten-Kinase (MLKK) 25
Myosinphosphorylierung 168

N

Nabumeton, Intoleranz 137
NAIS (non-adrenerges inhibitorisches System) 29, 196
Naphthalin und Asthma 144
Naphthochinon und Asthma 144
Naproxen, Intoleranz 137
Nasal-Test 109
Nasenatmung 281
Nasennebenhöhlen und Asthma 93, 281–283
Nasenpolypen, rezidivierende 130, 136, 281
Natriumglyzinat 212
Natriumpumpe 27
Natronlauge und Asthma 144
Nebulator 225
Nedocromil 141, 189–191
Neisserien 96, 243
NEP (neutrale Endopeptidase) 53
Nervus
– laryngeus cranialis 280
– sympathicus s. Sympathikus
– vagus s. Parasympathikus
Neuguinea-Lunge 117
neurogene Entzündung 30
Neurokinin A 31
Neurokininrezeptor 31
Neuropeptide 30, 44, 126, 293
Neuropeptid Y 31
neutrophile Granulozyten
 s. unter Granulozyten
Nickel und Asthma 144
Nifedipin 125, 195
Nifluminsäure, Intoleranz 137
Nitrosegase und Asthma 144
NO (Stickstoffmonoxid), Expirationsluft 171
non-adrenerges inhibitorisches System (NAIS) 29, 196
Noon-Einheit (NU), Allergen-Extrakte 182
Nosoden 285
NO-Synthase, induzierbare 53

O

Oberflächenantigene 59–61
Obstruktion, Atemwege 82, 249
Öle, ätherische 245
Östrogene, Osteoporose 231
Ofloxacin 241
Omeprazol 235
Operationen bei Asthma 277–281
Osmolaritätshypothese 139
Osteoporose 231–233
Oszillationsgerät 259
Oszillationsmethode, Atemwiderstand 88–90
Oxitropium 200, 206, 208, 214
Ozon 48, 73

P

PAD-Test 108
PAF (plättchenaktivierender Faktor) 41, 46, 48–49, 55, 191
PAF-Antagonisten 191–193
Pamidronsäure 233
Panlukast 193
Paper-Radio-Immunosorbent-Test (PRIST) 106
Papierarbeiterlunge 117
Paracetamol 245
Parasympathikus 27, 29
Parentektomie 257
Pathologische Anatomie
 s. Morphologie
Patientenschulung 261–262
Patientenüberwachung 268–270
PDG s. platelet derived growth factor
Peak-Flow 78, 83, 261
Peak-Flow-Meter 292
Peak-Flow-Protokoll 145, 262
PEEP (positiver endexspiratorischer Druck) 271
PEEP-Beatmung, Status asthmaticus 271
Penicillium 117
Pentazocin 138
Peptid Histidin-Isoleuzin (PHI) 31, 196
Peptid Histidin-Methionin (PHM) 31, 196
Perindopril 125
permissive Hyperkapnie (Beatmung) 271
permissive Wirkung, Glukokortikoide 218

Persönlichkeitsprofil, Asthmatiker 67–68
Pertussistoxin 168
Pezzi-Ball, Osteoporose 231
Phenylbutazon, Intoleranz 137
PHI (Peptid Histidin-Isoleuzin) 31, 196
PHM (Peptid Histidin-Methionin) 31, 196
Phosgen und Asthma 144
Phosphodiesterasehemmung 209
Phospholipase A_2 218, 293
Phospholipase C 293
Phosphoroxichlorid und Asthma 144
Phthalsäure und Asthma 144
Physiotherapie 247–256
Phytotherapie 285
Pink puffer 156
Pirbuterol 200
Pirenzepin 235
Piroxicam, Intoleranz 137
Pivampicillin 241
PKC s. Proteinkinase C
Placebo-Glomektomie 279
plättchenaktivierender Faktor (PAF) 41, 46, 48–49, 55, 191
Plasmazellen 58
platelet derived growth factor (PDGF) 37
Platin und Asthma 144
Pneumokokken 96–97, 240
- Immunisierung 243
Pneumonie, eosinophile 126
Pneumotachograph 79
Pneumothorax 270
PNU s. Protein-Stickstoff-Einheit
Pollenallergene 260
Polyarteriitis nodosa 126
Polypen s. Nasenpolypen
Polypragmasie, Asthmatherapie 286
positiver endexspiratorischer Druck (PEEP) 271
P-Pulmonale 94
Prävalenz, Asthma 119–123
Pranayama 259, 285
Prausnitz-Küstner-Test 103
Prednisolon 227
- bei Gravidität 276
Prednyliden 227
Prick-Testung 104–105
Priming 43–45, 73
PRIST (Paper-Radio-Immuno-Sorbent-Test) 106
Privinismus 282
Procaterol 200

Processing 60
Profiline 176
Proglumetacin, Intoleranz 137
Prognose, Asthma 156–160
Proopiomelanocortin 218, 236
Prophylaktika, Asthmatherapie 187–193
Propranolol 48, 98
Prostaglandine 38, 41
Prostaglandinrezeptoren 196
Prostanoide 41
Prostigmin 278
Proteasen 142
Proteinkinase C (PKC) 25
Protein-Stickstoff-Einheit (PNU), Allergen-Extrakte 182
Provokation
- bronchiale, spezifische 110–112
- enterale 112–113
Provokationsteste
- arbeitsplatzbezogene 143
- unspezifische 97–102
pseudoallergische Reaktionen 113, 136
Psyche und Asthma 66–72, 256–260
Pullularia 117
Pulmonalarteriendruckmessung 90–91
pulmonale Hypertonie s. Hypertonie, pulmonale
pulmonalvenöse Stauung 93
Pulverinhalation 199, 226, 253
purinerger Rezeptor 209
Pursed-lips-breathing 259

Q

Quincke-Ödem 115, 138

R

Radio-Allergo-Sorbent-Test (RAST) 107
Radio-Immuno-Sorbent-Test (RIST) 106
Radix Ipecacuanhae 245
Radix Liquiritiae 245
Ramipril 125
Ranitidin 235
RANTES (regulated on activation normal T-cells expressed and secreted) 42

RAST (Radio-Allergo-Sorbent-Test) 107
RBA (relative Rezeptorbindungsaffinität) 224
Rechtsherzbelastung 92, 94
– s.a. Cor pulmonale
Rechtsschenkelblock 94
Reflexbronchokonstriktion 31–35, 86, 139–140, 207, 215, 246, 252
Reflux, gastro-ösophagealer 34, 145–146, 281
Reibtest 104–105
Reizgasinhalation 115
Rekurrensparese 115–116
relapse time, Infekte 242
Remodelling 8–11, 43
Reproterol 200, 264
Residualkapazität, funktionelle 86
Resistance 85
Respiratortherapie 253–255
respiratory burst 54
Restriktion 82
Retraktionskraft, Lunge 15
Rezeptorbindungsaffinität 219, 224
Rezeptor(en) 21–25, 191, 196
– Adhäsionsrezeptoren 37, 43–45, 60
– adrenerger 23, 27
– Beta-Rezeptor 24, 203, 219
– cholinerger 23–25, 205
– Dehnungsrezeptoren 28
– Glukokortikoidrezeptoren 219
– IgE 35, 39
– IgE-Rezeptor 39
– Irritanz-Rezeptoren 28, 54
– J-Rezeptoren 28, 34, 54
– muskarinerger 25, 29
– Neurokininrezeptor 31
– Prostaglandinrezeptoren 196
– purinerger 209
Rezeptor-Reserve 198
Rhinitis 179
Rhinomanometrie 109
Rhinopathia vasomotorica 134
Rhino-sinu-bronchiales Syndrom 134–135
Rhinoviren 42, 50, 159
rhonchi sonores 76
RIST (Radio-Immuno-Sorbent-Test) 106
Röntgenbefunde, Asthma 91–93
Rolling 44
Roxithromycin 241
RS-Virus-Infektion 133
Ruheatmung 84–90
rush-desensitization 184

S

Säuglingsernährung, Atopie 176–177
Säureanhydrid und Asthma 144
Salbutamol 200, 264
Salizylat-Unverträglichkeit 176
Salizylsäureamid 212
Salmeterol 147, 200, 203
Salpetersäure und Asthma 144
Salzsäure und Asthma 144
Saponine 245
SARAH s. Skin activity reference allergen/histamin
Sarkoidose 115
sarkoplasmatisches Retikulum 26–27
Sauerstoffkonzentrator 256, 273
Sauerstoff-Radikale 43, 245
Sauerstoff-Therapie 255–256
– Status asthmaticus 267
Scavenger 245
Schimmelpilze 175–176, 179
Schock, anaphylaktischer 103, 186
Schock-Apotheke 103, 112
Schwefeldioxid und Asthma 48, 73, 144
second messenger 23, 26
Sedativa, Status asthmaticus 268
Sekretdrainage, autogene 251
Sekretolytika 44, 245–246
Sekundenkapazität 79–82
Selbsthilfegruppen 252
Selektine 44
Semi-Depot-Extrakte 183–184
Sequoiosis 117
Shedding 53
silent chest 154, 270
Sinu-bronchiales Syndrom s. Rhino-sinu-bronchiales Syndrom
Sinusitis, rezidivierende 130
Sitophilus 117
Skin activiy reference allergen/histamin (SARAH), Allergen-Extrakte 182
small airways 12, 84
Sofortreaktion 45–48, 179
Sokolow-Index 94
Sole-Therapie 245
Sonnengeflechtsübung 258
Sorbinsäure 176
Spacer 201, 225, 261, 264
Spätblüher, Pollen 184
Spätreaktion 45–48, 179, 209, 218
Spagyrik 285
spare receptors 198
Spirometrie 78–84
Spironolacton 273
Spontanpneumothorax 119

349

Sputum 20–21, 96–97
Sputumkultur 287
Sputumuntersuchung, mikroskopische 240
Staphylokokken 97
Status asthmaticus 19, 147–152, 211
- Absaugung, endoskopische 270–272
- Adrenalin 265
- Anticholinergika 266
- Beatmung 270–272
- Beta-Adrenergika 264–266
- Digitalis 267–268
- Glukokortikoide 263–264
- PEEP-Beatmung 271
- Sauerstoff-Therapie 261
- Sedativa 268
- Sekretolyse 266–267
- Stadien 151
- Theophyllin 266
- Therapie 262–272
- Ursachen 151
Steroid-Diabetes 230
Steroidhaut 234
Steroid-Katarakt 233
Steroid-Myopathie 233
Stickstoffdioxid (NO_2) 73
Stickstoffmonoxid (NO) 23, 53
- Exspirationsluft 171
Streptokokken 243
Streß-Proteine 220
Strömungswiderstand, Atemwege 78, 85
Stufenprogramm, Asthma-Therapie 162–167
Suberose 117
Substanz P 29, 126
Succinylcholin 271
Sulfasalazin, Intoleranz 137
Sulfit 113, 136
Sulfurylchlorid und Asthma 144
Superantigen 50, 128
Suppressorzellen 60
Sympathomimetika s. Beta-Adrenergika
Sympathikus 27

T

Tachykinine 30, 53
Tacrolimus, Asthmatherapie 237
Tartrazin 113, 136
Taubenzüchterlunge 116–117
T-cell replacing factor 60
Tenascin 9
Tenoxicam, Intoleranz 137
Terbutalin 200, 265

Terfenadin 191
Tetracosactid 236
Tetrazykline 240–241
TH1/TH2-Dualismus 61–64
Theophyllin 141, 162, 200, 208–21, 292
- Blutspiegel 210
- Clearance 210
- Elimination 210
- bei Gravidität 275–276
- Status asthmaticus 266
Theophyllin-Äthylendiamin 200
Theophyllin-Retardpräparate 200
Thermoactinomyces 117
Thionylchlorid und Asthma 144
Thiotropium 207
TH2-Lymphozyten 40, 55, 58, 62
Thromboxan 41
Tiaprofensäure, Intoleranz 137
Tierhaar-Allergien 174
Tierhaare 142, 179
Tiffeneau-Manöver 78
tight junctions 53
Tilidin 138
T-Lymphozyten 57–59
- zytotoxishe 136
TNF s. Tumornekrosefaktor
Trachealkollaps, -malazie bzw. -stenose 115–116
Tramadol 138
Transferrin 20
Transkriptionsfaktor NF-κB 221
Trapped-air-Volumen 87
Treibgase , Dosier-Aerosole 199, 253
Tremor, Beta-Adrenergika 197
Triamcinolon 227, 233
Triamcinolonacetonid 224–225
Triggerzellen 42
Trimellithsäure und Asthma 144
Troleandomycin, Asthmatherapie 237
Tropomyosin 25
Tryptase 36, 136
Tulobuterol 200
Tumornekrosefaktor (TNF) 41, 44
Turbohaler 226, 246
Tyramin 113, 136
T-Zell-Epitop-Peptide 52, 180

U

Ultraschallvernebler 202, 252–253
Ulzera, rezidivierende 235
Umweltbelastung, Asthma 72–74
Unterbrechermethode, Atemwiderstand 87–88

Up-Regulation, Beta-Rezeptoren 219
Urtikaria 138
Ustilago 176

V

Vagosympathektomie 280
vascular cell adhesion molecules
 (VCAM) 44–45
vasoaktives intestinales Peptid (VIP)
 29, 196
VCAM (vascular cell adhesion
 molecules) 44–45
Ventilstenose 114
Verapamil 125, 195, 264
Verhaltenstherapie 257
Verschlußdruckmethode,
 Atemwiderstand 87–88
Verteilungsstörung, ventilatorische 13
VIP (vasoaktives intestinales Peptid)
 29, 196
Virusinfekt 49–52
Vitalkapazität 79–82
Vitronektin 9
Vogelhalterlunge 116–117
Volumatic 201, 225
Volumen pulmonum auctum 16, 82, 92
volumenkontrollierte Beatmung 254

W

Wachstumsfaktoren 10, 60
Wachstumsretardierung, Steroide
 224–225

Waschmittellunge 117
Weizenrüsselkäferlunge 117
Wespengift-Allergie 184
Westernblot 183
Wheezing 133, 159
Widerstand, Oszillationsmethode
 – induktiver 88
 – komplexer 89
Wohnungssanierung 174

Y

Yoga 259, 284

Z

Zafirlukast 193
Zeit-Volumen-Kurve 84
Zellen
 – antigenpräsentierende 58
 – dendritische 42, 52
 – – s.a. Langerhanszellen
Zellprotektiva 189–191
Zellulärer Antigen-Stimulations-Test
 (CAST) 108
Zileuton 192
Zinkverbindungen und Asthma 144
Zuckerarbeiterlunge 117
Zwerchfell, Funktion 15
Zwerchfell-Thoraxwand-Antagonismus
 77
Zyklooxygenase 41, 137
zystische Fibrose 53
Zytokine 41–42, 52, 61, 128, 294